早期治療

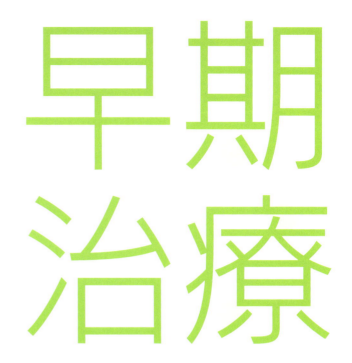

EARLY-AGE ORTHODONTIC TREATMENT

成長発育の
エビデンスと治療戦略

Aliakbar Bahreman［著］

嶋 浩人／石谷徳人［訳］

クインテッセンス出版株式会社　2017
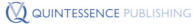

Berlin, Barcelona, Chicago, Istanbul, London, Milan, Moscow, New Delhi, Paris, Prague, São Paulo, Seoul, Singapore, Tokyo, Warsaw

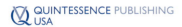

© 2013 Quintessence Publishing Co, Inc

Quintessence Publishing Co, Inc
4350 Chandler Drive
Hanover Park, IL 60133
www.quintpub.com

All rights reserved. This book or any part thereof may not be reproduced, stored in a retrieval system, or transmitted in any form or by any means, electronic, mechanical, photocopying, or otherwise, without prior written permission of the publisher.

Editor: Leah Huffman
Design: Ted Pereda
Production: Angelina Sanchez

CONTENTS

著者紹介／訳者紹介　　　　　　　iv　　　　訳者のことば　　　　viii
序文　J. Daniel Subtelny　　　　v　　　　序論　　　　　　　　ix
はじめに／謝辞　　　　　　　　　vi

PART I　早期治療の臨床的・生物学的原理

1　早期治療のエビデンス　　　　　　　　　　　　　　　　3
2　歯列と咬合の発育　　　　　　　　　　　　　　　　　　15
3　診査・早期発見・治療計画　　　　　　　　　　　　　　41

PART II　非骨格性の問題に対する早期治療

4　歯列交換期のスペースマネジメント　　　　　　　　　　73
5　切歯部叢生のマネジメント　　　　　　　　　　　　　　105
6　口腔習癖のマネジメント　　　　　　　　　　　　　　　131
7　歯数不足症のマネジメント　　　　　　　　　　　　　　157
8　過剰歯のマネジメント　　　　　　　　　　　　　　　　189
9　小帯付着異常のマネジメント　　　　　　　　　　　　　205
10　萌出障害の早期発見と治療　　　　　　　　　　　　　　225

PART III　歯性骨格性の問題に対する早期治療

11　前後的な問題のマネジメント［II級およびIII級不正咬合］　293
12　水平的な問題のマネジメント［臼歯部交叉咬合］　　　　355
13　垂直的な問題のマネジメント［開咬と過蓋咬合］　　　　377

索引　417

著者紹介

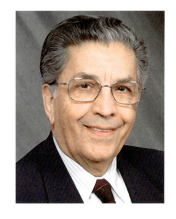

Aliakbar Bahreman, DDS, MS

　現在、米国ニューヨーク・ロチェスター大学イーストマン口腔衛生研究所で小児歯科および矯正歯科プログラムの臨床教授を務めるAliakbar Bahreman先生は、1961年にイランのテヘラン大学歯学部を卒業後、イーストマン口腔衛生研究所で小児歯科学(1964年)、矯正歯科学(1967年)の修士号を取得した。その後、イランのShahid Beheshti大学(旧イラン国立大学)歯学部に矯正歯科と小児歯科を創設し、学科長を務めた。さらに、歯学部会会長としてイランの高等教育省にすべての大学院カリキュラムを申請し、イランで初の大学院教育が開始された。

　1999年には客員教授としてイーストマン口腔衛生研究所に戻り、2003年からは矯正歯科、小児歯科、高度歯科教育の専任臨床教授および臨床指導教官の任に就いた。先生はイラン矯正歯科学会の初代会長であり、米国矯正歯科医会(AAO)、世界矯正歯科連盟(WFO)、国際歯科学士会(ICD)のフェローでもある。イランでは学生・教員として数多くの賞やメダルを受賞し、2010年6月には、ロチェスター大学からその臨床教育の卓越性が認められ、Iranpour賞を受賞している。

訳者紹介

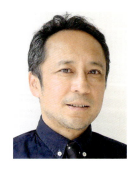

嶋　浩人　しま・ひろと
〔石川県開業〕

1994年3月	新潟大学歯学部卒業
	金沢医科大学矯正歯科学教室入局
2004年12月	しま矯正歯科開業(石川県金沢市)
現在に至る	

日本矯正歯科学会認定医

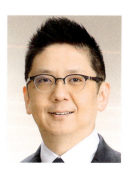

石谷徳人　いしたに・のりひと
〔鹿児島県開業〕

1998年3月	鹿児島大学歯学部 卒業
1998年4月	鹿児島大学歯学部小児歯科学講座 入局
2008年3月	イシタニ小児・矯正歯科クリニック開業
	(鹿児島県姶良市)
現在に至る	

歯学博士
日本小児歯科学会・専門医指導医
同　常務理事(広報委員会 委員長)
全国小児歯科開業医会・理事(学術委員会 委員長)
成育歯科医療研究会・常務理事(学術担当)
鹿児島大学歯学部非常勤講師
新潟大学歯学部非常勤講師

序文

　本書は、早期治療に関する重要な情報や関連情報をまとめた大要の書である。本テーマは多くの矯正歯科医の関心をとらえ、その結果大きな論争にまで発展したようである。Bahreman先生は長らく早期治療を支持されており、長年の臨床経験に基づき確立された説得力のある議論や、彼の信念を裏づける教訓について述べている。またBahreman先生は、顎の基礎や歯列の位置が定まる胎生期における咬合および/または不正咬合の発生について概説している。

　早期治療は、矯正歯科治療に費やされる時間を問題としているのではない。早期治療とは成長の、解剖学的な変容の、あるいは筋の機能や影響についての物語であり、歯を含む顎骨がどのように成長するのか、歯はどのように動くのか、そして両者が多様な影響を受け、さまざまな方向に成長していくことを知ることである。早期治療は、このプロセスを知ったうえで、実現可能である限りいつでもその方向を変えたり修正したりすることを目指している。Bahreman先生は、多大なる精力をこの早期治療に注いできた。広範にわたる参考文献による調査は本書で言及される器械的療法の根拠となっており、本書の特典でもある。実際に、記載された広範囲にわたる文献レビューや文献に基づく診断、さまざまな治療法は、読者にとって価値ある財産となるであろう。

　本書の基本的根拠に賛同する人もしない人もいるであろうが、必ず視野が広がる重要な情報に触れることができ、その結果、治療の幅も広がることになるであろう。「1オンスの予防は1ポンドの治癒に値する（少しの予防治療がその何倍もの治癒効果をもたらす）」というのが私の考えである。予防は、発生の極めて初期段階で行うことができるからである。

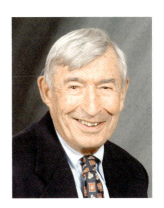

J. Daniel Subtelny
DDS, MS, DDSc(Hon) [1922-2014]

米国ニューヨーク・ロチェスター大学名誉教授
イーストマン口腔衛生研究所
矯正歯科プログラム長（臨時）・ディレクター

はじめに

　矯正歯科学の学位を1967年に取得後、私はテヘランに新しく設立された大学歯学部にてそのキャリアをスタートさせた。非常に多忙な開業歯科医業のかたわら、大学歯学部での教育や、矯正歯科と小児歯科を設立するなどの行政的な任務も手掛けてきた。

　当時、多くの患者が矯正歯科に紹介されてきたにもかかわらず、それに応える医療技術や資格をもつ教員はいなかった。私はこの状況を是正しようと、教室での指導、研究室での研究、臨床実験などを含め、学生向けの高次的な総合歯科矯正カリキュラムを大学に導入した。また指導、研究、臨床試験のための施設を設立した。修了生らは歯科診療所で診療を行うことができる。したがって、歯科矯正科における患者負担の問題をとりあえず解決することができたのである。

　スタッフの増員も叶い、私は抑制矯正治療を行うため、主に乳歯列期と混合歯列期の患者を選んで治療することができるようになった。

　こうした数々の任務は大変困難を極めたが、その実現は私に幸運をもたらした。それは、当時一般的ではなかった早期治療のメリットを理解し、発見できたことである。私は40年以上の臨床経験や教育によって、早期治療に関する膨大なデータを教育に活用できる形で蓄積してきた。こうした経験と知識を、ぜひ読者と共有したいと思う。

　特に幼少期からの歯科医療に対する一般市民の関心や需要が高まり、矯正歯科医にも早期治療が症例されてきた。米国矯正歯科医会(AAO)が、7歳までに矯正歯科の検診を推奨しているにもかかわらず、永久歯列が完全萌出するまで治療に着手しない矯正歯科医は依然として多い。この不一致は、教育的背景や、矯正歯科医らが近年の技術の進歩や若い患者に適応可能な治療オプションに触れていないことに原因があると考える。

　早期治療に使用する装置は複雑なものではないが、どんな装置を選択するのか、またいつ着手するのかということが重要事項となる。その決定には、症状を治すのではなく、原因を排除することをわれわれは念頭に置かなくてはならない。本書の目的は、問題を把握し、数々の条件において問題を分類し、さまざまな治療オプションを検討するための基本的な情報を提示することである。また、この理論が合理的に臨床で適用されるよう、症例も供覧している。

　非骨格性・骨格性の咬合における問題の形態発生を理解し、問題の早期発見と適切な介入を行うために、出生前、出生時、出生後における歯性骨格性の変化などの咬合発達の領域のすべて、そしてさまざまな発達段階で咬合に影響を与える遺伝要因や環境要因を考慮することがわれわれに求められている。つまり、各問題の基本的な原則と形態発生について深く理解し、その知識を臨床に応用することが必要である。したがって、本書の目的は下記のとおりとなる。

- 歯の発生から永久歯列の完成まで、歯の発達に関する全領域について包括的に概要を説明する。そうすることで、診断と治療計画立案に必要な基本的事項について、読者の知識が刷新される
- 発育段階における重要ポイントをすべて列挙する。これは、鑑別診断を容易にするために、診査時に認識しておくべき事項である。どの歯も、さまざまな様相や程度の異常を呈する可能性をもっている。また咬合関係や上下顎関係は、前後・水平・垂直方向に変化を起こし得る
- 多様な問題と、それに対しさまざまな治療オプションを実行した症例を供覧することで、基礎知識の臨床応用について論議する
- 咬合発育への介入や萌出誘導によって、早期治療のメリットを実証する

本書は三部構成になっている。

　PART I「早期治療の臨床的・生物学的原理」では、早期治療の概念を紹介・説明し、その必要性やメリット、そのトピックを取り巻く議論(1章)や、歯科医師が問題の早期発見と、必要に応じた対応を行うための咬合発育の基本的な理論(2章)、また早期治療のための鑑別診断、治療計画立案に活用できる診査の手順やツール、テ

クニックについて述べている（3章）。

PART II「非骨格性の問題に対する早期治療」では、乳歯列期や混合歯列期に発症する非骨格性の問題について、個体発生、診断、早期発見や早期介入に関する解説が7つの章にわたって執筆されている。ここではスペースマネジメント、叢生、口腔習癖、歯数不足症、過剰歯、小帯付着異常、萌出障害がトピックとなっている（4～10章）。

PART III「歯性骨格性の問題に対する早期治療」では、乳歯列期や混合歯列期に三次元的に発症する可能性がある歯性骨格性の問題について、前後的な問題（前歯部交叉咬合、II級不正咬合、III級不正咬合）、水平的な問題（臼歯部交叉咬合）、垂直的な問題（開咬と過蓋咬合）に分けて執筆されている（11～13章）。

本書には、読者のための基礎科学の理論やさまざまな治療オプションによる症例を掲載している。読者が異常や原因についてさらに深く理解し、早期発見や早期介入のきっかけとなることを願う。

謝辞

まず Daniel Subtelny 先生に、先生の矯正歯科学教室の学生となる価値ある機会を与えてくださったことに感謝する。私は1964～67年、矯正歯科の専門医と、恩師の Subtelny 先生から修士号を取得した。Subtelny 先生は教授、研究者、恩師として57年間を教育に費やし、私も含め世界中から集った350人以上の学生を輩出した。私はテヘランで32年間、歯科大学での教育、臨床、運営にたずさわった後、1999年、幸運にもイーストマン口腔衛生研究所に戻り、Subtelny 先生とともに矯正歯科と小児歯科の教員となることになった。また、プライベートでも深い親交がある Subtlety 先生には、本書の執筆にあたりお力添えとご援助をいただき、深く感謝を述べたい。

すばらしい組織スライド作成と教育者としての卓越性を備えたテヘラン・Shahid Beheshti 大学歯学部組織学科教授の故 Estepan Alexanian 先生には、本書への資料提供をいただいた。Aryan Salimi 氏にはスライドやエックス線写真のスキャニングを、またイーストマン図書館歯科部門長 Elizabeth Kettle 氏には、編集作業において多大なる援助をいただいた。

最後に、常に支えてくれる私の家族 Malahat、Nasreen、Saeid、Alireza、Tannaz、Peymann Motevalei に感謝したい。特に妻 Malahat の寛容、サポート、励ましに感謝する。また息子 Alireza にはコンピュータ技術に関する指導や支援、孫娘の Tannaz Motevalei にはイラストの一部を描いてくれたことに感謝の意を表したい。

45年間におよぶ私の臨床や教育、さらには数百にも及ぶ文献や書籍を参考にした本書の製作には、17年の歳月が投じられた。私は本書を、咬合の問題が複雑になり、治療費がさらにかかることのないようにと早期治療に励む教員、臨床医、研修医、学生に捧げる。

訳者のことば

近年、わが国においても早期治療に対する是非論と社会の関心が高まりつつある。訳者らは、矯正歯科医と小児歯科医それぞれの立場から、早期治療の有効性、重要性を認識してきた。

そうした中、われわれはDr. Aliakbar Bahremanの著書『EARLY-AGE ORTHODONTIC TREATMENT』（米国・Quintessence Publishing）を手にする機会を得た。序論、1章……と読み進むにつれ、われわれの早期の矯正歯科治療に対する思いとまったく同じ内容が綴られていることに感銘を受けた。この名著を多くの日本の歯科医師たちに読んでもらいたい、読んでもらうべきだという意見で一致し、こうして翻訳の筆を執るに至ったのである。

本書には、広範かつ膨大な数の文献を引用しながら、エビデンスに基づいた成長発育の基礎知識や、Dr. Bahremanの40年以上にわたる臨床経験に基づく治療戦略といった早期治療の実践に必要な体系的な解説が著されている。ここまで早期治療に関して充実した内容の書籍は、わが国にはなかったといっても過言ではなかろう。

近代歯科矯正学の父・Dr. Edward H. Angleは、最高の後継者としてイリノイ大学教授Dr. Allan G. Brodieを選び、すべての業績と歯科矯正学の発展を彼に託した。そのDr. Brodieの矯正歯科プログラムで修士号を取得したのが、Dr. Bahremanの師・J. Daniel Subtelnyである。Dr. Subtelnyはニューヨークで生まれ、ペンシルバニア大学歯学部卒業後の1950年、当時世界でトップの歯科矯正学の教育機関といわれたイリノイ大学のDr. Brodieの矯正歯科プログラムを受けた。その後、ロチェスター大学矯正歯科の創始者として、50年以上を学生への専門教育や矯正歯科臨床に捧げた。生物学をはじめ、幅広い知見をその基盤に据えた総合的な矯正歯科臨床を代々の偉人から受け継いだDr. Bahremanが、この大著を記すことになったのも、むべなるかなといったところである。

本書の翻訳は、著者の意図に忠実に、原文の流れを乱すことなく、わかりやすい日本語として表現することを心がけた。原文には言い換え表現や同義語があり、また膨大な数の参考文献から文章が多数引用されており、さらに同一語句の類義語が数種にわたることもあって訳者を悩ませたが、翻訳では読者の混乱を避けるため、あえてなるべく表記を統一するように配慮した。また日本語にはない専門用語や、著者が定義した用語については、著者本人に確認しながら、可能な限り本来の意味に沿い、かつ日本人にも受け入れやすい言葉となるよう訳を施した。

本書が出るまでに実に2年以上の歳月を費やしたが、矯正歯科医や小児歯科医だけでなく、一般歯科医にも読みやすく仕上がったものと自負している。400ページを超える大著ではあるが、項や章、PARTを読み進むにつれ、知識や早期治療の実際が頭の中で整理されていくのが実感できるであろう。本書が読者にとって、早期治療におけるよりよい成果を得るための一助になり、末永く親しまれることを願う次第である。

最後にイシタニ小児・矯正歯科クリニックの前野孝枝先生、本書の出版の機会を与えていただいたクインテッセンス出版の佐々木一高会長、北峯康充社長、ならびに編集作業にご尽力いただいた浅尾 麗氏に厚く御礼申し上げます。

2017年8月　嶋　浩人
石谷徳人

序論

　咬合の発育は、胎生6週に始まり20歳以降に終了するという、長い過程を要する。この過程は、環境要因や遺伝要因のコントロール下で、秩序立った時系列に沿って進む。咬合は、頭蓋顔面構造体や骨格の成長変化との調和にとって不可欠である。咬合の発育は、正常で調和した咀嚼器官の成立には欠かすことができない。

　頭蓋顔面の成長変化や歯列の発育に与える影響、頭部構造体と基底骨の関係を理解すれば、各患者の介入時期や開始時期はさらに明確になる。介入時期が乳歯列期あるいは混合歯列期になると、治療はさらに効果的なものとなり、後年のマルチブラケット装置装着の必要性がなくなることもある。

　不正咬合を放置すれば、う蝕や歯周病、骨吸収、顎関節症、頭蓋顔面の好ましくない成長などさまざまな問題が生じる。さらに子どもの外見を損なってしまうこともあり、社会的なハンディキャップにもなりかねない。子どもの容貌を早い時期に改善するメリットを軽視してはならない。早期治療を行う臨床医の多くにとって、従来の固定式装置による治療期間や煩雑さを減じるだけがその目的ではない。後に、不揃いな歯が原因で起きる歯列や周囲の構造体への障害を軽減することも含む。要するに、乳歯列期や混合歯列期に歯性・骨格性の不正咬合に早期介入すれば　成長変化を可能な限り制御することができ、機能や審美性、精神的な問題が改善される。

　何十年もの間、矯正歯科医は子どものベストな治療開始時期について議論してきた。良好な治療結果を出すことについて意を同じくしても、治療方法や開始時期については意見が分かれてしまうことが多い。矯正歯科治療は乳歯列期に始めるのが最も効果的であると考える臨床医がいれば、混合歯列期に開始すべきだという臨床医も存在し、同じ混合歯列期でも、開始すべき時期が前期、中期、後期かで意見が分かれる。

　AAOは、7歳までに矯正歯科の検診を推奨しているが、永久歯萌出前に治療を行わない矯正歯科医が多く、なかには永久歯列が完成する12歳ころまで開始しない矯正歯科医もいる。「早期治療と後期治療どちらが有益か」についての論争は、しばしば歯科界に混乱を招く。したがって臨床医は、個々の患者に応じて治療をいつ提供するかを考える必要があり、開始時期を見送るべき状況もあることを考慮すべきである。

　また、早期治療の長期的なメリットについても議論の余地がある。議論の大部分は、Ⅱ級不正咬合に対し早期治療すべきか後期治療すべきかという点に集中しているようである。乳歯列期や混合歯列期に若い患者に対して行う、前歯や臼歯の交叉咬合の改善や口腔習癖のコントロール、叢生の改善、スペースや萌出障害のマネジメントについては、さほど議論の対象になっていない。

　Ⅱ級不正咬合の早期治療に賛同する臨床医は、問題が骨格性で、特に下顎骨後退が原因である場合、成長力を利用することができる早期治療が最良の選択であると主張する。一方それに反対する臨床医は、最終的な結果は早期治療と何ら変わることがなく、治療期間が短縮されるメリットがあることから、永久歯列期からの1フェーズ治療を推奨している。

　評価を十分に行わず、早期治療が適応されるべき症例も後期治療が常に勝ると考える臨床医がいることは残念なことである。さらに、視野の狭い評価基準から導かれた多くの研究結果が誤解を招いている。まるでダチョウの飛行能力を挙げて、すべての鳥は飛べないものと結論しているようである。

　本書では、早期治療のメリットを評価・論証するために、実行可能な治療について議論することで明らかにし、さまざまな問題とさまざまな治療オプションについて検討することを目的としている。早期治療のあらゆる側面について理解するには、発生学、生理学、成長や発育に関する十分な知識が必要である。これには歯列の発育、歯の発生、萌出、歯の脱落や交換期などが含まれる。したがって、本書のもうひとつの目的は基礎科学と臨床との統合であり、それによって歯列交換期に生じる可能性のある、非骨格性・骨格性の問題における重要ポイント

を、読者の頭の中で刷新されることである。

　新しい患者が来院するたびに新しい発見があり、われわれは患者から学ぶことができる。早期治療についての基本をひととおり習得し、適切な治療方法を理解し、患者それぞれの適応症を考えようとするならば、早期介入により子どもに最大限のメリットを与えることができるであろう。

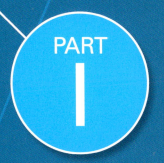

PART I

早期治療の
臨床的・
生物学的原理

CLINICAL AND BIOLOGIC PRINCIPLES
OF EARLY-AGE ORTHODONTIC TREATMENT

1 早期治療のエビデンス

　これまで矯正歯科治療の対象は、青少年や成人に主点が置かれてきた。こうした年齢層への治療は、複雑な歯や歯列の矯正に限定され、頭蓋顔面の成長への理解が乏しかった。

　18世紀後半、Ⅱ級不正咬合の矯正歯科治療は主に上顎前歯を牽引して過度のオーバージェットを減少させることに限定されていた。1880年、Norman Kingsley[1]が上顎前突症の治療テクニックに関する書籍を刊行した。彼は上顎第一小臼歯を抜歯後、顎外固定で上顎前歯を後方移動した第一人者であり、後にCase[2]がこの方法を改良した。

　1890年代にAngle[3]が不正咬合の分類を発表し、正常咬合の定義付けが容易になると、矯正歯科治療が大幅に前進した。Angleは抜歯に反対し、非抜歯治療を奨励した。また歯列を拡大して叢生を改善し、顎外力で前歯部の牽引を行う方針を採った。その後には前後的な顎の不調和を改善するため、顎外力に代わり顎間ゴムの使用を推奨した。当時、Ⅱ級ゴムが顎外力と同等に効果的であるとするAngleの考え方が支配的だったため、1920年代までにヘッドギアは使われなくなった。しかし後に、Oppenheim[4]が再び顎外固定の概念を導入し、上顎前突症の治療に顎外力による牽引を行った。彼はⅡ級不正咬合の下顎骨の位置は正常であると考え、後頭骨固定とEアーチの併用により下顎骨を成長させつつ、上顎歯列を後方に移動しようと試みた。これは上下顎関係を改善する結果を生んだ。1947年にはSilas Kloehn[5]が、顎外力をサービカルヘッドギアとして再び骨格性Ⅱ級の治療に導入した。

　1944年、Angleの門下生Charles Tweed[6]は、自身が手がけた非抜歯治療の多くが後戻りを起こしたことに落胆し、従来の非抜歯という英知に反対することとなる。

　20世紀初頭には、顎外力が骨格性成長に影響することを疑う余地はなく、矯正力は顔面の形態を変化させることができるという確固たる見解が一般的であった。顎整形治療の装置として欧州では機能的矯正装置が主流であったが、米国では主にヘッドギアが使用されていた。

　1941年にAngle門下生の1人であるAllan Brodie[7]は、成長期の顔面は遺伝の影響から免れて変化させることはできず、骨格性の不正咬合に対し矯正歯科医ができることは、ただ歯性のカムフラージュ治療か歯の移動だけであるとした。こうした考えが抜歯治療に結びつくようになっていった。

1 早期治療のエビデンス

1931年にBroadbent[8]がセファログラムを導入し、顔面成長発育における変化の縦断的評価を行った。これは、治療結果を実証する重要なものであった。Kloehn[5]も、顎外力による骨格性と歯性の変化をセファロ分析を行い、顎外力が骨格性Ⅱ級の改善において歯性と同じく骨格性にも変化を与えうると報告した。

19世紀後半から20世紀初頭にかけ、抑止的な顎整形治療は一般的でなく、フェイスマスクや機能的矯正装置、歯科矯正用アンカースクリューなどの口腔内外の装置は、今日ほど知られてはいなかった。当時の治療は、成長の終了した青年や成人における不正咬合の歯を排列することが中心だったが、今や早期治療にて形態と機能を最大限にコントロールし、骨格性と歯性の不正を改善する手段として、より広く受け入れられている。

臨床医が成長や成長の潜在力、歯列の発育に与える影響、頭部構造体と基底骨の関係、神経筋の活動と機能バランスが与える影響を多く学ぶほど、臨床に活かすことができる。生物学的原理や入手可能な顎内外の装置と使用法を熟知すれば、問題の予防や患者の成長パターンに対する将来的な悪影響が制御可能となる早期治療を、いつどのように適応すべきかさらに理解できるはずである。

早期治療とは何か

早期治療 early-age orthodontic treatment は、乳歯列期や混合歯列期から実施可能なあらゆる介入や治療を指す。歯性や骨格性の不正を最小限に食い止め、子どもの正常な成長発育や咬合、機能、審美性、精神面を健全な状態へと導く。つまりこの介入の目的は、咬合が良好に発育する環境を整えることである。

一般的な目的

乳歯列期や混合歯列期に開始する治療の目的は以下のとおりである。
- 正常な歯性や骨格性の発育を促す
- 咬合発育を阻害する環境要因の排除やコントロール
- 正常な咬合発育のために良好な環境を整える
- 不正咬合から正常咬合へ改善、あるいは誘導する
- Ⅱ期治療が不必要になる、またはⅡ期治療期間の短縮
- 成長誘導のために成長力を最大限利用する

一般的な戦略

予防や抑制という言葉はさまざまな早期治療において使用されているが、すべての早期治療を包括する言葉ではないことから、誤解を招くことがある。こうした誤解を排除するため、「予防矯正治療」「抑制矯正治療」「本格矯正治療」について次のように定義する。

- 予防矯正治療：保隙や習癖のコントロールなど、不正咬合の発生を予防する治療を指す
- 抑制矯正治療：すでに不正咬合を呈しているが、正常咬合へと改善、または咬合を増悪させる要因を取り除くすべての治療を指す。スペースリゲイニング、上顎歯列の拡大、臼歯部や前歯部交叉咬合の改善、中等度の叢生におけるリーウェイスペースの確保、重度のアーチサイズディスクレパンシーのマネジメントを含む
- 本格矯正治療：不正咬合が完全に発現した後から始める矯正歯科治療を指す

早期治療は、乳歯列期から混合歯列期において不正咬合が完全に発現する前から行う治療で、予防矯正、抑制矯正、本格矯正治療はもちろん、3つを併用する手法も含む。こうした手順で治療を進めると成長力 growth potential を適時に利用することが可能であり、ヘッドギアやフェイスマスクなどを用いて骨格性の問題を改善できる。

1975年にPopovichとThompson[9]が3〜18歳までの患者への早期治療について調査したところ、予防矯正治療はまれで、25％が抑制矯正治療であった。

早期治療が推奨される理由

成長発育関連の研究が進み、歯性骨格性の異常についての形態学や発生学が発展し、診断法が洗練されて来たにもかかわらず、診断した問題をマネジメントする方法がわからず、患者をいつ専門医に紹介すればいいか迷う臨床医が多い。

1フェーズ治療 vs 2フェーズ治療

矯正歯科治療には2つの考え方がある。1つ目は第二大臼歯と小臼歯の萌出後に治療を開始する方法である。成長がほぼ終了しているため、治療計画立案が容易である。患者の成長途上で予想外の成長パターンが認められ

れば対処する必要が生じるが、成長が完了していればそれを回避できるからである。治療の特徴としてはマルチブラケット装置を使用することが多く、治療時間が長くなり歯や周囲組織に負担をかける可能性がある。症例によっては後戻りしやすく、長期にわたる保定が必要になることもある。

2つ目は、早期治療を推奨する方法である。咬合の発育は、胎生6週から20年以上もの長い年月を要する。歯列交換期が特に重要な時期となるのは、歯性骨格性の不正が乳歯列期から混合歯列期にかけて生じたり悪化することが多いためである。この治療を推奨する者は、早期発見と介入が異常を改善し、問題の予防または難易度を軽減することができると考えている。

長年議論されてきた早期治療と後期治療のエビデンスについては、本章で後述する。しかし歯列交換期に重要な咬合の発育と歯性骨格性の変化が起こり、乳歯列期や混合歯列期にほとんどの歯性骨格性の異常が生じるとすれば、こんな疑問が浮かぶ。果たして何年もの間、好ましくない咬合や顎関係、軟組織を見過ごしていいものだろうか？早期に必要最小限の装置と治療で、完全もしくは部分的に不正を食い止められるならそれに越したことはない。治療開始が遅れれば成長力が利用できないため、顎発育の異常と口呼吸や異常嚥下、その他の口腔習癖にかかわるファンクショナルマトリックス functional matrix ※訳註 を排除・制御できない。しかも早期に介入すれば、歯性骨格性の異常から生じた歯や周囲組織の障害を回避することができる。

筆者は、混合歯列中期または後期から始める、1フェーズ治療または2フェーズ治療を推奨する。中には、乳歯列期や混合歯列期に介入すべきケースもあるが、こうした治療や症例についてはPART IIIで詳解する。

咬合発育に影響を及ぼすメカニズム

早期治療の理論的根拠を明確にするために、咬合発育に長く影響する重要なメカニクスについて述べておく必要がある。本項ではそのうち、「長期にわたる咬合発育のプロセス」「遺伝要因と環境要因」「形態と機能」「ロッキングされた咬合」について説明する。

長期にわたる咬合発育のプロセス

歯・顔面複合体は、出生後18〜25年かけて発育する。この長いプロセスにおける各歯列期を観察・モニタリングすることで、その変化を知ることができる。咬合が確立していくすべての発育過程（2章参照）を臨床医が理解すれば、異常の早期発見や早期治療につながる。

この長い過程において、頭蓋顔面の成長も歯の発育と相互作用する。骨の成長は部位によって成長率と成長終了時期が異なる。Carlson[10]は、6〜8歳までに頭蓋顔面の成長の80%が達成され、8〜10歳までに中顔面と下顎骨の成長が50%達成されるとした。したがって、交換期は中顔面と下顎骨に十分な成長力が残されており、重要な成長変化や歯列交換期との相互作用をモニタリングすることで、不正咬合の発症を検知することができる。

遺伝要因と環境要因

咬合発育のプロセスとその基本原則は、遺伝と環境の2つの基本的な要因から影響を受けており、それぞれ独立して作用したり、相互作用したりする。

不正咬合の原因が遺伝か環境であるかは、過去1世紀にわたり議論されてきた。幼い双子や家系調査の研究では、遺伝と環境は相互作用し合い、影響を個々に分けることはできないと示唆していたが、Christian[11]は環境と遺伝の影響は分けて考えることができると報告している。

同研究では、胎生期の頭蓋顔面構造体の発生には環境より遺伝のメカニズムが大きく作用する一方で、出生直後の咬合発育には環境が影響すると示唆した。またHarrisとJohnson[12]は、骨格と咬合に関して、4歳（乳歯列期）から永久歯列期までの20年間、30組の兄弟を対象に縦断的な調査を行ったところ、骨格は遺伝の影響を強く受けるが、咬合はほとんどが環境の影響を受けるとした。

したがって、乳歯列期や混合歯列期に環境の影響を受けて発症しつつある不正咬合は、発見と予防が可能である。下記のような要因の早期発見と対応は、将来的な問題の重篤度を排除したり、軽減することが可能である。

ファンクショナルマトリックス　筋肉や靱帯などの周骨マトリックス（periosteal matrix）と、鼻腔、口腔、脳などのカプセルマトリックス（capusular matrix）から成り、これらの軟組織の影響を受け顎骨が成長するというMossが提唱した仮説である。たとえば、脳や目が発育することで頭蓋や眼窩が成長する。

1 早期治療のエビデンス

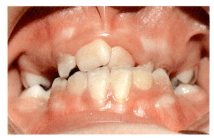

図1-1　上顎歯列の狭窄。

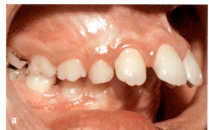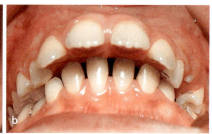

図1-2　a、b：突き上げ型過蓋咬合とロッキングされた下顎歯列。

- 乳歯の早期喪失
- 交換遅延や乳歯の晩期残存
- アーチサイズディスクレパンシー
- 歯数異常（歯数不足症、歯数過剰症）
- 萌出障害（異所萌出、移転歯、埋伏歯、アンキローシス）
- 口腔習癖
- 口呼吸、異常嚥下、頭蓋の姿勢位の異常などを含む頭蓋顔面の機能障害

形態と機能

　口腔顔面の構造体は、人体の中でも解剖学的、機能的に極めて複雑な領域である。形態と機能の相互作用もまた、咬合発育時の口腔顔面に影響を与える重要なメカニズムであり、このメカニズムはファンクショナルマトリックスと呼ばれる周囲の環境から影響を受ける。

　下記のような、乳歯列期や混合歯列期における筋肉の機能障害があると自然治癒せず、加齢が進むと悪化する。

- 口腔周囲筋や舌との相互作用、舌の大きさ・体積と頭蓋顔面骨の成長との相互作用
- 鼻上顎顎複合体に影響する呼吸とカプセルマトリックス
- 頭蓋顔面の成長と咬合に影響する、頭部を支える筋肉の活動

ロッキングされた咬合

　臼歯部や前歯部の交叉咬合などの咬合干渉が、顎の成長速度と方向に悪影響を与えることがある。これは「ロッキングされた咬合」と呼ばれ、早期に治療開始しないと骨格性の不正を招く。この不正咬合には下記のような例がある。

- 乳歯列や混合歯列期に狭窄した上顎歯列は前後、水平方向の成長が阻害される（図1-1）
- Ⅱ級１類突き上げ型過蓋咬合は下顎骨の狭窄を招き、前方成長を抑制する（図1-2）
- 機能的な偏位をともなう片側性の交叉咬合は、乳歯列期や混合歯列期に治療しなければ、下顎骨の成長に影響を与え顎骨の非対称を生じる（図1-3）

　咬合干渉を早期治療によってアンロッキングされれば、機能が正常化され、咬合が正常に発育する。

高まる早期治療への関心

　この20〜30年で早期治療への注目が高まっており、親も早期治療を求めるようになってきた。早期治療への注目が高まってきた理由としては以下が考えられる。

- 患者の親たちが矯正歯科治療経験者であるため、子どもの治療にも関心が高くなってきたため
- 矯正歯科専門医や一般臨床医の区別なく、歯科医療従事者は以前より最新の研究報告や咬合の発育に与える影響に関する知識、性能の高い装置についての情報を多くもっているため

　矯正歯科治療はかつてのような歯を並べるだけの治療ではなくなってきており、エビデンスに基づき、遺伝や環境がかかわる病因とその仕組みを理解する必要がある。具体的には神経筋の均衡や口腔習癖、上気道閉塞などの周囲組織の機能が、正常な咬合の発育に影響するということである。したがって、体系的な診断により早期にこれらの問題を発見できれば、適宜な抑制矯正治療や本格矯正治療が適時に開始できる。このようにして、顔貌や咬合の問題点を最小限に食い止めたり、排除することができるようになる。

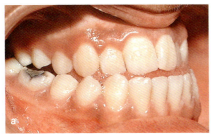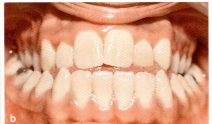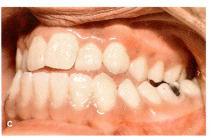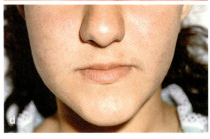

図1-3　a〜d：非対称を呈する下顎骨の成長。

理論的根拠

早期治療を推奨する根拠として、以下に重要なポイントを列挙する。

- 咬合発育期の早期では、先天性要因より後天性要因によってさまざまな咬合の変容が生じる
- 不正咬合は初期であれば予防できることが多く、放置すれば問題はさらに大きくなる
- 中顔面と下顎骨はほぼ歯列交換期に成長するため、早期治療と成長誘導の利用が有効だと考えられる
- 低年齢であればあるほど、患者が新しい環境と正常な機能に順応しやすく、治療結果の安定性が増す
- 幼い子どもは口腔顔面の骨格に柔軟性があるため、咬合誘導が簡単に行える

早期介入に最適な開始時期とは

早期治療のタイミングについてひと言で言えないのは、早期治療には「ベストな開始時期」がないからである。患者は各人がもつそれぞれの問題について評価され、治療計画立案されるべきである。そのため、治療開始時期も方法も症例の性質に応じて選択されなければならない。

ベストな時期を決定する場合は、原則として以下のガイドラインに沿うとよい。

- 4〜5歳から矯正歯科の検診を開始する
- 第一大臼歯とすべての切歯の萌出後に治療を開始する

乳歯列期または混合歯列前期に介入する場合もあり、たとえばロッキングされた咬合、臼歯や前歯の交叉咬合（特に顎骨の成長や咬合の発育を阻害する下顎骨の偏位をともなう場合）、機能的問題として口呼吸や舌の位置、舌の機能障害、その他の口腔習癖などの例が挙げられる。

診査と診断後、以下の疑問にひとつでも該当する問題があれば、治療開始になる。

- 歯、歯周組織、顎関節その他の組織に支障をきたすか？
- それらの問題はさらに悪化する可能性があるか？
- 顎骨の成長に悪影響を与えるか？
- 現状が患者や親にとって心理的な負担になっているか？

早期介入の戦略

適切な治療を適時に行うためには、まず早期介入の原則にのっとり戦略を練るとよい（詳細は11章）。

早期治療のゴールとは

早期介入の戦略と治療法では、以下のようなゴールを目指す。

- 可及的な主病因の排除
- 問題の改善や抑制、予防
- 発育期における問題の発見
- 正常な咬合発育と機能のための環境整備
- 咬合に悪影響を与える咬合干渉を解くことによってより良い成長誘導を行う

1 早期治療のエビデンス

- アーチサイズディスクレパンシーのマネジメント
- (オーバージェット過大による)外傷や前歯破折の軽減
- 早期における骨格性の異常の改善

早期治療のフェーズ

　早期治療と後期治療(永久歯列期から開始する治療)のいずれが有意かという論争は、しばしば歯科界に混乱を招く。また早期治療関連の文献には誤解を招く記載がありがちである。永久歯列期からしか治療開始しない臨床医もいれば、早期治療を行ってもⅡ期治療が必須と考える臨床医もいるが、これは間違っている。

　早期治療は2つのフェーズに分けて行うことができる。問題の種類や年齢、歯列期に応じ1フェーズで治療を終了することもあれば、2フェーズまで行う場合もある。乳歯列期で臼歯部交叉咬合改善の必要があったり、混合歯列期で連続抜歯した場合に永久歯列期での最終的な治療も必要になると、治療は3フェーズに及ぶ。

　混合歯列後期から治療を開始し永久歯列期で終了する症例もあれば、混合歯列前期や中期から始め、観察を経て永久歯列期でⅡ期治療を行う方が良い症例もある。つまり、個々の患者に応じた適切な治療と適切なタイミングを図る必要がある。

　各フェーズにおける主な介入と治療の目的は、異常な成長の軽減、歯と骨の不調和の防止、スマイルの審美性の改善、患者の自尊心の向上、咬合の改善である。早期のⅠ期治療は術者にも患者にも多くの利点がある。矯正歯科医なら誰でももつべき手法のひとつとしてほしい。

1フェーズ早期治療

　さまざまな早期介入による矯正歯科治療を明確に区別するため、ここで言葉の定義づけを行っておこう。

- **1フェーズ早期治療**：乳歯列期や混合歯列期に抑制矯正治療や本格矯正治療を行い、病因の軽減と不正の改善を行う
- **1フェーズ治療**：乳歯列期、混合歯列期、永久歯列期のいずれかで行う不正を改善する包括矯正歯科治療であり、1フェーズのみで終える

　たとえばⅡ級不正咬合の1フェーズ早期治療は、通常2〜3年かけて包括矯正歯科治療を行う1フェーズ単独で終了する。混合歯列後期、つまり成長スパート直前に開始し、犬歯が萌出完了後に治療終了とすることが多い。

　筆者は40年以上、重度のⅡ級不正咬合(歯性または骨格性の)に対し包括的な1フェーズ早期治療を行ってきた。混合歯列後期で開始、永久歯列完成時に終了し、Ⅱ期治療を必要としないためメリットが大きい。

　混合歯列後期から治療を始める最大の利点は、成長スパート期に成長力を使用した成長誘導 growth modification が利用できることである。顎外牽引や機能的矯正装置、上顎急速拡大などの顎整形治療が可能である。

　たとえばスペースの確保、保隙、萌出誘導や臼歯部・前歯部の交叉咬合などは、混合歯列前期あるいは中期から治療開始すればⅡ期治療を必要とせず、1フェーズのみで治療終了となる症例もある。

2フェーズ早期治療

　この早期治療はⅠ期治療を乳歯列期または混合歯列前期や中期から開始し、Ⅰ期治療終了後は観察期間として永久歯への交換を待つ。この間、簡単な保定装置を1日数時間または終日装着することもある。永久歯萌出が完了すると、最終調整としてⅡ期治療(マルチブラケット装置による包括矯正歯科治療)を実施する。

　2フェーズ治療(二段階治療)は、口腔習癖、筋肉の過緊張、叢生、歯性の交叉咬合、歯数不足症、過剰歯、萌出障害などの歯性、骨格性、神経筋の問題などを改善・軽減し、Ⅱ期治療へとスムーズに移行できる。Ⅱ期治療は固定式装置を用いた包括矯正歯科治療を行うが、重度の問題はⅠ期治療でかなり軽減し、Ⅱ期治療での排列の期間が短縮する。

　連続抜歯は2フェーズ治療の一例で、Ⅰ期治療で固定準備や抜歯、犬歯の萌出誘導を行う。犬歯が萌出し永久歯列が完成したらⅡ期治療でマルチブラケット装置を用いて歯のアップライトを行い、残るスペースを閉鎖する。

　他に、乳歯列期や混合歯列期にⅠ期治療として口腔習癖をコントロールする早期介入を行い、永久歯列が完成するまでの観察期間を経てⅡ期治療に入る方法もある。

　歯数不足症や歯数過剰症、前歯部や臼歯部の交叉咬合、萌出障害(埋伏歯や移転歯、アンキローシス)、口腔習癖、小帯付着異常などは乳歯列期や混合歯列期からⅠ期治療を始め、永久歯列期にⅡ期治療を開始することが多い。

　ただ2フェーズ治療が計画されても、Ⅰ期治療で問題

が改善されればⅡ期治療の必要がなくなる場合もある。

歯列のモニタリング

不正咬合の種類や患者の年齢、骨年齢、歯列期に応じて、早期介入すべきさまざまな状況が存在する。咬合や歯列の発育のマネジメントは言うまでもなく重要で、明らかに幼児や子ども、青少年の健全幸福度に寄与する。このマネジメントとは、歯・顔面の異常についての認識、診断や適切な治療を意味する。また咬合発育のマネジメントには広範囲にわたる臨床検査や臨床記録、鑑別診断、臨機応変な治療計画、経過観察が必要である。

発育する歯列を系統的にモニタリングし、混合歯列初期から永久歯列完成まで定期的にエックス線写真などで評価すると、多くの問題が見つかり早期介入を促進できる。筆者は40年以上一貫して、現役学生や卒後学生に、各患者の6、8、10歳時のパノラマエックス線写真を撮影し、交換期歯列をモニタリングすることが重要だと伝えてきた。これらのエックス線写真を比較することで、発育中の歯列に起こりつつある問題点が浮き彫りになり、治療に導ける。問題の早期発見により、臨床医が患者の親に問題点を伝え適切な治療を勧めることもできる。詳細は3章の長期的なパノラマエックス線写真によるモニタリングについての記述を参照されたい。

早期治療で議論されていること

不正咬合を手つかずにすれば、う蝕や歯周病、骨吸収、顎関節症など多くの問題が発生しうる。一番の問題は患者の外観と思われる。Shawら[13,14]は、重度な不正咬合は社会的なハンディキャップになり得ると述べている。顔の審美性も自己や社会からの認識、属性に関する重要な要因である。TungとKiyak[15]やKilpeläinenら[16]は、顔の審美性に対する認識は、幼い子どもから大人に至るまで精神発達に影響すると報告した。早期治療の目的は、固定式装置での治療期間を短縮したり容易にするだけではなく、治療期間の延長によって咬合の問題の悪化を排除・予防することにもある。

長い期間を必要とする早期治療のメリットに関する議論では、Ⅱ級不正咬合に対し治療開始を早期、後期のいずれにするかがほぼすべての論点となる。下顎骨が後退している骨格性のⅡ級不正咬合の場合、早期治療が最良の選択肢という意見もあれば、開始時期によって治療の最終的な結果は変わらないため、1フェーズ治療を行えば期間が短縮されて良いとする意見もある。早期治療に関するこれまでの論点は、それぞれのアプローチがいかに効果的であるかどうかということである。

臨床的なエビデンス

早期治療、後期治療のメリットについての議論は、長年続いてきた。Ghafari[17]、Keeling[18]、Tulloch[19]は、Ⅱ級不正咬合治療の効果について調べるため、ランダム化比較試験を行った。この3つの研究はいずれも、中等度から重度のⅡ級不正咬合の子どもが対象で、早期や後期に治療開始してもいずれも効果は同じとの結論であり、この臨床結果に基づき、早期に行う2フェーズ治療と後期に行う1フェーズ治療とで骨格性、歯性の変化に対する効果に有意差はないと報告している。同様にKluemperら[20]も文献レビューで、Ⅱ級不正咬合改善において1フェーズ、2フェーズともに結果に差はないとし、さらに使用装置やテクニックが異なれば骨格に対する影響も異なると報告している。

上記の研究は、いずれもⅡ級不正咬合の改善には1フェーズ、2フェーズ治療ともに同様に有効であるとしているが、これらの研究を批判的に評価してみると、下記の点が明確でなく、不十分であることがわかる。

- Ⅱ級不正咬合の分類（歯性、骨格性、両者の組み合わせ）が被験者全員に行われていたか
- どんな基準で被験者を選別したか（オーバージェットやANBはⅡ級不正咬合を詳細にとらえられない）
- 骨格性の不正は、下顎骨、上顎骨、両者のどれに起因するか
- 骨格性の成長パターンについて考慮されていたか
- 各ケースの骨年齢を調査したか（成長スパートや成長終了の把握）
- 分析に患者の協力度による差異は考慮されていたか
- 早期治療は適切にマネジメントされたか
- 観察期間とフォローアップ期間のマネジメントは適切に行われたか

これらの条件についても調査すれば、治療効果に関する研究結果が違ってくるはずである。

Ricketts[21-23]、Subtelny[24]、GuginoとDus[25]、Benchら[26]、

1 早期治療のエビデンス

Graber[27]、McNamaraとBrudon[28]、Dugoni[29]は、早期治療と後期治療とを比較し、第二大臼歯の萌出を待って後期治療することには多くのデメリットがあるとした。これに賛同する経験豊富な教員や臨床医は多数存在する。またABO（American Board of Orthodontics）の認定矯正歯科専門医159人のうち、30人に早期治療の利点について聞いたところ、最も多かった答えは下記のとおりであった[30]。

- 骨格性の成長誘導の能力が高い
- 子どもの自尊心の向上と、親の満足度
- 長期安定性
- 治療期間の短縮
- 外傷や歯根吸収、脱灰などへの障害の軽減

　早期治療 vs 後期治療の論争について文献レビューしてみると、Ⅱ級不正咬合の早期治療に関する報告がほとんどを占めた。乳歯列期や混合歯列期に若い患者に対して行う、前歯や臼歯の交叉咬合の改善や習癖のコントロール、叢生やスペースマネジメントといった治療については、さほど論議の対象になっていない。早期治療をすれば利益をもたらすはずの方法について徹底的な評価を試みないまま、これらのⅡ級不正咬合治療に関する論争の対象をあらゆる早期治療に広げた結果、後期治療を採る臨床医が多いのは、嘆かわしいことである。

　Ⅰ期治療あるいは早期治療は臨床医がもつ治療手段のひとつとすべきものであり、術者にも患者にも多くのメリットがある。

早期治療に対する誤解

　一般的な早期治療への反対意見と、それに対する反論を以下に列挙する。

意見1　早期治療を実施してもⅡ期治療が必要になるケースがほとんどである。

意見1への反論　すべての患者がⅡ期治療を受けるとは限らない。またⅡ期治療が必要な場合はⅠ期治療で大きな問題は解決されているため、治療は容易で短期間で終了するうえ、骨格性の良好な効果が得られる。

意見2　2フェーズ治療は治療期間が長期化する。

意見2への反論　患者の成長や永久歯が揃うまで待つ必要があるために来院期間が長びくこともあるが、実際に患者が治療されているチェアタイム時間の長さで論議した方が良い。来院間隔も包括矯正歯科治療よりも早期治療の方が長く、チェアタイムも短くなることが多い。たとえばアーチワイヤーの交換は、ヘッドギアや可撤式装置の調整よりも時間がかかる。

意見3　早期治療が適切に行わなければ、成長パターンに悪い影響を与える。成長力が有利にはたらくとしても、成長が間違った方向に向かうこともあり得る。

意見3への反論　近年の成長変化や成長パターンに関する研究成果が、治療計画立案に大いに役立つはずである。確かにまれに成長予測が複雑で予測できないこともあるが、そんな場合は継続して観察していけば、治療計画を変更して対処できる。車で道に迷ったときはゆっくり走れというではないか。出発前に地図を手元に置き、進む方向を変更していく必要がある。

意見4　早期の診断と治療計画は確実性に乏しいことが多い。成長が終了している方が、咬合の変化を見通しやすく診断がより確実になる。

意見4への反論　早期治療の診断と治療計画の確実性は低くなるが、セファログラムや歯列模型で定期的に再評価を行うことで（絶対に必要）治療経過や咬合の発育をモニタリングしやすく、その変化も緩慢なため見通しがつく。

早期治療のメリットとは

　咬合と骨格の発育期における子どもへの治療の恩恵は計り知れない。歯列や骨格の不正は、乳歯列期や混合歯列期に予防・抑制できることが多い。ケース次第で1フェーズあるいは2フェーズで治療を行うが、Ⅰ期治療でⅡ期治療の期間短縮と問題点の改善が行われているはずである。治療を適時に行えば、以下の問題が解決できる。

- 歯列交換期のスペースマネジメント（4章）
- 切歯部叢生のマネジメント（5章）
- 口腔習癖のマネジメント（6章）
- 歯数不足症のマネジメント（7章）
- 過剰歯のマネジメント（8章）
- 小帯付着異常のマネジメント（9章）
- 萌出障害の早期発見と治療（10章）
- 乳歯列期や混合歯列前期における歯性骨格性の問題に対する前後的（11章）、水平的（12章）、垂直的（13章）な問題のマネジメント

患者のメリット

- **顔の外観や自尊心が改善する**：容姿の美しさは自己と社会的な認識に影響する。早期治療をすれば外観が改善され、特に思春期前の子どもには重要となる
- **治療が容易で、不正咬合の予防になる**：歯列交換期に治療すれば、永久歯列になってから治療するよりもずっと治療が容易である。来院間隔が長くチェアタイムが短くなるため、患者や親にとっては望ましい
- **不正咬合を重症化させない**：早期発見・予防すれば問題が大きくならないで済む
- **機能的な問題が改善される**：早期接触や歯の異常傾斜（前歯部や臼歯部の交叉咬合）などの歯列不正によって下顎骨が偏位し、形態異常や構造的欠陥、異常な成長パターンを引き起こす。早期治療は患者の不快感を取り除き、将来発症する多くの複雑な問題を防ぐ
- **歯と歯性骨格性の構造体の損傷を予防する**：上顎切歯が前突しオーバージェットが過大だと外傷で切歯が破折するなど、不正咬合が構造的な損傷の原因になることがある。早期に前突を改善すれば、その予防となる
- **便宜抜歯の必要性が減少する**：混合歯列期で叢生が発現するとスペースリゲイニング（喪失したスペースを取り戻したり、後継永久歯の萌出位置を改善するための処置：4章参照）、拡大、成長誘導の利用により改善されることが多い。成長スパートが終了し、永久歯列が完成すると、そうした治療はできない場合がある
- **患者の協力度が向上する**：10代を越えなければ、多くの子どもは矯正装置の装着に積極的で、抵抗がない
- **術後安定性が増す**：早期治療の最大の目的は、正常な咬合に導くための環境を整えることである。子どもの歯は矯正的移動に順応しやすいため、術後安定性が高くなる
- **治療による侵襲が少ないため、痛みが少ない**：早期治療の多くは大幅なエンマスでの歯の移動が必要とされないため、弱い力しか作用せず包括矯正歯科治療よりも疼痛が少ない。さらに年齢が低いほど骨と歯の抵抗性が少ないため、より不快感が減る
- **子どもに起こり得る精神的な問題を予防する**：切歯は見た目に重要な役割を果たし、整っていないと子どもに精神的な問題を起こす場合があり、いじめの原因にもなり得る。早期に改善すれば自信につながり、嫌な思いをせずにすむ
- **治療費の軽減**：早期治療の治療費の総額は、治療範囲が広くなく、必要なチェアタイムが短く、来院間隔が長いため、永久歯列に対する包括矯正歯科治療より安価になる。II期治療が必要になったとしても、さらに治療が容易で短期間で終わる傾向にある。

術者のメリット

- **治療オプションが豊富である**：異常が発生段階にあり、かつ患者の年齢が低く、萌出誘導が行え、成長力を活用できるため、多くの治療オプションが存在する
- **患者の協力度が高い**：患者の協力度は矯正歯科治療が成功する重要な要因であり、7～10歳までは良好な協力度が得られる。青年患者や成人患者が治療途中に装置の除去を主張すれば、矯正歯科医は妥協的な治療目標に変更せざるを得なくなる
- **成長力を利用できる**：早期治療の重要なメリットのひとつは、成長力を活用して骨格性の不正を改善できること、成長誘導が可能なことである。成長が終了するとこうした治療は不可能となる。成長期に顎整形治療を適切に行えば、歯性骨格性の不正を三次元的に軽減させることができる。たとえば下顎骨の過大あるいは上顎骨の劣成長を呈する初期のIII級不正咬合の改善や、II級不正咬合で狭窄した上顎骨を拡大して下顎骨をアンロッキングしたり、後退した下顎骨を前方に成長誘導することが相当する
- **便宜抜歯が軽減できる**：先述のように喪失したスペースを取り戻したり、叢生改善のためのスペースを獲得する手法の選択肢が増え、抜歯の必要が減る
- **口腔習癖の早期コントロールができる**：年齢が低いほど、重篤な口腔習癖のコントロールは容易となる。また将来的な歯、歯槽、骨格の構造体への障害を防げる。習癖が続けば障害を受ける可能性が高まり、かつ改善しにくくなる
- **問題のある成長パターンが把握しやすくなる**：観察を長く続ければ、成長に関する異常で複雑な問題のコントロールが容易となる。たとえば、必要に応じて治療計画を変更することができる
- **エンマスでの歯の移動が少なく、治療が複雑にならない**：歯を一塊で動かす際に必要なトルクコントロールや固定準備、その他の複雑なメカニクスは早期治療では滅多に必要とせず、またII期治療の必要性が減る
- **II期治療期間が減少する**：適時に適切な介入をすれば治療期間が減り、改善すべき問題の重篤度も減る
- **治療結果がさらに安定する**：矯正歯科医にとって後戻りは非常に頭の痛い問題である。この問題は永久歯列期から治療を始めた場合に起こりやすくなる。早期治療は咬合の発育時に行うことが多いため、歯列が正常に完成する環境に導くことができる。早期治療における歯の移動は装置による移動ではなく、多くが萌出誘導であるため、良好な環境に歯列が自然に順応し、後戻りを起こしにくい

1　早期治療のエビデンス

矯正歯科医による早期治療の普及

　以前から今日に至るまで、早期治療は多くの場で矯正歯科医に十分に教育されていない。その理由とは以下のとおりである。

- 指導教官は、早期治療テクニックに対し無知、無関心、未経験であったりする
- 早期治療のマネジメントには年数がかかることがあるため、2年のカリキュラム期間で指導することができない。しかし新しく入ってきた研修医が早期治療の患者を引き継いでいけば、さまざまな段階の患者を治療することができる
- 保険会社が早期治療を認めていないこともある

　患者と地域医療の利益のため、そして高額な包括矯正歯科治療が実施されないよう、筆者は、米国矯正歯科医会(AAO)がアプローチの重要性を強調し、矯正歯科学の教育プログラムに早期治療を必須カリキュラムとして組み込むべきであると提案する。また歯学部出身者や小児歯科の研修医に早期治療の入門プログラムを提供できれば、さらに有益であろう。

まとめ

- 早期治療とは、予防矯正治療、抑制矯正治療、本格矯正治療のすべてのタイプを含む治療で、咬合発育が完了前の乳歯列期あるいは混合歯列期から治療を開始する。
- 歯性骨格性の不正咬合は歯列交換期に発症し悪化することがほとんどである。
- 中顔面や下顎骨の大部分は、歯列交換期に成長する。
- 複数の研究によると、遺伝要因は胎生期の頭蓋顔面構造体の形態発生に、環境要因は出生直後の咬合に影響する。
- 乳歯列期や混合歯列期に、環境要因の影響を受け発症しつつある不正咬合は発見と予防が可能である。
- 不正咬合を発症させる環境要因として、乳歯の早期喪失、交換遅延や乳歯の晩期残存、アーチサイズディスクレパンシー、歯数不足症と歯数過剰症、萌出の問題（異所萌出、移転歯、埋伏歯、アンキローシス）、口腔習癖、頭蓋顔面の機能障害、口呼吸、異常嚥下、頭蓋の姿勢位の異常などが挙げられる。
- 果たして長年にわたって好ましくない咬合や顎関係、軟組織を見過ごしていいものだろうか？　早期に必要最小限の装置と治療によって、完全もしくは部分的に不正咬合を食い止められればそれに越したことはない。
- 早期治療は咬合の発育期と顔面の発育期に開始し、1フェーズ治療と2フェーズ治療の2つに分類される。1フェーズ治療は抑制矯正治療のことで、乳歯列期や混合歯列期において不正を改善し、重度の問題を改善または軽減したりⅡ期治療を必要としない。2フェーズ治療はⅠ期治療を行い、その後に永久歯列完成までの観察期間を経て、その後Ⅱ期治療として最終的な包括矯正歯科治療を行う。
- 早期治療の主な目的は、正常な咬合発育のために良好な環境を整えること、咬合発育を阻害する環境要因を排除あるいはコントロールすること、成長力を可能な限り利用して不正咬合から正常咬合へと改善あるいは誘導することである。さらにⅡ期治療を必要としないか、治療期間を短縮することができる。
- 早期治療は、患者の協力度の向上、成長誘導による審美性の向上、術後安定性の向上、歯や周囲組織への障害の軽減、治療オプションの豊富さ、便宜抜歯の減少など、患者と術者に多くのメリットをもたらす。

参考文献

1. Kingsley NW. Treatise on Oral Deformities as a Branch of Mechanical Surgery. New York: Appleton & Lange, 1880.
2. Case C. Dental Orthopedia and Cleft Palate. New York: Les L. Bruder, 1921.
3. Angle EH. Treatment of Malocclusion of the Teeth, ed 7. Philadelphia: SS White, 1907.
4. Oppenheim A. A possibility for physiologic orthodontic movement. Dent Rec (London) 1945;65:278-280.
5. Kloehn S. Guiding alveolar growth and eruption of the teeth to reduce treatment time and produce a more balanced denture and face. Angle Orthod 1947;17:10-33.
6. Tweed CH. Indication for the extraction of teeth in orthodontic procedure. Am J Orthod Oral Surg 1944-1945;42:22-45.
7. Brodie AG. On the growth pattern of the human head from the third month to eighth year of life. Am J Anat 1941;68:209-262.
8. Broadbent BH. A new x-ray technique and its application to orthodontia. Angle Orthod 1981;51:93-114.
9. Popovich F, Thompson GW. Evaluation of preventive orthodontic treatment between three and eighteen years of age. In: Cook JR (ed). Transactions of the Third International Orthodontic Congress. St Louis: Mosby, 1975:260-281.
10. Carlson DS. Biological rationale for early treatment of dentofacial deformities. Am J Orthod Dentofacial Orthop 2002;121:554-558.
11. Christian JC. Testing twin means and estimating genetic variance: Basic methodology for the analysis of quantitative twin data. Acta Genet Med Gemellol (Roma) 1979;28:35-40.
12. Harris EF, Johnson MG. Heritability of craniometric and occlusal variables: A longitudinal sib analysis. Am J Orthod Dentofacial Orthop 1991;99:258-268.
13. Shaw WC, Rees G, Dawe M, Charles CR. The influence of dentofacial appearance on the social attractiveness of young adults. Am J Orthod 1985;87:21-26.
14. Shaw WC. The influence of children's dentofacial appearance on their social attractiveness as judged by peers and lay adults. Am J Orthod 1981;79:399-415.
15. Tung AW, Kiyak HK. Psychological influence on timing of orthodontic treatment. Am J Orthod Dentofacial Orthop 1998;113:29-39.
16. Kilpeläinen PV, Phillips C, Tulloch JF. Anterior tooth position and motivation for early treatment. Angle Orthod 1993;63:171-174.
17. Ghafari J, Shofer FS, Jacobsson-Hunt U, Markowitz DL, Laster LL. Headgear versus function regulator in the early treatment of Class II, division 1 malocclusion: A randomized clinical trial. Am J Orthod Dentofacial Orthop 1998;113:51-61.
18. Keeling SD, Wheeler TT, King GJ, Garvan CW, Cohen DA, Cabassa S, McGorray SP, Taylor MG. Anteroposterior skeletal and dental changes after early Class II treatment with bionators and headgear. Am J Orthod Dentofacial Orthop 1998;113(1):40-50.
19. Tulloch JF, Phillips C, Proffit WR. Benefit of early Class II treatment: Progress report of a two-phase randomized clinical trial. Am J Orthod Dentofacial Orthop 1998;113:62-72.
20. Kluemper T, Beeman C, Hicks P. Early orthodontic treatment: What are the imperatives? J Am Dent Assoc 2000;131:613-620.
21. Ricketts RM. Early treatment. 1. J Clin Orthod 1979;13:23-38.
22. Ricketts RM. Early treatment. 2. J Clin Orthod 1979;13:115-127.
23. Ricketts RM. Early treatment. 3. J Clin Orthod 1979;13:181-199.
24. Subtelny JD. Early Orthodontic Treatment. Chicago: Quintessence, 2000.
25. Gugino CF, Dus I. Unlocking orthodontic malocclusions: An interplay between form and function. Semin Orthod 1998;4:246-255.
26. Bench RW, Gugino CF, Hilgers J. Bioprogressive therapy. 11. J Clin Orthod 1978;12:505-521.
27. Graber TM. Extraoral force: Facts and fallacies. Am J Orthod 1955;41:490-505.
28. McNamara JA, Brudon W. Orthodontic and Orthopedic Treatment in the Mixed Dentition. Ann Arbor, MI: Needham Press, 1995.
29. Dugoni SA. Comprehensive mixed dentition treatment. Am J Orthod Dentofacial Orthop 1998;113:75-84.
30. Bishara SE, Justus R, Graber TM. Proceedings of the workshop discussions on early treatment. Am J Orthod Dentofacial Orthop 1998;113:5-6.

2 歯列と咬合の発育

　問題が深刻な状況であっても、改善の第一歩は問題を認識することであり、そのためにはまず、問題がいかにして起こったかを知ることである。したがって最良の「治療」とは、問題が発生する以前に早期に認識し適切に介入することとなる。胎児期、特に胎芽期の歯の発生を再確認することは、成人の身体構造の正常な関係と先天異常の関係を明確にするうえで役立つ。胎生学と歯の発生学をすべて論じることが本章の目的ではない。口腔組織学や胎生学、発生解剖学における多くの参考文献や教科書をはじめ、歯の発生に関する最新の分子生物学の研究報告も多々あるが、本章では胎児期におけるさまざまな歯列ステージについて簡潔に紹介する。

　胎芽期は胎生3～8週にあたり、最も重要な発生時期のひとつである。この時期に、すべての主要な外部・内部構造が確立する。発生過程は、遺伝要因と環境要因による正確な協調と相互作用でほぼコントロールされている。このコントロールメカニズムは分化を誘導し、組織の相互作用、細胞の遊走、増殖の制御を同時に行う。

　顔面構造体のほとんどは、結局胎芽期の神経堤細胞の遊走により生じる。この遊走に何らかの障害があると、さまざまな頭蓋顔面の異常が生じる。たとえばウイルスや薬剤などの催奇形性物質は、神経堤細胞の遊走に影響し、先天異常が生じることがある。

　歯列の発育も時間の流れに沿って順序立ち、進行していく現象である。胎生6週から始まり非常に長い時間を経て、20歳以降に終了する。この正常な過程には、多くの発育段階があり、障害を受けてはならない。

　歯列の発育は、頭蓋顔面構造体にとって不可欠な部分となり、骨構造体の成長も歯列の発育と相互作用し、上下顎歯列弓が正常な咬頭嵌合に導かれる。これらの複雑な過程が中断されると、完成時の咬合に影響を与えることがあるため、咬合の発育過程を正常化させる適切な治療が必要となる。患者の年齢や歯列の段階に応じ、予防矯正治療、抑制矯正治療、本格矯正治療が施行される。

　顔面や歯列の発育の複雑な過程を理解することが、顎顔面の異常を検知する重要な役割を果たし、診断と治療計画立案の助けとなり、早期治療の適応について知ることができる。また構造体の各部分を理解することは、発生しつつある問題を初期に発見し、適切な介入時期を決定する一助となる。

2 歯列と咬合の発育

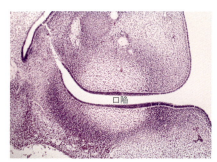

図2-1 上皮の肥厚(上皮帯)。

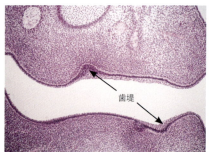

図2-2 上下顎の歯堤。

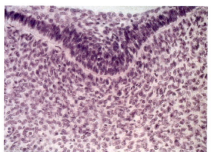

図2-3 歯堤(高倍率)。

　したがって、咬合の発育途上の子どもを治療する場合には、顎顔面系の各発生段階を十分に理解することが不可欠となる。歯の形成や萌出、脱落といった顎骨内の深い位置から口腔内に至る変化と同時進行する骨成長は、生物学的に非常に興味を引く過程である。本章では、歯の形成・萌出の各段階と、咬合の発育段階を「胎児期／新生児期／出生後」の3つの段階に分けて論じる。

胎児期の歯列の発育

　胎芽期(胎生3〜8週)は、発育上の最も重要な段階である。咬合の発育は胎生6週に始まり20歳以降に終了する。まず神経堤細胞がこの時期に遊走を開始し、顔面構造体の大部分を構成する。この細胞遊走に何らかの干渉があると、さまざまな頭蓋顔面の異常が起きる。胎芽期終了までに主要な器官はすべて発育を開始する。

　口腔顔面構造体へと発育する外胚葉性間葉細胞は、胎生の最初の2ヵ月間で複雑な相互作用による増殖と分化を遂げる。胎生約7週で、上下顎ともに歯堤と呼ばれる帯状の外胚葉性の肥厚が進行する。歯の発生は歯堤の出現から開始し、生後も継続する。

　MasslerとSchour[1]は、歯の形成開始から萌出、脱落までの乳歯列の一生を、(1)成長 (2)石灰化 (3)萌出 (4)咬耗 (5)吸収 (6)脱落の6段階に分類した。

　歯の発生や形成は、次の5つの段階からなる。

1．開始期
2．増殖期(蕾状期／帽状期)
3．組織分化期(鐘状期前期)
4．形態分化期(鐘状期後期)
5．石灰化期

開始期

　本段階の原始口腔(口陥)は、2〜3の細胞層からなる上皮で覆われる。この細胞は胎芽期の結合組織を覆い、神経堤から由来する外胚葉性間葉組織として知られている。

　歯列発育の初期の徴候である上皮の肥厚は、胎生37日以降に起こる[2]。この段階で、口腔上皮の基底層にある特定の細胞が隣接細胞より速く増殖し、口の周囲に一次上皮帯という馬蹄形の厚い上皮帯を形成するが、これが将来の歯列弓の位置に相当する(図2-1)。その後一次上皮帯はすぐに歯堤と唇溝堤の2つに分化する。

歯堤

　歯堤は、口腔上皮の基底層の増殖によって隣接細胞よりも速く発育し、顎骨の自由縁全体に沿って拡張しながら肥厚していく(図2-2、2-3)。

唇溝堤

　唇溝堤も、歯堤の外側(頰側と唇側)で口腔上皮の基底層の増殖が起こる。外胚葉性間葉組織の中へ唇溝堤が増殖した結果として口腔前庭が発生し、頰や口唇、発育中の歯堤とを分離するプレートを形成する。この分離プレートは急速に退化し、頰と歯部分との間に溝や前提を形成する(図2-4)。

　ここから3つの形成期(蕾状期、帽状期、鐘状期)を経て歯が発生し、上下歯列弓内の乳歯の位置に10個の円形または卵円形の膨張箇所が発生する。

　本項では、各形成期について個別に説明しているが、歯の形成は連続的な過程を進むため、他の段階と明確に区別することはできない。

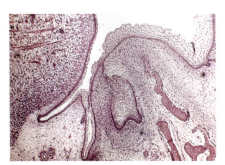
図2-4　唇溝堤。

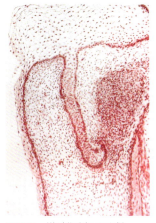
図2-5　増殖期(歯胚形成)。

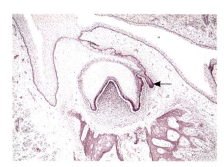
図2-6　永久歯の歯胚形成。

蕾状期（増殖期）

歯堤内では、将来乳歯となる場所で外胚葉性間葉組織の限局的な増殖が始まり、10個の円形または卵円形の膨らみが形成される（図2-5）。Ten Cate[3]によれば、歯堤の上皮細胞の成長や分裂指数（細胞集団の中で細胞分裂を行っている細胞の数と行っていない細胞の数との割合）や標識指数（評価細胞数における該当細胞数の割合）は、上皮細胞の下方を構成する間葉細胞のこれらの指数よりも有意に低いと述べている。ゆえに、上皮細胞の下方への成長の一部が外胚葉性間葉細胞の成長によって達成されるとしている。

胎生6～8週以内に、10個の乳歯歯胚が前歯部から臼歯部で発育する。この増殖細胞には永久歯発生までの成長ポテンシャルがある。そのため切歯、犬歯、小臼歯といった永久歯歯胚は、歯堤内で乳歯歯胚の新たな伸長や増殖によって発生し、乳歯歯胚の舌側面に新たな帽状の組織として形成される（図2-6）。

一方、顎骨の成長とリモデリングにより骨体長が増加するため、大臼歯は異なる過程をたどる。第一大臼歯から第三大臼歯の歯胚は、歯堤の後方から直接形成される。

エナメル結節

エナメル器に存在する細胞集団であり、乳歯の咬頭発育が見られる蕾状期後期において、内エナメル上皮の中心部に肥厚して出現する（図2-9参照）。

Ten Cate[3]によると、この組織の機能はわかっていないが、歯冠形成中、最初に形成される咬頭の位置決定に関与すると考えられている。

蕾状期における発育異常

蕾状期では、歯堤細胞の異常増殖や開始期の欠如、活動亢進によりさまざまな形成異常が発生する。

- 歯数不足症：歯堤細胞の増殖が開始しない、あるいは停止した結果、歯の先天性欠如が起こる
- 歯数過剰症：歯堤細胞の活動亢進とエナメル器での継続的な歯胚形成の結果、過剰歯が発生する
- 歯牙腫：歯胚形成期、エナメル器からの分化の程度によって歯牙腫（過剰歯や歯の異形成組織）が生じる
- 嚢胞形成：過剰な細胞増殖は上皮遺残を生じさせる可能性がある。上皮遺残細胞が刺激され活性化されると、嚢胞が形成される

これらの詳細は7、8章を参照されたい。

帽状期（増殖期）

この段階でも細胞の増殖が継続するが、不均一な成長と増殖の結果エナメル器は帽状形に発育し、浅い陥入が歯胚の深部に出現する。これは**歯乳頭**と呼ばれる凝縮された外胚葉性間葉細胞の球体からなり、のちに象牙質と歯髄を形成する。そしてエナメル器を囲むように外胚葉性間葉細胞は歯小嚢を形成する。また帽状の末梢細胞は、のちに内外エナメル上皮を形成する。

この時期の歯胚は、(1)外胚葉から生じるエナメル器 (2)間葉から生じる歯小嚢 (3)間葉から生じる歯乳頭の3つからなる（図2-7）。

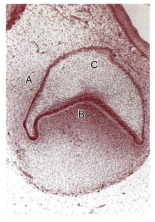
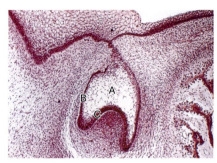
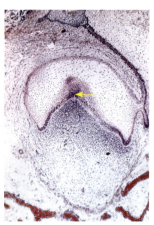

図2-7　帽状期初期。
A：歯小嚢　　B：歯乳頭
C：エナメル器

図2-8　鐘状期初期。
A：エナメル器　　B：外エナメル上皮
C：内エナメル上皮

図2-9　エナメル結節(矢印)。

鐘状期初期（組織分化期）

この時期でも上皮は陥入し続け、深くなっている。エナメル器は形が帽状から鐘状に変化し、象牙質とエナメル質の形成がともに開始する（図2-8）。帽状期後期には帽状から鐘状への歯胚の変形中に、重要な発育上の変化が開始する。この過程を**組織分化**と呼ぶ。

エナメル器は組織分化を受けて、その中心に存在する細胞が上皮細胞間隙にグリコサミノグリカンを合成・分泌し続ける。グリコサミノグリカンは親水性であるため、エナメル器の中で水分を吸収していく。

こうして起こった液体量の増加により、エナメル器の細胞間隙の容積が増加する。そのため、デスモソームによる細胞間接着がはがれる。その後**星状網**といわれているように、伸展した細胞は星状となる（図2-10）。

細胞分化とは、細胞が増殖能力を失う時期にあたり、ここで増殖期の終了となる。

中間層

内エナメル上皮と星状網の間にある上皮細胞には、中間層と呼ばれる層に分化するものがある。この層は2〜3層の平坦な細胞で構成されており、層の中間部分はエナメル芽細胞を産生し、のちにエナメル質を形成する（図2-10、2-11）。この層の細胞は、内エナメル上皮の細胞と組織学的に異なるが、どれもエナメル質形成に重要な、単独で機能するものとして考えられるべきである[4]。

エナメル器の表面は、**外エナメル上皮**と呼ばれる単純な立方体の細胞からなる。また、星状網細胞は、デスモソームによって他の星状網細胞と互いに連結し、外エナメル上皮や中間層の細胞ともつながっている。

内エナメル上皮は歯乳頭の細胞を組織分化させて象牙芽細胞へと分化し、また内エナメル上皮の細胞はエナメル芽細胞へと分化する（図2-6、2-11、2-12参照）。

組織分化期における発育異常

歯の組織分化期の障害によって、歯胚の形成細胞の分化に異常が起きると、象牙質やエナメル質に異常が生じる。

- エナメル質形成不全（症）：歯の組織分化期の障害によってエナメル芽細胞が適切にエナメル質へ分化できないときに生じる
- 象牙質形成不全（症）：歯の組織分化期の障害によって象牙芽細胞が適切に象牙質に分化できないときに生じる

鐘状期初期に歯胚が急速に成長すると、細胞分裂が内エナメル上皮全体に起こる。発育が継続するにつれて細胞が分化し、エナメル質を形成する最終的な機能がはたらき始めることによって細胞分裂は終了する。

鐘状期後期（形態分化期）

この時期になると、エナメル芽細胞と象牙芽細胞といった形成細胞が配列され、歯の最終的な形態と大きさ

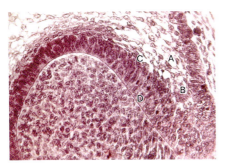
図2-10 組織分化。
A：星条網　B：外エナメル上皮
C：中間層　D：エナメル芽細胞

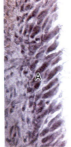
図2-11 組織分化。
A：エナメル芽細胞　B：エナメル質
C：象牙質　D：細胞質の拡張部分
E：象牙芽細胞

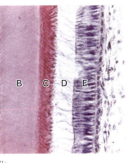
図2-12 形態分化。
A：エナメル芽細胞
B：エナメル質
C：象牙質
D：象牙芽細胞

が規定される。鐘状期終了まで内エナメル上皮細胞はすべて絶えず分裂し、歯胚は急速に成長する。この段階の終盤に成長を遂げ、歯胚の形態の原型が決まる。

細胞分裂が終了し、歯の大きさと形が決まった後にマトリックス付着が始まる。

内エナメル上皮が配列されると、将来的にエナメル－象牙境となる象牙芽細胞との境界が引かれる（図2-12参照）。

形態分化期における発育異常

形態分化期末期に細胞増殖が終了し、最終的な歯胚の形態や大きさとなるため、この段階で起こる障害と異常は歯の形態や大きさに影響し、側切歯の円錐歯や桑実状臼歯、矮小歯、巨大歯などがある。

永久歯列の形成

永久歯（後継歯）も歯堤から生じるが、すべての永久歯が同じではない。歯堤内にある乳歯のエナメル器から生じる付加的な増殖活動の結果、切歯や犬歯、小臼歯の永久歯が形成される。この増殖活動により、乳歯の歯胚の舌側面にある別の上皮性の帽状物の形成が誘導され、永久歯胚の形成を開始する（図2-6参照）。

先行する乳歯のない第一・第二・第三大臼歯の歯胚は、異なる過程より発生する。顎骨の成長のリモデリングにより骨体長が増大すると、歯堤は口腔粘膜上皮の直下に潜り込む。この反応と関連する外胚葉性間葉組織の反応により、第一・第二・第三大臼歯の歯胚が形成される。この下顎枝領域への歯堤の後方拡張は、下顎骨体から発生し、下顎骨体はこの時期により水平的な位置となる。

また下顎骨の不十分な成長やリモデリング時における下顎枝前縁の不十分な骨吸収は、成人期に下顎第三大臼歯の埋伏をもたらす。

硬組織の形成

象牙質とエナメル質は歯の基礎をなす2種類の硬組織であり、鐘状期後期に形成される。象牙質は歯の大部分を構成する組織であり、特殊な硬い結合組織である。象牙質形成は常にエナメル質形成より先行し、歯冠の形成が開始される。

鐘状期が終了するまですべての内エナメル上皮細胞が分裂し、歯胚全体の成長が続く（**図2-13**）。

間葉細胞の増殖は終了し、今度は将来の咬頭頂となる部分から歯の中心へと象牙質が形成され始める。また内エナメル上皮細胞が分化し、エナメル質形成の役割を担う。続いて内エナメル上皮内の組織が成熟すると、最終的な歯の咬頭の原型へと至る。

咬頭形成におけるエナメル結節の役割　エナメル結節は限局性に肥厚した細胞であり、蕾状期後期にエナメル器に存在する内エナメル上皮の中心に出現する。これは乳歯の咬頭部分に相当する（図2-9参照）。Vaahtokariら[5]

2 歯列と咬合の発育

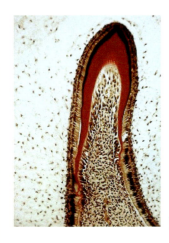
図2-13 歯冠形成の初期。

は、エナメル結節はシグナル伝達の中心として機能し、発育途上のエナメル器において、細胞増殖および咬頭形成を方向づける重要な役割を担うと報告している。このことから、エナメル結節は蕾状期から帽状期にかけての歯胚の形態形成に必要であると考えられている。また最終的に、外胚葉性間葉組織は歯の咬頭と形態の決定に最も重要な役割を担う。

象牙質形成 歯冠形成期の象牙質形成は、最初に確認できる歯の発生の特徴であり、将来の咬頭頂から開始される。この時期に有糸分裂が終了し、外胚葉性間葉細胞は急速に増加して象牙芽細胞に分化することで、象牙質を形成する。

象牙芽細胞はコラーゲンの形成を開始し、コラーゲン線維と基質の形成によって象牙質の有機マトリックスを密にしていく。有機マトリックスの付着が終わると無機カルシウム塩が沈着し、石灰化される。

象牙芽細胞は象牙芽細胞突起と呼ばれる長い突起をつくり、突起間のコラーゲン線維間にハイドロキシアパタイトの結晶が沈着しながら歯乳頭の中心に向かって移動し、象牙質が形成される(図2-11参照)。

エナメル質形成 象牙質はエナメル質形成のために不可欠だが、前エナメル芽細胞はエナメル器内で象牙芽細胞より先に分化し、象牙芽細胞に象牙質を分泌させるシグナルを送る。エナメル芽細胞もまた、象牙質形成開始のシグナルを必要とする。新たに分化した象牙芽細胞から内エナメル上皮にシグナルが送られ、エナメル組織をつくるエナメル芽細胞に分化する。このように、象牙芽細胞とエナメル芽細胞のような互いに必要な関係を生物学では「相互誘導 reciprocal induction」と呼んでいる。

エナメル質形成は一般的に、(1)分泌段階 (2)成熟段階の2つの段階の過程をたどる。

分泌段階では、エナメル芽細胞がエナメルタンパク質を分泌して周囲に放出し、新たに形成された象牙質表面に有機マトリックスを産生する。エナメル芽細胞はアルカリホスファターゼ酵素によりただちに石灰化され、第一層のエナメル組織が形成され、また同時に象牙質からエナメル芽細胞が分離される(図2-6参照)。エナメルマトリックス(エナメル質の有機マトリックス)は、産生されたときから石灰化が始まるため、非石灰化の有機マトリックスは存在しない。

成熟段階では、エナメル芽細胞の役割はエナメルマトリックスの産生から石灰化に変わる。ほとんどのエナメル芽細胞がそのタンパク質を移動する役目を果たし、石灰化が完了する。

歯の石灰化 (石灰化期)

歯の石灰化組織の生成は、主に「添加」と「石灰化」という2つの過程を経る。

添加

すでに説明したように、エナメル質と象牙質は最初、形態分化期にエナメル芽細胞と象牙芽細胞が細胞外へ不活性な組織マトリックスを分泌する。組織マトリックスは、将来のエナメル－象牙境界とセメント－象牙境に沿って層状に堆積する。またエナメル質の有機マトリックスはコラーゲン性ではないが、象牙質やセメント質、骨の有機マトリックスはコラーゲン性である。エナメル質の有機マトリックスは特有のタンパク質(おもにアメロゲニン)からなり、上皮性由来である。一方、象牙質の有機マトリックスはほぼ石灰化組織である。

エナメル質の有機マトリックスは石灰化の最終段階で除かれ、有機マトリックスの重量の1%以下しか残らない。成熟したエナメル質の有機マトリックスは、ハイドロキシアパタイトに置換される。したがって、エナメル質を形成する非コラーゲン性のマトリックス(おもにアメロゲニン)は石灰化後ほぼ完全に除かれるため、物理的に象牙質とセメント質とは異なる。

すでに述べたとおり、象牙質形成は常にエナメル質形

成よりも先行し、歯冠形成の開始を示すものである。この段階で歯堤は変化しており、歯胚も口腔上皮から離れて発育を継続する。また歯冠の形は、内エナメル上皮の折り重なり方によって決まり、これによって、将来の咬頭頂上にある星条網の量が減少する。そして、象牙質とエナメル質は、折り重なった内エナメル上皮の頂点で形成され始める。こうした歯の硬組織の形成段階は、胎生約18週から始まる（図2-14）。

石灰化

他の硬組織と同様に、歯の硬組織形成の第二段階には石灰化が起こる。この過程は、堆積したマトリックス内に無機カルシウム塩（主にカルシウムハイドロキシアパタイト）が沈着した後に起こる。

石灰化のメカニズム、特に初期段階の結晶形成については完全には解明されていない。Berkovitzら[4]によると、カルシウムイオンとリン酸塩イオン濃度が血漿内で飽和すると、塩基イオンの供給は制限されないため、組織内に結晶が形成されると必ず石灰化する。たとえば軟組織（筋肉や腱など）で起こる病的な石灰化は、この現象の一例である。

4つの石灰化組織（エナメル質、象牙質、セメント質、骨）の基本的な結晶の形は同じであるが、各組織内の大きさは異なる。

一方、軟骨の石灰化は細胞にコントロールされ、象牙質と骨の初期形成において起こるとされる、別のメカニズムによって行われる。これらの細胞は、カルシウムやリン酸塩イオン、アルカリホスファターゼとカルシウム結合型の脂質を含む小さなマトリックス小胞を形成する。形成された小胞は細胞から分離し、小胞内でのハイドロキシアパタイト結晶の生成が可能になる。

小さな結晶核の沈着によってさらに核（石灰化球）の沈着が継続し、最初の核の周囲に拡がって同心円状に堆積することでその大きさを増大させる。最終的に個々の石灰化球は、近接と融合によって組織マトリックスの均一な石灰層へと変化する。

エナメル質形成における分泌段階が完了し、エナメル芽細胞が成熟段階に入ると、エナメル芽細胞は機能的で構造的な作業を実行し、成熟したエナメル質からタンパク質と水分を除去し、完全な石灰化を達成する方向に向

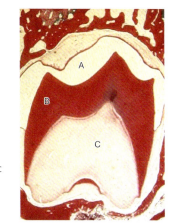

図2-14　歯冠形成段階。
A：滑走準備の間に失われたエナメル質のスペース。
B：象牙質。
C：歯乳頭（のちの歯髄）。

かう。エナメル質が完全に石灰化すると、エナメル芽細胞は柱状から立方状や扁平な細胞へと縮小変形するが、エナメル上皮の一部は残り、完成したエナメル質上に連続した線をいくぶんか残す。

図2-14は、硬組織の形成が良好な歯冠形成の段階である。

石灰化期における発育異常

エナメル質形成期に、エナメル芽細胞を傷害する全身的あるいは局所的な障害があると、マトリックスの並列発生を中断または阻止し、エナメル質形成不全が生じる。このような障害には、黄色や茶色のエナメル質低形成の原因となるテトラサイクリンの沈着や、歯の発育期におけるフッ化物の過剰摂取から起こる歯のフッ素症（斑状歯）がある。

象牙質形成不全症は、エナメル質形成不全症ほど発現率は高くなく、重度の全身性傷害によってのみ起こる。石灰化の過程が阻害されると、石灰化球の融合が欠如する。こうした欠如は容易に確認できないが、顕微鏡で調べると**球間象牙質**（未石灰化の象牙質）の確認ができる。

歯根形成

エナメル質形成が完了し、歯冠形成が終了すると歯根形成が始まり、内外エナメル上皮が伸長し、エナメル器の縁で接合する。この部分が**歯頸湾曲部**である（図2-15）。

内外エナメル上皮の細胞が増殖するにつれて、歯頸湾曲部は**ヘルトヴィッヒ上皮鞘**と呼ばれる二重の細胞層を

2 歯列と咬合の発育

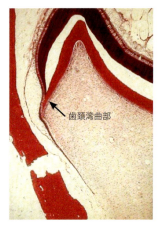

図2-15　歯根形成。

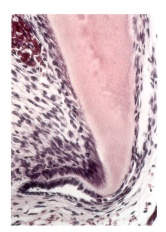

図2-16　ヘルトヴィッヒ上皮鞘。

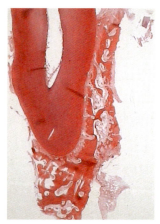

図2-17　歯の支持組織の形成。

形成する（図2-16）。ヘルトヴィッヒ上皮鞘は歯乳頭の周囲、歯乳頭と歯小嚢の間で成長し、歯乳頭の基底部（乳歯歯根尖に相当する部分）以外の歯小嚢全体を覆う。そして、歯根の形状と数の形成に重要な役割を果たす。

歯小嚢は上皮鞘の外側にあり、セメント質や歯根膜（PDL）、歯槽骨を形成する。歯根は歯小嚢と上皮鞘の相互作用によって、歯の萌出と同時に形成される。

上皮鞘内層の細胞は、拡大する歯乳頭を取り囲んでいくにつれ、歯乳頭周囲の細胞から象牙芽細胞の分化を開始する。分化した細胞は、最後に歯根の象牙質を形成する。こうして単根歯が形成される。多根歯の形成も同様で、すべて歯が同じ過程を経る。しかし、個々の歯冠形態がどのように発育するかはまだ明らかにされていない。

歯の発育にかかわる分子生物学

本項では、分子レベルでの歯の発生についてより確立された理論の概要を示し、近年の研究の進歩を簡単に紹介する。

前脊索中胚葉や頭蓋顔面の外胚葉、神経堤細胞は神経管の背側で発育し、頭蓋顔面構造の形成では複雑に相互作用する。神経堤細胞の遊走は頭側から始まり、尾側へ徐々に広がって、最後には多種多様な成人構造へ分化する。

神経堤細胞は外胚葉から派生するが、重要な外胚葉と間葉の相互作用であるため、「第四の胚葉」と呼ばれる。神経堤細胞は、口腔顔面の発育のために上下顎歯列弓にホメオボックス遺伝子を発現する。ホメオボックス遺伝子は大きな遺伝子ファミリーを形成し、下流標的遺伝子の発現を調節する転写因子をコードする。またDNAの中にあるホメオボックス遺伝子は、動物や菌類、植物の形態形成の調節に関与する。

蕾状期、帽状期、鐘状期、最終的な分化といった歯の発生と、形態変化におけるさまざまな段階は数十年前からよく知られて来たが、この過程における分子の相互作用について広く研究されたのは、ここ20～30年ほどのことである。この過程では、上皮細胞と間葉細胞間にある誘導シグナルや相反するシグナルが、頭蓋顔面や歯の組織と器官の数や成長、形態、最終的な分化を決定する。

ヒトのモデルとして、哺乳動物の歯の発生の研究については、器官形成中の上皮と間葉の相互作用に関して集中的に研究されかつ進歩しており、このシグナル伝達に関する重要な分子が特定された。そうした研究から、歯の発生と細胞分化については、口腔上皮組織と神経堤から由来する外胚葉性間葉組織との相互作用によって決定されることが知られている。また近年、このような両組織間での相互作用に関するシグナル伝達分子は、大部分の脊椎動物の器官が発育するために必要な、シグナル伝達分子と同一であることも明らかになっている。

Coinら[6]は、in vitro培養系を用いた研究にて、アパタイトと結合した骨形成タンパク質-2（BMP-2：bone morphogenetic protein 2）によって、エナメル芽細胞を形態的にも機能的にも分化させることができたと報告している。骨形成タンパク質（BMPs）は骨や歯、軟骨を誘導する能力をもつ増殖因子およびサイトカイン群であり、経口サプリメントとしても市販されている。

線維芽細胞増殖因子(FGFs：fibroblast growth factors)は、胎芽期の発育に関与する増殖因子ファミリーのひとつで、間葉系の遺伝子発現や歯の発生開始期の細胞増殖、上皮の形態形成、歯の形態確立調節因子として関与する(特にFGF-4、FGF-8、FGF-9)。またKettunenら[7]は、マウスで歯の発生に関するFGF-3、FGF-7、FGF-10の役割を分析し、FGF-10がエナメル上皮で細胞増殖を刺激し、FGF-3がエナメル結節のシグナル伝達機能に関与することを明らかにした。そしてFGFsが、エナメル上皮の形態形成や間葉組織の遺伝子発現に関与することなどから、FGFsが歯の発生を調整するシグナル伝達経路に関与していると示唆した。

Tompkins[8]は、FGFやBMP、ヘッジホッグタンパク質やウィングレスタンパク質、そしてそれらの下流の転写因子が、歯の発育を促進する上皮－間葉間のシグナル伝達系路で重要な役割を担うとした。最近の研究では、エナメル芽細胞ではアメロゲニン、象牙芽細胞では象牙質マトリックスタンパク質－2（DMP-2：dentin matrix protein-2）などの表現型タンパク質が、細胞分化の最終的なシグナルとして作用すると報告されている。

アメロゲニンは、発育中の歯のエナメル質に見られるタンパク質で、エナメルタンパク質の90％を構成する細胞外マトリックスタンパク質のファミリーに属する。

象牙質マトリックスタンパク質(DMP)は、骨や象牙質の適切な石灰化にとって重要な、細胞外マトリックスタンパク質である。DMPは、未分化な骨芽細胞内で主に核タンパク質（核酸と結合するタンパク質）として存在する。骨芽細胞が成熟する間、核タンパク質がリン酸化し、細胞外マトリックスに送り出され、そこで石灰化したマトリックスの形成を調節する。**DMP遺伝子**の突然変異は、くる病や骨軟化症として発症する、常染色体遺伝の低リン酸血症を引き起こすことが知られている。

ヒトゲノム配列の解読完了と分子生物学の進歩により、多くの病気の遺伝子と遺伝子座が、歯数不足症や部分無歯症に関連することがわかった。またNeubuserら[9]は、BMP4発現欠如にともなう上顎側切歯の欠損は、上皮組織から間葉組織に至る歯原性の異常から発症すると報告した。

BurzynskiとEscobar[10]は家族研究から、切歯や小臼歯の歯数不足症は常染色体優性遺伝であり、不完全浸透度（原因遺伝子を引き継ぐと発症する）であるとした。

また近年Nieminenら[11]を含む多くの研究者によって、1歯または数歯に影響を及ぼす歯数不足症に関与するヒトMSX1とMSX2遺伝子が調査されている。

歯の支持組織の形成

歯根形成時後期、セメント質や歯根膜、歯槽骨などの歯の支持組織も、歯小嚢から発育している。

歯小嚢は、初期にエナメル器と歯乳頭を囲む外胚葉性間葉細胞が密集したものである。ElNesrとAvery[2]は、歯小嚢が歯根や歯根膜、セメント質、歯槽骨の組織形成の開始段階からその維持に重要な役割を果たすと述べた。

セメント質

セメント質の発生や形成は、歯の形成の後期に始まり、その直後に上皮鞘の退化と歯根象牙質に石灰化が起こる。歯根象牙質の表面に薄く、高度に石灰化した分泌物が無定形・無構造で出現する。ElNesrとAvery[2]は、この分泌物が根尖部に多く見られ、厚さは平均10〜20μmとしている。歯根形成と上皮鞘の増殖が進むと、複数の裂け目が上皮鞘に生じ、歯小嚢由来の外胚葉性間葉細胞が裂け目に入り込み、新たに形成された歯根象牙質に接する。その細胞がセメント質形成細胞やセメント芽細胞に分化し、さらにセメント芽細胞は微細なコラーゲン線維や基質、オステオカルシン、シアロタンパク質からなる有機マトリックスを分泌し、後に口腔内の無機質によって石灰化される(**図2-17**)。石灰化の後、セメント芽細胞はセメント質から離れ、コラーゲン付着を長く厚くする。最終的に表面線維は形成中の歯根膜線維束と接し、一緒に固定される。セメント質形成期には、(1)無細胞セメント質 (2)細胞セメント質(第二セメント質)の2つの形態が存在し、まず無細胞セメント質によって歯根の歯冠側2/3が形成される。セメント芽細胞が自身のマトリックス様の骨細胞の基質中に閉じ込められた場合、セメント質は**細胞セメント質**と呼ばれる。これは歯根の根尖側1/3に存在する。この時期にセメント芽細胞は分泌活動を終えてセメント細胞となる。細胞セメント質は、歯の大部分の形成が終了し、対合歯との咬合接触が確立後に発育する。Ten Cate[3]によると、細胞セメント質は単根歯には見られず、小臼歯や大臼歯の根尖部と根分岐部のみで見られるとしている。

2 歯列と咬合の発育

歯根膜

　歯の支持組織は、歯根形成期に歯小嚢、歯乳頭とエナメル器を被覆する線維細胞層から発育する。歯根膜の細胞と線維束は未分化の歯小嚢より分化する(**図2-18**)。

　上皮鞘に裂け目ができると、外胚葉性間葉細胞が上皮鞘と新しく形成された歯根象牙質の間に入り込む。この細胞はセメント質をつくるセメント芽細胞に分化する。Ten Cate[3]によるとヘルトヴィッヒの上皮鞘からもセメント芽細胞に分化する細胞がある。これらのセメント芽細胞は有機マトリックスを分泌して石灰化し、歯根膜のコラーゲン線維束が固定される。

　歯小嚢も歯根膜の細胞と線維束を分化させる。最近の研究では、歯小嚢の細胞も靱帯の線維束が埋め込まれた骨を形成すると報告している[3]。歯小嚢の線維芽細胞もコラーゲン線維を分泌し、隣接する骨やセメント質の表面線維と相互作用する。この相互作用は歯の萌出過程を助けると考えられる。

　さまざまな歯根膜線維の形成と配列は、対合歯との咬合様式に影響される。咬合の力と機能によって、水平線維や斜走線維といったさまざまな方向をもつ線維群の形成を導く。つまり、局所的な環境要因が歯小嚢内にあるセメント芽細胞や歯根膜線維芽細胞となる前駆細胞を調節して、それぞれの細胞が歯根のセメント質や歯根膜を生成する。歯槽骨中で結合するシャーピー線維と、セメント質に入り込むセメント線維があり、この2つの線維は中央部(**中間叢**)で結合される。歯根膜の形成は、乳歯、永久歯や歯種によって異なる。

歯槽骨

　歯根とセメント質の形成中、骨も隣接領域の歯小嚢から発育する。歯根形成期に新しい骨を覆う原生セメント質(無細胞セメント質)も付着し、セメント質と歯胚洞壁間の空隙を徐々に減らし、歯根膜の空隙を減少させる。

　Ten Cate[3]は、靱帯線維束を含んだ歯槽骨も歯小嚢から分化する造骨細胞により形成されるとしている。またコラーゲン線維は原生セメント質と同じく歯に最も近い表面に生成され、歯根膜に付着して石灰化するまでそこに留まる。他の骨もそうであるように、歯槽骨も矯正歯科治療時に加えられる力で骨芽細胞と破骨細胞が活性化されて改変するなど、一生を通じ変化していく。

歯牙歯肉境

　歯肉と歯の構造の接合部は歯牙歯肉境と呼ばれる。Luke[12]は、**歯牙歯肉境**は歯の表面に開いた穴を塞ぎ、歯根膜は咀嚼時の歯の保護や歯槽窩をリモデリングする細胞を保護する独自の機能をもつと説明している。歯牙歯肉境も歯根膜も主要な構成要素のターンオーバーが速いことが特色である。

　歯牙歯肉境には歯肉上皮、歯肉溝上皮、付着上皮の3つがあり、これらが**上皮カフ** epithelial cuff と呼ばれる歯と口腔粘膜の境目をなす。

　萌出前、歯冠は2層の上皮細胞に覆われている。内層はエナメル質に接するエナメル芽細胞で、形成機能完了後はヘミデスモソーム(半接着斑)を形成し、基底板を分泌し、エナメル質表面に確実に付着する。外層の細胞はエナメル器の残存細胞から生じる。この2つの細胞層は**縮合エナメル上皮**と呼ばれる。萌出が開始するとこの2層を支持する結合組織が分解され、エナメル芽細胞の残遺物が供給したヘミデスモソームは、歯肉上皮の内層で発育する。Ten Cate[3]は、歯肉形成についてよくわかっていないが、歯肉上皮の内層で生成されるヘミデスモソームは初期の上皮付着に関与すると述べた。

　歯牙歯肉境の組織は静的ではなく動的であり、障害されても修復によって再生することができ、ターンオーバーが速い。これらの細胞は移動能力に優れ、独特な構造と機能的な適応力によって、付着上皮は絶え間ない微生物からの攻撃を抑えることができる。

咬合発育の形態と機能の役割

　「形態と機能」との関係は、咬合も含め顎顔面構造体にとり、重要な意味合いがある。ヒトの顔面は解剖学的にも機能的にも最も複雑な領域のひとつである。顔面には視覚や聴覚、嗅覚、味覚などの重要な機能が存在する。同時に圧力や温度、立体認知といった固有感覚もある。口鼻腔複合体も重要で複雑な顔面領域であり、咀嚼や嚥下、発音、呼吸などの生命機能を司る。

　咬合は口腔の重要部分である。口腔顔面の成長と構造体の相互作用や歯の形成、機能による影響など複雑な咬合発育を理解するために、下顎骨の成長と発育の概論と

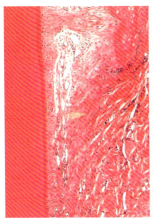

図2-18 歯根膜の中にある主要なコラーゲン線維束。

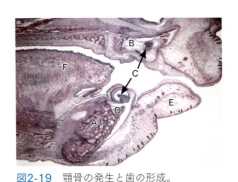

図2-19 顎骨の発生と歯の形成。
A：下顎骨　B：上顎骨　C：上下顎の歯胚
D：歯槽　　E：下口唇　F：舌

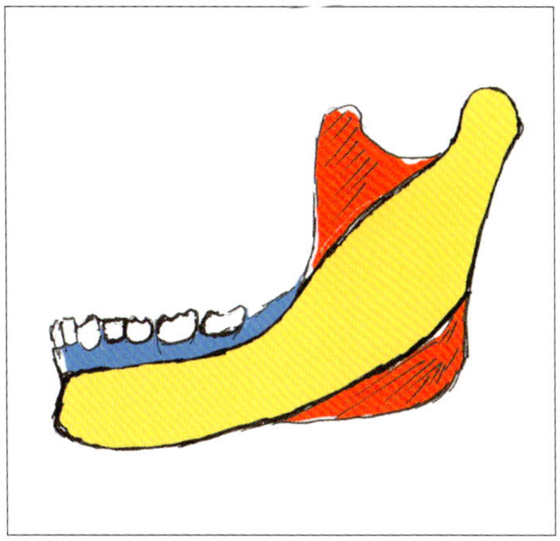

図2-20 下顎の各部。
黄色：基底骨　赤色：筋肉部　青色：歯槽部

それらの相互関係について簡単に本項で述べる。発生の初期や下顎骨の形態発生に関する研究から、咬合発育と顎顔面の成長との密接な関係や相互作用が理解できる。

第一鰓弓の下顎では、メッケル軟骨が形成される。これは下顎の膜内骨化によって後に消失する。骨化は、胎生約6週目に下顎神経とオトガイ動脈間にあるオトガイ孔の近辺、メッケル軟骨の側方で始まる。そして骨化は前後に拡がり、下顎の基底部と下顎枝を形成する。また顆頭や筋突起、線維軟骨結合の二次軟骨は間葉組織から分化する。歯胚は骨窩にあり、歯槽骨に囲まれている。図2-19は同時期の胎児の矢状断面で、骨の付着および骨や神経、メッケル軟骨、歯胚、下顎骨の歯槽硬線が確認できる。

上顎骨も第一鰓弓から分化する。上顎骨は下顎骨と異なり、前駆体となる軟骨を有さず、骨化は両側眼窩下神経と前上歯槽枝間の角にある単一の中心部から起こる。

歯列の発育期に頭蓋顔面の成長がもつ役割

歯列の発育期では、頭蓋顔面と顎骨の成長も相互作用し、咬合に影響を与え、最終的に正常な咬頭嵌合へと導く。複雑な矯正学的な問題や骨格性不正咬合の多くは、骨格構造体の異常な発達や関係、機能によりもたらされる。簡単にいうと、顎骨が移動し成長するところならどこにでも歯がついて行くといえる。そのため、これらの構造間の問題や不調和は、さまざまな部分の成長速度や成長量、成長パターンに影響を与え、最終的には咬合に大きな影響を与える。これらの問題を早期に認識し治療を行えば、頭蓋顔面の異常な成長を最小限にするか、改善できる可能性がある。

下顎骨は、発育や成長、機能に基づいて(1)下顎骨体あるいは基底骨基底部 (2)歯槽部 (3)筋肉部 (4)関節突起の4つに分けることができる。これらは、独自の成長特性を示す(図2-20)。

この観点から、理想的な咬合とは上下顎歯列弓間の理想的な咬合嵌合の完成であり、顎骨の成長、歯の形成、歯の萌出の3つの主要な発育過程の良好な結果である。これらの過程はすべて、基底骨の成長速度や成長量、成長パターンを決定する遺伝、環境、機能要因の影響を受ける。

下顎骨は、咀嚼機能だけでなく顔貌と咬合においても重要な役割を果たす。下顎骨の成長異常によって、前歯部交叉咬合や開咬、過蓋咬合、過度なオーバージェットなどのさまざまな不正咬合が生じる。また下顎骨の非対称な成長によって、水平的な不正咬合や非対称な骨格形態をもたらす。

歯槽突起の成長

下顎の歯槽突起が歯の支持組織として機能し、歯と歯槽骨に明確な相互作用があることは、下記の状態からも明らかである。

- 歯槽骨の発育不足をともなう歯の先天性欠如
- 歯槽骨の吸収をもたらす抜歯
- 歯の萌出や、歯槽骨の成長を遅らせるアンキローシス
- 矯正的な歯の移動と矯正力に対する骨反応

2　歯列と咬合の発育

上下顎の形態発生において、垂直的なドリフトと近心へのドリフトは重要な概念であり、その役割も大きい。Enlow[13]は、上下顎が解剖学的に調和を保ちながら成長するにつれ、歯列は垂直的かつ水平的にドリフトすると述べた。

また Enlow[13]は、歯根膜（靱帯ではない）によって骨のリモデリングが可能となり、歯槽窩が歯槽骨内で移動できることを示した。正常な成長発育による歯の垂直的移動はドリフトであり、萌出とは異なり歯全体と歯槽窩を一単位として移動する。

歯の移動

萌出した歯が咬合すると、水平方向に作用する機能的な咬合力も歯槽突起の成長に影響する。Björk と Skieller[14]、Björk[15]は、下顎骨が時計方向に回転すると、歯の萌出路がさらに唇側方向に変わるなど、下顎の成長パターンで萌出方向に顕著な差が出ることを明らかにした。

筋力と筋機能

ヒトの顎の筋肉は咀嚼に不可欠であり、頭蓋顔面の成長にも重要な役割を果たす。筋の収縮は神経系によってコントロールされている[16]。

筋突起は側頭筋が付着する部位で、後縁の骨添加と前縁の吸収によって上方と後方に成長または移動する。筋突起の大きさと形が側頭筋の大きさと関係し、側頭筋切除後に筋突起の縮小がみられた研究も多くある[13,17,18]。

下顎角も、咬筋と内側翼突筋の2つの主要な咀嚼筋が付着する部位である。筋突起は、胎児期と出生後初期に軟骨内骨化によって成長する一方、下顎角は主に骨膜の添加によって成長する。ただし Björk[15]が述べているとおり、これには個人間で大きな相違がある。

下顎頭の成長

下顎頭は、下顎の成長における主要な部位で、前後的・垂直的な成長にかかわる。下顎の成長は、正常な咬合発育と顔面成長にとって特に重要である。顆頭の成長方向は主に上方であるが、Björk[15]は顆頭の成長方向と範囲が変化しやすいことも述べている。

下顎の成長方向は、早期治療か成人からの治療かにかかわらず、どのタイプの矯正歯科治療においても重要な評価項目のひとつである。下顎骨の成長方向を変える重要な要因としては、(1)顎関節外の要因 (2)顎関節内の要因 (3)中間的な要因の3つが考えられる。この点に関していくつか仮説が存在し、Moss[18]が提唱したファンクショナルマトリックスの概念では、下顎頭は単に受動的な適応をする構成要素に過ぎないと顎関節外の要因を述べている。その他、顎関節以外の要因としては、頭位と口呼吸が下顎骨の成長に影響し、筋肉が成長方向に影響する。筋肉の影響については他の要因ほど明らかでないが、多くの研究者が指摘するように顔面形態と筋力、筋活動の間にある程度の相関があるとしている[16,19,20]。下顎骨形態に対する筋線維の方向の影響も、Takada ら[21]によって報告された。たとえば、先天性筋ジストロフィーは筋力と筋機能の疾病で、顔面骨の成長に影響を及ぼす。

Solow と Kreiborg[22]や Houston[23]は、軟組織の伸縮が顎顔面形態に与える影響について疑問視し、頭蓋顔面形態と頭位に高い相関関係があることを示唆した。頚椎が湾曲し頭部が後屈すると、前顔面高の過大、後顔面高の過小、頭蓋顔面の前後径の短小、下顎骨の時計方向の回転、下顎骨の後退、鼻咽腔の狭窄が認められたとした。Houston[23]は、顎関節内外の要因が相互作用し、特定の成長パターンをもたらすとの中間的な要因を提唱した。一方、顎関節内の要因の例がある。若年性関節リウマチと下顎頭のアンキローシスにより、下顎骨が後方回転する。関節窩が浅ければ、下顎骨が下方に回転し（垂直的な成長パターン）[24-26]、関節窩が深ければ、下顎骨が上方や前方への成長パターンを示すことは明らかである。

鼻上顎複合体の成長

鼻上顎複合体は、多方向へ方向成長する。そのため、隣接する骨構造体、特に頭蓋底の近辺にはさまざまな縫合が存在する。さらに多くの神経筋の活動や機能が、口鼻腔周囲に口鼻腔ファンクショナルマトリックス oronasal functional matrix として影響を与えている。

舌の役割

歯列弓の正常な形成と発育にも、口腔周囲筋と舌の均衡が必要である。舌はその大きさ、機能、位置によって咬合に影響を与える（3章参照）。

咬合

咬合発育は長く複雑な過程を経るものであり、その過程には骨成長や筋力、ファンクショナルマトリックスに影響を与える遺伝・環境要因の相互作用が正常にはたらくことが必要である。口腔の発育異常や機能不全の早期解決は、早期治療に不可欠であり、また治療安定性を得るためにも重要である。

無歯期

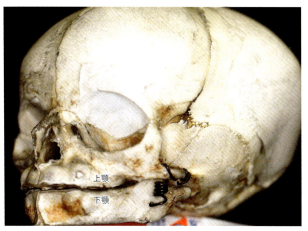

図2-21　顎の基底骨が歯槽堤の一部であることを示す新生児の頭蓋骨。

歯槽堤

Friel[27]は、出生時の歯槽堤の形態を調査し、歯槽堤が乳歯萌出に先だって、部分的に区切られていることに注目した(乳犬歯となる部位は、上下顎歯列弓の歯胚洞の遠心にある gingival groove と呼ばれる溝で確認できる)。第二乳臼歯の萌出部位は、生後5ヵ月後になると明確になる。また、下顎歯槽堤に上顎歯槽堤が覆いかぶさるため、上顎歯槽堤の長径や幅径が下顎歯槽堤のものより大きいが(図2-21)、安静時においても上下顎の歯槽堤は接触しないと報告した。

Sillman[28]は、生後1～11日の乳児709名を調査したところ、例外なく下顎歯槽堤が上顎歯槽堤より遠心にあり、その平均距離は男子2.7mm、女子2.5mmであった。第一乳臼歯萌出までに下顎歯槽堤が次第に前方に移動することや、歯槽堤の前歯に相当する部位にさまざまな形が認められた。

さらにSillman[28]による、出生～3歳までの幼児50名の歯列模型を用いて咬合を縦断的に調査した研究では、下顎骨の前後運動は制限されるが、側方運動は制限されないことが判明した。また被験者の年齢を11歳まで延長し子どもの歯列模型を調べた結果、年齢が上がるにつれ下顎歯槽堤の大きさも変化し、下顎歯槽堤の前方部の長径と幅径は増加するが、後方部の幅は減少した。

初発は遅れるものの、下顎は上顎より速い速度で前方に成長し、時間をかけて上顎のサイズに追いつく。Sillman[28]はまた、出生時の上下顎歯槽堤の関係は将来の顎間関係と相関せず、歯槽堤の前方部の顎間空隙と将来の開咬傾向とは関係がないと報告した。

Leighton[29]は、子ども109名と双子30組の記録を縦断的に研究し、生後6ヵ月と歯の萌出前について、上顎歯槽堤の形態に影響を与える要因を調べた。その結果、主に萌出前の乳歯が歯槽提へ関与する現象が、出生後6ヵ月間で増加していたため、歯槽提の形態に対する遺伝的な関与は、出生後6ヵ月の間にほとんど見られなくなることが明らかとなった。

Leighton[29]は、さらに歯の萌出前に、歯槽突起の形態が吸指癖などの物理的な力によって変化する可能性があると報告した。生後1年で歯槽堤は拡大し、歯列弓もすべての歯を収容するため広くなる。

また上下顎の関係も調整される。この時期、上下の歯槽堤は哺乳できるように設計されているため、安静時には接触していない。舌はこの時期に早くから発育し、周囲の顎より大きくなるため、歯槽堤間の空隙は舌に占有される。

先天性歯

先天性歯は、出生時にすでに口腔内に存在する歯と定義される。まれに下顎の切歯に見られ、サイズが小さく、歯根形成がわずかかまったくなく、発育も悪いことが多い。また先天性歯の10％が過剰歯である。

この歯は、哺乳困難や子どもの舌や母親の乳房に重度の潰瘍を生じ、誤嚥の危険性などの問題を起こすことがある。そのため、先天性歯が動揺している場合は抜歯が

推奨される。もし先天性歯に動揺がなく子どもや母親に支障がなければ、保存と経過観察が推奨される。

Chawla[30]は、出生時、新生児期、乳児期における先天性歯の管理では、審美的な保存と後継歯の萌出スペースの維持を目指すべきであると述べた。彼が出生時、新生児期、乳児期の先天性歯を有する子ども50人について調査したところ、被験者の10％に歯の外傷が起こり、94％に動揺と誤嚥の危険性がみられた。同研究では被験者の97％に抜歯を行ったが、隣接乳歯が抜歯空隙に移動する傾向があることも示された。

歯胚の発育

歯胚の発生は前歯部から始まり、臼歯部へと移行する。この過程と同時に上顎結節が成長し、下顎枝前縁の吸収やリモデリングが起き、新たな歯胚の場所が確保される。

歯は、歯冠や咬頭頂から発生した後、歯根が根尖まで連続的に発育する。最初は歯胚の間に大きなスペースがあるが、歯胚の間質成長が速いため、石灰化するまでには歯胚は顎骨内で混雑するようになる。

しかし、同時に上下顎の基底骨で急激な成長が三次元的に起こるため、すべての歯胚が収容され、混雑が解消される。下顎骨の前後方向では下顎頭の成長と下顎枝のリモデリング、また水平方向では下顎骨の2つの部分をつなぐ線維軟骨結合部 symphysis で縫合性の成長が起きる。また上顎骨の前後・水平方向では、上顎結節と正中口蓋縫合の急速な成長が起きる。

下顎骨の縫合は、切歯萌出前（6歳ごろ）に癒合し、上顎骨の縫合は思春期以降に癒合する。永久歯歯胚は先行乳歯と同じ歯胚洞にて発生し、先行乳歯とともに移動する。

第一生歯の歯胚は下顎前歯部で胎生6～7週の間に、すべての上下顎乳歯の歯胚は胎生8週に形成される。

萌出

萌出とは、歯の発生部位から咬合するまでの、歯冠軸や咬合平面方向への生理的な移動である。歯が形成され上下顎骨と相互作用する間、歯胚も複雑に動いて、成長する骨の中で咀嚼機能と成長との調和を図っている。

生理的な歯の移動や萌出段階、歯の萌出理論、歯の萌出メカニズムは、10章で詳解する。

出生後の歯列の発育

出生後の歯列の発育は、6段階に分けられる。なお交換前期とは、歯列に外見上の変化がない休止状態の時期である。

1. 乳歯列期（出生時から乳歯列の発育完了までの時期）
2. 第一歯列交換前期
3. 第一歯列交換期
4. 第二歯列交換前期
5. 第二歯列交換期
6. 永久歯列期

乳歯列期

乳歯列期は第一生歯（下顎乳中切歯）から始まり、第二乳臼歯の歯根が完成する3歳ごろに乳歯列が完成する。この乳歯列期は、第一大臼歯萌出が始まる6歳まで続く。

第一歯列交換前期にあたる3～5歳までの歯列弓は比較的安定しており、変化はわずかである。歯列交換期では、乳歯列の歯列弓周長の維持が大変重要である。第一大臼歯は萌出時、乳臼歯を前方に押して歯間空隙を減少させるため、歯列弓周長は5～6歳までに減少し始める。

半円状の上下顎の歯列弓において、空隙はすべての歯間、特に前歯部に生じる。乳歯列の空隙はよくあるもので、空隙歯列の発現率は民族間で異なる。Baume[31-34]によると、上顎乳側切歯と乳犬歯間（上顎乳犬歯近心）、下顎乳犬歯と第一乳臼歯間（下顎乳犬歯遠心）には霊長空隙と呼ばれる顕著な空隙がある（図2-22）。また乳歯列の切歯間に見られる空隙は、二次空隙や発育空隙と呼ばれる。

こうした空隙の存在は永久歯の排列に有用であり、乳歯列に空隙の欠如があると、顎と歯の大きさに不調和があることがわかる。

Delabarre は1819年、4～6歳の子どもの乳歯列における歯間空隙について初めて著述し、空隙が永久歯列にとって必要であることをと提唱した。さらに Baume は、乳歯列を以下のように分類した（Baume の分類）[31]。

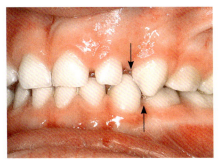

図2-22　乳歯列における上下顎の霊長空隙（矢印）。

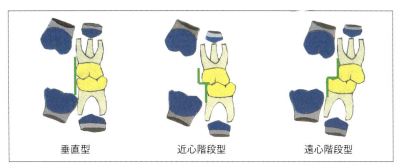

図2-23　Baumeのターミナルプレーン分類（参考文献31-34より引用改変）。

- Class Ⅰ：空隙のある乳歯列。すべての歯間、特に前歯部に空隙が存在する（図2-22参照）
- Class Ⅱ：空隙のない乳歯列

Baume[31-34]は、子ども60名を対象に8年間にわたる臨床研究を行い、ヒトの歯列弓における生理的変化を調査した。本研究の第一部では乳歯列の発育変化が調査され、3〜4.5歳の子ども30名に年1回の印象採得とさまざまな測定が行われた。Baume[31-34]は、3〜5.5歳の間に起こっている発育変化について以下のように報告した。

- 歯列弓の完成後、幅径や長径には変化が認められなかった
- 歯列弓の形態には2種類ある。ひとつはすべての歯間に空隙があり、もうひとつはすべての歯間が閉じている。生理的歯間空隙は乳歯の萌出後にはできず、個々人の歯列は空隙があるかないかのいずれかに分かれる
- 空隙がない乳歯列は、その40％が後に永久歯列で叢生を呈した。乳歯列の空隙は上顎で患者の70％、下顎で63％に生じた。空隙の欠如は上顎で患者の30％、下顎で患者の37％に起こった
- 上顎の犬歯間距離は、空隙のある歯列ではない歯列より1.7mm大きくなり、下顎の犬歯間距離は空隙のある歯列ではない歯列より1.5mm大きくなった
- 空隙歯列弓では、上顎乳犬歯近心と下顎乳犬歯遠心に顕著な空隙を認めた。これらの空隙は、霊長空隙といわれている
- 咬合におけるターミナルプレーンは一定であった
- 歯槽部の垂直的成長は永久歯歯胚の発育にともない、前後的成長は加生歯胚の発育にともなって観察された

ターミナルプレーン

ターミナルプレーンといわれる上下顎第二乳臼歯遠心面の関係は、乳歯列咬合完成後の診査時に臨床医が確認すべき乳歯列咬合の重要部分のひとつである。また、将来の永久歯列での咬合に最も影響を与える要素でもある。

Baume[31-34]は、ターミナルプレーンを下記の3つに分類している（図2-23）。

1. 垂直型：中心咬合位で、対合する第二乳臼歯遠心面の近遠心的位置が同じ垂直的な平面にある
2. 近心階段型：中心咬合位で、下顎第二乳臼歯遠心面が上顎第二乳臼歯遠心面よりも近心にある
3. 遠心階段型：中心咬合位で、下顎第二乳臼歯遠心面が上顎第二乳臼歯遠心面よりも遠心にある

さまざまなターミナルプレーンの出現率

生理的歯間空隙は乳歯列でよくみられるが、出現率は民族間で異なる。ターミナルプレーン出現率についてはさまざまな値が報告されているが、Baume[31-34]は、調査対象の子ども60名のうち垂直型が76％、近心階段型が14％、遠心階段型が10％であったと報告した。対照的に、Aryaら[35]による乳歯のターミナルプレーン出現率に関する統計では、垂直型が37％、近心階段型が49％、遠心階段型が14％であった。またBisharaら[36]は、垂直型が29％、1mm以下の近心階段型が42％、1mm以上の近心階段型が19％、遠心階段型が10％であったと報告した。

乳歯列の重要性

乳歯列の重要性は、永久歯列の重要性に比べて見落とされがちである。しかし、健全な乳歯列咬合の維持は以下のような重要性をもつ。

- 良好な咬合は、栄養摂取に関して最も重要な役割を担う。乳歯の早期喪失は咀嚼にとどまらず、急速に成長する重要なこの時期では、栄養の面でも障害になる

2 歯列と咬合の発育

- 発音機能の発達は、この時期に起こる重要な成長過程のひとつであり、乳歯の早期喪失は、幼児性発音のような持続的な発音障害を引き起こすことがある
- 審美性はこの時期の子どもにとって非常に重要である。前歯部欠損は重大な精神的影響を与える
- 永久歯のために歯列弓周長を維持することは乳歯の重要な機能のひとつで、乳歯の早期喪失が発育途上の咬合に重大な影響を与える

乳歯の脱落

乳歯の脱落は自然な現象であり、乳歯が歯根吸収され、歯列が交換される。歯の組織吸収に大きく関与するのは破歯細胞だが、破歯細胞の前駆体がどのように現れたり分化したりするのか、何にシグナルを送られて特定の領域と時期に歯根吸収を開始するのか、病的な歯根吸収の活性化をするのかについての知見はあまり多くない。また歯の硬組織を吸収する破歯細胞が、骨を吸収する破骨細胞と異なっているかについてはまだわかっていない。

星条網と永久歯の基礎をなす歯小嚢は、刺激性の分子やサイトカイン、転写因子の分泌による歯根吸収の開始において重要な役割を果たしている。

Harokopakis-Hajishengallis[37]は、乳歯の歯根吸収は骨のリモデリングと同じような方法で調整されていると述べた。これはNF-κB活性化受容体(RANK)とNF-κB活性化受容体リガンド※訳注(RANKL)からなるシステムとして知られている。

RANK-RANKLシステムは、1990年代半ばに骨吸収調節因子として発見され、骨のモデリングとリモデリングについての科学的な解明に大きな進展をもたらした。また左右の歯列弓で対称的に歯の脱落と萌出が起こることから、これらの現象は連動したプログラムであることがこの研究[37]で示唆された。

Sahara[38]は、ウサギの乳歯が正常な歯根吸収を開始した細胞について研究し、永久歯の萌出圧が乳歯の歯根吸収に寄与すると報告した。そのため後継歯がなければ乳歯は最終的に脱落するが、脱落は遅延するのである。

Fukushimaら[39]は、ヒトの乳歯の脱落は破骨細胞様の細胞(破歯細胞)によって進行するとした。彼らは、免疫細胞化学と逆転写酵素ポリメラーゼ連鎖反応を用いて、生理的歯根吸収時にヒトの歯根膜細胞に出現するRANKLとオステオプロテゲリン(OPG: osteoprotegerin、RANKLのRANKへの結合を阻害するデコイレセプターで、破歯細胞への分化を抑制する)について調査した。破歯細胞の歯根吸収活性に対するRANKLの影響は、リン酸カルシウムをコーティングしたカバースリップ上(細胞培養で用いられるプレート)で分解された領域の大きさを測定した。その結果、歯根吸収時に歯根膜細胞によってRANKLが発現する一方で、OPGの発現が減少した。そのためRANKLは、破歯細胞の発生と生理的歯根吸収の活性化に関与していることが示唆された。

萌出中の永久歯の影響と乳歯の歯根吸収の過程に関して、歯小嚢と星条網の役割から、萌出する永久歯の圧力が破歯細胞の分化と活性化を引き起こすと提唱する研究者もいる。

MarksとCahill[40]が行ったイヌの永久歯冠の影響を調査し、発育中の歯冠を除去してシリコンや金属で作った代替歯を歯小嚢内に挿入したところ、代替歯が正常に萌出した。また歯小嚢を除去し歯胚を残すと、萌出障害が起きた。このことから歯自体よりも歯小嚢が骨と先行乳歯の吸収をコントロールしていることが示唆された。

さらにCahill[41]の研究では、歯小嚢は残したうえでワイヤーでその膜を貫通させ、永久歯の萌出を抑制したところ、永久歯の上方の骨吸収と乳歯の歯根吸収が認められた。

脱落のタイミング

乳歯の適時の脱落は生理的な現象であり、これによって後継歯が正常な順序で萌出し、正常な咬合が確立される。そのため著者が常に勧めている、長期的なパノラマエックス線写真による慎重なモニタリングとコントロールは、多くの異常な脱落と萌出障害を予防することが可能である(3章参照)。

早期喪失

子どもではよく、萌出時期や乳歯の脱落時期の差が生じるが、6〜10ヵ月早まるか遅延する程度は正常と見なすことができる。しかしこのパターンは、歯の発育における他の局面と整合性がなければならない。

Deanら[42]は、5歳未満の小児における外傷既往のな

※訳注 リガンド ligand 特定のレセプターに特異的に結合する物質のこと。

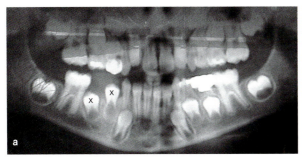 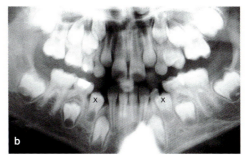

図2-24　a：長期間にわたる膿瘍の存在により右側乳臼歯が喪失した7歳の患者のパノラマエックス線写真。
b：乳臼歯の喪失によって小臼歯の早期萌出が惹起された症例。小臼歯は歯根が短く動揺しているため、下顎ホールディングアーチやマルチブラケット装置を用いたスペースメインテナンスを必要とする。

い乳歯の脱落は、局所および全身由来の病的状態や、局所および全身要因と関連する場合もあるため、特別な配慮が必要であると指摘した（10章参照）。

局所要因　未処置の重度う蝕やスポーツや事故による歯の外傷は、歯が早期喪失する要因になる。歯の早期喪失の原因として特に頻発するのは、子どもの事故である。なお最も喪失しやすい歯は、重度のオーバージェットがある上顎中切歯である。

他に乳歯の早期喪失を引き起こす局所要因には、長期化している根尖部膿瘍（**図2-24**）や歯周炎があり、乳歯の早期喪失と後継歯を覆う骨の早期吸収を惹起する。

全身要因　乳歯の早期喪失を引き起こす全身要因の例としては、顆粒球減少症や低ホスファターゼ症、歯周炎、肢端疼痛症、放射線療法がある（10章参照）。

脱落遅延

乳歯の脱落遅延もまた、後継歯の萌出にとって問題となり、正常な咬合発育にも問題も生じる。そのため、パノラマエックス線写真による連続的・長期的なモニタリングは、問題の早期発見と早期介入に有効である。この異常も、局所または全身要因に起因する。

局所要因　乳歯の脱落遅延や晩期残存は、(1)先天的な永久歯小嚢の欠損(2)アンキローシス(3)外傷に起因する。先天的な永久歯小嚢の欠損はよく見られる脱落遅延の原因であり、場合によって乳歯が長期間にわたり残存することがある。その場合は患者の咬合と乳歯の状態により、乳歯を残すか抜歯する、あるいはインプラント治療や補綴治療をすることになる。その中で最良の治療選択は、乳歯の抜歯と矯正歯科治療によるスペースの閉鎖である。

乳歯や永久歯のアンキローシスは、歯の萌出期に起こる、セメント質と歯槽骨間が癒着する異常である。乳歯のアンキローシスは歯列交換期によく見られ、永久歯の萌出と、垂直的な歯槽骨成長に問題を起こす可能性がある。また後継歯の萌出方向の偏向や埋伏、側方の開咬、深いスピー湾曲、対合歯の過萌出などの咬合の問題が生じる（10章参照）。

乳切歯や切歯への外傷は、子どもによくみられる。乳切歯への外傷は、歯胚の転位や萌出遅延、萌出不全、エナメル質形成不全症をもたらす。外傷を受けた乳歯は、喪失するか早期に脱落する、あるいは歯根膜の断裂のためにアンキローシスを起こして残存し、上顎切歯の交叉咬合のような後継歯の問題を引き起こす（**図2-25**）。

全身要因　乳歯の萌出と脱落における全身要因には、家族性や内分泌障害、鎖骨頭蓋骨異形成症のような症候性あるいは先天性の障害がある。

永久歯冠と乳歯の歯根吸収との関係

永久歯の歯胚周囲とその位置は、乳歯脱落の重要な要因となるため、咬合の発育段階を通して観察すべきである。乳歯の歯根吸収は、永久歯冠の最も近い部分で始まる。たとえば切歯は唇側方向に萌出するため、切歯の歯冠は乳歯の歯根尖より1/3程度舌側に位置する。

乳歯の歯根吸収は舌側面から始まり、水平的に進行する。唇側面まで歯根吸収された時点で、永久歯歯冠は乳歯の根尖部に位置し、その後乳歯が脱落して萌出する。

切歯が、舌側から乳歯の歯根を越えて唇側へと十分移動しない場合には、乳歯の歯根吸収が不完全となり、舌側から萌出したり、乳歯の脱落が遅延したりする。とき

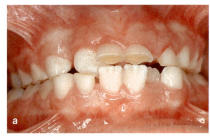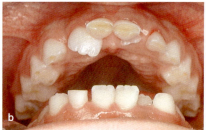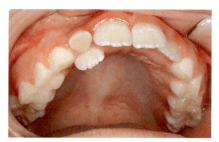

図2-25　a、b：晩期残存の乳切歯が、後継歯の萌出に問題を引き起こしている。

図2-26　晩期残存乳切歯と側切歯の異常な萌出路。

には乳歯の外傷により永久歯歯胚が転位し、乳歯が晩期残存し、切歯が舌側から萌出することがある（図2-26）。

歯列交換を注意深くモニタリングすれば、こうした問題を確実に早期発見できる。また晩期残存乳切歯の動揺度の診査やエックス線写真診査を定期的に行えば、乳歯抜歯の最適な時期を決定することで萌出誘導が行える（4章参照）。小臼歯の歯小囊も先行乳歯の舌側で発育し、徐々に分岐した乳臼歯根に向かって移動する。乳歯の歯根吸収パターンは歯小囊の位置と大きさによって異なるため、乳臼歯によって歯根が不規則に吸収される。

歯列交換期

歯列交換期は、第一大臼歯の萌出から最後の乳歯が脱落するまで続き、長期にわたる。歯列交換期に多くの局所・全身要因がかかわって正常な咬合へと導かれる。前述したように、この時期には定期的なエックス線写真による注意深いモニタリングが必要である。

混合歯列期は、下記の3つの段階に分けられる。

1. 第一段階：第一大臼歯の萌出
2. 第二段階：乳切歯の脱落と切歯の萌出
3. 第三段階：乳犬歯および乳臼歯の脱落と、犬歯と小臼歯の萌出

第一段階：第一大臼歯の萌出

下顎第一大臼歯は、加生歯（先行乳歯のない永久歯）として最初に萌出する大臼歯であり、正常な交換では、次に上顎第一大臼歯が萌出する。

上下顎第二乳臼歯遠心面の位置は、後継大臼歯の萌出路を左右する。つまり第一大臼歯はターミナルプレーンの状態に従う。乳歯列期における第二乳臼歯の遠心面の位置は、機能的に重要ではないが、第一大臼歯の位置や最終的な永久歯の咬合に大きく影響する。

前述のように、上下顎第二乳臼歯の遠心面は平面（ターミナルプレーン）を形成し、以下の3つのうちどれかに該当する。

1. 近心階段型
2. 垂直型
3. 遠心階段型

ターミナルプレーンのタイプと下顎の成長率、成長パターンに応じて、下記のいずれかの大臼歯関係になる。

1. Ⅰ級の大臼歯関係
2. 咬頭対咬頭の大臼歯関係
3. Ⅱ級の大臼歯関係
4. Ⅲ級の大臼歯関係

垂直型のターミナルプレーン、つまり第二乳臼歯の遠心面が同じ垂直な平面である場合、第一大臼歯の位置は顎の成長によって変化する。上下顎の成長が正常であれば大臼歯関係も正常になるであろう。しかし下顎骨の成長が不十分であれば咬頭対咬頭の臼歯関係になるかもしれず、また重度の下顎劣成長や上顎の過成長を呈すれば完全なⅡ級の大臼歯関係になるであろう（図2-27）。

近心階段型のターミナルプレーンは、顎骨の成長に応じてⅠ級の大臼歯関係になったり、あるいは下顎骨の過成長がある場合はⅢ級不正咬合を生じたりする（図2-28）。遠心階段型のターミナルプレーンの場合、成長パターンに応じて臼歯がⅡ級関係のままか、咬頭対咬頭の関係に発育する場合がある。しかし、大臼歯は決して正常な関係を維持し続けることはないため、抑制矯正治療を行う際にはこのターミナルプレーンに注意を払う必要がある。

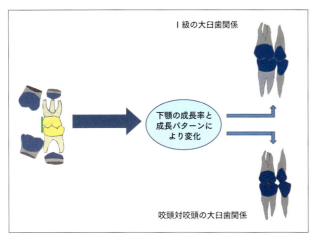

図2-27 乳歯列における垂直型のターミナルプレーン。
第二乳臼歯の遠心面が平坦な場合、第一大臼歯の最終的な位置は顎骨の成長によって変化する。もし上下顎の成長が正常なら大臼歯も正常な関係となるが、下顎骨の成長が不十分なら、大臼歯は咬頭対咬頭の関係になる可能性をもつ。

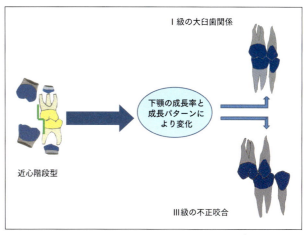

図2-28 乳歯列における近心階段型のターミナルプレーン。
I級大臼歯関係になるか、下顎の成長が大きい場合はIII級不正咬合になる可能性もある。

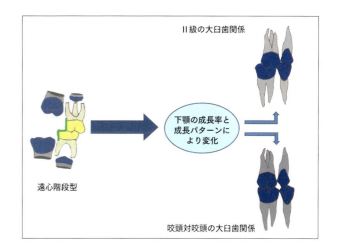

図2-29 乳歯列における遠心階段型のターミナルプレーン。
成長パターンによって大臼歯はII級関係のままか、咬頭対咬頭の関係になる可能性があるが、抑制矯正治療なしでは決して正常な大臼歯関係に改善しない。

切歯のライアビリティ incisor liability

切歯の近遠心幅径と乳切歯の近遠心幅径には差があり、**切歯のライアビリティ**と呼ばれる。上顎4切歯は先行4乳切歯より約7.6mm大きく、下顎4切歯は約6mm大きい。複数のメカニズムによって切歯が歯列弓に収容され、こうしたライアビリティを補う。

- 全体的な歯間空隙
- 側切歯の萌出時に起こる犬歯間幅径の増加
- 側方圧で下顎乳犬歯が霊長空隙側へやや遠心移動する
- 乳切歯より上下顎切歯の唇側傾斜が大きい（**図2-30**）

前述のとおり、乳切歯の歯間空隙は切歯のライアビリティを補う。Baume[31-34]は、乳歯列のスペースの欠如はその約40%が永久歯列の叢生を招くことを示した。歯間空隙から得られる平均的な歯の収容スペースは上顎歯列弓で約3.8mm、下顎歯列弓で約2.7mmである。犬歯間幅径は各歯列弓で約3.0mm増加する。上顎切歯が前方に位置すると、上顎歯列弓で約2.2mm、下顎歯列弓では約1.3mmスペースが増加する。これらのメカニズムが協調し上顎歯列で約9.0mm、下顎歯列で約7.0mmのアベイラブルスペースの増大をもたらす。

第二段階：切歯の萌出

先行乳歯より切歯の幅径は大きく、切歯交換を妨げ得る他の局所要因の影響を受けるため、上下顎切歯の萌出は非常に複雑であり、重要な時期である。上下顎中切歯や側切歯の萌出時に種々の複雑な問題が発生するため、段階別に説明する。

2 歯列と咬合の発育

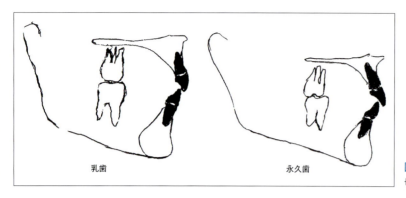

図2-30 切歯傾斜の変化。切歯はより前方に傾斜する。

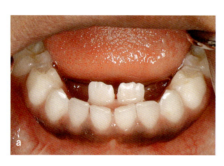
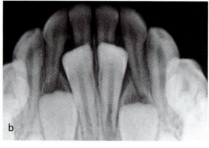
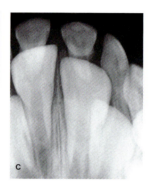

図2-31 a～c：乳中切歯の歯根吸収遅延により、下顎中切歯が舌側から萌出している。

下顎中切歯の萌出

下顎中切歯は、乳切歯舌側から萌出することがある。乳切歯を診査すると動揺はなく、デンタルエックス線写真では乳歯の歯根吸収が遅延していることがわかる。この状態では、乳中切歯の早期抜歯が推奨される。舌側に萌出した中切歯は、舌圧で改善することが多い（**図2-31**）。

下顎側切歯の萌出

下顎側切歯も乳側切歯舌側から萌出し、乳歯歯根を吸収させた後、乳側切歯を唇側に押し出して脱落させる。また側切歯は、乳犬歯を霊長空隙に押し出して萌出スペースを得る。

その幅が不均衡で広いと、下顎側切歯は舌側に留まるか、未萌出となる場合がある。また下顎側切歯のスペース不足は、下顎乳犬歯の早期喪失をたびたび引き起こす。この種の乳犬歯の早期歯根吸収は、ときに乳犬歯近心面に三日月状の歯根吸収を生じる（**図2-32**）。この場合は、早急なスペース分析と適切な介入が必要である。また、乳犬歯の早期喪失と重度の切歯部叢生症例には、連続抜歯の適応症となるものもある（5章参照）。

下顎乳犬歯が早期喪失した場合、下顎切歯は不安定な状態となり、舌側に傾斜して犬歯のアベイラブルスペースが減少し、オーバージェットが増大する。乳犬歯の早期喪失が片側性に起こり、脱落した犬歯部に向かって急激に正中線が偏位する場合もある。

乳犬歯が早期喪失した症例で、切歯の舌側傾斜やオーバージェット増加に加えて下口唇の緊張亢進や口唇の機能障害をともなう場合、下顎切歯は口蓋粘膜に突き当たるまで過萌出を続け、重度のオーバーバイトと深いスピー湾曲を呈してしまう。

これらのいずれの状態においても、早期介入は将来の問題を予防することができる。正確なスペース分析と下顎ホールディングアーチの即時装着は、最良の治療オプションである。片側性の乳犬歯脱落症例の一部には、下顎のホールディングアーチ装着に加え、反対側の乳犬歯の抜歯が正中線の偏位を予防する治療として推奨される。

上顎中切歯の萌出

上顎切歯も乳切歯の舌側から萌出する。**図2-33**は、乳歯と発育途上の永久歯歯胚との関係を示す。切歯は乳切歯の歯根の舌側に位置し、犬歯はより唇側に位置する。

歯列交換期

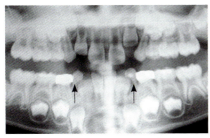

図2-32 乳犬歯に下顎側切歯の萌出が引き起こす三日月状の歯根吸収を認めた(矢印)。

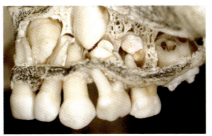

図2-33 乳歯と発育途上の永久歯歯胚との関係を示す5歳前後の子どもの解剖頭蓋骨。

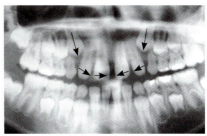

図2-34 正常な犬歯と側切歯の移動パターン(矢印)と犬歯萌出後の歯間空隙の閉鎖。

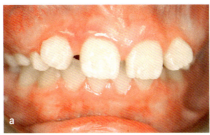

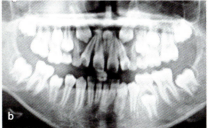

図2-35 a、b：醜いアヒルの子の時期の口腔内写真とエックス線写真。

　上顎切歯は下顎切歯よりも唇側に傾斜しながら萌出する。この時期のほとんどで上顎中切歯間には若干の空隙が見られ、下顎切歯はある程度の叢生をともなって萌出するのが通常である。また上顎中切歯の歯冠は、萌出後わずかに遠心へ傾斜することが多い。

　上顎側切歯が正常に萌出すると、正中離開と中切歯の歯冠の遠心傾斜が減少し、犬歯が正常な傾斜で萌出すると、中切歯間の正中離開が完全に閉鎖する(図2-34)。

　上顎4切歯の幅径は4乳切歯より約7.6mm大きく、切歯のライアビリティを補うメカニズム(歯間空隙や犬歯間幅径の増加、霊長空隙、上顎切歯のさらなる唇側傾斜)によって補償される。

上顎側切歯の萌出

　上顎側切歯も、乳側切歯根尖の舌側に位置する。上顎側切歯は中切歯に比べて近心に傾いているため(図2-37参照)、中切歯をより近心へ動かし、正中離開を減少する。

　上顎側切歯の萌出後、側切歯の歯根が上顎犬歯歯冠から力を受け、側切歯の歯冠が遠心頬側に傾斜することがある。Broadbent[43]は、この通常起こる過渡的な変化を「醜いアヒルの子 ugly duckling stage 」の時期と名付けた。この時期はエックス線写真によるモニタリングと、犬歯の膨隆の触診が推奨される。よりアップライトした犬歯が萌出し始めると、側切歯にかかる力は減少し、遠心頬側に傾斜している側切歯が徐々にアップライトされる。

　醜いアヒルの子の時期では、側切歯に矯正学的な力を作用させる重度の歯根吸収を引き起こすことがある。モニタリングで犬歯の傾斜が変化せず、膨隆も触知されない場合は犬歯が埋伏している可能性があり、早期介入が必要になる(10章参照)。

　また上顎側切歯が萌出する時期に起こる問題には、自然な正中離開の閉鎖が行われない場合がある。これは側切歯にスペースが余分にあることや、側切歯の叢生、捻転、交叉咬合が原因となる。さらに正中歯や側切歯の先天性欠如、小帯付着異常、突き上げ型過蓋咬合、口腔習癖なども正中離開の原因となる。細やかなモニタリングや原因を早期排除して正中離開を閉鎖すると、側切歯の萌出が促進され、この時期の問題が予防される。

　歯間空隙をともなう切歯の重度の前方傾斜も問題である。前突した切歯は、特にこの時期に破折する可能性が高く、予防のため早期介入が必要とされる(図2-36)。

二次空隙　二次空隙は、上顎切歯のライアビリティを

2　歯列と咬合の発育

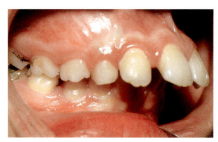

図2-36　重度の上顎切歯の前方傾斜。こうした歯は破折しやすいため、早期介入を必要とすることが多い。

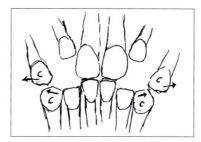

図2-37　二次空隙の発現過程。下顎側切歯の萌出で乳犬歯(C)は側方や遠心に押しやられる(矢印)。また咬合力によって上顎犬歯が側方に移動され、上顎側切歯の萌出スペースが付加的に獲得される。

表2-1　歯列交換期によくみられる問題

- 異常な正中離開と空隙
- 異常な萌出路
- 叢生
- 正中歯(正中過剰歯)
- 側切歯の先天性欠如
- 異所萌出
- 萌出遅延または萌出不全
- 非対称性の萌出
- 乳歯の早期喪失
- 乳歯の晩期残存
- 過萌出(過蓋咬合)
- 低位萌出(開咬)
- 前歯部交叉咬合
- 正中線の偏位
- 重度の前突

解消できるメカニズムのひとつである。Moorrees[44]によれば、二次空隙は上顎側切歯の萌出を容易にする過程である。この過程は、下顎側切歯が萌出し下顎乳犬歯を側方や遠心に向かって霊長空隙へと押しやるときに起こり、さらに咬合力によって上顎乳犬歯が側方へ移動する。この過程によって、上顎側切歯のためにさらにスペースが獲得されるのである(図2-37)。

下顎側切歯が萌出する時期に下顎乳犬歯を抜歯したり早期に脱落したりすると、自然な萌出過程や二次空隙の出現を妨げることになる。そうなると非抜歯症例でさえ抜歯症例となることから、下顎乳犬歯の抜歯は推奨されない。下顎切歯の萌出障害の多くは、叢生が軽度であれば、下顎乳犬歯近心側をダイヤモンドディスクでストリッピングすることで解決される。

切歯萌出期によくみられる問題

切歯の交換期は、多くの外的・内的要因が正常な萌出パターンと切歯の位置に影響する。慎重な臨床診査や臨床関連領域の診査とモニタリングによって、問題を早期に発見し、続発症を阻止あるいは軽減することができる。

混合歯列前期と中期にあたる、切歯萌出期によくある問題は非対称性の萌出であり、慎重な評価が必要である。もし両側切歯の萌出時期が6ヵ月以上異なれば、萌出過程が異常であることを示す。

多くの局所・環境要因が非対称性の萌出を起こす。**表2-1**には切歯交換期に起こり得る問題をまとめた。この問題の診断とマネジメントについては、PART II「非骨格性の問題に対する早期治療」(4～10章)で論じる。

第三段階：犬歯と小臼歯の萌出

犬歯と小臼歯の萌出は10～12歳ごろに起こる。この段階は歯列交換期の中で非常に重要な時期であり、細やかな観察を必要とする。

咬合発育が三次元的(前後的、水平的、垂直的)に良好に達成されるためには、次の5つの要因が関連する。
(1)アベイラブルスペース (2)良好な萌出順序 (3)正常な第一大臼歯関係 (4)上下顎歯槽突起の良好な水平関係 (5)正常な乳臼歯の脱落

アベイラブルスペース

リーウェイスペースは、犬歯と小臼歯の正常な萌出と咬頭嵌合をもたらす重要な要因である。乳犬歯と第一・第二乳臼歯の近遠心幅径は後継歯(犬歯と第一・第二小臼歯)よりも大きく、その差は上顎で1.8mm、下顎で3.4mmである。

リーウェイスペースは、後継歯のアベイラブルスペースと大臼歯の近心移動によって第一大臼歯の最終的な咬合関係を確立するために重要な役割を果たす。さらに、

十分なリーウェイスペースの存在は、軽度の叢生を改善し萌出誘導を行う、抑制矯正治療を適用する有効な機会となる（5章参照）。そのため、犬歯と小臼歯の萌出期の細やかなモニタリングとリーウェイスペースの維持は、正常な咬合発育の促進において重要である。

良好な萌出順序

萌出順序は重要な過程であり、咬合発育にとっても正常な萌出順序が必要である。特に犬歯と小臼歯が交換する第三段階は重要となる。

下顎の理想的な萌出順序は、犬歯、第一小臼歯、第二小臼歯、第二大臼歯の順である。下顎犬歯が小臼歯に先行して萌出することが重要である。なぜなら下顎犬歯は丈夫な歯根でわずかに近心へ傾斜していることで、切歯を前方へ維持することができるからである。口唇圧によって下顎切歯は後方傾斜する傾向が強くなり、そのためオーバージェットが増大して過萌出し、過蓋咬合や、ときには突き上げ型過蓋咬合に至ることもある。

下顎犬歯に先立つ下顎第一小臼歯の萌出は萌出順序の異常であり、乳犬歯の早期喪失や犬歯の移転・埋伏が起こることもある。このような異常は、切歯の後方傾斜や過蓋咬合、正中線の偏位、犬歯の唇側転位や埋伏などの問題が生じる。

上顎についての萌出順序の異常は、犬歯が上顎小臼歯に先行して萌出すると、スペース不足になったり小臼歯が埋伏することがある。

第三段階における他の萌出順序の異常には、第二大臼歯が上下顎小臼歯に先行して萌出する場合がある。これは第一大臼歯の近心移動や、小臼歯部の萌出スペース喪失を引き起こす。そのため早期発見と、下顎にリンガルアーチ、上顎にNanceのホールディングアーチやトランスパラタルアーチを装着することで、第一大臼歯の近心移動、小臼歯部の叢生や埋伏を予防することができる。

正常な第一大臼歯関係

交換期の第三段階が良好に進行するには、第一大臼歯関係がⅠ級であることも重要な要因のひとつである。咬頭対咬頭の大臼歯関係になると、近心傾斜する傾向が強くなり、小臼歯の萌出問題が生じてしまう。一方、正常な位置と良好な咬頭嵌合をもつ上下顎第一大臼歯は、傾斜する傾向が小さく、乳歯喪失後の近心スペースが失われにくい。

上下顎歯槽突起の良好な水平的関係

小臼歯と犬歯の正常な萌出順序の変化や、咬合発育を阻害するその他の要因として、基底骨と歯槽突起との水平関係の異常がある。例えば臼歯部交叉咬合、特に頬側咬合やブローディ症候群[10]が、上下顎小臼歯の頬舌側への傾斜や咬合関係に影響を与える。

乳臼歯の正常な脱落

乳臼歯のアンキローシスは、第三段階でよく見られる所見であり、小臼歯の萌出を妨げたり偏向させたりする。アンキローシスによって乳臼歯が低位になると、歯槽骨は垂直的な成長を妨げられ、咬合に重度の障害を引き起こす。左右非対称に萌出した臼歯は、乳歯のアンキローシスの徴候である。

第三段階におけるその他の問題

その他、第三段階の時期によく見られる乳臼歯の早期喪失や過剰歯の存在、歯の先天性欠如といった異常は、細やかなモニタリングと早期介入を必要とする。犬歯と小臼歯の萌出期におけるこれらの問題は、いずれも早期発見と適切な介入を確実に行うために、パノラマエックス線写真による長期的なモニタリングが必要である。

近心移動

下顎大臼歯の近心移動は、第一大臼歯の萌出初期と混合歯列後期の2回に分けて起こる。

早期の近心移動　下顎第一大臼歯の1回目の近心移動は、第一大臼歯の萌出時（5～6歳ごろ）に起こり、歯間空隙や霊長空隙を埋めていく。ただBaumeのClass Ⅱの乳歯列をもつ子どもには空隙がないため、近心移動は起こらない。

後期の近心移動　下顎第一大臼歯の2回目の近心移動は、第二乳臼歯の脱落後（11～12歳ごろ）に起こる。大臼歯は移動してリーウェイスペースを埋め、大臼歯関係を改善させる。リーウェイスペースの量に応じて、下顎大臼歯は上顎大臼歯より大きく近心に移動し、正常な大臼歯関係を確立することが通常である。

2　歯列と咬合の発育

表2-2　犬歯と小臼歯の交換期によくみられる問題

- 晩期残存の乳歯（アンキローシス）
- 萌出順序の異常
- 乳歯の早期喪失
- 側方への舌突出癖などの口腔習癖
- 非対称性の萌出
- 萌出遅延または萌出不全
- 移転歯
- 埋伏歯
- 歯数不足症
- 歯数過剰症

表2-3　歯列発育期によくみられる問題

- 先天性歯（出生歯）の存在
- 問題を有する乳歯の萌出
- う蝕
- 変色や脱灰、形成不全
- 歯の遺伝的な障害（エナメル質形成不全、象牙質形成不全）
- 乳歯の早期喪失
- 乳歯や永久歯の外傷と喪失
- 歯間空隙（空隙歯列弓）
- 叢生
- 口腔習癖
- 歯数異常（歯数不足症、歯数過剰症）
- 歯の形成異常（癒合歯、形成異常歯）
- 萌出障害（萌出遅延、早期萌出、萌出順序の異常、異所性萌出、埋伏歯、移転歯、アンキローシス）
- 軟組織の問題（小帯、扁桃腺、咽頭扁桃、舌、口唇）
- 重度の遺伝的・先天的異常（口唇裂・口蓋裂、外胚葉異形成症、ダウン症、ピエール・ロバン症候群）
- 歯性・骨格性の関係異常（前後的、垂直的、水平的な不正咬合）、Ⅰ級、Ⅱ級、Ⅲ級不正咬合の単独あるいは叢生や空隙、過蓋咬合、開咬、交叉咬合などの異常と組み合わさったもの

犬歯と小臼歯の交換期における問題

　第三段階は非常に重要な交換期であり、遺伝・環境要因（全身的あるいは局所的）が犬歯や小臼歯の萌出パターンや位置に影響を与え、咬合を確立していく（**表2-2**）。このような問題の診断とマネジメントについては、PART Ⅱ「非骨格性の問題に対する早期治療」（4～10章）で詳解する。

歯列交換期における歯列弓の寸法の変化

　歯列交換期では、切歯唇側面から第一大臼歯近心面までの歯列弓周長上で、いくつかの変化が起こる。1つ目の変化は、第一大臼歯の萌出時に起こる歯列弓周長のわずかな減少で、乳臼歯が歯間空隙と霊長空隙を埋めていく。2つ目の変化は、上下顎切歯がより唇側に傾斜しながら萌出したときにみられる歯列弓周長のわずかな増加である。3つ目の変化は、第一・第二乳臼歯の脱落時と、第一大臼歯の二度目の近心移動時に再度起こる歯列弓周長の減少である。したがって歯列弓は、特に下顎で4歳時より18歳時に短くなるのが通常である。

叢生と第三大臼歯

　下顎切歯の叢生は、矯正歯科治療経験者や未治療者に共通してよくみられる事象であるが、そのほとんどは第三大臼歯の存在が原因である。歯列交換後に見られる下顎切歯の叢生には、前述した歯列弓の減少も含め、下記の理由がある。

- 歯列弓周長の減少
- 下顎骨の晩期前方成長
- 隣接面の修復物による近心移動や近心への咬合力
- 犬歯牽引後の後戻り

　乳歯列期から永久歯期の交換期における変化を理解することは、早期治療を行う臨床医には必須の事項となる。この時期における詳細な臨床診査やエックス線によるモニタリングによって、問題を早期に発見することができる。すると、病因の排除や予防、あるいは問題の重症化を防ぐことができる。**表2-3**に、歯列発育期によくみられる問題を列挙する。

まとめ

- 頭蓋顔面の基本構造は、歯列を含め胎芽期（胎生3〜8週）に形成され、この時期は最も重要な発生段階となる。

- 発育過程には、遺伝・環境要因における正確な協調と相互作用をともなうことが多い。

- 結局のところ、顔面構造の大部分は胎芽期における神経堤細胞の遊走から生じる。この遊走が障害されると、さまざまな頭蓋顔面の異常を引き起こす。

- この長い過程の間に、頭蓋顔面の骨成長、神経筋機能、歯列を取りまく軟組織構造体が相互作用する。こうしたプロセスが最終的な歯の関係を決定し、咬頭嵌合を導く。

- 発達期が長いため、多くの環境要因や遺伝要因が歯列と顔面の形態に影響を及ぼす可能性がある。これらの要因としては乳歯の喪失、乳歯の早期・晩期の脱落、口腔習癖、頭蓋顔面の機能障害、頭蓋の姿勢位などがある。

- 早期治療を施行するにあたり、歯列発育の理解は基礎となる。複雑な過程をたどる咬合発育を理解しておくと、構造体の要素も理解できるとともに、異常の初期を見つけることで適時の介入が可能となる。

- 胎生期、特に胎芽期の発生に関するレビューによって、正常に成長した構造体の関係や先天異常の原因を理解することができる。

- 複雑な歯の発生過程を学ぶと、さまざまな歯の異常が理解できる。初期の増殖期での障害は歯数不足症や歯数過剰症を、組織分化期での障害はエナメル質や象牙質の構造体の異常（エナメル質形成不全、象牙質形成不全）を、形態分化期での障害は側切歯の栓状歯、矮小歯、巨大歯など歯の形や大きさの異常を、エナメル質形成期での全身的・局所的な障害はエナメル質形成不全をそれぞれ引き起こす。

- 出生後の咬合の発育過程は長く複雑で、下顎乳切歯が萌出する生後6ヵ月ごろから開始し、すべての第三大臼歯が萌出完了する18〜20歳ごろに終了する。

- 理解を深めるために、この長い発育過程を(1)乳歯列期(2)第一歯列交換前期(3)第一歯列交換期(4)第二歯列交換前期(5)第二歯列交換期(6)永久歯列期の6段階に分けて考える。

- 歯列交換期中には繊細な生物的な現象が起きているため、慎重な臨床診査や臨床関連領域の診査による観察によってのみ発症した問題を発見することができる。

- 正常な咬合発育に必要なのは、正常な上下第二乳臼歯関係や歯間空隙（霊長空隙）、リーウェイスペース、正常な乳歯の脱落、正常な永久歯歯根の発育、正常な萌出順序、正常な歯数、筋肉の均衡と正常な機能などの構成要素であり、これらの相互作用も重要となる。これらの構成要素は細やかな臨床診査やエックス線写真診査によってとらえることができる。

- すべての臨床医、特に一般開業医や小児歯科医、矯正歯科医は、これらの発育の変化を理解してモニタリングし、早期に問題を発見し介入する責任、あるいは専門医へ患者を紹介する責任がある。

謝辞 本稿を終えるにあたり、組織学の資料を提供していただいた Estepan Alexanian 先生に感謝いたします。

2 歯列と咬合の発育

参考文献

1. Massler M, Schour I. Growth of the child and the calcification pattern of the teeth. Am J Orthod Oral Surg 1946;32:495-517.
2. ElNesr NM, Avery JK. Development of the teeth: Root and supporting structures. In: Avery JK (ed). Oral Development and Histology, ed 3. New York: Thieme, 2002:108-122.
3. Nanci A. Ten Cate's Oral Histology: Development, Structure, and Function, ed 8. St Louis: Mosby, 2012.
4. Berkovitz BK, Holland GR, Moxham BJ. Oral Anatomy, Histology and Embryology, ed 4. St Louis: Mosby, 2009.
5. Vaahtokari A, Aberg T, Jervvall J, Keränen S, Thesleff I. The enamel knot as a signaling center in the developing mouse tooth. Mech Dev 1996;54:39-43.
6. Coin R, Haikel Y, Ruch JV. Effects of apatite, transforming growth factor b-1, bone morphogenetic protein-2 and interleukin-7 on ameloblasts differentiation in vitro. Eur J Oral Sci 1999;107:487-495.
7. Kettunen P, Laurikkala J, Itäranta P, Vainio S, Itoh N, Thesleff I. Associations of FGF-3 and FGF-10 with signaling networks regulating tooth morphogenesis. Dev Dyn 2000;219:322-332.
8. Tompkins K. Molecular mechanisms of cytodifferentiation in mammalian tooth development. Connect Tissue Res 2006;47:111-118.
9. Neubuser A, Peters H, Balling R, Martin GR. Antagonistic interactions between FGF and BMP signaling pathways: A mechanism for positioning the sites of tooth formation. Cell 1997;90:247-255.
10. Burzynski N, Escobar V. Classification genetics of numeric anomalies of the dentition. Birth Defects 1983;13:95-106.
11. Nieminen P, Arte S, Pirinen S, Peltonen L, Thesleff I. Gene defect in hypodontia: Exclusion of MSX-1 and MSX-2 as candidate genes. Hum Genet 1995;96:305-308.
12. Luke DA. The structure and functions of the dentogingival junction and periodontal ligament. Br Dent J 1992;172:187-190.
13. Enlow D. Handbook of Facial Growth, ed 2. Philadelphia: Saunders, 1982.
14. Björk A, Skieller V. Facial development and tooth eruption. An implant study at the age of puberty. Am J Orthod 1972;62:339-383.
15. Björk A. Variations in the growth pattern of the human mandible: Longitudinal radiographic study by the implant method. J Dent Res 1963;42(1)pt 2:400-411.
16. Sassouni V. A classification of skeletal facial types. Am J Orthod 1969;55:109-123.
17. Horwitz SL, Shapiro HH. Modification of mandibular architecture following removal of temporalis muscle in rat. J Dent Res 1951;30:276-280.
18. Moss ML. The functional matrix hypothesis revisited. 1. The role of mechanotransduction. Am J Orthod Dentofacial Orthop 1997;112:8-11.
19. Ingervall B, Thilander B. Relation between facial morphology and activity of the masticatory muscles. J Oral Rehabil 1974;1:131-147.
20. Ingervall B, Helkimo E. Masticatory muscle force and facial morphology in man. Arch Oral Biol 1978;23:203-206.
21. Takada K, Lowe AA, Freund VK. Canonical correlations between masticatory muscle orientation and dentoskeletal morphology in children. Am J Orthod 1984;86:331-341.
22. Solow B, Kreiborg S. Soft tissue stretching: A possible control factor in craniofacial morphogenesis. Scand J Dent Res 1977;85:505-507.
23. Houston WJ. Mandibular growth rotations — Their mechanism and importance. Eur J Orthod 1988;10:369-373.
24. Kantomaa T. The shape of the glenoid fossa affects the growth of the mandible. Eur J Orthod 1988;10:249-254.
25. Rönning O, Väliaho ML, Laaksonen AL. The involvement of the temporomandibular joint in juvenile rheumatoid arthritis. Scand J Rheumatol 1974;3:89-96.
26. Rönning O, Väliaho ML. Involvement of the facial skeleton in juvenile rheumatoid arthritis. Ann Radiol (Paris) 1975;18:347-353.
27. Friel S. The development of ideal occlusion of the gum pads and the teeth. Am J Orthod 1954;40:196-227.
28. Sillman JH. Relationship of maxillary and mandibular gum pads in the newborn infant. Am J Orthod Oral Surg 1938;24:409-424.
29. Leighton BC. A preliminary study of the morphology of the upper gum pad at the age of 6 months. Swed Dent J Suppl 1982;15:115-122.
30. Chawla HS. Management of natal/neonatal/early infancy teeth. J Indian Soc Pedod Prev Dent 1993;11:33-36.
31. Baume LG. Physiological tooth migration and its significance for the development of occlusion. 1. The biogenetic course of the deciduous dentition. J Dent Res 1950;29:123-132.
32. Baume LG. Physiological tooth migration and its significance for the development of occlusion. 2. The biogenesis of accessional dentition. J Dent Res 1950;29:331-337.
33. Baume LG. Physiological tooth migration and its significance for the development of occlusion. 3. The biogenesis of the successional dentition. J Dent Res 1950;29:338-348.
34. Baume LG. Physiological tooth migration and its significance for the development of occlusion. 4. The biogenesis of overbite. J Dent Res 1950;29:440-447.
35. Arya BS, Savara BS, Thomas DR. Prediction of first molar occlusion. Am J Orthod 1973;63:610-621.
36. Bishara SE, Hoppens BJ, Jakobsen JR, Kohout FJ. Changes in the molar relationship between the deciduous and permanent dentitions: A longitudinal study. Am J Orthod Dentofacial Orthop 1988;93:19-28.
37. Harokopakis-Hajishengallis E. Physiologic root resorption in primary teeth: Molecular and histological events. J Oral Sci 2007;49:1-12.
38. Sahara N. Cellular events at the onset of physiological root resorption in rabbit deciduous teeth. Anat Rec 2001;264:387-396.
39. Fukushima H, Kajiya H, Takada K, Okamoto F, Okabe K. Expression and role of RANKL in periodontal ligament cells during physiological root-resorption in human deciduous teeth. Eur J Oral Sci 2003;111:346-352.
40. Marks SC Jr, Cahill DR. Experimental study in the dog of the non-active role of the tooth in the eruptive process. Arch Oral Biol 1984;29:311-322.
41. Cahill DR. Eruption pathway formation in the presence of experimental tooth impaction in puppies. Anat Rec 1969;164:67-77.
42. Dean JA, Avery DR, McDonald RE. Dentistry for the Child and Adolescent, ed 9. St Louis: Mosby, 2010.
43. Broadbent BH. The face of the normal child. Angle Orthod 1937;7:183-208.
44. Moorrees CFA. The Dentition of the Growing Child: A Longitudinal Study of Dental Development between 3 and 18 Years of Age. Cambridge, MA: Harvard University Press, 1959.

3 診査・早期発見・治療計画

　かつて矯正歯科治療は主に青少年や成人が対象の中心であった。また顎整形治療などの早期介入は、今日ほど認知も受容もされていなかった。主に、不正咬合のまま成長した後の歯列を調整することのみに焦点が当てられてきた。

　早期治療か従来の矯正歯科治療かにかかわらず、診断よりも治療手順や治療のメカニズムが重要視されることがある。日々、新たな矯正関連商品が市場に出回り、矯正歯科の研修医や若手の矯正歯科医はメーカーによる宣伝に影響を受けており、バンドやブラケット、アーチワイヤーの形状そして「システム」に関する知識を重要視することで、矯正歯科治療において最も重要なのは器械的療法だという誤った印象を受けてしまう。

　今や早期治療は、形態や機能、そして時間を経て生じる変化を可能な限りコントロールする最良の手段としてより広く受け入れられている。早期治療の主な目的は、成長発育の早期に問題点を抽出し、悪影響を排除あるいはコントロールし、適切な時期に介入することである。これらの目的を達成し、効果的な治療と優れた結果を得るには、緻密な診断と精巧な治療計画が必要である。

　治療計画とは戦略であり、治療そのものは戦術であり、これらのすべての過程は一連の原則によって系統立てて行われるべきである。つまり、臨床医は次に示す系統立った手順に従わなければならない。

1. 診査　　2. 診断　　3. 問題の分類　　4. 治療計画の立案　　5. 治療

　診断は矯正歯科治療の最も重要な部分である。診断における目標とは、患者の問題点について包括的なリストを準備し、最良の結果を得るためにさまざまな治療オプションを合理的な治療計画に統合することである。

　包括的な矯正学的診断は、上下顎歯列の関係に焦点を当てるだけのものではない。患者の全身的な健康や咬合状態を徹底的に評価し、さらに基底骨、その他の骨構造体、環境としての神経筋や軟組織と歯列との関係性を検討する必要がある。

　特に早期治療において、治療計画は必ず病因の排除やコントロールに基づいて行われ、患者の成長力を利用して正常咬合へと誘導すべきである。

3 診査・早期発見・治療計画

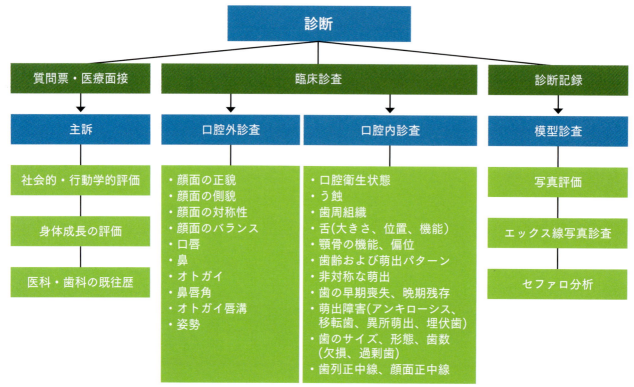

図3-1 系統化された診断手順。

診断手順は、系統立った一連の手順をふまなければならない(図3-1)。矯正歯科治療における徹底的かつ正確な診断の第一段階は、的確で十分な診断用データベースの作成である。これは歯性骨格性の異常の評価と認識のために必要である。第二段階は、歯列や顎の現在の状況と今後早期治療中に生じ得る成長に影響する変化について考慮した、正確な所見に基づく治療計画の立案である。

矯正学的な問題は疾病に起因するのではなく、口腔器官の発育過程の異常から生じる。病因特定に困難もあるが、不正咬合の原因を明らかにし排除することは重要である。また不正咬合の病因や遺伝・環境要因の相対的な関与については、過去1世紀にわたり議論されてきた(1章参照)。ここ数十年の研究によれば、胎内において遺伝的なメカニズムは頭蓋顔面構造体の形態発生に大きな影響を与える。一方咬合の発育は、特に出生直後に環境の影響を強く受けるようである[1]。

矯正歯科治療の目的のために、臨床か臨床関連領域かにかかわらず、すべての診断用データベースは(1)質問票と医療面接 (2)臨床診査 (3)臨床関連領域の診査(診断記録)の3つの大きな情報源から収集される。

質問票と医療面接

医療面接は、患者と医療者側にとり重要な手順である。主な目的は患者と親の要望と、患者の社会的な立場や行動の評価にある。質問票は多くの矯正歯科医院で使用され、歯科衛生士か矯正歯科医が実施する。

質問票の書式は、矯正歯科治療への患者の要望や期待を把握し目標を決定するために、あらかじめ患者や親に記入してもらう。

質問票は4つの項目に分類される。
(1)患者の主訴 (2)社会的・行動学的評価 (3)身体成長の評価 (4)医科・歯科の既往歴

患者の主訴

医療面接の第一段階は患者の主訴と治療への期待を見つけだすことである。特に顔貌の審美性に関心がある場合、矯正歯科医から患者や親に直接質問することがこうした情報を確かめるうえで最善の方法となる。ここでは下記のような問診に答えてもらう。

- なぜ患者が来院したのか
- 患者がどのように変わりたいと思っているか
- 患者の主訴は何か

　医療者側は患者の希望に応じるとは限らない。これは記録終了後に臨床医が問題点を説明し、最良の治療オプションを提示したときに明らかにすべきである。この段階の主な目的は、患者の目標がもっぱら審美的なものか健康に関するものかにかかわらず、的確な目標を定めることにある。そしてこの情報を確認することで、臨床医は患者や親の知識と状況の理解について把握できる。さらに問題点や治療選択肢、治療の限界や結果の信頼性を医療者側から説明しやすくなる。また早期治療の結果は、患者と親の協力度で変わり得る。早期介入の理由やⅡ期治療の可能性については明確に説明するべきである。

社会的・行動学的評価

　社会的・行動学的な経歴を知ることは、最初に行う医療面接の重要な要素のひとつである。これは治療の成功のために重要なことであるが、子どもの情緒的・行動的な問題について話すことをしぶる親もいるかもしれない。こうした場合、臨床医は矯正歯科治療の成功が患者側の協力にかかっていることを慎重に説明すべきである。

　こうした理由から、学校でのようすや友人・兄弟姉妹への態度を聞くことも有効である。患者の情緒障害や学習障害を認識することで、患者の能力に応じて治療計画を修正することができる。たとえば協力度が低い場合、ヘッドギアや可撤式装置のような矯正装置を使う際に、患者に求められる責任や協力の必要度を軽減した方法を取り入れた形で治療計画を立案する。

　成人患者の場合も、治療前の社会的・行動学的評価が患者の希望を理解するうえで重要である。限局的な抑制矯正治療でも、患者や親が永久歯の萌出完了前の顔貌に大きな変化を期待することがあるため、治療の限界や実現可能な最終結果についての説明は臨床医の責務である。

身体成長の評価

　一般的な子どもの身体成長は、早期治療であれば一般的な評価を行うべき重要な要素である。子どもの成長状態の把握は治療計画立案にとって重要であり、治療中にどれだけ成長が起こり、治療後にはまだどれだけの成長が残っているかの判断をする。成長を利用する治療の最適な時期は、成長スパート期である。

　子どもの成長状態の把握には下記の質問を行う。
- 最近、急激に患者の身長が伸びたか
- 服のサイズが変わったか
- 性的成熟の徴候があるか

　こうした問診が子どもの現在の成長状態を評価するうえで有効であると同時に、他にも手根骨や頸椎のエックス線写真、セファログラム分析などの、より正確な成長力の評価法が有効である。

医科・歯科の既往歴

　患者の医科・歯科の既往歴を把握する目的は、主に不正咬合の原因を可及的に判断するためである。病因に至る過程の特定は困難でありもするが、徹底的な診査を行い十分な記録を残すことが重要なことに変わりはない。問題が明らかとなれば、最善の治療計画を立てることができる。矯正歯科医は、問題の性質と記録されたデータから得られる所見に基づき治療計画を立案すべきである。

　患者の医科的既往歴は、家族歴（家族の病歴）と患者本人の病歴との2つからなる。

家族歴

　家族歴の評価には、次の重要ポイントが挙げられる。
- 遺伝的背景
- 親や兄弟の健康状態
- 親子間の顔貌や歯科的な類似性
- 親や兄弟の矯正歯科治療歴
- 親の歯の健康状態
- 母親の妊娠中の状況（病気、服用薬、事故）、妊娠期間と分娩の種類

　家族性や遺伝性の既往歴は、患者と親の顔貌の特徴と歯列咬合の間に類似性を見つけることで評価される。また、家族の矯正歯科治療歴も考慮する。

　親の医科・歯科の健康状態は、患者の歯周病やう蝕への罹患感受性の指標となる。また母親の妊娠中の全身的な健康状態は、患者の健康や歯列の咬み合わせに直接影響する。妊娠中に服用した薬剤や病気（ウイルス感染や内分泌疾患など）と事故は、既往歴として評価すべき項目である。またある報告[2,3]によれば、妊娠期間や早産も正常な顎や歯の構造の発育を妨げ、咬合の発育に影響を

3 診査・早期発見・治療計画

与える。難産で分娩鉗子を使用すると、顎関節に影響を及ぼし、顎の成長・発育に有害かつ長期的な影響を与え得る[4]。

患者の医科的既往歴（病歴）

2章で論じたように、特定の種類の不正咬合と結びつく遺伝・環境要因の密接な関与は、実証が常に容易なわけではない。評価を進めるには、矯正歯科医やアシスタントがいくつか重要な質問を行わなければならない。

矯正歯科治療前に患者の健康状態を評価するにあたり、薬剤の服用歴、あるいは現在の長期的な服用とその目的を記録することが重要である。この情報によって、矯正歯科治療が禁忌であったり開始時期を延期すべき全身性または代謝性の疾患を有するか評価する。たとえば、子どもが糖尿病で薬の服用でコントロールされていても、矯正力がかかると歯周組織に損傷を受けやすいため、特に注意深く歯の移動を行わなければならない。またリウマチ熱による僧房弁逸脱症や心臓疾患を有する子どもには、バンディング（バンド装着）のような侵襲的な処置の前に、抗生剤の予防投与が必要になることもある。

患者の既往歴を情報収集する際、他に評価すべき点は、歯や顎骨、関節における事故や外傷である。低年齢の子どもにおける下顎頭の骨折は、増齢的に深刻な発育障害に至る可能性があるため、見落としてはならない。たとえば、子どもの下顎非対称の問題は小児期の下顎頭骨折が原因となることが多い[5,6]。また、顎関節に為害作用を及ぼす第一第二鰓弓症候群では、患者に関節リウマチや組織の先天性欠損などの下顎の問題を生じる。

「機能によって形態が変化する」現象や、一方が他方に影響を及ぼし得ることを考慮すれば、呼吸、嚥下、咀嚼、発語といった筋機能や生理機能について、慎重に評価しなければならない。また成長期の子どもの口呼吸の現症や既往の評価は重要である。これらは口蓋扁桃肥大やアデノイド、鼻腔の閉塞、アレルギーなどの重大な影響を及ぼす。

ラテックスなどの医療材料や、ワイヤーやブラケットといった矯正歯科材料に使われるニッケルにアレルギー反応を示す患者が多いため、アレルギーに関する情報の収集も重要である。

輸血の経験については、肝炎やヒト免疫不全ウイルス（HIV）のようなウイルスに感染した場合に免疫不全のリスクがあるため、考慮しておく。

矯正歯科治療の前に確認しておくべき事項をまとめると、次のようになる。

- 長期間にわたる薬物服用歴
- 最近いつ医科・歯科へ通院したか
- 入院歴（時期・病名）
- アレルギー（特にラテックスやニッケルへの反応）
- 輸血の経験（肝炎やHIV感染のリスクを評価）
- 僧房弁逸脱症やリウマチ熱に関係する心疾患の問題（抗生剤の予防投与の必要性を評価するため）
- 歯や顎の外傷歴（歯や根尖部への外傷は、矯正歯科治療前に臨床症状がなくても、矯正力の負荷と歯の移動による影響が強く現れる可能性がある）

臨床診査

矯正学的な臨床診査では、安静時と機能時双方の口腔顔面構造体の評価を行う。また治療開始前に、口腔や口腔周囲の硬組織・軟組織の健康状態を慎重に評価しなければならない。たとえばう蝕や歯周病、不十分な付着歯肉や根尖病巣などの問題は、最初に克服してからマルチブラケット装置での治療を開始する。

臨床診査には、視診やデジタル機器による診査、口腔内外構造体の機能的分析といった一連の診査項目がある。患者の全身状態の一側面のみに集中して、他の重要な問題を見落とさないようにすることが重要である。

口腔外診査

口腔外診査では構成や比率、フェイシャルタイプ、対称性などの顔貌の審美性や形態の評価を行う。現在、正面と側方からの顔貌の評価が、矯正診断と治療計画立案での主要な決定要因となっている。つまり顔面や歯の外観は、矯正歯科治療を希望するほとんどの患者の重大な関心事であり、審美性の評価は口腔外診査において重要項目である。GraberとVanarsdall[7]は、不正咬合は疾病ではないが、身体的・精神的健康に悪影響を及ぼす可能性があるため、適切な治療は患者の健康向上につながる

と指摘した。

　成長期と矯正歯科治療中に起こる軟組織の状態や変化について十分な認識をもたずに、歯や骨格といった硬組織のみの評価を行うことは、まったく不十分といわざるを得ない。顔貌の審美性は複合的であるため、口腔外診査において細やかな診査が必要である。

　GuginoとDus[8]は、顔面は人体において解剖学的・機能的に極めて複雑な領域であると述べた。そのため各患者へ最善の矯正歯科治療を提供するためには、咬合系や顎口腔系の発生学と生理学の十分な理解を通して、不正咬合の問題を認識・理解することが求められる。

　目や毛髪、肌、口唇、歯、鼻、オトガイ、顎などが、美しい顔貌の構成要素として重要な役割を果たしている。これらの構成要素は顔貌の印象に影響を与えるものであり、矯正歯科治療の診断と治療計画の立案において慎重に評価されなければならない。

　口腔外診査の主な目標は、治療前の正貌と側貌の審美性の評価と形態異常の発見、早期治療における将来の成長予測とこれらを考慮した治療計画の立案にある。

　早期治療において、正貌と側貌の審美性の評価は特に重要であり、治療中あるいは治療後の成長に関して吟味されるべき項目である。

　口腔外診査には、下記の重要項目を含む（図3-1参照）。

- 垂直的・水平的な正貌形態（長頭型、中頭型、短頭型）
- 側貌形態（ストレートタイプ、コンベックスタイプ、コンケイブタイプ）。前後方向の成長パターンや咬合の不調和を特定するための顔面の形状の把握
- 顔面比、すなわち上顔面と下顔面の寸法や垂直的に異常な成長パターンの認識
- 上唇と下唇の高さの比率
- 顔面の対称性、上顎骨や下顎骨の対称性を含む水平的に異常な成長パターンの認識
- 顔面の筋肉の発達や緊張、形態、および軟組織
- 鼻の大きさと顔面の他の部分に対する比率と対称性
- オトガイの大きさや形状、対称性、顔面の他の部分との位置関係
- 口唇の大きさや緊張、安静時・機能時での側貌や切歯との位置関係
- 鼻唇角
- オトガイ唇溝
- 患者の姿勢

正貌の評価

　系統的な正貌診査を始める際は、臨床医は距離を置いた位置からまっすぐに顔を見られるよう、子どもを正しい姿勢で座らせる必要がある。臨床医は、患者の顔を正面から見ることで患者の顔の形態や対称性、他の部位との均整などを評価することができる。

　セファロ計測の他にも、治療計画を立案するうえで検討するべき要素がある。基準平面や角度、数値だけが診断基準になるのではなく、安静時と機能時に診査担当者の目でとらえた三次元的な患者の顔面の特徴を考慮することが非常に重要である。この特徴にはフェイシャルタイプや顔面の対称性、バランスが含まれる。

フェイシャルタイプ

　顔を正面から見ると縦に長い顔、横に広い顔、中くらいのものがある。Enlowの分類[9]ではこれらの顔面形態はそれぞれ長頭型 dolichocephalic(long face)、短頭型 brachycephalic(broad face)、中間型 mesocephalic(medium face) と呼ばれる。Enlow[4]によれば、顔面複合体は頭蓋底に付随して顔面の寸法や角度と形態的特徴を規定する。

　長頭型の頭部形態は幅が狭くて細長く、顔面が突出し、コンベックスタイプの側貌を呈することが多い。Ⅱ級不正咬合で垂直的な成長方向を示す場合のフェイシャルタイプである。短頭型の頭部形態は幅が広く、顔面が平坦で短小な顔立ちをしており、水平的な成長方向を示す。Ⅱ級2類不正咬合で呈するフェイシャルタイプである。中間型は中間的な頭部形態と顔貌を示し、正常咬合あるいはⅠ級咬合のフェイシャルタイプである。頭部形態の違いは地域によってさらに顕著となる。特に成長期の患者では、フェイシャルタイプが成長予測や歯列拡大などの治療計画立案にも影響を及ぼす。

顔面の対称性

　顔面の対称性は、患者が上下顎の非対称的な成長、下顎の側方偏位の両方またはいずれかを有するかを明らかにするために評価すべき重要項目である。どの顔面もある程度非対称だが、その程度が顕著な場合は正常とはいえず、特に子どもは慎重に評価する。

　顔面の対称性は、顔を正面から観察したり、チェア

3 診査・早期発見・治療計画

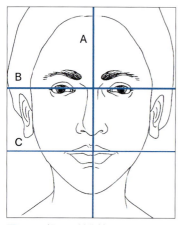

図3-2　顔面の対称性の評価。
A：顔面の正中線
B：両瞳孔線
C：口唇線

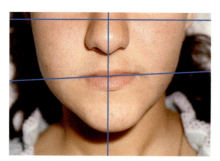

図3-3　下顎の非対称性の成長(右側下顎頭の過形成)。患者は16歳女子。

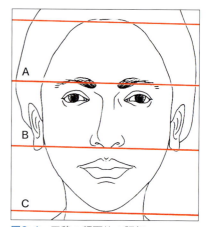

図3-4　正貌の顔面比の評価。
バランスの取れた顔では、額の生え際－眉間(A)、眉間－鼻下点(B)、鼻下点－軟組織メントン(C)の距離が等しい。

を倒して後方から頭部を観察したりすることで評価する。またデンタルフロスを鼻梁の中央から鼻の下、下顔面からオトガイの中心点まで伸ばし、顔面の正中線を描いて左右を比較することで、顔面の対称性を評価する(図3-2)。

咬頭嵌合位と中心位で顔面を評価し、非対称が下顎骨やオトガイの偏位によるのか、構造体の非対称によるのかを明らかにする(図3-3)。また顔面の非対称は、先天性異常によって歯性骨格性の構造体で起こる形態異常である。Subtelny[10]は、先天性異常を除き上顎骨は固定されている安定した骨であり、正中口蓋縫合は適正な上顎正中線の指標だと述べている。そして上顎骨正中線は局所要因から上顎歯列正中線が偏位する場合を除き、顔面の対称性評価の良き基準線となる。

顔面非対称の原因と形態的構成は、正面セファログラム、側面セファログラム、左右側での咬合診査、Wilson湾曲の観察などの診断補助ツールを活用することで、把握することができる。また重度の骨格性非対称(下顎骨の機能的偏位以外に原因がある非対称)を呈する患者の多くは難症例とされる。

非対称の早期介入には早期発見が非常に重要である。介入のタイミングと治療計画は、原因、下顎骨の非対称な成長パターン、非対称が下顎頭の劣成長か過成長のどちらによるかで異なる。

顔面の対称性の分析については、正貌写真の項でさらに論じる。

顔面のバランス

顔面比率の評価は、臨床診査や、臨床関連領域の診査を行ううえで重要である。正貌の垂直的な顔面比を評価する際、(1)額の生え際から眉間まで (2)眉間から鼻下点まで (3)鼻下点から軟組織メントンまでが計測される。標準的な均整がとれていると、この3つの長さが等しくなる(図3-4)。

また上唇と下唇の高さの比率は、正貌のバランスの評価法のひとつである。鼻下点からストミオン(閉口時の口裂線と正中線の交点)までの距離が下顔面高の1/3をなし、ストミオンから軟組織メントンまでの距離が下顔面高の2/3をなす(図3-5)[11]。

Sarver[12]はその他の正貌の均整を評価する方法として、矢状断の顔面形態を用いる「5分割のルール」と呼ばれる方法を提起した。この方法は、顔貌写真の項で詳解する。

顔面の正貌・側貌写真を用いた評価のその他の重要ポイントとして、顔面形態や対称性、鼻と口唇とオトガイの三次元的(前後、垂直、水平)な関係が挙げられる。

側貌の評価

系統的な側貌診査の際には、(1)鼻梁 (2)上唇基底部 (3)オトガイの3点を臨床医が離れた位置から観察できるよう子どもを背筋を伸ばして座らせる必要がある。この臨床診査で側貌への認識を得るのである。この3点を結んだとき同じ高さの直線を描く場合はストレートタイプ、

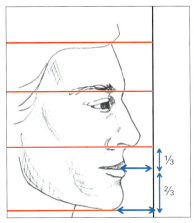

図3-5　上唇と下唇の高さの比率。鼻下点からストミオンまでの距離は、下顔面の1/3が望ましい。

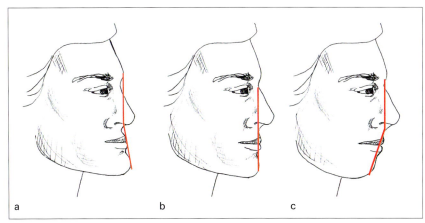

図3-6　側貌の分類。
a：コンケイブタイプ　b：ストレートタイプ　c：コンベックスタイプ

上唇基底部が前方に位置する場合はコンベックスタイプ、上唇基底部が後方に位置する場合はコンケイブタイプの側貌と分類する（図3-6）。それぞれ3つのタイプの側貌は前述の3点の位置異常の組み合わせから生じる。たとえばコンベックスタイプの側貌は上顎前突、下顎後退、あるいは両者の組み合わせによって生じる。

思春期前に生じるわずかな下顎の後退は正常の範疇である。この程度の下顎の後退は、自然成長で上顎に追いついていく。この時期は、わずかなコンベックス形態を呈する側貌が正常だとみなすこともできる。

バランスの良い側貌では、正常もしくはⅠ級咬合関係を示すことが多い。前後関係に骨格的な不調和がなく、大臼歯と犬歯は正常な咬合関係で、第二乳臼歯のターミナルプレーンが垂直型か近心階段型であるのが正常と考えられる。

正常な基底骨関係を有していても側貌に問題がある子どももいる。これは哺乳と関係のない異常な口腔習慣に起因する著しい切歯の傾斜が原因である可能性があり、突出した切歯の是正で側貌が改善される。

重度のコンベックスタイプの子どもはⅡ級不正咬合を呈することが多く、ストレートタイプあるいはコンケイブタイプの子どもはⅢ級不正咬合を呈することがある。さらなる臨床診査や臨床関連領域の診査によって、不正咬合のタイプ（歯性か、骨格性か、双方による異常か）が明らかになる。

側貌の形態は、治療計画を変更し得るほどの重要な要因である。たとえば他の分析法によって抜歯が必要となった場合、コンベックスタイプの子どもでの実施は可能だが、ストレートタイプやコンケイブタイプの子どもでは抜歯は避けるべきである。

顔貌のダイバージェンス divergence は Hellman が用いた用語で、側貌が前方に放散する形態 anterior divergence または後方に放散する形態 posterior divergence のことである[13]。このダイバージェンスは人種的・民族的背景に影響される。たとえば米国先住民やアジア人は前方に放散した側貌を、また北欧の白人は後方に放散した側貌を示す傾向がある[14]。上顔面高と下顔面高との比や鼻、オトガイ、口唇、またそれらの位置関係を含め診査すべきである。

口腔内診査

矯正患者への口腔内診査は、一般の口腔内診査と同様に硬組織や軟組織全体の徹底的な評価が求められる。矯正歯科治療前には、医科的問題、う蝕、歯髄や歯周組織の問題を含む疾患は、改善あるいはコントロールされていなければならない。

口腔顔面構造体と咬合体系は以下の3つの基本的組織からなる。

1. エナメル質、象牙質、セメント質、歯髄、歯根膜からなる歯の組織
2. 骨、軟骨、靭帯からなる骨組織

3 診査・早期発見・治療計画

3. 神経筋組織、上皮組織、腺、循環系、粘膜、結合組織からなる軟組織

口腔とそれを構成する要素は相互に関係し、生理学的機能を果たし、咬合の発育において直接的・間接的な役割を担う。そのため治療計画は、安静時と機能時に行った診査に基づき立案すべきである。

たとえば中心咬合位における歯列弓や上下顎第一大臼歯関係の評価が、咬合の種類を分類する十分な指標になるとはいえない。前方運動や後方運動、側方運動、最大開口時、安静時、咬合時、閉口路における歯列正中線と顔面正中線の関係などあらゆる下顎の動きについて評価する必要がある。また安静位と中心咬合位を比較することで、下顎骨の偏位の有無を調べることができる。

安静位は、重力に抗する筋の伸張反射の結果として生じるが、頭位によっても変化する。自然頭位も患者によってさまざまである。

特に早期治療での矯正歯科診断における役割の重要性を強調するため、安静時と機能時における口腔構成要素の評価についてもっと論じられるべきである。

安静時の口腔内診査において考慮すべき重要な特徴は以下のとおりである（図3-1）。

- 口腔衛生状態
- 口唇（上下の位置関係、切歯との位置関係）
- う蝕の感受性と修復状態
- 歯齢（萌出と萌出順序）
- 歯の大きさ、形態、数
- 歯周組織や口腔粘膜の状態
- 舌の大きさ、位置、機能
- 小帯と口腔粘膜
- 咽頭扁桃と口蓋扁桃
- 咬合の種類（分類、オーバージェット、オーバーバイト、正中線、スピー湾曲）

また口腔の機能的評価で考慮すべき重要な特徴は以下のとおりである（図3-1参照）。

- 口腔周囲筋（咀嚼、嚥下、呼吸、発音時の筋緊張や機能）
- 口唇の機能（緊張と弛緩、嚥下、構音、呼吸時の機能）
- 歯列と顔面の正中関係（前方運動、後方運動、側方運動、最大開口時、安静時、咬合時、下顎の閉口路において）
- 安静空隙
- 顎関節の機能とその障害、下顎頭の動き
- 呼吸様式

歯列の評価

第一乳臼歯が咬合すると、咬合発育の第一段階が開始する。不正咬合の多くが乳歯列と混合歯列期前期に生じ、その発見と予防が可能との多くの報告がある[15]。つまり乳歯列の評価と分類は、早期発見・介入の重要なステップであるため、子どもに最初に行う咬合状態の診査は乳歯列後期の第一大臼歯萌出前に実施するべきである。

この時期の咬合状態は、慎重に中心咬合位と中心位の両方で三次元的（前後、垂直、水平）に診査する。また歯間空隙（Baumeの分類）[16-19]や叢生、霊長空隙、ターミナルプレーン、乳臼歯と乳犬歯の関係、オーバージェット、オーバーバイト、正中線を評価する。さらに年齢と歯の萌出パターンも大変重要な評価項目である。

小児期の歯列および咬合の発育はダイナミックな過程であり、空間的に生じるもので、小児期と思春期初期にかなりの変化を遂げる可能性がある。そのため定期的な評価を行うことで、臨床医は望ましくない変化を排除し、適切な影響を整えることができる。筆者は40年以上にわたり特に幼い子どもの矯正歯科治療を手掛けてきたが、萌出問題の多くは早期発見と早期介入によって防ぐことができると信じている。そしてこうした問題点を発見する最良の方法は、本章の後半で述べるパノラマエックス線写真による長期的な観察である。

数ヵ月程度の早期萌出や萌出遅延は、正常な萌出を阻む局所的・全身的問題がなければ悪影響はないが、臨床で発見された早期萌出や萌出遅延が非対称性であれば、問題の有無をエックス線写真で評価しなければならない。

歯列弓の左右で非対称の萌出状態が6ヵ月以上続く場合、早期介入が考えられる。同様に萌出順序の異常は咬合の発育に重大な悪影響を与えるため、口腔内診査での評価が必要となる。また乳歯の早期脱落や晩期残存が不正咬合の病因となる場合もある。これらは徹底した口腔内診査を通して早期発見しなければならない。

アンキローシスや移転歯、異所萌出、埋伏歯などの萌出障害も、エックス線写真で評価する必要がある（10章参照）。

歯の大きさや形態、数（先天性欠如歯や過剰歯）の問題は、正常な歯の萌出や交換を妨げる要素のひとつである。下顎切歯の欠如や過剰歯は見落とされやすいため、口腔

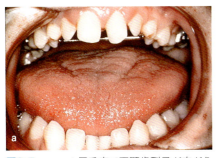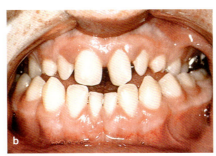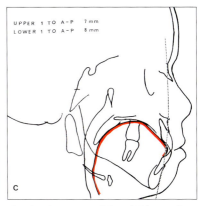

図3-7　a〜c：巨舌症で下顎歯列弓が広がり、前後的な交叉咬合と前歯部の開咬を引き起こしている。(Subtelny JD先生のご厚意による)

内診査で歯数を数え、見落としを防ぐ(6、7章参照)。

口腔内診査には、歯列の診査も含まれる(図3-1参照)。

- 乳歯列の咬合状態(歯間空隙、ターミナルプレーン、下顎骨の偏位)
- 歯齢
- 萌出パターン
- 非対称な萌出
- 乳歯の早期脱落と晩期残存
- 骨性癒着、移転歯、異所萌出、埋伏歯などの萌出障害
- 歯の大きさ、形態、数の問題(欠如歯や過剰歯)
- 歯列と顔面の正中線

軟組織の評価

口腔内診査では軟組織も評価する。頬粘膜や口唇、口腔底、口蓋、歯肉などの視診と触診を慎重に行う。また低年齢の子どもの歯肉組織は血管が増大して上皮が薄いため、成人よりも赤く滑らかな場合がある。

治療前に歯周組織の問題を早期発見しておくことが重要であり、それには細やかなプロービングが有用である。プロービング時に歯肉炎を示す出血があれば、他の治療の前にまず歯周組織の状態を改善しなければならない。

下顎切歯に叢生が見られる場合、特に付着歯肉が不十分な場合、歯肉退縮を慎重に評価しなければならない。また抜歯・非抜歯の選択も慎重に行うべきである。

最近の研究では、歯周病は小児期から発症する可能性があるといわれる。米国小児歯科学会は、子どもにおける歯肉炎および乳歯・永久歯の喪失を引き起こす進行性歯周炎の増加を受け、その予防や早期診断と治療にはより重点が置かれるべきだと述べている[20]。

舌や小帯、口唇、咽頭扁桃や口蓋扁桃などの軟組織も、早期治療での診断・治療計画立案で重要な役割を果たす。つまり、顎顔面形態の成長発育と口腔機能は密接に関係している。

舌には生命にとって必要な機能がいくつもあるが、咬合の発育でも重要な役割を担う。舌には主に3つの大きな機能がある。第一に口腔内に食べ物を運び、味蕾から食物の性質などの情報を脳に伝える。第二に咀嚼や嚥下の過程で重要な役割を果たす。第三に舌は発音に関連し、声帯から発せられた音を舌が気道の形を変えることで声となって発音される。

正常に機能している舌位や舌の動きは、口腔周囲筋から受ける力と拮抗する力を歯列に作用する。咬合発育の早期にこの均衡が崩れると、咬合系に形態的な変化を起こすことがある。そのため矯正学的診断と治療計画立案のために、安静時と機能時においてこの舌が歯列に作用する力を評価すべきである。この評価が基づくのは、(1)舌の大きさ (2)舌位 (3)舌機能の3点である。

舌の大きさ

舌の大きさや容積が頭蓋顔面の成長に及ぼす相互作用を理解することは、ある特定の不正咬合発生のメカニズムを知ることであり、治療計画立案には必要不可欠である。

Harvoldら[21, 22]がアカゲザルの実験で舌を部分的に切除し容積を縮小したところ、歯列弓が狭窄し叢生が生じた。

このように舌と口腔周囲筋のバランスは、咬合発育に重要な要素となるため、不均衡が生じると咬合異常が生じる。たとえば末端肥大症あるいは巨舌症では空隙歯列や開咬、歯の突出、反対咬合など多くの異常が生じる(図3-7)。

3 診査・早期発見・治療計画

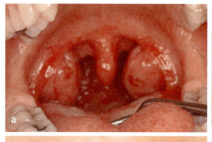
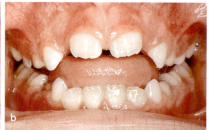
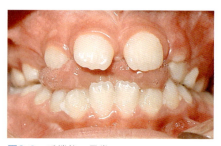

図3-9 舌機能の異常。

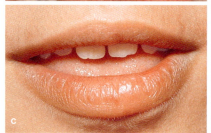
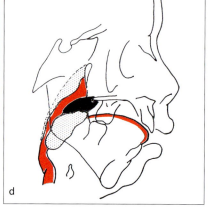

図3-8　a〜d：口蓋扁桃肥大による舌の前方位と開咬。
(Subtelny JD先生のご厚意による)

　さらに舌の影響が挙げられる例としては先天性疾患であるピエール・ロバン症候群がある。生まれながらにして下顎骨や舌が小さく、舌根沈下しているため、呼吸が困難になる。また重度の叢生をともなう。

舌位

　舌位も、開咬や空隙歯列、前歯部交叉咬合などの不正咬合の発現に大きく影響する。また舌位は、舌突出や低位舌の原因となる口蓋扁桃肥大、アデノイドや慢性鼻炎などの要因から影響を受け変化する(図3-8)。

　重要な成長段階にある小児期に低位舌が長期にわたって継続することで、臼歯部の過萌出、下顎骨の時計方向の回転、前下顔面高の異常な増大など一連の異常が起こり得る(6章参照)。

舌機能

　顎顔面形態の成長発育と口腔機能は密接に関連し、嚥下や咀嚼、発音などの舌の生理的機能としての動きや力に問題があると、不正咬合が生じる(図3-9)。**嚥下不良** deviate swallow や**幼児型嚥下** infantile swallow、**異常嚥下癖** abnormal swallow、**舌突出** tongue thrust など舌の筋機能障害を示す用語の中で、舌突出が最も使われる言葉である。

　異常な嚥下パターンは、臼歯部交叉咬合の主な病因と考えられる。Ovsenik[23]は3〜5歳の患者243人を調査し、臼歯部交叉咬合がない子どもよりある子どもに異常な嚥下パターンが多いことを発見し、乳歯列期で吸指癖をもつ子どもの口腔顔面機能は診査のたびに評価すべきと報告した。ゆえにわれわれは、臼歯部交叉咬合の病因である嚥下パターンに特別な注意を払うべきである[17]。

　たとえば前歯部交叉咬合で幼児性発音を呈するような重度の不正咬合がある患者では、特定の発音が難しいことがある。そのため不正咬合と発音の関係は、治療計画立案前に評価すべき項目となる。しかし不正咬合が発音の問題に関与するのか、発音の問題が不正咬合に関与するかの判断は複雑で、議論の余地がある。また発音の問題を引き起こす神経筋の問題は、不正咬合の原因となる。

　上下顎切歯間に大きな空隙をともなう開咬は口唇の位置に影響を及ぼすため、/s/、/z/、/she/、/chi/、/the/などの歯擦音の発音が難しくなる。また切歯部の歯列不正や上顎切歯部の後方傾斜は /t/、/d/ などの歯茎音の発音が難しくなる。さらに骨格性Ⅲ級の患者は /v/、/f/ などの唇歯音の発音が困難となる。

　これらの舌に関する3つの要素(舌の大きさ、舌位、舌機能)が不正咬合の病因であるかの評価は、治療計画や術後安定性を確保するために重要である(6章参照)。

顎関節機能の評価

　顎関節の評価は、矯正歯科治療前、特に若年者に対する定期的な臨床診査として有用である。まず下顎の前方、後方、側方への運動範囲を評価し、これらの運動範囲が正常なら機能も正常としてよいが、運動範囲が制限されていれば、機能的な問題を呈することが多い。

　最大開口量や咀嚼筋、下顎頭の触診、頸部や顎下部領域の触診などの顎関節機能の評価も注意深く行う。さらなる評価と治療を必要とする可能性のある開口制限やクリッキング、疼痛、関節雑音、捻髪音などの顎関節症の所見を見つけることが目的である。

　筋の触診では患者の正面か後ろに立ち、左右から痛みや不快感を調べる。また外側翼突筋と内側翼突筋は口腔内から、側頭筋と咬筋は口腔外から触診する。

　顎運動中に起こる下顎骨の側方偏位・前方偏位も診る必要がある。下顎骨の偏位と真性の下顎非対称を区別することは、成長期の患者において特に重要である。さらに臼歯部交叉咬合は下顎骨の側方偏位を、前歯部交叉咬合は下顎の前方偏位を引き起こす可能性がある。また"サンデーバイト Sunday bite "は異常な下顎位の一種で、骨格性Ⅱ級の不正咬合患者に認められることがある。この咬合は二態咬合としても知られ、上下顎の嵌合不良により上顎前突を補うために下顎骨が前方滑走したものである。

　下記は、顎関節の評価で確認すべき重要項目である。

- 下顎運動の範囲（前方、後方、側方）
- 最大開口量
- 運動時痛
- クレピタス音やクリック音などの関節雑音
- 下顎安静位からの閉口路
- 安静空隙
- 早期接触
- 歯の転位またはガイダンス
- 疼痛の既往
- 触診時の顎関節の圧痛
- 触診時の咀嚼筋の圧痛

臨床関連領域の診査（診断記録）

　歯の異常や不正咬合は、ほとんどが発育過程で生じた異常の結果で、胎児期や出生直後に作用する多くの遺伝・環境要因によるものであり、その様相はさまざまな特徴と形態パターンをもつ。

　歯の異常や不正咬合を扱うには、第一に慎重な診査で問題を診断、分類、明確化することである。

　矯正学的な診断では、臨床診査から得られた情報と臨床関連領域の診査から蓄積されたデータの検討と解釈を行う。また臨床関連領域の診査とは、歯列模型や写真、口腔内外エックス線写真、セファログラムなどのさまざまな診断ツールから得たデータ分析である。そして包括的な診断と治療計画立案のため、これらの所見は質問票や臨床診査から得た情報と組み合わせて用いる。

模型診査

　歯列模型は、矯正歯科治療において極めて有益なツールのひとつである。良好な歯列模型を作製するには、患者の歯列を完全に覆い、軟組織や裂溝の最深部と臼後部に至るまでの精密な印象採得が必要である。また歯槽突起や歯ができるだけ明瞭で、歯冠の位置だけでなく歯の傾斜が再現されているのが良好な歯列模型である。

　印象採得経験がない幼い子どもには、印象採得の方法や頭の位置、舌の位置などの手順を実演して説明しておく。また上顎よりも容易に実施できるため、まず下顎から印象採得することを推奨する。

　印象材が後方に流れるのを防ぐには、咬合面へ圧接する前に、まず下顎の臼後部あるいは上顎の口蓋部から置き、歯列弓の前方へ印象用トレーを載せていく。またこのとき子どもの口唇は歯列から離させ、アルジネート印象材が裂溝を埋めるようにしなければならない。

　中心咬合位でワックスバイトを採得し、上下顎歯列が咬合する正確な位置を記録し、トリミングで模型を適合させる。トリミングと研磨の終了後、歯列模型に氏名、生年月日、印象採得日などの患者情報を添付する。

　良好な歯列模型は有効な患者情報源であり、診断と治療計画立案を行ううえで咬合を評価するのに有益なツールである。模型から咬合様式や歯列弓形態、歯列弓の対称性、スピー湾曲を確認でき、スペース分析や患者や親への説明に用いることもできる。

咬合様式

三次元的に状況をとらえることは歯列模型なら容易かつ正確にできるが、口腔内を診るだけでは十分にとらえられない。上下顎歯列を個別に診ることで、歯の転位や捻転が1歯か数歯にわたるかが明らかになる。また咬頭嵌合や1歯対2歯咬合（交互嵌入咬合）の異常も前後、水平、垂直方向における診査で把握することができる。

前後的な評価

前後的な評価を模型で行うと、乳歯列（ターミナルプレーン）や永久歯列での犬歯関係や大臼歯関係、またAngle分類が正確に把握できる。また咬頭嵌合と1歯対2歯咬合についても模型の頬側・舌側面観から容易に診査が可能である。他にも上下顎切歯部の前後的関係や、オーバージェットとオーバーバイトの量を正確に計測できる。

水平的な評価

模型の水平的な評価では、正中線の不一致や臼歯部交叉咬合を明らかにできる。歯列の正中線を上顎の正中口蓋縫合と比較することで、どの程度偏位しているかを把握する。たとえば上顎歯列と顔面の正中線と正中口蓋縫合が一致している場合、問題は下顎の正中線にあると判断する。さらに安静位と中心咬合位での臨床診査で、下顎歯列正中線の偏位か、下顎骨の機能的な偏位かを調べる。この問題は、臨床所見と模型診査、模型の対称性の評価を組み合わせて判断する。また臼歯部交叉咬合は、下顎骨の側方偏位の原因となることがある（12章参照）。

垂直的な評価

模型の垂直的な評価では、上下顎切歯の垂直被蓋の評価も含めてミリメートル単位、あるいは下顎前歯に上顎前歯が重なる垂直的距離を下顎切歯の歯冠長に対するパーセンテージで記録する。歯冠長は個人差があるため、パーセンテージを用いた方が良いだろう。

上顎切歯は、正常咬合では下顎切歯の歯冠長の約25％、過蓋咬合では100％重なり下顎切歯が口蓋部歯肉に突き上げることもある。また頬側交叉咬合やブローディ症候群の患者の切歯部に被蓋の増加が見られることがあるため、臼歯部の垂直的関係も評価する必要がある。

切歯部の垂直被蓋がない状態が開咬で、ミリメートル単位で計測される。最も一般的な前歯部開咬は、幼年期の吸指癖が原因となる。また開咬にも歯性、歯槽性、骨格性、複合型などさまざまな種類が存在する。開咬は上下顎の歯や顎骨、またはさまざまな要因の組み合わせにより生じるため、適切な介入や治療計画立案を行うには、模型分析や臨床所見、セファロ分析を用いた総合的で慎重な鑑別診断が必要である（13章参照）。

歯列弓形態と対称性

良好な歯列模型は歯列弓形態やその非対称を検出できる利点もある。より正確に歯列弓の対称性を確認するには、グリッドが描かれたプラスチックのツール・シンメトログラフ symmetrograph を用いるとよい。シンメトログラフは、グリッドの縦の中心線を模型の正中口蓋縫合に重ね合わせて用いる。おのおのの歯が正中から左右で均等であるかや歯列弓に歪みがないかが明らかになる。これによって両側歯列の頬舌側、近遠心側の距離が正確に評価され、正中口蓋縫合との比較で歯列の非対称を判定する（図3-10）。さらに臼歯部交叉咬合の原因が歯列の狭窄か、歯列過大かが判断できる（12章参照）。

乳歯が早期喪失すると、片側性の切歯の遠心あるいは後方歯の近心へのドリフト移動によって非対称を呈することがある。この非対称は歯列の近遠心移動であって、単に非対称な歯列弓とは異なることが、シンメトログラフを用いると正確に評価できる。

混合歯列のスペース分析

歯列模型は、叢生症例におけるアベイラブルスペースの計測にも用いる。叢生の量とアベイラブルスペースの把握は、治療計画で抜歯の必要性を判断する際に重要である。スペース分析では、歯列弓に存在するアベイラブルスペースと歯の排列に必要なスペースとを比較する。

スペース分析は歯列模型やエックス線写真上で直接行うか、歯列弓や歯の寸法を適切にデジタル処理した後にコンピュータで行う。後者が容易でより実用的である。

有効な歯列弓周長、すなわち第一大臼歯の近心面から反対側の同部位までの長さの計測には2つの方法がある。キャリパスで部分的に計測するか、軟らかい真鍮ワ

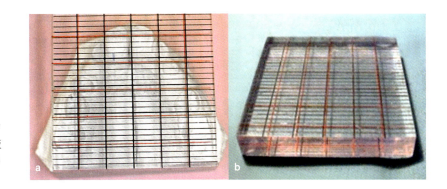

図3-10
a、b：シンメトログラフ。両面にグリッド線が描かれた透明で厚めのプラスチック板で、歯列弓の対称性を評価する際に用いる (Dentaurum社製)。

イヤーを一方の第一大臼歯近心面から臼歯部と切歯切縁の隣接面を経由して（転位している切歯は含まない）、反対側の第一大臼歯近心面まであてがってからワイヤーをまっすぐに伸ばしてその長さを測る。

必要とされるのは、歯列弓に排列させる犬歯と小臼歯のスペースである。これは、個々の歯の近遠心的幅径の総和が必要な長さとなるため、萌出しているすべての歯の近遠心的幅径を模型上で計測する（接触点〜接触点まで）か、エックス線写真を用いて間接的に計測する。この計測には、根尖がよく映っているデンタルエックス線写真や側方位撮影法 lateral jaw radiograph が役立つ。倍率の誤差は、模型上の歯の近遠心的幅径をエックス線写真上の同一歯と比較することで補正することができる。

アベイラブルスペースと歯冠幅径の総和を比較することで、歯を排列できるだけの十分なスペースがあるか、より多くのスペースが必要か、空隙歯列を生じるほど余分にスペースがあるかを判断する。すべてのスペース分析と計測の適用において、スペースを作り出す（スペースクリエーション）か、抜歯するかの最終判断を下す前に、以下の6つの重要な要因を考慮しなければならない。

1. 切歯の傾斜
2. 側貌
3. 切歯と口唇の位置関係
4. 成長パターン
5. 大臼歯の近心移動
6. スピー湾曲

切歯の傾斜

切歯の前後的な位置はスペースマネジメントでの治療方針決定に影響する。切歯が叢生により前方へ傾斜している場合は、計測値よりも大きなスペースを必要とする。また下顎切歯が筋機能の異常や習癖により後方傾斜している場合、正常な歯軸へ改善できれば、切歯の叢生部分にスペースを供給することができる。

側貌

患者の側貌や口唇の位置もまた、治療方針に影響する。コンベックスタイプの側貌で突出した口元の患者では、スペースの計測結果によらず抜歯の可能性が生じる。

口唇と切歯の位置関係

Eラインから口唇が突出している場合、切歯の後退により多くのスペースを必要とする場合がある。

成長パターン

アベイラブルスペースを分析するうえで、患者の成長パターンも重要な要素である。BjörkとSkieller[24]は、十分に均整のとれた顔貌の子どもでは成長中に歯の移動が起こることはほぼないが、顎に不調和（II級、III級の不正咬合、ロングフェイス、ショートフェイスなど）のある子どもでは前方や後方へ歯の移動がしばしば生じ、スペース分析はあまり正確とならないと述べている。

大臼歯の近心移動

乳臼歯の早期喪失と大臼歯の近心傾斜、スペースの喪失もスペース分析で考慮すべきである。大臼歯をアップライトし、可能なら遠心移動させるとスペース不足を緩和できる。中等度の前歯部叢生ではリーウェイスペースの活用と大臼歯の近心移動の予防が治療オプションになる（4章参照）。

スピー湾曲

歯列模型はスピー湾曲の計測にも有用で、下顎歯列弓の咬合平面最深部をミリメートル単位で測定する。

下顎最後臼歯の遠心頬側咬頭頂から犬歯の尖頭まで水平面を設定して計測し、この平面から小臼歯か乳臼歯の最も高径のある歯の咬頭までの距離が、スピー湾曲の量となる。なおスピー湾曲の是正には、スペース分析の結果より多いスペースが必要となる。

分析の方法

混合歯列期にスペース分析を行う目的のひとつは、未萌出永久歯の近遠心的幅径を推測し、十分な排列スペースがあるかどうかを判断することにある。未萌出永久歯の計測は3つの基本的アプローチにより行われる。

1. Nance[25]の分析では、軟らかい真鍮線で歯列弓周長を計測するとともにエックス線写真上で未萌出歯を直接計測する。デンタルエックス線写真や側方位撮影法が必要で、倍率の誤差も考慮する。
2. 未萌出永久歯の幅径は比率表で推定できる。切歯と犬歯、小臼歯の大きさにある程度の相関関係があることが分かっている[15,26]。エックス線写真は必要ない。
3. StaleyとKerber[27]はエックス線写真と予測表の併用を提案した。彼らは模型上で永久切歯の幅径を計測し、未萌出の犬歯の幅径を予測するためにエックス線写真上で未萌出の小臼歯の計測を行った。

その他の方法にBolton分析[28]があるが、上下顎の近遠心的幅径の総和を比較し、良好な咬合を妨げる歯列全体の不調和を評価する方法である。すべての歯の近遠心最大幅径(第二・第三大臼歯は除く)は模型上で計測可能である。上顎12歯の計測値に対する下顎12歯の計測値の比率をオーバーオールレイシオ、上顎の6前歯に対する下顎の6前歯の比率はアンテリオールレイシオとして咬合を評価する。

スペース分析では、別の研究者から提案されているその他の方法もある(詳細は4章参照)。

矯正歯科治療における歯列模型の重要な使用目的を以下に示す。

- 当初の咬合状態を記録保存する
- 当初の咬合状態の分析
- 患者や親への説明
- 他の矯正歯科医への引き継ぎ資料
- 治療過程の評価
- 歯列弓形態と対称性の評価
- スペース分析
- 歯冠幅径の調和の評価
- 法的保護

写真評価

写真評価は、矯正歯科治療の診断と治療計画立案に重要な役割を果たす。患者は成長中であり、早期治療中に数多くの変化が生じる。そのため治療前と治療中、治療後の長期的な経過を示す写真は、治療結果の評価に大変有益であり、通常次のような目的で用いる。

- 恒久的な記録として、また患者の治療前の歯列と顔貌の形態を示す資料として
- 診断、治療計画のために顔面形態と顔面のバランスを三次元的に評価・分析する重要な手助けとして
- 患者や親の教育・説明ツールとして
- 法的保護の手段として
- 初診時から治療中、治療後まで写真が完全にそろっていれば、教育や研究、他院への紹介や症例発表において非常に貴重な資料になる
- 写真のトレースでは三次元的に顔面の重要な計測点と顔面比を正確に計測し、初診時と治療中、治療後を比較できる。だがこうした評価の臨床応用は難しい

診査に用いる写真には口腔外写真と口腔内写真がある。

口腔外写真

口腔外写真は、患者がリラックスした状態で立ち、自然頭位、下顎は安静位、患者にはカメラや鏡に映る自分の目を直視させ撮影する。典型的な矯正症例の口腔外写真は正貌、左右側貌、45°斜位、スマイルである(図3-11)。もし患者の顔貌に非対称の形態異常があれば、該当部位の写真も必要となる。

正貌写真

図3-11は正貌と側貌を含む4枚の標準的な顔面写真である。顔面の形態異常があれば、角度を変えた写真や患部を拡大した写真が必要な場合がある。たとえば図

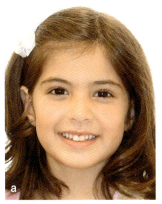 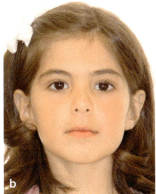 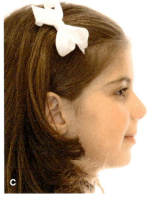 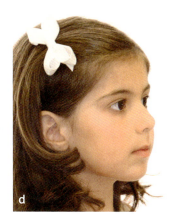

図3-11 標準的な顔面写真。　a：正貌スマイル時　b：正貌安静時　c：側貌　d：斜位

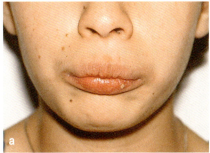 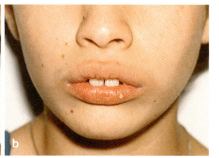

図3-12　a、b：口唇の緊張。

3-12の2枚の写真は、重度の上顎前突とオーバージェットによる口唇閉鎖不全症例である。切歯の後方移動で口唇機能や顔貌の審美性は改善するはずである。しかし突出している口唇でも、緊張がなく自然に閉鎖できる場合であれば、切歯を後方移動しても口唇の位置はほとんど変わらない。

側貌写真

側貌写真も自然頭位で、患者はカメラや鏡に映る自分の目を直視させ撮影する。側貌写真は、右側か左側から顔の側面を撮影するもので、髪の毛は耳の後ろにまとめ顔全体が見えるようにする。このとき、頭やオトガイ、首の付け根（顎と首の輪郭がはっきり分かるように）が見えなくてはならない（図3-11c参照）。

斜位写真（45°）

45°の斜位写真では顔面の3/4を見ることができ、中顔面と鼻の形態異常などがわかりやすくなる。この写真は最も頻繁に他人から見られる顔貌を表す（図3-11d）。

顔面写真による審美性の評価

顔貌や歯列の改善は、矯正歯科治療を希望するすべての患者がもつ目的であろう。そのため治療の主な目的は、より機能的で安定した、正常な歯性骨格性の関係の構築である。さらに顔貌や歯列の見た目から受ける社会心理的苦痛の克服も、治療計画では重要な審美的な目標となる。

臨床での顔貌診査には、患者の顔貌を直接三次元的に見る視診があり、顔貌写真は術者の目の補助的資料として用いる。さらに写真を印刷すると顔面の形態や対称性、比率についてより正確な分析が可能になる。

さまざまな顔貌写真にアセテートのトレーシングペーパーを用いると顔貌の構造をトレースでき、基準線を引いて分析することも可能である。さらにトレースは患者の恒久的な記録として、また治療過程と最終的な治療結果を比較する資料として残せる。

側貌写真の評価　側貌は審美の観点から重要で、治療計画に大きな影響を与える。顔貌の評価なしで治療計画の立案はできない。側貌写真では、顔貌の形態（ストレートタイプ、コンベックスタイプ、コンケイブタイプ）や

3 診査・早期発見・治療計画

顔面の比率、口唇の位置、鼻唇角、オトガイ唇溝などが評価される。

● **側貌** 鼻梁、上唇の基底部、オトガイの3点を直線で結び側貌の評価を行う。図3-6はコンケイブタイプ、ストレートタイプ、コンベックスタイプの輪郭を示す。

● **側貌のバランス** 側貌の垂直的な比率は、正確を期すため印刷した側貌写真上でトレースと計測を行う。ここでは生え際、眉間、鼻下点、オトガイの4点より顔面を3分割する。バランスがとれていれば上顔面高、中顔面高、下顔面高は等しくなる(図3-13)。

● **口唇のバランス** 口唇の垂直的な比率についても、側貌の均整と同様の手法でトレースと計測を行う。バランスのとれた比率では、鼻下点からストミオンが下顔面高の1/3となる(図3-14)。

● **口唇の位置** 鼻やオトガイに対する口唇の位置は、側貌の美しさにおいて重要である。基底骨の位置と切歯の位置・傾きは口唇の位置に直接的な影響を及ぼすため、口唇の位置の評価は側貌写真において重要な要素である。

側貌から軟組織の評価を行う分析法は複数ある[29-32]。口唇の位置の評価法で最も簡便で実践的なのは、鼻尖からオトガイ部軟組織の最前方点に引いたRickettsのesthetic line(Eライン)である。標準的な3〜6歳の子どもでは、上唇はEラインの3〜4mm後方、下唇はEラインに接するかやや超える位置にある(図3-15)。

● **鼻唇角** nasolabial angle この角度は鼻下点から鼻尖に引いた線と鼻下点から上唇に引いた線とのなす角度であり、90〜110°の範囲である(図3-16)。

切歯の傾斜は鼻唇角に直接影響を与え、切歯の突出が大きいほど鼻唇角は減少する。たとえば上顎切歯が突出すると鼻唇角は鋭角となり、カモフラージュ治療や上顎第一小臼歯の抜歯を検討する。一方鈍角の鼻唇角は、Ⅱ級2類の不正咬合の患者などで切歯が後退していることを示すが、切歯にトルクを付与することで是正可能である。また前歯部交叉咬合の患者でも鼻唇角は鈍角になるが、上顎切歯を唇側傾斜させることで是正できる。

なお患者の鼻尖が高い場合、鼻唇角が標準値から外れる場合があるため、治療計画立案で考慮する必要がある。

● **オトガイ唇溝** mentolabial sulcus オトガイ唇溝とは下唇とオトガイ間にできた窪みで、形や深さは人により異なる。下顎切歯の位置や傾斜、下顔面高がオトガイ唇溝角に影響し(図3-17、18)、下顎切歯が唇側傾斜すると小さくなる。また下唇の突出がなく下顎切歯が舌側傾斜していると、オトガイ唇溝角は浅くなる。

下顔面高が小さいⅡ級大臼歯関係の患者でも、下唇が上顎切歯舌側に入り込み唇溝角が鋭角になることが多い。

正貌写真の評価 正貌写真は矯正学的な診断記録として有益であり、垂直的・水平的バランス、顔貌の対称性などさまざまな正貌の計測に用いることができる。

● **顔面の対称性** 顔の左右にはわずかに非対称性を認めるのが普通である。ProffitとFields[14]は人物の顔の右半分だけ、左半分だけをそれぞれ対称に並べた顔を比較し、その非対称性について述べた。わずかな非対称性なら考慮しないでよいが、特に幼い子どもに顕著な非対称が認められる場合、早期発見と早期治療が必要となる。

顔面の非対称性は、視診のみよりも顔貌写真のトレースを行った方がより正確に判断でき、さらに正面と45°斜位のセファログラムによる評価がより正確に非対称性を認識することができる。正貌写真で対称性を評価する方法はいろいろあるが、その中に顔貌の正中矢状平面をトレーシングペーパーに描く方法がある。正中矢状平面は、鼻梁や軟組織ナジオンから鼻下点を通り軟組織のポゴニオンまで描かれた垂直線である。さらに両側の瞳孔を通る瞳孔線と、その下のストミオン平面(閉唇時正中口裂平面)の2本の平行な水平線が引かれる。

対称性のある顔貌では、正中矢状平面は3つの点(軟組織ナジオン、鼻下点、軟組織メントン)のすべてを通り、2本の水平線は互いに平行のまま顔面の正中線と垂直に交わる。また正中線で分割された顔面の左右は、垂直的にも水平的にも均等かつ対称である(図3-19)。

● **5分割のルール** 正貌の対称性の評価としてSarver[7]によって提唱された。この評価法では、耳輪から反対側の耳輪までを5等分するように顔面を矢状断する6つの垂直な平面を顔貌写真に描き、顔面の左右を比較することができる。この分析によると理想的な顔面は5分割でき、その幅は目の幅にほぼ等しくなる(図3-20)。

● **顔面のバランス** 正貌写真に4本の平行線(生え際、眉間や眼窩上縁、鼻の付け根や鼻下線、軟組織メントンに位置する)を引いて、顔面を上顔面、中顔面、下顔面に3等分して比較し、顔の比率を評価する方法である(図3-21)。均整のとれた顔は、3分割した距離が等しくなる。

写真評価

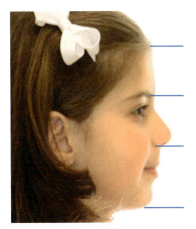

図3-13 側貌の垂直的なバランス。上顔面、中顔面、下顔面が均等である。

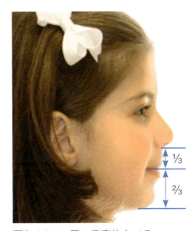

図3-14 口唇の垂直的なバランス。上唇と下唇からオトガイ間の標準的な比率は1/3：2/3である。

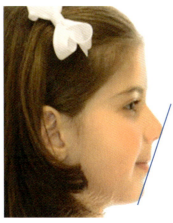

図3-15 口唇と鼻とオトガイの位置関係(RickettsのEライン)。3〜6歳の子どもでは、上唇はラインより3〜4mm後方に位置し、下唇はラインに接するかわずかに前方に出る。

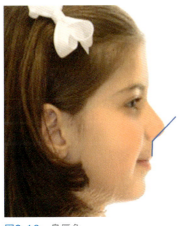

図3-16 鼻唇角。標準範囲は90〜110°である。

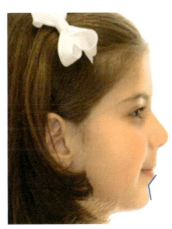

図3-17 標準的なオトガイ唇溝角。

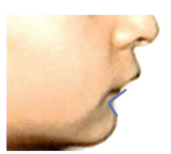

図3-18 鋭角なオトガイ唇溝角。

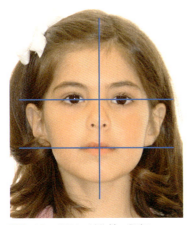

図3-19 顔面の対称性の評価。顔面の両側は垂直的、水平的に等しく、正中線を挟んで左右対称でなければならない。

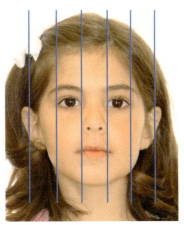

図3-20 5分割のルール。矢状平面の基準。理想的な顔面は5等分することができ、等分されたそれぞれの幅はおおよそ目の幅に等しい。

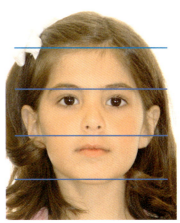

図3-21 正貌のバランスの評価(上顔面、中顔面、下顔面の高さ)。均整が取れた顔面はこれら3つが等しい。

3 診査・早期発見・治療計画

口腔内写真

口腔内写真も診断用記録として重要である。通常、5枚の写真（左右の側方面観、正面観、上下顎咬合面）をひと組として記録する。咬合面写真は歯列全体の咬合面が見えていなければならず、鏡を用いて撮影する。

ただし小帯付着異常や口蓋側の埋伏歯、突き上げ型過蓋咬合、過度なオーバージェットなどを有する患者は、別途さまざまな角度からの写真が必要になることがある。また下顎の偏位が認められる患者は、中心咬合位と安静位の2枚を撮影すると正中線のずれを観察できる。

口腔内写真は患者の記録資料として利点が多くある。その重要な目的には治療前の硬・軟組織の状態の記録が挙げられ、治療中と治療後を比較することができる。また口腔内写真が完全にそろっていれば症例供覧やセミナー、教育、出版物などで使用できる。さらに良好な口腔内写真があれば、咬合状態や硬・軟組織の異常、たとえばエナメル質の白濁や過形成、歯肉の問題、その他の軟組織の病的状態などについてさまざまな角度から観察できる。また、矯正歯科治療の証拠書類としての役割も果たす。

エックス線写真診査

エックス線写真は、矯正歯科治療の診断や治療計画立案に有益なツールであり、多くの萌出障害の予防や悪化の阻止、早期発見などの重要な役割を担う。

歯性骨格性の異常や不正咬合の存在によって、さまざまなエックス線撮影法が用いられる。矯正歯科治療で用いられるものでは、大きく口内法エックス線写真と口外法エックス線写真の2つに分けることができる。また、矯正歯科治療で最も多く用いる口内法エックス線写真は根尖部投影法と咬翼法、咬合法である。一般的な口外法エックス線写真には、パノラマエックス線写真、側方位撮影法、手根骨エックス線写真、各種のセファログラム（側方、正面、45°斜位）が挙げられる。最近はCT画像が歯科全般や矯正学的な診断において果たす役割が大きくなってきている。

口内法エックス線写真

デンタルエックス線写真

矯正歯科治療前の歯の構造や歯髄、歯周組織、歯槽骨の評価に用いる。う蝕や歯周疾患、骨欠損、根尖病巣は、動的治療前に治療、コントロールされるべきである。

良好な根尖部投影法によるエックス線写真ではさまざまなスペース分析のため、未萌出の犬歯や小臼歯の歯冠の近遠心幅径を正確に計測することもできる。

咬翼法エックス線写真

隣接面う蝕の発見に有用である。矯正歯科治療開始前と臼歯部のバンディング（バンド装着）前の2回1セットで撮影することを推奨する。

咬合法エックス線写真

上顎や下顎の歯列弓全体を映す方法で、過剰歯や囊胞、その他の病変の存在も確認することができる。また過剰歯や歯牙腫の、歯列との頰舌的位置関係の把握にも用いることができる。矯正歯科治療での最も一般的な咬合法の活用法は、埋伏歯や異所萌出の歯と隣在歯との関係の把握であるが、CT画像の方がより正確である。

口外法エックス線写真

矯正歯科治療で用いる一般的な口外法エックス線写真には、側方位投影法や手根骨エックス線写真、CBCT、パノラマエックス線写真、各種のセファログラム（側面、正面、斜位45°）が挙げられる。側面セファログラムは通常中心咬合位で撮影を行うが、咬合状態の問題や下顎の偏位の可能性があれば安静位と開口位でも撮影する。

矯正診断におけるエックス線写真応用やさまざまな技術と分析法については多くの書籍や論文が存在しており、本書では詳しく述べない。本項の目的は、読者が技術やツールの有効性を再認識し、特に予防矯正治療と抑制矯正治療における治療計画前の細やかな診査の必要性を強調することである。以下、通常の矯正学的診断と治療計画立案を行う際に用いる一般的な口外法エックス線写真について述べる。

側方位撮影法エックス線写真

これは顎の両側から撮影されるが、その際フィルム用カセッテは顔の片側に保持しておく。エックス線写真の中で像の重複が最少で、片側の顎を明瞭に確認できる。

この撮影法は混合歯列期に乳歯とその後継歯、第三大臼歯の位置とその支持歯槽骨の状態、萌出状況の位置関係などを評価するうえで有益である。さらに同時期における、未萌出の犬歯や小臼歯の正確な近遠心幅径の計測のためにも有益である。

手根骨エックス線写真

早期治療の中でも、特に顎整形治療において最も重要な目標は、骨格的な異常を呈しつつ進む不正咬合患者の顎骨の成長と咬合発育を、正常でバランスのとれた関係にすることである。そのため顎骨の成長終了前に目標を達成しなくてはならない。骨格の成長速度が明らかに最速の時期(peak height velocity：PHV、身長の発育速度がピークを向かえる時期)なら、最速・最良の結果が得られる。全身的な骨格の成熟度は顎骨成長のタイミングを測る指標となる。

骨格の成熟度は、主に大きさや形態、骨端部の無機質化の程度、骨端骨の癒合の程度に基づく。暦齢は必ずしも骨格の成熟度と相関しない[33,34]。そのためヘッドギア、チンキャップ、フェイスマスクや機能的矯正装置などで効果的に顎整形治療を行おうとすれば、年齢や歯齢では判断せず、必ず顎骨の成長ピークを考慮する必要がある。

全身的な骨格の成熟度を判定する方法として、身長や性的成熟、頸椎、骨年齢、手根骨の成長の計測があり、思春期性成長の開始から継続、終了までを把握する手段として用いる。特に手根骨エックス線写真は多くの研究者に用いられている[34-37]。ヒトの成長に関する研究によれば、身長の思春期成長ピーク(PHV)のタイミングは、顎骨の成長と同様で手首の特定部の骨化と密接に関係すると報告されている[33-35]。

Fishman[33]は、手根骨エックス線写真を用いて骨格の成熟度を測るため、骨成熟度の評価法(skeretal maturation assessment：SMA)を開発した。SMAは骨の成熟の4つの段階(骨端の拡大、拇指尺側種子骨の骨化、骨幹への骨端の結合、骨端と骨幹の癒合)に基づい

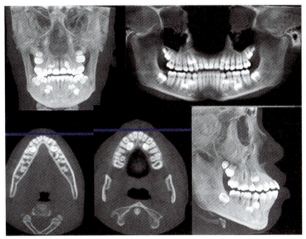

図3-22　過剰歯(歯数過剰症)が認められる患者のCT画像。

ており、手首と手の6つの解剖学的領域(親指、人差し指、中指、薬指、小指、橈骨)はこれらの段階を経て成長する。この6つの解剖学的領域における11の指標により、骨格の成熟度が判定できる。

思春期の成長加速は通常、男子では14歳ごろ、女子では12歳ごろに始まり、ともに2～2.5年続く。成長曲線の頂点であるPHVは1年間(ピークの6ヵ月前後)続き、身長が男子では約10.3cm、女子は約9.0cm伸びるが、これはSMA値の4～7に相当する。思春期の顔面成長のピークは、身長よりわずかに遅れる。SMAは、イーストマン口腔衛生研究所矯正歯科で長年使用している。

CT画像

コンピュータ断層撮影法(computed axial tomography：CAT)は、コンピュータ処理によって平面的な二次元のエックス線スライス画像から三次元画像を構築する。CATスキャンとも呼ばれるCTは、骨や歯、軟組織など体の組織を三次元的に見ることができる。通常のエックス線写真診査よりも細部までが明らかになる。

CT画像は、顎骨内の未萌出歯や重なった歯を三次元的に見るために、大変便利なツールとなる(たとえば過剰歯や埋伏歯を見つけ、位置を特定するとき)。CT画像は腫瘍や骨折、難抜歯時のガイドやインプラントにおける支持骨の評価など、顎顔面全体の骨に生じる問題を判断するうえで重要な役割を果たす。図3-22は歯数過剰症患者の、さまざまなCT画像である。

3　診査・早期発見・治療計画

デジタルエックス線写真

医科や歯科の多様な分野で用いられる、フィルム型エックス線写真に代わる技術である。必ずしもデジタルで撮影された画像が一般的なフィルムで撮影されたエックス線写真より良いわけではないが、デジタル技術によってより少ない放射線被曝量での撮影が可能である。

その他のデジタルエックス線写真の利点としては、たとえば画像拡大やコントラストの調整で、より診断の質を高めることができる。デジタル画像処理はセファロ分析による評価や硬・軟組織の評価、顔面写真の重ね合わせなどを容易にするため、矯正歯科治療や顎矯正手術の治療計画の立案において非常に重要な役割を果たす。

パノラマエックス線写真

現在の歯科診療でよく用いる診断用ツールであり、歯列と上下顎の全体像を映すパノラマエックス線写真は、口内法エックス線写真より鮮鋭度が劣るが、1枚で歯列全体と上下顎、鼻腔、上顎洞、顎関節を確認することができる。これは、特に混合歯列期において正常な咬合発育を障害する問題の早期発見と予防に有益である。

以下のどのケースでも、治療前にパノラマエックス線写真による慎重な評価が重要となる。

- 萌出途上、萌出完了した永久歯の位置と萌出パターン
- 永久歯の萌出順序
- 非対称な萌出
- 左右の歯冠高径の比較
- 萌出障害の原因
- 歯の形態異常（双生歯、癒合歯、歯内歯、歯根湾曲）
- 乳歯の脱落と歯根吸収のパターン
- 歯数、過剰歯や先天性欠如歯
- 埋伏歯や異所萌出、移転歯、アンキローシスなど萌出の問題
- 骨密度と骨梁（海綿骨）
- 嚢胞や歯牙腫、腫瘍、その他の骨の欠陥や病変
- 第二・第三大臼歯の位置や傾斜、第一大臼歯や下顎枝との関係
- 下顎頭の形態と下顎枝高
- 左右の下顎頭や下顎枝の比較

これらの問題の特徴とマネジメントについてはPART II 10章で、パノラマエックス線写真を応用して犬歯の埋伏を評価する簡便で臨床的な手技について紹介している。

長期的なパノラマエックス線写真によるモニタリング

長年の小児歯科と矯正歯科分野における教育と実践により、筆者は患者の後ろ向き研究に関心をもつようになった。それは何らかの矯正学的な問題を有するために紹介されてきた患者の、以前から撮影して来たパノラマエックス線写真を振り返り評価することである。これによって、混合歯列期におけるパノラマエックス線写真の長期的なモニタリングが同時期の発育異常を発見できる、非常に価値のあるかつ簡便な技術だという結論に至った。この簡便で有益な技術をすべての歯科医師、特に小児歯科医と矯正歯科医に強く推奨する。歯列交換期は極めて重要な時期であり、遺伝・環境要因にかかわらず、多くの萌出異常が出現するからである。

長期的なパノラマエックス線写真によるモニタリングは、歯列交換期の小児患者に現れる発育異常を注意深く監視するために、臨床医なら誰でも実践できるテクニックである。さらに、患者が6歳ごろの時期（第一大臼歯の萌出期）にパノラマエックス線写真を1枚撮影し、8歳と10歳でも1枚ずつ撮影することを推奨する。この時期のパノラマエックス線写真を継続して撮影し慎重に比較すれば、この時期に出現する発育異常が容易に発見でき、早期介入が可能となる。

以下の3症例は、パノラマエックス線写真による長期的モニタリングと適切な介入の利点について示している。

Case 3-1

　長期的なエックス線写真評価が重要であることや早期の介入があれば幼い患者を救えたことがわかる、7歳女子の症例である。1枚目のデンタルエックス線写真では中切歯の非対称性の萌出が問題の初期所見として認められた（**図3-23a**）。約1年3ヵ月後のパノラマエックス線写真では両側中切歯はすでに萌出しており、側切歯が非対称に位置しているのがわかる（**図3-23b**）。さらに7ヵ月後のパノラマエックス線写真では左側側切歯はすでに萌出していたが、右側側切歯が未萌出であった（**図3-23c**）。

　未萌出の右側側切歯に関して、上顎右側犬歯の位置異常がこのエックス線写真にて重要な異常所見として認められながら、不運なことに介入がないまま3年間来院が途絶えた。**図3-23d、e** は現在のパノラマエックス線写真と咬合法のデンタルエックス線写真だが、側切歯歯根が完全に吸収している。

治療

　一連のエックス線写真から判断すると、最善の治療選択は早期介入と上顎右側乳犬歯の早期抜歯である。治療を1回目のパノラマエックス線写真撮影時（**図3-23b**）かせめて2回目の撮影時（**図3-23c**）に行えば側切歯の萌出が促進され、犬歯から遠ざけることで歯根吸収を防ぐことができたはずである（**図3-23d、e**）。

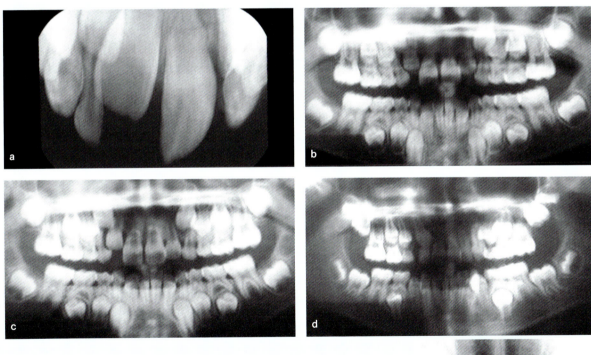

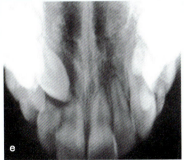

図3-23
a：デンタルエックス線写真。上顎中切歯の非対称な萌出状況が確認できる。
b：約15ヵ月後に撮影したパノラマエックス線写真。萌出した両側中切歯と非対称に位置した側切歯が認められる。
c：さらに7ヵ月後に撮影したパノラマエックス線写真。右側側切歯は未萌出のままであった。
d、e：来院が途絶えてから3年後のパノラマエックス線写真と咬合法エックス線写真。治療が行われなかったため、側切歯は完全に歯根吸収してしまった。

Case 3-2

　患者は10歳5ヵ月の女子。大臼歯関係はⅡ級で上顎犬歯部の萌出スペース不足と両側犬歯の埋伏が認められ、上顎左側犬歯は位置異常を呈していた。**図3-24a**は撮影1回目のパノラマエックス線写真で、担当歯科医師によって撮影された。**図3-24b**は1年6ヵ月後に同じ歯科医師が撮影したパノラマエックス線写真であり、その後、矯正歯科治療のために当院へ紹介された。

治療
- 大臼歯関係をⅠ級にし、犬歯の萌出スペースを獲得するためにサービカルヘッドギアを用いて上顎大臼歯を遠心移動する
- 上顎左側乳臼歯を抜歯し、上顎左側第一小臼歯の萌出を早めた後に上顎左側犬歯の萌出を促す。
- 下顎に半可撤式のホールディングアーチを装着し、リーウェイスペースを利用するためすべての下顎乳臼歯を抜歯する。

結果

　図3-24cは治療期間中の状態を示す。下顎犬歯と小臼歯はすべて萌出しており、上顎大臼歯はⅠ級関係にある。両側犬歯の萌出スペースは十分にある。上顎右側犬歯は萌出路を変えて自然に萌出したが、依然として左側犬歯は側切歯の根尖上に位置していた。そこで左側犬歯を外科的に開窓し、牽引を行った。

　図3-24dは1年半後の動的治療終了時である。良好な結果が得られたが、上顎左側側切歯のわずかな歯根吸収は残ったままであった。**図3-24e**はさらに1年半後に撮影したもので、リテーナーは使用しておらず、側切歯の歯根吸収には変化がなかった。

検討

　図3-24f、gは撮影1回目と撮影2回目のパノラマエックス線写真を拡大したものである。この間には18ヵ月の間隔が空く。2枚の画像を比較してみると、1回目のパノラマエックス線写真撮影後すぐに大臼歯の遠心移動と上顎乳臼歯の抜歯を行っていれば、両側犬歯の萌出路を変更するのに十分なスペースを確保することができたはずであり、また早期に外科的牽引を行っていれば、側切歯の歯根吸収をさらに防ぐことができたと考えられる。

長期的なパノラマエックス線写真によるモニタリング

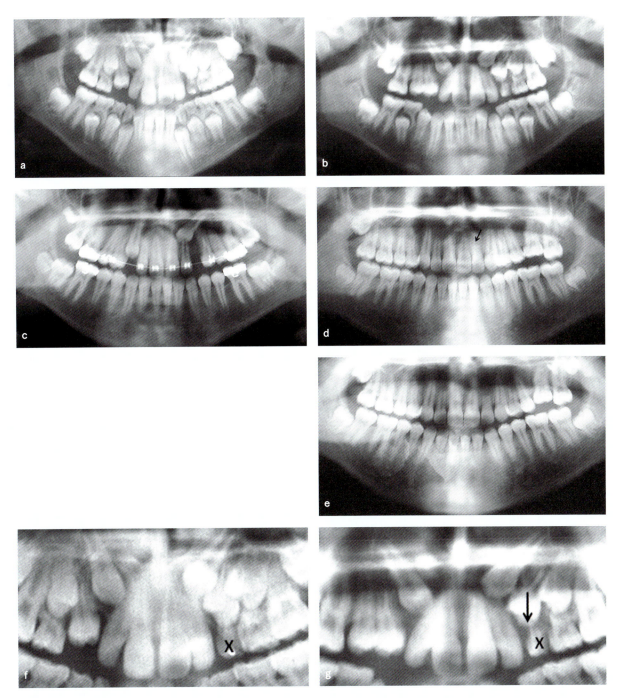

図3-24
a：撮影1回目のパノラマエックス線写真。大臼歯関係はⅡ級で、上顎犬歯部の萌出スペースの不足と両側犬歯の埋伏、左側犬歯の位置異常がみられた。
b：1年6ヵ月後のパノラマエックス線写真。矯正歯科への紹介前まで治療は何も行われていなかった。上顎左側側切歯には歯根吸収の徴候が見られる。
c：治療期間中のパノラマエックス線写真。大臼歯の後方移動の後に上顎右側犬歯は自然に萌出したが、左側犬歯は外科的開窓と矯正学的牽引が必要であった。
d：治療終了後のパノラマエックス線写真。上顎左側側切歯に歯根吸収を認める(矢印)。
e：さらに18ヵ月後のパノラマエックス線写真。リテーナーは使用しなかった。また側切歯の歯根吸収は進行していない。
f、g：撮影1回目と2回目のパノラマエックス線写真の比較。1回目の撮影後すぐに大臼歯の遠心移動や乳歯の抜歯による介入を行っていれば、小臼歯(X印)の萌出を促進し左側臼歯部(矢印)を誘導することができたであろう。

3 診査・早期発見・治療計画

Case 3-3

　患者は矯正歯科への紹介時12歳の男子である。歯科医師は定期的にパノラマエックス線写真を撮影していたが、介入することはなかった（図3-25a〜c）。矯正歯科治療のため当院に紹介される際、3回目のパノラマエックス線写真撮影が行われた。

　これらの写真から複数の問題が明らかとなる。撮影1回目のパノラマエックス線写真では上顎両側犬歯は埋伏、上顎左側犬歯と第一小臼歯は移転し上顎右側側切歯は欠如していた。1年後に撮影した2回目のパノラマエックス線写真では、上顎左側側切歯が萌出し上顎左側第一小臼歯は萌出途中で、上顎両側犬歯は水平埋伏の状態であった。さらに1年後に撮影された3回目のパノラマエックス線写真では上顎右側乳側切歯と乳犬歯の歯根が吸収し、上顎右側犬歯は下降してきており、上顎左側犬歯は水平埋伏したままであった。

検討

　3枚のパノラマエックス線写真によって長期的なエックス線写真を用いた評価の重要性が示された。また交換期の変化は早期発見と適切な介入を必要とすることがわかる。本症例の問題として、次の点が挙げられる。

1. なぜ左右の犬歯の萌出にこのような大きな差が生じたのか
2. 本症例に早期介入の機会はあったのか

その答えは次の通りである。

1. 上顎右側側切歯の欠如と乳側切歯と乳犬歯の歯根吸収、上顎左側犬歯と第一小臼歯の移転、上顎左側乳側切歯と乳犬歯の晩期残存によって上顎左側側切歯の萌出遅延が生じた点が左右犬歯の萌出に差が見られた理由に挙げられる
2. 早期介入の機会はあり、抑制矯正治療は可能であった

可能な介入

　撮影1回目のパノラマエックス線写真を慎重に観察することによって、上顎左側には犬歯と第一小臼歯の移転があり、一方上顎右側には認められないことが明らかとなった（図3-25d）。これは犬歯の萌出パターンが左右で異なったため生じた（図3-25e）。

　下記のような介入が1回目のパノラマエックス線撮影後に行われていれば、上顎左側犬歯の萌出誘導が行えたかもしれない。

- 上顎左側側切歯と上顎右側犬歯の萌出を促すための上顎左側乳側切歯と両側乳犬歯の早期抜歯
- 上顎両側第一小臼歯の萌出を促すための上顎両側第一乳臼歯の早期抜歯

　このように、上顎左側犬歯の萌出障害となっている小臼歯の萌出を促すことで、犬歯の萌出を容易にすることができたはずである。

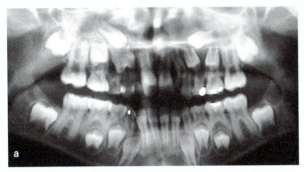
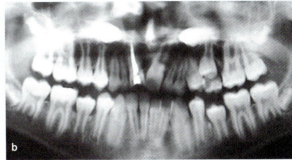
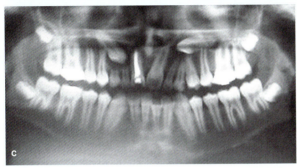
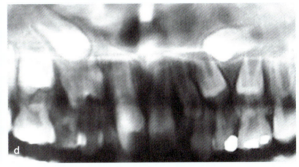
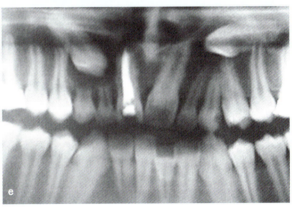

図3-25
a：患者が10歳時のパノラマエックス線写真。上顎犬歯は両側とも埋伏しており、上顎左側犬歯と第一小臼歯が移転し、上顎右側の側切歯の欠如を認めた。
b：1年後のパノラマエックス線写真。治療は行われなかった。
c：矯正歯科へ紹介前のパノラマエックス線写真。患者は12歳。上顎右側犬歯は下降してきている一方、上顎左側犬歯は水平埋伏のままであった。
d、e：aとcのパノラマエックス線写真の拡大画像。左側犬歯の埋伏が継続した原因、つまり犬歯と第一小臼歯の移転が示されている。1回目のパノラマエックス線撮影の際に早期介入ができていれば左側犬歯の萌出誘導ができたはずである。

セファログラム

過去80年以上にわたって、数多くの研究者からさまざまなセファログラム撮影法とさまざまな分析方法が紹介されてきた。世界中の矯正歯科医が用いている方法は多種多様で広範囲にわたるため、本書で議論をしても不十分であろう。本項の目的は、特に早期診断と早期治療の計画立案におけるセファロ分析の重要性を読者に理解してもらうことである。

米国のBroadbentら[38]やドイツのHofrathからこの手法が紹介されて以来、セファログラムは矯正歯科治療で最もよく使われるエックス線写真となっている。セファログラム撮影法は、頭部計測のためのエックス線撮影法のひとつであり、人類学者が乾燥頭蓋骨を直接計測するのに用いた頭蓋骨計測法を発展させたものである。

セファログラム撮影法の本質は規格化である。セファログラム撮影装置では患者の位置とエックス線の照射方向が固定化されているため、別の機会に再撮影しても、基本的な規格性を保つことができる。

セファログラムが世に出る1931年以前では、診断や治療計画の立案は顔面形態や歯の関係性と歯列模型の評価によって行われていた。そして歯性骨格性の異常に関

3 診査・早期発見・治療計画

する生物学や形態学の進歩と撮影技術の向上が、セファログラム撮影法を臨床医が用いる理由となり、より一般的になった。

Downs法[39]は、1948年に紹介された最初のセファロ分析法である。矯正歯科治療を受けていない理想的な歯列咬合を有する白人青年25名の骨格と顔面の均整に基づいている。つまり優れた咬合と顔面の均整を有する患者を計測し、分析された。

矯正歯科医は今では、顎骨と頭蓋を形づくるその他の骨との関係、咬合関係、顎骨と歯との位置関係、その他の骨構造体について把握することの重要性をより強く認識している。本来のセファロ分析の目的は頭蓋顔面の成長変化を追うことであったが、それから間もなく、咬合の種類や不正咬合の原因が歯性か歯性骨格性かを歯列模型だけでは特定できないことがわかった。2つの模型が同じように見えても、セファロ分析では根本が違う不正咬合もあり得るのである。

セファログラムの利点

セファログラムの導入以来、その重要性は広く知れわたることとなった。セファログラムの利点と応用について、以下に簡潔に要約する。

長期的な成長の評価　前述したが、セファログラムは頭蓋顔面の成長変化を調べるために開発された。セファログラム導入以前は、頭蓋骨の成長発育に関するすべての知見は、動物の乾燥した頭蓋骨を用いた人体計測学的な評価や生体染色、金属の植立、埋入、外科処置、組織学的評価などの研究に基づいていた。

Broadbentら[38]によるセファログラムの応用は、3〜18歳の子どもに対する長期的な評価が可能となった点で注目された。

成長予測　セファロ分析のもうひとつの利点は、早期治療において治療計画立案前に患者の成長パターン予測ができることである。上顎骨や下顎骨など頭蓋顔面のすべての骨はサイズの増加や形態の変化、位置の変化の3つのメカニズムをともなって成長する。これらのメカニズムはすべて、遺伝・環境要因にコントロールされている。つまり正常な咬合の発育は、これらの構造の相互関係と調和によって成り立っており、成長率や成長量、成長方向によって制御されている。

成長期の患者への矯正歯科治療計画は、顔面の成長パターン予測なしにはなしえない。予測には成長方向と成長量が求められる。セファロの分析項目と基底骨の形態によって個々の成長パターンが特定され、介入時期や治療手順が決定される。

早期治療の重要な利点のひとつは、治療中に成長している子どもの、治療に対する実際の反応を見ることが可能という点である。治療中のすべての段階において患者の反応を注意深くモニタリングすることで、臨床医は当初の治療計画に、患者の反応に応じた適切な修正を加えることができる。

不正咬合の種類の識別　矯正歯科治療におけるセファロ分析のもうひとつの重要な役割は、患者の不正咬合の種類の識別と分類である。異なる病因、形態、構造が組み合わさり生じる不正咬合には、非常に多くの種類がある。正確なセファログラムの計測と分析によって不正咬合の識別・分類が可能となり、適切な治療を行うことができる。

軟組織の評価　不正咬合の種類や歯性骨格性関係の異常を識別することに加え、軟組織(口唇や鼻、オトガイ)の相関性と、歯性骨格性の構造体との関係性の評価は、舌や軟口蓋、口蓋扁桃、咽頭扁桃など他の軟組織の評価とともに、セファロ分析の重要な役割である。

治療経過の再評価　特に早期治療では、セファロ分析による治療経過と成長変化の再評価は強く推奨される。

治療計画立案　歯性骨格性と軟組織の関係の分析、異常の種類の認識、不正咬合の分類を行った後に行われる重要な応用法の1つである。

治療結果の評価　矯正歯科治療後、治療結果の比較のために変化した歯性骨格性の部分を重ね合わせて行う再評価は、セファロ分析の重要な役割である。

セファロ分析の臨床応用

セファログラムが医学や歯科に導入されて以来、多くの論文や書籍、技術、分析法が提供されてきた。しかし本書では、早期治療における診断や治療計画立案のために特定の手法や分析を推奨しない。読者には、早期治療の診断と治療計画立案における重要な生物学的要素を再認識してもらいたい。

表3-1　早期治療において重要なセファロ計測項目

上顎の骨格系の計測項目
- Sella-nasion–point A(SNA)
- Landes angle (FA-NA)
- Point A to Nasion perpendicular
  （N点を通りフランクフルト平面に垂直な平面からA点までの距離）
- ANS-PNS（上顎骨の解剖学的な長さ）
- Condylion-Point A（上顎骨の機能的な長さ）

下顎の骨格系の計測項目
- 顔面角
- Sella-Nasion–point B(SNB)
- Y-axis(SGn-SN)
- 下顎下縁平面角（FMA、MP-FH）
- 下顎角
- 咬合平面に対する下顎下縁平面角（MP-Occlusal plane）
- 口蓋平面に対する下顎下縁平面角（MP-Palatal plane）
- Go-Me（下顎骨の解剖学的な長さ）
- Condylion-Point B（下顎骨の機能的な長さ）
- 下顎骨の形態

軟組織の評価
- 口唇：大きさ、位置、上唇と下唇のバランス、切歯との関係、顔貌とのバランス
- 舌：大きさ、位置、バランス
- 口蓋扁桃と咽頭扁桃：大きさと気道の状態
- 鼻：大きさ、形態、側貌との関係
- オトガイ：大きさ、形態、側貌との関係

上顎の歯系の計測項目
- Interincisal angle(U1-L1)
- 口蓋平面に対する上顎中切歯歯軸傾斜角（U1-Palatal plane）
- FH平面に対する上顎中切歯歯軸傾斜角（U1-FH）
- SN平面に対する上顎中切歯歯軸傾斜角（U1-SN）
- A-Pogに対する上顎中切歯歯軸傾斜角（U1-APog）
- A-Pogに対する上顎中切歯(mm、U1-APog)
- N-Aに対する上顎中切歯歯軸傾斜角（U1-NA）
- N-Aに対する上顎中切歯(mm、U1-NA)
- ナジオン垂線に対する上顎中切歯歯軸傾斜角（U1-Nasion perpendicular）

下顎の歯系の計測項目
- Interincisal angle(U1-L1)
- 下顎下縁平面に対する下顎中切歯歯軸傾斜角（IMPA、L1-MP）
- フランクフルト平面に対する下顎中切歯歯軸傾斜角（L1-FH）
- 咬合平面に対する下顎中切歯歯軸傾斜角（L1-Occlusal plane）
- A-Pogに対する下顎中切歯歯軸傾斜角（L1-APog）
- A-Pogに対する下顎中切歯(mm、L1-APog)
- ナジオン垂線に対する下顎中切歯歯軸傾斜角（L1-Nasion perpendicular）

- 咬合は単に、歯と歯槽突起の機能からのみ構成されるのではない。頭蓋骨や頭蓋底、鼻上顎複合体、上下顎の基底骨などの顔面頭蓋の構造体が、それらの成長率や成長パターンを通して咬合に影響を与える。

- 異常と不調和の要因と構造体の多くは、咬合の発育に影響を及ぼす。そのため、不正咬合の鑑別診断に関連する構造体や形態学の知識は不可欠である。セファロ分析は不正咬合の形態を明らかにし、歯性骨格性の異常に関与する構造体を分類することができる。

3 診査・早期発見・治療計画

セファロ分析によって評価すべき歯性骨格性の構成要素

臨床医によって、さまざまな項目や分析法が、日常的にセファロ分析において用いられる。臨床的な視点から、早期治療で確実に評価しなくてはならない咬合の重要な構成要素を次に紹介する。これらの要素は構造体や計測データ（角度と距離）にしたがい分類ができる。若年患者に対して評価すべき主な構造は以下のとおり。

- 上下顎の切歯関係と大臼歯関係。基底骨、頭蓋底、側貌に対する切歯や大臼歯との関係
- 基底骨、上顎骨、下顎骨との関係。その他の頭蓋顔面構造体に対するこれら3つの骨との関係
- 頭蓋底とその他の骨との関係（長さや角度を含む）

過去80年にわたり、矯正学的な評価を目的として何百もの角度・距離の計測法が開発されてきた。**表3-1**に、早期治療において特に重要な計測項目を示す。

セファログラムの応用

正面・側面セファログラム分析は、特に早期治療において適応される場合がある。幼い子どもの診断と治療計画立案では、顔面の対称性や上顎の歯列や骨格の狭窄、下顎の機能的偏位といった成長での変化に特別な注意を払うべきである。また、治療は三次元で行わなければならないが、側面セファログラムは二次元でしか状態を把握することができない。さらに正面セファログラムを用いることで、水平的な評価が可能となる。正面セファロ分析は、次のような評価を行うことができる。

- フェイシャルタイプ（長頭型、中頭型、短頭型）
- 顔貌のバランス
- 顔面の対称性（歯性・骨格性）
- 交叉咬合における上下顎歯槽基底弓幅径
- 交叉咬合における大臼歯関係
- 咬合平面の問題
- 下顎骨の機能的偏位
- 未萌出歯、埋伏歯、異所萌出
- 上顎歯列の側方拡大
- 鼻腔の狭窄
- 先天異常
- 顎矯正手術の必要性

まとめ

- 診断は矯正歯科治療の最も重要な部分である。診断のゴールは患者の問題点について包括的なリストを作成することであり、その目的はさまざまに分かれている治療オプションを、患者の最大限の利益のために合理的な治療計画に統合することである。
- 治療計画とは戦略であり、治療は戦術であり、このプロセス全体は一貫した原則に基づき、系統立てて行われるべきである。診査を実施し、問題を診断し、分類し、治療計画を立案した後、患者を治療する。
- 包括矯正歯科治療の診断では、単に上下顎の歯列の関係性に焦点を当てるだけでは成り立たない。患者の全身的な健康状態と咬合状態の徹底的な評価を行い、歯列に対する基底骨や他の骨格、神経筋、軟組織との関係について考慮すべきである。
- これらの情報はすべて、質問票と臨床診査、臨床関連領域の診査（診断記録）の3つの主な情報源から得られる。
- 臨床関連領域の診査には、歯列模型や口腔内・口腔外写真、口内法エックス写真、セファログラムなどの口外法エックス線写真などの診断ツールが含まれる。
- 臨床診査や臨床関連領域の診査のデータを慎重に注意深く集めることで、不正咬合の種類を判断し、一連の問題を明確化・分類し、個々の患者がもつ不正咬合と成長パターンにしたがって、適切な治療計画を立案することができる。

参考文献

1. Harris EF, Johnson MG. Heritability of craniometric and occlusal variables: A longitudinal sib analysis. Am J Orthod Dentofacial Orthop 1991;99:258-268.
2. Paulsson L. Premature birth—Studies on orthodontic treatment need, craniofacial morphology and function. Swed Dent J Suppl 2009;(199):9-66.
3. Rythén M. Preterm infants — Odontological aspect. Swed Dent J Suppl 2012;(224):1-106.
4. Germane N, Rubenstein L. The effects of forceps delivery on facial growth. Pediatr Dent 1989;11:193-197.
5. Van den Bergh B, Heymans MW, Duvekot F, Forouzanfar T. Treatment and complications of mandibular fractures. J Craniomaxillofac Surg 2012;40:e108-e111.
6. Chrcanovic BR. Open versus closed reduction: Mandibular condylar fractures in children. Oral Maxillofac Surg 2012;16:245-255.
7. Graber LW, Vanarsdall RL Jr, Vig KWL. Orthodontics: Current Principles and Techniques, ed 5. St Louis: Mosby, 2011.
8. Gugino CF, Dus I. Unlocking orthodontic malocclusions: An interplay between form and function. Semin Orthod 1998;4:246-255.
9. Enlow D. Handbook of Facial Growth, ed 2. Philadelphia: Saunders, 1982.
10. Subtelny JD. Early Orthodontic Treatment. Chicago: Quintessence, 2000.
11. Jacobson A, Jacobson RL. Radiographic Cephalometry: From Basics to 3D Imaging. Chicago: Quintessence, 2006.
12. Sarver DM. Esthetic Orthodontics and Orthognathic Surgery. St Louis: Mosby, 1998.
13. Krogman WM. The contributions of Milo Hellman to physical anthropology. Am J Orthod 1947;34:61-82.
14. Proffit WR, Fields HW Jr, Sarver DM. Contemporary Orthodontics, ed 5. St Louis: Mosby, 2012.
15. Moyers RE. Handbook of Orthodontics, ed 4. Chicago: Year Book Medical, 1988.
16. Baume LG. Physiological tooth migration and its significance for the development of the occlusion. 1. The biogenetic course of the deciduous dentition. J Dent Res 1950;29:123-132.
17. Baume LG. Physiological tooth migration and its significance for the development of occlusion. 2. The biogenesis of accessional dentition. J Dent Res 1950;29:331-337.
18. Baume LG. Physiological tooth migration and its significance for the development of occlusion. 3. The biogenesis of the successional dentition. J Dent Res 1950;29:338-348.
19. Baume LG. Physiological tooth migration and its significance for the development of occlusion. 4. The biogenesis of overbite. J Dent Res 1950;29:440-447.
20. American Academy of Periodontology Research, Science and Therapy Committee. Periodontal diseases of children and adolescents. Pediatr Dent 2008-2009;30(7 suppl):240-247.
21. Harvold EP. The role of function in the etiology and treatment of malocclusion. Am J Orthod 1968;54:883-898.
22. Harvold EP, Chierici G, Vargervik K. Experiments on the development of dental malocclusions. Am J Orthod 1972;61:38-44.
23. Ovsenik M. Incorrect orofacial functions until 5 years of age and their association with posterior crossbite. Am J Orthod Dentofacial Orthop 2009;136:375-381.
24. Björk A, Skieller V. Facial development and tooth eruption. An implant study at the age of puberty. Am J Orthod 1972;62:339-383.
25. Nance HN. The limitations of orthodontic treatment. 1. Mixed dentition diagnosis and treatment. Am J Orthod 1947;33:177-223.
26. Tanaka MM, Johnston LE. The prediction of the size of unerupted canines and premolars in a contemporary orthodontic population. J Am Dent Assoc 1974;88:798-801.
27. Staley RN, Kerber PE. A revision of the Hixon and Oldfather mixed-dentition prediction method. Am J Orthod 1980;78:296-302.
28. Bolton WA. The clinical application of a tooth-size analysis. Am J Orthod 1962;48:504-529.
29. Ricketts RM. Planning treatment on the basis of the facial pattern and an estimate of its growth. Angle Orthod 1957;27:14-37.
30. Steiner CC. Cephalometrics for you and me. Am J Orthod 1953;39:729.
31. Merrifield LL. The profile line as an aid in critically evaluating facial esthetics. Am J Orthod 1966;52:804-822.
32. Holdaway RA. A soft-tissue cephalometric analysis and and its use in orthodontic treatment planning. Part I. Am J Orthod 1983;84:1-28.
33. Fishman LS. Chronological versus skeletal age; an evaluation of craniofacial growth. Angle Orthod 1979;49:181-189.
34. Todd TW. Atlas of Skeletal Maturation. St Louis: Mosby, 1937.
35. Fishman LS. Radiographic evaluation of skeletal maturation; A clinically oriented method based on hand-wrist films. Angle Orthod 1982;52:88-112.
36. Greulich WW 2nd, Pyle SI. Radiographic Atlas of Skeletal Development of the Hand and Wrist, ed 2. Stanford, CA: Stanford University Press, 1959.
37. Pike JB. A serial investigation of facial and statural growth in 7 to 12 year old children. Angle Orthod 1968;38:63-73.
38. Broadbent BH Sr, Broadbent BH Jr, Golden WH. Bolton Standards of Dentofacial Developmental Growth. St Louis: Mosby, 1975.
39. Downs WB. Variations in facial relationships: Their significance in treatment and prognosis. Am J Orthod 1948;34:812-840.

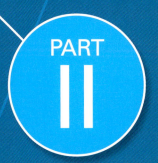

非骨格性の
問題に対する
早期治療

EARLY-AGE ORTHODONTIC TREATMENT
OF NONSKELETAL PROBLEMS

4 歯列交換期のスペースマネジメント

　歯列の発育プロセスは長い経過をたどり、乳歯列期から永久歯列期にわたり環境や遺伝によって整然と支配され、その結果、機能的で審美的で安定した咬合が達成される。この長い経過の中、多くの局所・全身要因が咀嚼系の発育に影響を与えるため、障害が起きれば正常な咬合発育を阻むことになる。一般歯科医や小児歯科医、矯正歯科医は、発育段階でこのプロセスを注意深く観察し、正常な咬合誘導への障害を検出、管理する重大な責任をもつ。
　それぞれの歯は、歯列弓に沿って存在する基底骨上の歯槽窩に支持されており、隣在歯、対合歯、近遠心や頬舌側方向から持続的な力を受け、均衡を保っている。もしこれらの力のひとつでも変化し、排除されれば、隣在歯との関係は変化し、歯のドリフトが生じてスペースに関する問題が起きてしまう。乳歯の早期喪失は歯列交換期にかなり頻発する問題であり、その結果、スペースの喪失が生じる。

スペースマネジメントの基本

　スペースマネジメントにおける治療計画と装置の設計を行う前に、臨床医は問題の本質や咬合発育にかかわる生物学的メカニズムを理解すべきである。下記のプロセスをよく考えておこう。

- 乳歯の早期喪失の病因
- 乳臼歯抜歯による後継永久歯への影響
- スペース閉鎖の発生と現象
- 歯の萌出予測
- 萌出時期に影響を与える要因
- 近心あるいは遠心へのドリフトに影響を与える要因

4 歯列交換期のスペースマネジメント

乳歯の早期喪失の病因

局所・全身要因が、早期喪失の原因となる。

- 広範囲なう蝕による抜歯
- 外傷
- 異常な歯根吸収による早期喪失（異所萌出など）
- 低ホスファターゼ症、くる病、肢端疼痛症、白血病、若年性歯周炎、Papillon-Lefevre症候群のような全身疾患あるいは遺伝性症候群（10章参照）

乳臼歯抜歯による後継永久歯への影響

Fanning[1]は、早期に片側乳臼歯の抜歯をしたさまざまな年齢の男女各4名の側方位エックス線写真を調べた。この縦断的研究では、対照群として反対側の歯の発育および萌出や後継永久歯の形成速度、萌出速度、萌出時期が評価された。抜歯後の小臼歯の歯根形成速度に変化は観察されなかったが、発育時期に関係なく乳臼歯が抜歯された段階で急激に小臼歯が萌出した。特に、周囲骨喪失をともなう乳歯の歯髄壊死が長期間にわたると、小臼歯は早期に萌出した。小臼歯の活発な萌出期における乳歯の抜歯は、臨床的に早期萌出を惹起した。

小臼歯の歯冠完成前（4歳ごろ）の早期に乳歯を早期抜歯すると、いったん小臼歯歯胚の位置が上昇するが、その後の萌出は遅くなった。そのため年齢に加えて歯根の発育と骨格の発育を考慮することにより、個々の萌出パターンの推測が可能かどうかの疑問が生じる。後継永久歯形成と萌出への乳歯抜歯の影響は、次のように要約される。

- 小臼歯の形成速度は変化しない
- 歯列発育時期と年齢に関係なく歯胚の位置が急激に上昇する
- 後継永久歯の歯根の半分が形成される前に乳歯を抜歯すると萌出は遅延する
- 後継永久歯の歯根の半分が形成完了時に乳歯を抜歯すると萌出速度が早まる

またPosen[2]は、4～5歳児350名から62名（女子34名、男子28名）を選び、乳臼歯の片側抜歯を経験した患者として記録を調査した。調査には、石膏の歯列模型と毎年撮影した斜位セファログラムを使用した。

Posen[2]が小臼歯萌出が遅延していると結論づけたこれらの被験者らは、5歳以降で萌出遅延は徐々に減少し、8、9、10歳では萌出速度がかなり早まった。これによって乳臼歯の早期抜歯後の小臼歯の萌出遅延と、8～10歳での萌出促進が確認された。

スペース閉鎖の発生と現象

乳歯の早期喪失により機能的な障害が起こり、隣在歯がドリフトする可能性があるため、スペースが失われて後継永久歯萌出困難となり、咬合の問題をもたらす。そのため歯列の発育期は乳歯の早期喪失に注意する。

乳歯の早期抜歯の是非は、長年議論されてきた。フランスの医師 Pierre Fauchard は1742年、乳歯の自然脱落前の抜歯が招く不可避かつ好ましくない事態について意見を述べている。

乳歯の早期喪失の是非については、いくつかの縦断的・横断的研究が存在する。Owen[3]による文献レビューでは、過去にはスペースマネジメントに関する大きな論争が起きていたことがわかった。Lundström[4]やLinder-Aronson[5]、Seipel[6]が、保隙装置は時間の無駄であり、装着期間の19％は有害だと考えた。また多くの研究者らは、乳歯の早期喪失はスペース閉鎖をもたらし、永久歯列に悪影響を及ぼすのはもっともだと考えた[3, 7-10]。Owen[3]は、次のような傾向が一般に明白であると結論づけている。

- スペース閉鎖の発生率は時間とともに増加する。すべての実験において、早期喪失の少なくとも96％が12ヵ月以内になんらかのスペース閉鎖が起こった
- スペース閉鎖は、上顎第二乳臼歯の早期喪失後に最も多くまた早期に起こる
- 下顎では抜歯スペース閉鎖がみられないものもある
- スペース閉鎖は、下顎より上顎で多く発生する
- 下顎におけるスペース閉鎖速度はさまざまである
- 単位時間内における最も大きなスペース閉鎖は、上顎第二乳臼歯、次いで下顎第二乳臼歯で生じる
- 上顎のスペース閉鎖は、抜歯スペースの後方歯の近心移動によって起こるというのが一致した見解である。一方下顎のスペース閉鎖は、主に抜歯スペースの前方歯の遠心移動によって起こる
- 影響を受けた大臼歯より近心の歯が遠心へドリフトするというエビデンスがある。そのため、スペースや歯列弓周長の減少は、近遠心両方向から起こる[4]
- 逆にスペースが広がる原因は抜歯が遅れたためという報告があるのみである

乳歯喪失後のスペース閉鎖量は異なる。Northwayら[10]は、乳歯喪失後のスペース閉鎖量は最初の6ヵ月で最大となり、その後徐々に減り1年で最小となったと述べた。

Johnsen[7]は、混合歯列期の白人の子ども10名における第一乳臼歯喪失を評価した(うち8名は両側、2名は片側に第一乳臼歯の早期喪失)。初診時に印象採得と顔貌写真・エックス線写真が撮影された。すべての患者で最初の印象採得時に乳犬歯が萌出しており、最終印象採得時に第二乳臼歯が萌出していた。抜歯のタイミングは、最初の印象採得から1ヵ月以内が6名、3ヵ月以内が1名、6ヵ月以降が3名であった。

最初の歯列模型と最後の歯列模型を用いて、第一大臼歯と切歯間の距離を測定・比較した。抜歯された隣在歯間の距離が測定された結果、下顎第一乳臼歯抜歯後の下顎大臼歯の有意な近心移動は認めなかったが、上顎では、特に上顎大臼歯萌出時にはわずかな近心移動によるスペースの喪失を認めた。下顎第一乳臼歯の早期喪失後のスペース喪失は、特に前歯部の叢生により前歯が遠心移動した結果であった。

Northwayら[10]は、モントリオール大学のサンプルから107個の歯列模型をデジタルデータ化し、6歳から平均5.9年の長期にわたり、毎年データが集められた。異なる様相をもつ乳歯の早期喪失を診断する目的で、次のことが報告された。

- う蝕や乳歯の喪失(第一乳臼歯[D]、第二乳臼歯[E]、第一乳臼歯と第二乳臼歯[D＋E])にともなうスペース喪失は、男女とも上顎(0.7～3.0mm：平均1.2mm)より下顎(0.9～3.7mm：平均1.7mm)で有意に大きい
- 上顎DとEを比べると、上顎Dのスペース喪失がやや多かった
- 上下顎ともに、最も大きなスペース喪失は大臼歯の近心移動の結果起こり、上顎乳臼歯が早くて9歳で喪失したときのみ上顎犬歯の有意な移動が見られた
- 下顎でD喪失後に犬歯は最も移動した
- 経年的ではなく、抜歯初年のスペース喪失が大きい
- 上顎のスペース喪失の割合は年齢と関係があった(低年齢の子どもほどより大きなスペースが喪失)が、下顎では年齢は関係していなかった
- 下顎の後継永久歯萌出時のスペースオープニングにおいて、年齢による有意な相違はなかった。スペースオープニングは第二小臼歯萌出時にみられた
- 上顎ではE喪失のみ、D＋E喪失のどちらでも大臼歯の近心へのドリフトが起こった
- 下顎ではE喪失のみで大臼歯の近心移動が起こった
- 上顎ではD喪失が犬歯関係に影響を及ぼした一方、下顎ではD＋Eの喪失が犬歯関係に影響を及ぼした

歯の萌出予測

萌出時期はスペースマネジメントや抜歯の方針にかかわらず、治療計画立案時の決定的な要因になることがあるが、特に歯肉から萌出する時期で、個人差が非常に大きい。

Grøn[11]は、子ども787名(男子347名、女子440名)の萌出中の歯と反対側の歯、左手首のエックス線写真で歯の形成と萌出を評価した。口腔内はデンタルエックス線写真を用い、歯根長の発育を1/4、1/2、3/4、歯根完成(根尖が開いている)の4段階で評価した。結果、萌出は患者の年齢や骨年齢より歯根の形成段階に密接に関係していた。調査対象の大部分の歯根が、臨床的な萌出時に3/4完成しており、下顎中切歯と第一大臼歯の歯根の発育は遅いが、下顎犬歯と第二大臼歯では3/4以上発育していた。

HäggとTaranger[12]はスウェーデン都市部の子ども212名を無作為に選び、萌出について出生から18歳まで追跡調査した。その結果、男子の乳歯萌出は第二乳臼歯萌出まで、女子より1ヵ月弱先行することが明らかになった。その後第二乳臼歯萌出から第二大臼歯萌出まで、女子は常に男子より先行する(3～11ヵ月の差はある)。

Demirjian[13]は、2.5～19歳の遺伝的に同種であるフランス系カナダ人のパノラマエックス線写真5,437枚を評価したが、5～6歳の男女間で歯の発育時期に差は見られなかった。対照的により年上の子どもでは女子の歯の発育が男子よりも常に先行していた。

SmithとBuschang[14]が、矯正患者(女性77名、男性74名)の長期サンプルを用いて下顎犬歯と小臼歯の成長を調査したところ、歯根長の成長は、7～14歳の間に減速することが明らかになった。また歯根長の絶対成長において、より複雑なパターンがみられる。たとえば女子は、早期の最大成長率が小臼歯よりも犬歯で見られる。患者年齢を歯年齢へ代用することにより、特に男子で被験者間の変動が減少した(11歳時に評価)。歯根長の成長を含め歯の成熟へのさらなる理解が進めば、歯の萌出予測はさらに精度を増すことになるであろう。

4 歯列交換期のスペースマネジメント

萌出時期に影響を与える要因

文献を要約すると、次のことが萌出予測の目安となる。

- 萌出は、患者の年齢や骨年齢よりも歯根形成段階とより密接な関連があるようである
- 個人差がある
- 歯根発育の個人差は萌出前の歯胚期よりも萌出時期で顕著となる
- 萌出時期の性差は下顎第一大臼歯で最小、下顎犬歯で最大となる
- ほとんどの歯で、萌出時には歯根長が完成時の3/4に達し、萌出直前期では1/2に達していた
- 正常な萌出では歯根尖は常に開いており、歯根長は正常な歯根長の1/4以下となることは決してない
- 下顎では、第一大臼歯と中切歯は萌出時に1/2の歯根の発育がみられ、犬歯と第二大臼歯では3/4以上の歯根の発育がみられた
- 男子の乳歯の萌出は、女子より約1ヵ月先行する
- 永久歯の萌出は女子が先行する
- 下顎で、より早く歯が萌出する傾向がある
- 通常、萌出時期に口腔内の有意な左右差は見られない（歯根発育の左右差は、1/4を超えることはない）。左右差があっても、その期間が6ヵ月以内であれば正常とみなす。一方それが6ヵ月以上続けば注意を要する
- 非対称な萌出は、小臼歯部で最もよくみられる

近心または遠心へのドリフトに影響を与える要因

近遠心へのドリフト量やドリフト速度を左右する主な因子としては、叢生の程度、乳歯の喪失部位、咬合分類、年齢、口腔周囲筋の機能異常、口腔習癖や歯列期などが考えられる。

叢生の程度

叢生の程度は、乳歯の早期喪失にともなうスペース喪失の重要な要因である。下顎切歯部の叢生、下顎乳犬歯や第一乳臼歯の抜歯は、正中線の偏位や切歯部の遠心移動、オーバージェットの増加など短期間での隣在歯の移動を生じる。これは下顎切歯の挺出や突き上げ型咬合の原因になることがある。逆に叢生のない歯列では、乳歯抜歯後には歯の移動は少ないか、移動がまったく認められない。筆者はこれまで、大きな下顎骨を有する下顎前突症患者の下顎歯列でスペース喪失を観察したことはない。このことから、歯間空隙のある乳歯列（Baumeの分類Ⅰ）は、歯間空隙のない乳歯列（Baumeの分類Ⅱ）よりスペース喪失がはるかに少ないと考えられる。

乳歯の喪失部位

隣在歯のスペース喪失とドリフトは、乳歯の喪失部位により異なる。たとえば、第二乳臼歯の早期喪失は上下顎関係なく第一大臼歯の近心移動を生じる。第一乳臼歯の早期喪失は、臼歯部の近心へのドリフトと前歯部の遠心へのドリフトを引き起こす（下顎で遠心へのドリフト、上顎で近心へのドリフトを認める）。また乳犬歯の抜歯で永久切歯は遠心へドリフトするが、近心へのドリフトは最小限となる。

咬合分類

過蓋咬合の患者は開咬患者より、下顎歯列で特にスペース喪失しやすくなる。Ⅱ級1類不正咬合は下顎乳歯の喪失後、より重度になることが多い。第一大臼歯の咬合関係は、スペース喪失の程度に若干の影響を与える。たとえば良好な咬頭嵌合をもつ第一大臼歯は、咬頭対咬頭関係の第一大臼歯より近心移動する傾向が小さい。

年齢

患者の年齢や歯年齢は、乳歯抜歯後のスペース喪失に大きな影響を与える。乳歯が早期に抜歯されるほどドリフト量もより大きくなる。ある研究では、抜歯直後から初年度、特に6ヵ月時のスペース喪失が最も顕著であったと報告された[15]。乳臼歯が第一大臼歯萌出前に抜歯される場合、叢生のない歯列弓であっても、近心へのドリフト量とスペースの喪失量は非常に大きい。

口腔周囲筋の機能異常

強いオトガイ筋と高位の舌は、下顎乳臼歯や乳犬歯喪失後の咬合に障害を与える。こうした状況では、下顎歯列弓が狭窄し、前歯部が遠心へドリフトする。

口腔習癖

乳歯の早期喪失は、歯列弓に異常な力を加える吸指癖を惹起し、歯列弓の狭窄を助長する。

歯列期

歯列と咬合発育は、スペース喪失の速度と量に影響を与える。早期喪失によってできたスペース近辺では永久歯の萌出が促進され、そのスペースが萌出により消費されやすくなるのが一般的である。

スペースマネジメントの計画

前述のような治療計画の検討事項(スペース喪失の発現状況、歯の萌出予測、隣在歯の近心・遠心へのドリフトなど)や局所・全身要因(咬合分類、年齢、喪失部位、抜歯後の経過時間)に加え、以下の点を具体的に検討し、適切な治療計画やマネジメント、装置の決定を行う。

- アベイラブルスペース(スペース分析によって決定)
- スペースの喪失量
- 問題の難易度
- 問題の本質
- 歯列弓の他の部分における叢生や空隙
- 年齢と歯齢
- 咬合発育の段階
- 後継永久歯の存在や欠如
- 後継永久歯の状態と萌出の可能性(萌出遅延や発育遅延)
- 側貌と骨格的不調和
- 隣在歯や対合歯との関係
- 歯や歯周の状態
- 乳歯喪失からの経過時間
- 第一大臼歯の萌出状況
- 第一大臼歯の発生状況と咬合分類
- 対合歯の位置や萌出状況
- 骨の添加量
- 永久歯の萌出順序
- 異常な筋機能
- 口腔習癖
- 患者の咬合状態と不正咬合
- 提案したマネジメントの予後

他の矯正歯科治療と同様に、スペースマネジメントの計画についても一連の診断は必要である。

診断

臨床医は、臨床診査や模型診査、エックス線写真、セファロ分析などの資料を用いて治療計画を決定し、患者に応じたスペースマネジメントを施行することができる。各患者の歯性骨格性の複合的な構造体に応じたスペースメインテナンス、スペースリゲイニング、スペースクリエーションあるいはスペースの閉鎖の決定は、慎重な評価がなくては成しえない。

他の治療法と同じく、診断にはデータの収集と分析、計測が必要となる。資料の採取後、後継永久歯と咬合のために必要なアベイラブルスペースを算出することが、スペースマネジメントの第一段階となる。

スペース分析と幅径の予測

アベイラブルスペースはスペース分析によって算出する。スペース分析は歯列弓内のスペースや叢生の評価であり、アベイラブルスペースの量と適切な歯の排列に必要なスペースの量との比較である。この分析の目的は歯と歯列弓周長との比較で、方法は下記のように複数ある。

- Nance 分析[16]
- Moyers の混合歯列分析[9]
- Tanaka と Johnston 分析[17]
- Staley と Kerber 分析[18]
- Merrifield 分析[19]
- Bolton 分析[20]

Nance 分析　Nance[16]は包括的研究を行ったところ、下顎第一大臼歯近心面から反対側の第一大臼歯近心面までの歯列弓周長は、混合歯列期から永久歯列期までに減少した。また下顎乳犬歯と第一・第二乳臼歯の近遠心幅径の合計は対応する側方永久歯の近遠心幅径の合計より大きく、リーウェイスペースは平均1.7mm、上顎では片側0.9mmであったと報告した。

Nance 分析[16]では、未萌出歯の根尖部を撮ったエックス線写真の直接的な計測とアベイラブルスペースを比較する。アベイラブルスペースは、第一大臼歯の近心面から反対側の第一大臼歯の近心面まで、軟らかい真鍮製ワイヤーを用いて歯列弓周長を計測する。先の尖ったキャリパスや0.3mmの真鍮製ワイヤーで、デンタルエックス線写真の未萌出歯の近遠心幅径が計測され(エックス線管は接触点に直接向けられる)、その数値は正確性とエックス線写真フィルムの歪みを評価するため、歯列模型上で計測された幅径と比較される。

リーウェイスペースの他に、2ヵ所が計測される。外

4 歯列交換期のスペースマネジメント

側の計測値として、下顎の第一大臼歯近心頬側面から反対側の第一大臼歯近心頬側面までの歯列弓周囲の長さを真鍮製ワイヤーで、また内側の計測値として下顎の第一大臼歯近心舌側面の舌側組織が歯冠に触れる点から、下顎中切歯間の舌側面歯周組織までを、キャリパスで計測する。Nance[16]は、外側の計測値は混合歯列期からすべての永久歯が萌出する時期まで増加せず、交換期に減少し、同様に内側の計測値も減少することを示した。

Moyersの混合歯列分析　Moyers[9]による混合歯列分析は下顎4切歯の計測を行い、男女別に計算した予測表に照らし合わせて上下顎犬歯と小臼歯の大きさを推定する方法である。大きさに差がある上顎側切歯より下顎切歯で正確な分析結果が出せるという理由で使われる。

　本分析は後継永久歯や必要な咬合調整のために、歯列弓内でアベイラブルスペースの量を算出することが目的である。口腔内や歯列模型での計測で分析ができ、時間がかからず、特別な器具やエックス線写真は不要である。

TanakaとJohnston分析　Moyersの混合歯列分析[9]の変法で、こちらは予測表が不要である[17]。

下顎：$\dfrac{\overline{2+2}\text{幅径の和}}{2}+10.5=\overline{5-3|3-5}$ 幅径の和

上顎：$\dfrac{\overline{2+2}\text{幅径の和}}{2}+11\ \ =\underline{5-3|3-5}$ 幅径の和

（単位：mm）

　Deanら[8]は、この分析法[17]で計測された未萌出犬歯と小臼歯の推定幅径(mm)は、Moyers[9]による予測表と75％の確率で一致したと述べた。たとえば下顎4切歯の幅径が23.0mmだと推定幅径の総和は22.0mmと算出され、Moyersの予測表の22.2mmとほぼ一致する。同じく上顎の推定幅径が22.5mmと算出された場合、Moyersの予測表で対応する値は22.6mmである。TanakaとJohnstonの分析は、最小限の時間と手間で受容可能な計測数値をわれわれに提供してくれるのである。

StaleyとKerber分析　StaleyとKerber[18]は、エックス線写真では正確に計測できない未萌出犬歯の近遠心幅径を予測するため、歯列模型上での永久切歯の直接計測と、エックス線写真上での未萌出小臼歯の計測を組み合わせたスペース分析方法を紹介した。

Merrifield分析　Merrifieldの「トータルスペース分析」は、頭蓋顔面の分析とTweedの三角から評価する[19]。歯列を前方部、中央部、後方部に分ける。理由は下記のとおり。

1. スペース不足か過剰かを簡便に識別
2. 下顎切歯の位置と傾斜、そして骨格性のパターンにより診断の正確さが増す

Bolton分析　上下顎歯列の近遠心幅径を相対的に評価するために用いる模型分析である[20]。

オーバーオールレイシオ overall ratio
$$\dfrac{\text{下顎12歯の歯冠幅径の総和(mm)}}{\text{上顎12歯の歯冠幅径の総和(mm)}}\times 100(\%)$$

アンテリアレイシオ anterior ratio
$$\dfrac{\text{下顎6前歯の歯冠幅径の総和(mm)}}{\text{上顎6前歯の歯冠幅径の総和(mm)}}\times 100(\%)$$

Bolton[20]は、オーバーオールレイシオの平均を91.3(±1.91)、アンテリアレイシオの平均を77.2(±1.65)と報告した。

　この分析は、上下顎歯列弓間の歯の大きさの違いに起因する不調和を知ることができる。上下顎歯列弓における歯の大きさの調和は、良好な咬合の必要条件である。一方の歯列弓で歯が大きく、反対側の歯列弓で歯が標準的か小さいなら、不正咬合が発症する。

　他の不調和の例としては、大きな上顎切歯が標準的な下顎切歯と咬合すると、オーバージェットが過大になる。大きい下顎切歯と標準的な上顎切歯によって、下顎切歯の叢生の原因となる（図4-1）。これらの不調和は、治療計画前に注意を払う必要がある。

スペース分析に関するその他の検討事項

　スペースマネジメントは、咬合発育の問題を予防または抑制するために、乳歯列期から混合歯列期の間に適用される、多様な方法からなる一般的な戦略である。混合歯列期での分析目的は、萌出に必要なスペース量を正確に推測することである。適切なスペースマネジメントの達成のために、慎重な評価が重要となる。

　歯冠幅径とアベイラブルスペースの計測に加え以下の点も考慮し、スペース分析を行う必要がある。

- 下顎切歯の傾斜
- 側貌
- 成長パターン
- 切歯の形状と叢生の程度
- スピー湾曲

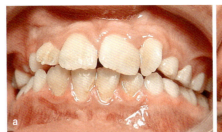
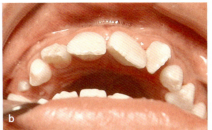

図4-1
a、b：Boltonディスクレパンシー（上顎切歯のサイズがスペースに対して大きい）。

- 歯間空隙
- 一般的な萌出パターンと萌出障害
- リーウェイスペースの量

下顎切歯の傾斜　スペースマネジメントを行う際には切歯の傾斜を考慮する。切歯部に叢生があって前方傾斜していれば、改善には分析値より大きなスペースが必要となる。下顎切歯が筋機能障害や習癖のために後退している場合は、切歯をより標準的な傾斜に向けてアップライトさせスペースを得る可能性が出てくる。これもスペース計算時に考慮されなければならない。

Nance[16]は、スペースを得るために、切歯を過度に前方傾斜させることは大きな誤りであると主張している。歯が安定せず、歯槽骨の支持に障害を与え、さらに側貌を悪化させることから「自殺行為」としている。スペースクリエーション時には必ず切歯の位置と傾斜、そして側貌に基づいて治療計画を立案すべきである。

側貌　側貌と口唇の位置は、スペース分析で考慮すべき重要な要因である。Eラインに対して口唇が突出していれば、切歯を後退させる必要がある。

同様に側貌がコンベックスタイプで、口唇が突出している場合、切歯部叢生の改善には分析値よりも大きなスペースを必要とする。また抜歯の可能性が出てくるため、測定値が当初から変わることがある。

成長パターン　これも同じく考慮すべき要点である。BjörkとSkieller[21]は、均衡のとれた顔貌の子どもでは成長期に歯列の位置を変えることがほとんどないが、顎骨の不調和がある子どもでは、前方または後方に歯列の位置を変える傾向があると述べた。II級やIII級不正咬合、ロングフェイスやショートフェイスのような特徴を有する子どもに対するスペース分析は、正確さに欠ける。

またスペースクリエーションあるいはスペースリゲイニングのために臼歯部の後方移動が可能か否かは、患者の成長パターンで決定される。遠心移動は、垂直方向の成長パターンを有する症例では禁忌で、過蓋咬合の症例では有利にはたらく。

切歯の形状と叢生の程度　前歯部叢生の評価とディスクレパンシーの算出では、切歯が折り重なっている場合は慎重に計測されなければならない。一般に重なっている接触点ならどこでも、改善のためには1mmあるいはそれ以上のスペースを要する。切縁が幅広い切歯は折り重なる傾向がより高く、多くのストリッピングを必要とするが、その結果は安定する。

スピー湾曲　Andrews[22]によると、理想的な咬合は平坦に近い湾曲を呈する。スピー湾曲を改善して、平坦あるいはほぼ平坦なレベルにするには、スペースがさらに必要である。

歯列模型はスピー湾曲の計測に必要であり、湾曲の最深部から咬合平面（下顎最後臼歯の遠心頬側咬頭頂から下顎犬歯の尖頭までのまっすぐな水平面）までミリメートル単位で計測することができる。スピー湾曲の改善にはスペースが必要であることを認識しなければならない。

なお、一般的に歯列弓の両側で1mmの湾曲を改善するためには、1mmのスペースが必要と考えられている。

歯間空隙　歯列弓上に存在する歯間空隙は、全体的なスペース分析の正確性を期するために、いずれも慎重に計測、検討する必要がある。

一般的な萌出パターンと萌出障害　萌出プロセスを障害する要因については、治療計画立案時に検討する。障害には歯数不足症や歯数過剰症、萌出順序の異常、萌出遅延、歯根の発育異常、歯根吸収や感染、アンキローシスなど病的障害を含む。

これらの問題はすべて、スペースマネジメントの最終決定を覆すことがあるため、エックス線写真による萌出パターンの慎重な評価が不可欠である。

4　歯列交換期のスペースマネジメント

リーウェイスペースの量　Nance[16]、MoorreesとChadha[23]、Ricketts[24-26]など多くの研究者は、臼歯が近心へ移動する歯列交換期にリーウェイスペースと歯列弓周長が減少することを明らかにしてきた。また歯列弓周長は、臼歯や小臼歯の摩耗によっても減少する。MoorreesとChadha[23]は、各人の平均的な歯列弓長径は3歳時より18歳時の方が短いと報告している。

　これらを考え合わせると、リーウェイスペースの存在は、スペース分析において考慮されるべき重要項目である。混合歯列期の切歯部における中等度のスペース不足は、リーウェイスペースの量が十分にあれば解決可能である（別項「スペーススーパービジョン」参照）。

　前述のすべての項目の正確な評価とスペース分析を実現するために最良のツールは、臨床診査や歯列模型、エックス線写真診査、セファロ分析である。

スペースマネジメントのための治療オプション

　詳細なスペース分析と前述の重要項目の評価後、患者がもつ問題の特性によって、スペースマネジメントとして次の5つの選択肢が検討される。

1. スペースメインテナンス　space maintenance
2. スペースリゲイニング（スペースの再獲得・回復）space regaining
3. スペースクリエーション（スペースをつくり出すこと）space creation
4. スペース閉鎖　space closure
5. スペーススーパービジョン（スペースの監視）space supervision

スペースメインテナンス

　スペースメインテナンスとは、歯列弓上でのスペースが閉鎖してしまう前に、アベイラブルスペースの保存を目的として乳歯列期と混合歯列期に行われる方法である。適時の保隙装置の使用や、乳歯列期に行う隣接面う蝕の修復は、歯列弓長径の短縮化やより後の複雑な矯正歯科治療を回避することができる。

　本来適切なスペースメインテナンスとは、正常な発育段階（十分な萌出スペースがあり、かつすべての未萌出歯が存在する）において、萌出スペースを維持するために必要なプロセスである。スペースの維持は、後継永久歯がなくても必要となる場合がある。

適応症

- 後継永久歯にアベイラブルスペースが十分にあり、萌出まで6ヵ月以上の期間がある場合に推奨される
- 後継永久歯が欠損していても患者の咬合状態が良好であれば、咬合の問題を予防し、今後のインプラント治療や部分床義歯装着のためにスペースを維持する
- 上顎側切歯の欠如と上顎のスペース不足があるなど、歯数不足症が原因の歯列弓の狭窄と、歯列弓周長の短小や交叉咬合がみられた場合、より良い歯列関係のために歯列弓周長は維持されなければならない
- すでにスペースが若干減少し、後継永久歯にとって十分ではないものの、全体の評価によって適切な歯列弓周長であるとされたらスペースを再獲得する必要はなく、スペースメインテナンスのみで対応してもよい

　乳歯列期や混合歯列期のスペース喪失の予防対象は、乳歯の早期喪失だけでなく隣接面う蝕や乳臼歯のアンキローシスも含まれる。早期のスペースメインテナンスは、適切な修復処置が施行されるまでそのスペースを確保しておくために必要である。乳歯のアンキローシスは、特に咬合平面に達しない低位咬合を呈すると、問題はより深刻となる。

禁忌症

　下記のように、スペースメインテナンスが適切でなく、スペースリゲイニングやスペースクリエーション、スペース閉鎖などの他のオプションを選択することがある。

- 後継永久歯が萌出する十分なスペースがないとき
- 萌出スペースは十分だが、分析の結果、抜歯による包括矯正歯科治療が必要とされるとき
- 後継永久歯が存在せず、歯列弓全体のスペース分析がスペース閉鎖が必要との結果を示したとき
- 乳歯列が広いスペースを有するとき
- スペース喪失が予測されないとき
- 6ヵ月以内の後継永久歯萌出が予測されるとき
- 臼歯関係が良好で安定しているとき

スペースメインテナンスを怠ると

　乳歯の早期喪失によって、歯列にさまざまな問題を引

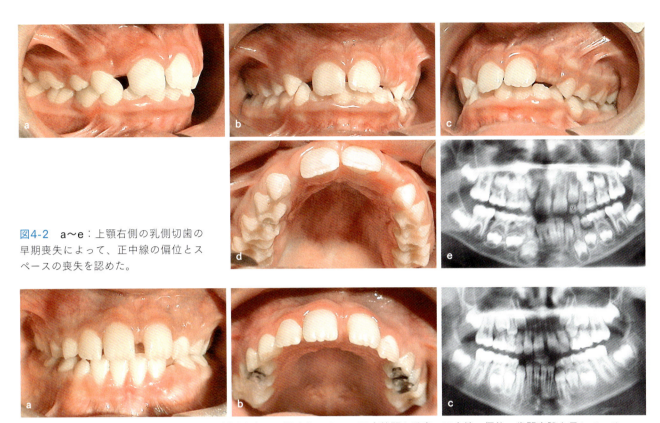

図4-2 a〜e：上顎右側の乳側切歯の早期喪失によって、正中線の偏位とスペースの喪失を認めた。

図4-3 a〜c：上顎左側乳側切歯と上顎左側乳犬歯の早期喪失によって正中離開と重度の正中線の偏位、歯間空隙を呈している。

き起こす可能性がある。図4-2、4-3はその典型例である。2症例とも同じ歯列期でよく似た咬合であり、図4-2では上顎右側乳側切歯を、図4-3では上顎左側乳側切歯を喪失していた。双方の患者に正中線の喪失部位への偏位がみられた。しかし、図4-3の患者は左側乳犬歯も早期喪失したため、重度の正中離開となってしまった。

望ましい保隙装置の特性

以下に望ましい保隙装置の特性を列挙する。

- 乳歯の早期喪失によって生じたアベイラブルスペースを維持する
- 対合歯の過萌出を防止する
- 口腔組織に刺激や損傷を与えない
- 咀嚼機能を備える
- 前歯部の審美性を改善する
- 子どもの発音発育を阻害しない
- 異常な舌機能をコントロールする
- 正常な成長変化を阻害しない
- 機能的な力に耐えられる十分な強度がある
- 対合歯に過度の応力を加えない
- 口腔衛生の維持管理が可能である

保隙装置の種類

スペースメインテナンスのためには、状況に応じてさまざまな治療テクニックと以下のように分類された多様な保隙装置をうまく使いわけるとよい。

- 構造による分類
  - 固定式装置：バンドループ、ディスタルシュー、リンガルホールディングアーチ
  - 可撤式装置：ホーレー装置
  - 半可撤式装置：エリスリンガルアーチ
- デザインによる分類
  - 片側性装置：バンドループ
  - 両側性装置：下顎のホールディングアーチ（LHA）、トランスパラタルアーチ（TPA）、Nanceのホールディングアーチ
- 機能による分類
  - 機能的装置：バンドバー、クラウンバー
  - 非機能的装置：バンドループ、リンガルアーチ、トランスパラタルアーチ

4　歯列交換期のスペースマネジメント

非機能的片側性の保隙装置

バンドループ　一般的な片側固定式の非機能的保隙装置のひとつである。バンドループは、上下顎白歯部のどこにでも、乳歯の片側性の喪失後に用いることができる。通常は片側性の1歯欠損症例に適用されるが、前歯部の咬合面にレストを設けると、乳歯が2本喪失した場合でも使用できる。この装置は製作や調整も容易であり、非侵襲性かつ安価で、患者の快適性、さらに永久歯萌出に干渉しないなど多くの利点を有している。

一方で対合歯の挺出を予防できず、何の機能も果たさないといった欠点も有する。

ディスタルシュー　片側固定式の保隙装置で、第二乳臼歯の早期喪失後に永久歯の萌出誘導を行うために使われる。この種の保隙装置の製作と適応には、装着とセメント合着の前にエックス線写真による慎重な評価が必要となる。装置の長さと位置、未萌出の第一大臼歯との関係は慎重に評価すべきである。

非機能的両側性の保隙装置

非機能的両側性の保隙装置は、歯列弓両側においてスペースを維持する役割を果たす。最も一般的なのは下顎のホールディングアーチ(LHA)、Nanceのホールディングアーチ、トランスパラタルアーチ(TPA)である。

下顎のホールディングアーチ(LHA)　LHAは最も一般的な両側固定式の保隙装置で、下顎第一大臼歯(乳臼歯のことも)に装着した2つのバンドの舌側に、0.8mmあるいは0.9mmのステンレススチールのバーがロウ着されている。特殊な症例では、1mmのステンレススチールワイヤーを臼歯部のバンドにロウ着し、下顎切歯の歯頸部に接した状態にする。

左右のバンド近心にある2つのUループも活用すると、より細かい調整が可能となる(図4-5)。Uループの調整と活性化は、若干の臼歯部の拡大、トルクの付与やアップライトが可能となる。またLHAは、第一小臼歯抜歯後に下顎犬歯の遠心移動の固定源としても使える。

LHAには他に、垂直的な問題の治療における臼歯の挺出予防に多く応用されている(13章参照)。また両側性の臼歯部喪失、片側性の2ヵ所以上の臼歯欠損、さらには前歯部欠損症例でも使用される。

下顎第一乳臼歯が早期喪失すると、乳犬歯と側切歯の遠心移動を予防するため、両側乳犬歯や側切歯の遠心にスパーのロウ着が推奨される(図4-6)。LHAの改変型として、半可撤式のエリスリンガルアーチとアクティブホールディングアーチ(LHA)が含まれる。

注：LHAの長期使用後、ステンレススチールワイヤーは徐々に拡大され臼歯部交叉咬合を発症する傾向がある。拡大防止には、セメント合着前にアーチワイヤーの熱処理を行うことが重要である。

エリスリンガルアーチ Ellis lingual arch　半可撤式ホールディングアーチで、リンガルボウがバンドにロウ着されないタイプである。その代わり、臼歯バンドにロウ着されたリンガルチューブにアーチの挿入箇所がある。この装置の利点は、バンドを取り外すことなく容易にリンガルボウが着脱でき、さまざまな活性化や再調整ができることである(図4-7)。

アクティブホールディングアーチ　リンガルアーチへライトワイヤースプリング2本を取り付け、LHAを活性化することができる。細かなアップライト、切歯の排列と中等度の切歯部叢生の改善が可能である(図4-8)。

トランスパラタルアーチ(TPA)　TPAは上顎に装着され、固定式と半可撤式がある。大臼歯に装着した2つのバンドに、0.9mmのステンレススチールでできたパラタルバーがロウ着されている(図4-9)。また、大臼歯のバンドに水平チューブをロウ着した下顎用エリスリンガルアーチと同じく、半可撤式にも製作可能である。固定式TPAあるいは可撤式TPAにかかわらず、オメガループ付与の有無が選択できる。オメガループは拡大、回転、大臼歯のトルク付与が可能である。TPAにはレギュラーとリバースの2種類があり、リバースタイプは大臼歯バンドの前方に付与されたUループで、多様な調節ができる(図4-10)。

またTPAは、上顎での複数の乳歯喪失後、スペース維持目的でホールディングアーチとして使える。アクリルレジンボタンがないため軟組織を刺激せず清潔に保つことができ、特に年少の患者に適応される。ただアクリルレジンボタンがないため、Nanceのホールディングアーチのような強力な固定装置ではない。

臼歯の拡大が可能で、オメガループを付与すると大臼歯が回転しスペースの獲得が可能となる。さらにループ

スペースメインテナンス

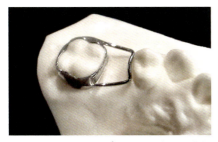

図4-4 バンドループ。片側固定式の非機能的保隙装置としてよく用いられる。

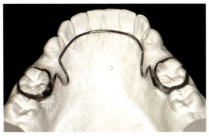

図4-5 LHA。両側のバンドの近心にあるUループにより簡単な調整が可能となる。

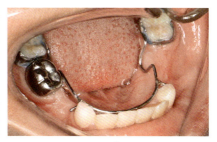

図4-6 スパーをロウ着したLHA。乳犬歯と側切歯の遠心移動を予防する。

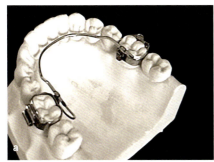

図4-7 a、b：半可撤式のエリスリンガルアーチ。この装置の利点は活性化と再調整のためにアーチを容易に取り外せることである。

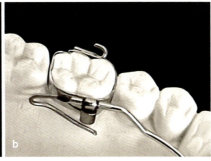

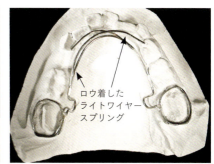

図4-8 下顎のアクティブホールディングアーチ。ライトワイヤースプリングによってアップライトの微調整や切歯の排列、中等度の切歯部叢生の改善ができる。

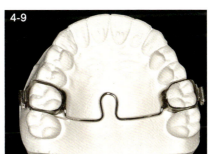

図4-9 シンプルなTPA。

図4-10 リバースタイプのTPA。大臼歯を移動するためにUループが付与されている。

を付与することでアーチの弾性が増し、臼歯の移動がさらに容易になる（図4-10参照）。

TPAのもつさらに重要な役割は、子どもの下顎大臼歯喪失後の大臼歯挺出予防である。TPAは、若干の調節で大臼歯を圧下することができる（13章参照）。

Nanceのホールディングアーチ 上顎に装着する両側性のホールディングアーチである（図4-11a）。0.9～1.0mmのステンレススチールワイヤーが両側のバンドにロウ着される。口蓋の粘膜にアクリルレジンが密着するため、その最深部にパラタルバーは接しない。またワイヤーに付与されたVベンドはアクリルレジンを保持するためのものである。

Nanceのホールディングアーチには、レギュラーとリバースの2種類がある。リバースタイプは各バンドのロウ着部分前方にUループが付与されており、リバースタイプは大臼歯の保持に加え、大臼歯の拡大と回転の機能をもつ（図4-11b）。

本装置は、上顎乳歯の多数喪失症例で大臼歯の近心移動を予防するのに優れた保隙装置である。口蓋に付けられたアクリルレジンボタンは、抜歯症例にて強力な固定源として重要な役割を果たす。

上顎第二乳臼歯の早期喪失では、大臼歯の近心移動と口蓋根を中心として近心捻転することが多く、Nanceの

4 歯列交換期のスペースマネジメント

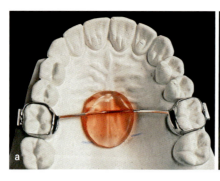
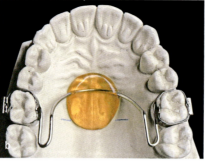

図4-11
a：Nanceのホールディングアーチ。
b：リバースタイプのNanceのホールディングアーチ。付与されたUループにより大臼歯の拡大と回転が可能になる。

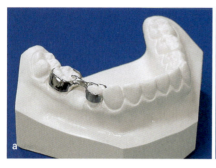
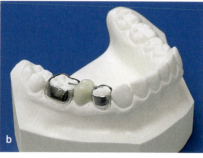

図4-12
a：バンドバーを組み合わせた装置。
b：バンドポンティックを組み合わせた装置。バンドバーを組み合わせた装置と同様の機能をもつが、審美性に優れており、良好な咀嚼機能と口腔衛生状態をもたらす。
（写真はGreat Lakes Orthodonticsのご好意による）

ホールディングアーチとTPAはともにこれを防ぐことができる。しかし衛生上の問題と炎症の可能性があるために、TPAとは異なり、早期治療におけるNanceのホールディングアーチの長期使用は推奨されない。

機能的な固定式保隙装置

スペースを維持し対合歯の挺出を防ぐ機能的保隙装置には、固定式と可撤式、片側性と両側性と多種がある。これらの装置は咀嚼、発音などの機能性と審美性に寄与する。機能的な固定式保隙装置の例は以下のとおり。

- バンドオクルーザルバー
- バンドポンティック
- クラウンバー
- クラウンポンティック
- 前歯部用の暫間的な固定式部分床義歯

なお臼歯部用の片側性機能的保隙装置は、バンドループと同様に用いる。

バンドオクルーザルバー オクルーザルバーと2つのバンドを組み合わせたこの装置は、バンドループ装置に似た片側性の固定式保隙装置である。この装置は乳歯喪失後のスペース維持用に設計され、対合歯の挺出を防ぎ、良好な口腔衛生状態を維持しやすいというメリットがある。隣接した大臼歯が傾斜している場合は、アップライトされない限りこの装置は使用できない（図4-12a）。

バンドポンティック オクルーザルパッドと人工歯を有しバンドバーと同様の機能をもつが、審美性と快適性、咀嚼機能に優れ、良好な口腔衛生状態を維持しやすい（図4-12b）。

クラウンバー、クラウンポンティック 片側性の機能的保隙装置で、バンドバーやバンドポンティックと同様の役割を果たすことができるが、クラウンを使用することからより固定源が強固である。重度う蝕と脆弱な歯冠を有する症例には、本装置の適応が最適である。

前歯部の暫間的な部分床義歯 前歯の喪失原因は第一に外傷、第二にう蝕である。う蝕の有病率は低下しているが、哺乳瓶う蝕と多発性う蝕の子どもには、前歯部や臼歯部の早期喪失が見られる。前歯の早期喪失は咬合発育時に歯のドリフトとスペースの問題を起こし、発音と咀嚼における機能障害に加え患者に精神的な負担を与える。

乳切歯喪失症例への早期介入は、スペース、正常な機能と発音、審美性を獲得するためである。

スペースメインテナンス：乳切歯が早期喪失すると、必ず隣在歯がドリフトするわけではないとの意見も存在す

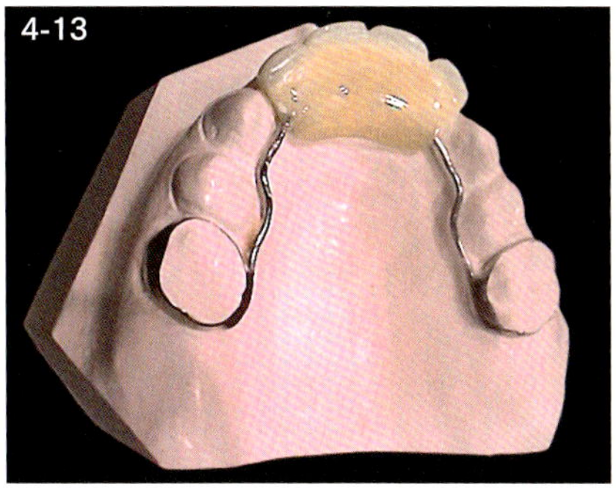

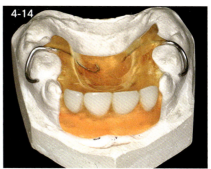

図4-13 小児用の前歯部固定式部分床義歯(小児用暫間ブリッジ)。
(写真はSummit Co.のご好意による)

図4-14 機能的な可撤式保隙装置。

る[4-6]。十分な歯間空隙を有する状況ではドリフトしないが、重度の空隙不足を認める場合には、隣在歯がドリフトしやすくなる。この傾向は下顎切歯部の叢生でより顕著となり、過蓋咬合においてはいっそう複雑化する。

咀嚼機能の保持：特に低年齢の子どもの栄養摂取は、乳切歯の早期喪失に関する問題点である。咀嚼機能の改善も、喪失した乳切歯を回復する目的となる。

発音障害の予防：切歯の早期喪失は発音発達に影響するため、上顎切歯の回復を強く主張する研究者もいる。上顎切歯舌側に舌が触れることで多くの音が作られるため（いわゆる舌歯音）、特に発音発達期に切歯の早期喪失があると適正でない発音で代替することになる。また、幼児性発音を惹起する可能性も有している。

審美性：審美性は、特に子どもや親が審美性を気にする場合に考慮すべき点である。人工乳歯が付与された固定式リンガルアーチや部分床義歯は、欠損部の代替装置としての役割を果たす。こうした装置は観察や調整をしつつ、可能な限り長期間使用する必要がある。

補綴による保隙装置は、固定式でも可撤式でもよい。切歯部用に設計された装置は特別な仕様をもつ。固定式の装置は「小児用暫間ブリッジ」とも呼ばれ、両側第一大臼歯に装着したバンドと、それにロウ着した強固なリンガルアーチ1本で作られている。各前歯(最大4歯まで)がワイヤーに沿って排列されるが、より強度を得るためには主線にスパーがロウ着される(**図4-13**)。

補綴物に1歯以上のポンティックを付与する場合、アクリルレジンを歯の舌側面に用い、単一ユニットとして接着する。この種の前歯部保隙装置は審美性に優れるが、歪みや破損が起こりやすいため十分なケアが必要となる。

Groperの固定式前歯部補綴装置は小児の固定式補綴装置の一種で、前歯部固定式部分床義歯(**図4-13**)のレジン床部の代わりに特別に設計されたステンレススチールのパッドに人工歯が接着されている。各歯が溶接されワイヤーにロウ着される。両側にレスト部を配置すると、装置の強度が増す。

下顎乳切歯の早期喪失は、上顎のような審美性や機能への悪影響を及ぼさないが、特に叢生を認める患者ではスペースが喪失し、正中線が偏位しやすくなる。下顎における歯の早期喪失では、他にも永久切歯の後方傾斜と挺出の可能性がある(オーバージェットとオーバーバイトの増加)。そのため、下顎前歯の舌側あるいは近遠心側移動を防止するための早期介入が推奨される。永久切歯萌出後のリンガルアーチ装着は、正中線の偏位と舌側移動を防止するためには適切な処置である。

図4-14は、機能的な可撤式部分床義歯である。スペースや機能、審美性を維持するために用いられる。

可撤式保隙装置

可撤式装置も、さまざまなスペースマネジメントにおいて用いられる。こうした装置は、1/4顎で1歯以上が失われた場合に使われるのが一般的である。支台歯と遠心への延長ブリッジの設計を考える場合や、2歯以上のスパンがあるためバンドループが咬合力に耐えられない場合は、可撤式装置が唯一の代替装置となる。また装置にポンティックを付与すると、咬合機能が補助される。

可撤式保隙装置は、片側性／両側性、臼歯部／前歯部、機能的／非機能的に使えるシンプルな保隙装置である。可撤式保隙装置には、いくつかの利点がある。

4 歯列交換期のスペースマネジメント

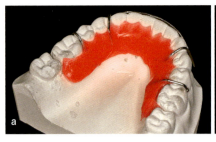
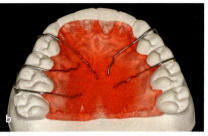

図4-15
a：下顎のホーレー装置。
b：上顎のホーレー装置。

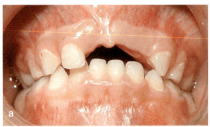
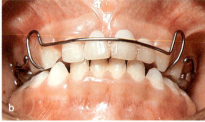

図4-16
a、b：人工乳歯3本を排列して製作されたホーレー装置。機能的な保隙装置としての役割を担う。

- 製作しやすい
- 着脱しやすく、患者の良好な口腔衛生状態を維持できる
- 多数歯喪失症例で、両側（前歯部かつ/あるいは臼歯部）に使用することができる
- 支台歯がない場合も使用できる
- 同時に多数の機能をもたせて設計可能である（たとえば習癖コントロールのための保隙・保定装置として、あるいは挙上板や拡大装置のようなさまざまな目的をもつアクティブプレートとして）

可撤式保隙装置もまた、治療計画と装置設計の立案時において注意すべき欠点がある。

- 患者の協力度が必要
- 破損しやすい
- 複数の歯が喪失した場合、保定に問題が生じる
- 子どもが紛失しやすい
- 適切に清掃しないと、う蝕や口腔軟組織の炎症、過形成が避けられない

ホーレー装置　複数乳歯喪失症例に対し、スペース維持のために上下顎で使用する装置である（図4-15）。混合歯列期において、ホーレー装置は単純に保隙目的、あるいは臼歯部の対合歯の挺出を防ぎ、審美性を保つ機能的装置といったさまざまな機能を果たす。

図4-16は、アクリルレジンに人工乳歯を付与したホーレー装置である。暫定的な部分床義歯として用いられる。ホーレー装置のスタンダードな唇側線は保定に優れるため、外傷で喪失した上下顎切歯の代用や、スペース維持のために使用される。

さらに小児用固定式補綴物や部分床義歯は、適切な製作のために、必ず対合する歯列模型の準備と咬合採得を行う。

スペースリゲイニング

スペースリゲイニング（スペースの回復）は、喪失したスペースを取り戻し、後継永久歯の萌出位置を改善するための処置であり、咬合発育のマネジメントにおいて重要な治療法である。スペースリゲイニングとは歯の移動であるが、普段の矯正歯科治療と同様、治療計画と特殊な装置の設計について十分に考慮する必要がある。特定方向の歯の移動には制限があるため、経過観察をしていなければその制限が把握しにくい。たとえば第一大臼歯と隣接する第二大臼歯の接触が緊密なら、第一大臼歯の再配置と遠心移動は困難となる。固定準備が配慮されていなければ、大臼歯をスペースリゲイニング装置で遠心移動すると、前歯部が唇側傾斜するなど、歯列に悪影響を与えてしまう。

スペースリゲイニングのタイミングは、処置開始前に考慮すべきである。時期を決定するには、スペース喪失に変化がないか、あるいは進行しているかを見分ける必要がある。進行している場合、診査と診断直後にスペー

スリゲイニングを行う。しかし、たとえば下顎第一大臼歯が近心傾斜し、対咬する上顎第二乳臼歯が挺出した結果、下顎第一大臼歯近心面がストッパーの機能をもつケースであれば、下顎第一大臼歯の近心スペースには変化が見られない。7、8歳の子どもに対してこのような状況下でスペースリゲイニングを早期に行えば、長期間のスペースの維持が必要となるため、現実的な方法ではないであろう。

スペースが回復された後は、隣接する永久歯が完全に萌出するまでそれを維持する必要がある。

スペースリゲイニングが成功するか否かは、問題の重大性や隣在歯の位置、全般的な咬合状態といった、すべての関連要因を認識しているかによる。術前評価では、スペースが喪失した部分のみに重点を置かない。スペース拡大の検討前に、その限界と問題を把握する。

- 第一・第二大臼歯間の緊密な接触
- 大臼歯部の叢生
- 前歯部が唇側傾斜する可能性
- タイミング、スペース喪失に変化があるか否か
- 叢生の種類（後天性・先天性）
- 側貌

第一大臼歯の遠心移動やアップライトを考える場合、第一大臼歯やすべての大臼歯の叢生にかかわる第二大臼歯の位置は、いつも考慮すべき重要点である。

スペースリゲイニングでは、必ず作用と反作用を考慮すべきである。スペースが開大し、歯や歯列の一部が移動すると、前歯部の唇側傾斜など他の歯列領域に悪影響を及ぼすこともある。そのため、前歯の位置と側貌は、スペースリゲイニングを考慮するうえで重要な要因となる。

適応症

スペースリゲイニングは、以下の状況で適用される。

- スペースが減少し、後継永久歯萌出の十分なスペースが足りない場合
- 後継永久歯は未萌出だが、良好な咬合状態を維持するためにスペース拡大とアップライトが必要な場合

注：臼歯部におけるスペースの喪失は、特に上顎大臼歯の捻転や近心傾斜が原因である可能性があるため、捻転の改善もスペースをつくり出す方法となる。

禁忌症

スペース拡大やスペースリゲイニングがスペースマネジメントの適応症とならない場合がある。

- スペース分析の結果、全体的なスペース不足が示され、便宜抜歯が必要とされたとき
- スペースの獲得が困難で、スペースクリエーションを行っても結果が安定しないと予測されるとき

これらの状況下では、小臼歯抜歯が選択される可能性がある。

スペースリゲイナーの種類

スペースリゲイニングに使用される装置（スペースリゲイナー）は、固定式、可撤式、半可撤式と3種類に分けられる。いずれも片側性か両側性に用いる。

固定式スペースリゲイナー（片側性／両側性）

スライディングループリゲイナー　臼歯部において効果的な装置である。バンドループに似た装置であるが、ループはバンドにロウ着されない。そのかわり0.9mmのチューブがバンドにロウ着される。ループは0.9mmのステンレススチールワイヤーで作製される（図4-17）。

大臼歯のチューブの中でスライディングループリゲイナーを活性化させ、アベイラブルスペースより長いオープンコイルを挿入することでスペースが回復する。

この装置の適応は、特に第一・第二小臼歯の両方が第二乳臼歯のスペースに傾斜した場合に推奨される。第一小臼歯を近心に動かし、その反作用で大臼歯に遠心への持続的な力が加わるように設計されている。

Gurinロックリゲイナー　片側性固定式スペースリゲイナーの一種である。適応症はスライディングループと同じだが、より小臼歯の捻転が少ない。このリゲイナーは、第一小臼歯と大臼歯に装着したバンドと小臼歯バンドにロウ着されたスライディングバーから成る。バーは大臼歯バンドの頬側チューブに挿入される。1本のNi-Tiコイルをチューブと Gurin ロックの間に配置し、来院ごとに調整し活性化させる（図4-18）。

バンドUループ　片側性固定式拡大装置の一種で、2つのバンドにロウ着されたU字形状のワイヤーからなる。隣在歯をアップライトするために、ループをわずか

4 歯列交換期のスペースマネジメント

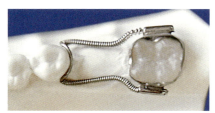

図4-17 片側性の固定式スライディングループリゲイナー。

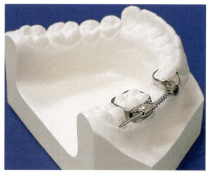

図4-18 Gurinロックリゲイナー。

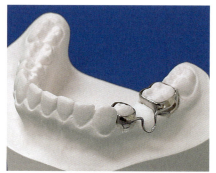

図4-19 バンドUループリゲイナー。
(Great Lakes Orthodonticsのご好意による)

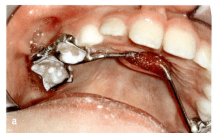

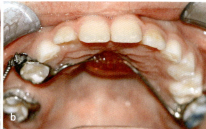

図4-20 Nanceタイプの大臼歯遠心移動装置。
a：装置装着時。スペース喪失が認められる。
b：治療終了時。スペースの回復が認められる。

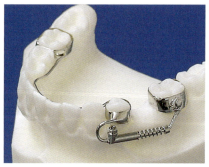

図4-21 スライディングループ付きのリンガルアーチ。
(Great Lakes Orthodonticsのご好意による)

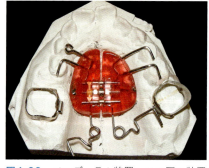

図4-22 ペンデュラム装置。この図の装置では右側大臼歯にスプリングの活性化を行っており、拡大スクリューも組み込まれる。

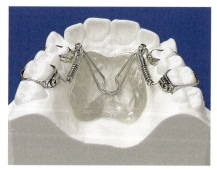

図4-23 ディスタルジェット装置。大臼歯の遠心移動を行う。
(Great Lakes Orthodonticsのご好意による)

に開き活性化させる(**図4-19**)。

スペースの両側でアップライトさせた歯に力を加えたい場合、ここまでに挙げた3つのリゲイナーが用いられる。前方の歯へ力を加えるのではなく大臼歯の遠心移動のみが必要な場合、装置の設計に固定源を求める必要がある。

アンカードリゲイナー（遠心移動装置） このタイプのリゲイナーは、臼歯部にのみ力を伝え、前方の歯に力を作用させないよう設計する。

Nanceタイプの大臼歯遠心移動装置：固定源を有する固定式スペースリゲイナーの一種で、上顎大臼歯の遠心移動で用いられる。NanceのホールディングアーチのアクリルレジンボタンをΩ蓋に設置することによって、前歯部に作用する力を排除し、大臼歯の遠心移動を行う(**図4-20**)。

このタイプの片側性リゲイナーは、上顎で大臼歯のみに力を作用させたい場合に使われる。

スライディングループ付きリンガルアーチ：この装置はスライディングループリゲイナーと同様のデザインであるが、固定源を供給し前歯部への反作用を防ぐ目的で、反対側の大臼歯バンドに連結されたリンガルホールディングアーチが付与されている(**図4-21**)。

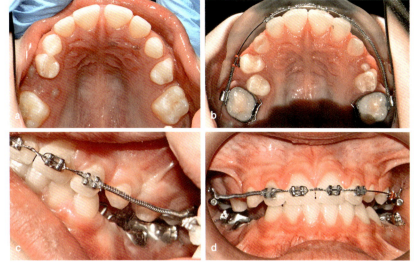

図4-24
a〜d：オープンコイルスプリングを挿入した2×4装置。上顎第二小臼歯のスペースリゲイニングを行っている。

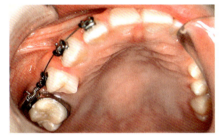

図4-25　セクショナルアーチワイヤー。写真では上顎右側小臼歯のスペースを広げるために使用している。

図4-26　ホーレーの可撤式スペースリゲイナー。ジャックスクリューが付与されている。
a、b：上顎の両側性可撤式リゲイナー。
c：下顎の両側性可撤式リゲイナー。
d：上顎の片側性可撤式リゲイナー。

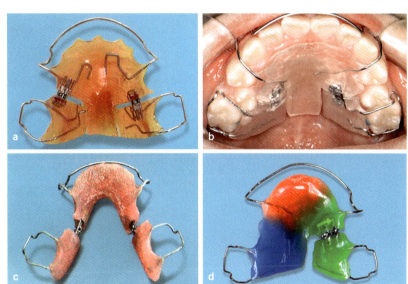

ペンデュラム装置（大臼歯遠心移動装置）：固定式で両側性・片側性に用いる大臼歯遠心移動装置の一種である。

両側第一乳臼歯あるいは小臼歯に装着された2つのバンドと、口蓋に設置されたアクリルレジンボタンによって良好な固定源が供給される。またβ-チタンスプリングの一端がアクリルレジンボタン部に埋め込まれ、もう一端は取り外しができるよう口蓋側のチューブに挿入されている（**図4-22**）。装置は、来院ごとに活性化する。このタイプの装置は、永久歯列期におけるスペース喪失やⅡ級の大臼歯関係を改善するために使用される。

ディスタルジェット装置：両側性・片側性に用いられる固定式の大臼歯遠心移動装置であり、固定源となるアクリルレジンボタンを有する。バンドはセメント合着されており、オープンコイルスプリングが付いた2つのバーは、活性化するために埋め込まれたチューブに挿入されている。この大臼歯口蓋側のチューブに連続されているバーは着脱可能で、コイルスプリングを再活性化することができる（**図4-23**）。

2×4装置：混合歯列前期・中期に切歯の排列（スペース閉鎖、交叉咬合の改善、正中線の移動など）が必要な患者に用いることで、大臼歯の遠心移動とスペースリゲイニングが達成される。連続結紮された切歯と大臼歯バンドのチューブ間に挿入されたオープンコイルスプリングによって、弱い力が大臼歯に作用する（**図4-24**）。

4 歯列交換期のスペースマネジメント

セクショナルアーチワイヤー：正常咬合だが1/4顎においてスペース喪失を有する患者では、部分矯正（MTM）によるスペースリゲイニングは、セクショナルアーチワイヤーによって達成される。図4-25の症例は、上下顎左側は良好なI級咬合だが、大臼歯の近心傾斜と第一小臼歯の遠心傾斜に起因した上顎右側第二小臼歯部分のスペース喪失という問題があった。この部分にセクショナルアーチワイヤーによるレベリング、大臼歯と小臼歯間にオープンコイルスプリングを挿入してスペースを広げ、隣接歯をアップライトすることができる。

可撤式スペースリゲイナー

可撤式装置は、スペースメインテナンスと同様、スペースリゲイニングのために装置内に種々のスプリングやスクリューを片側性／両側性に組み込んで用いる。さまざまに改良したホーレー装置は、シンプルで効果的な装置であり、広い用途で使用できる（図4-26）。

可撤式スペースリゲイナーの利点は主に2つあり、清掃が容易で良好な口腔衛生状態を維持できること、患者自らがスクリューを回すことができることである。さらに、スペースメインテナンスやスペースリゲイニングに加え、同時に歯を移動させるという多くの目的が達成できるように設計できることも利点である。

可撤式スペースリゲイナーの主な欠点は、他のすべての可撤式装置と同様、装着に患者の協力度が求められること、装置が破損・紛失しやすいことである。

スペースクリエーション

スペースクリエーションは、中等度のスペース不足に対して行うスペースマネジメントである。スペースリゲインとは異なり、スペース分析で、上下顎ともにスペース不足を認める中等度の叢生症例がスペースクリエーションの適応症となる。

スペースクリエーションは、特に混合歯列期で適用される戦略だが、一般にスペースメインテナンスやスペースリゲイニングより難しく、より洗練されたメカニクスと装置の応用が必要となる。他の早期治療と同じく、患者の年齢や成長力は、スペースクリエーションを含む治療計画において考慮されるべき重要な要因である。

スペースクリエーションは、次の方法で行われる。

- 抜歯
- 連続的・選択的なエナメル質のストリッピング
- 前後方向への拡大
- 側方拡大
- 上記の併用

抜歯

7～8mm以上のスペースが必要な、重度の叢生症例で適用される一般的な戦略であり、抜歯をともなう包括矯正歯科治療が唯一の選択肢である（詳細は5章参照）。

連続的・選択的なエナメル質のストリッピング

中等度の叢生症例は、歯の大きさの不調和が原因で叢生が生じている場合があり、他の咬合関係は正常である。一例として、サイズの大きな下顎切歯に起因する切歯部叢生がある（Boltonディスクレパンシー）。

こうした状況における最善策は、叢生を軽減するために行う歯間隣接部のストリッピングである。

ディスクを用いた硬組織の削合は、少量なら患者が不快になることはない。処置後になんらかの知覚過敏が起こった場合はフッ化物応用が効果的である。この方法では3～4mmの前方スペースを得られる。

前後方向への拡大

スペースクリエーションの方法のひとつに、歯列弓長径の増大、すなわち前後方向への拡大がある。この種の拡大によって獲得されるスペースは限られ、またテクニックが複雑なため、症例によっては達成が非常に困難となる。そのため各患者に対し、臨床評価、臨床関連領域の評価を慎重に行うべきである。

この方法では、前歯部の前方移動や臼歯部の遠心移動、あるいは両方の組み合わせで歯列弓を増大させることができる。適応症を誤るとその結果は不安定となり、他の合併症を引き起こす。

前方拡大は適応症、介入時期や使用するメカニクスを誤ると、治療結果の安定性を欠くだけでなく側貌を増悪させ、歯槽骨吸収を起こしてしまう。特に下顎大臼歯の

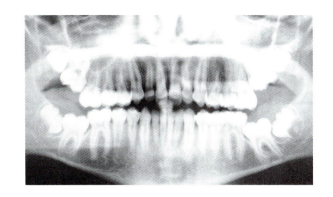

図4-27　第二・第三大臼歯に重度の叢生を認めるため、第一大臼歯の遠心移動は不適である。

遠心移動は困難をともない安定性を欠きやすく、第二大臼歯の埋伏や咬合高径の問題、さらに側貌を悪化させるような多くの合併症をもたらす。

しかし適応症であれば、混合歯列期における前後方向への慎重なスペース獲得は、永久歯列期の抜歯を避ける抑制矯正治療となり得る。

症例の選択

治療計画および適応症例の選択は、こうした治療における第一歩である。前後方向への拡大前に考慮すべき重要なポイントを以下に示す。

- 年齢と成長力
- 成長パターン
- 大臼歯の位置と傾斜
- 切歯の位置と傾斜
- 歯根の状態
- 軟組織側貌
- 口腔周囲筋の均衡
- 切歯の歯周状態
- 切歯と比較した口唇の大きさと位置
- 口唇の機能障害
- 口腔習癖

成長パターン　スペースクリエーションの戦術のひとつが、大臼歯の遠心移動である。このテクニックは症例によって咬合に悪影響を与える可能性があり、垂直方向の成長パターンで、遠心移動により下顎骨が後方に回転し、前歯部開咬や垂直的な問題が生じる患者では禁忌である。逆に水平方向の成長パターンの患者では、スペースが獲得でき、オーバーバイトが減少し、下顔面高が増大するため適応症となる。

大臼歯の位置と傾斜　さらに第一大臼歯の遠心移動の前に考慮すべき重要なポイントは、他の大臼歯との位置関係である。これは第一・第二大臼歯の緊密な接触や臼歯部の叢生、第二大臼歯埋伏の可能性を含めて考える（**図4-27**）。第一大臼歯の遠心移動は、第二大臼歯の埋伏を生じやすい。場合によっては、第三大臼歯歯胚の摘出が唯一の選択肢となる。

切歯の位置と傾斜　前歯部に中等度叢生のある一部の患者では、切歯の傾斜が前後方向への拡大の動きに耐えられるのであれば実施可能であるが、そうでなければ前歯は唇側傾斜してしまう。

Nance[16]が示したように、切歯の唇側移動が極めて有害となる症例が存在する。そのため前後方向への拡大の実施前に基底骨と他の骨、軟組織構造に対する切歯の傾斜を含め、臨床評価を慎重に行っておかねばならない。

軟組織側貌　切歯の唇舌側の移動は、患者の側貌に直接影響を与えるため、前後方向への拡大前に評価しておかなければならない。

口腔周囲筋の均衡　口腔周囲筋の緊張と機能は、切歯の位置と傾斜に大きな影響を及ぼす。切歯が唇側傾斜すると、強力な口腔周囲筋と口唇の機能にさらされ、治療結果が安定しない。

切歯の歯周状態　切歯周囲の歯周状態と支持骨も、考慮すべき重要事項である。スペースクリエーションのために切歯に弱い力を前方方向に作用させる場合であっても、切歯の唇舌側移動の際は必ずそれらを診査する。

4 歯列交換期のスペースマネジメント

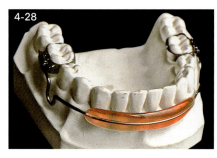
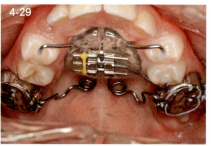

図4-28 大臼歯のアップライトと遠心移動を行うリップバンパー。

図4-29 ペンデュラム装置(大臼歯遠心移動)。

治療オプション

慎重に症例を選択した後に、歯列弓の前後方向への拡大方法としては、大臼歯遠心移動や切歯の前方傾斜移動、両者の併用がある。

大臼歯遠心移動 上下顎大臼歯の遠心移動は、さまざまな装置を用いて達成できる(11章参照)。本項ではスペースクリエーションと本法の利点・欠点に限って触れる。

この治療法の適応症とは、大臼歯が近心傾斜した症例、過蓋咬合、深いスピー湾曲、上下顎大臼歯が傾斜したⅡ級不正咬合のいずれかである。リップバンパー、あるいはサービカルヘッドギアとリップバンパーとの併用は、混合歯列期に適応される(11章参照)。

いずれにおいても、遠心移動の際には大臼歯の位置、成長パターンや側貌の慎重な分析が必要とされる。

切歯の前方傾斜 歯列弓長径を増大させるその他の方法として、切歯の前方傾斜がある。本法の適応症は後方傾斜した切歯を認めた症例であり、切歯の叢生や前歯部交叉咬合の原因となっている。これらの適応症を誤ると、側貌の悪化や切歯の過剰な突出、歯槽骨の吸収などの複数の合併症を引き起こす。

理想的な適応症とは、混合歯列期で切歯がある程度の叢生を呈し、すでに基底骨に比して後方傾斜している場合である。このような患者の側貌はストレートタイプかコンケイブタイプが多い。例として挙げると、前歯部の歯槽性交叉咬合のために下顎骨が機能的に前方変位して、上顎歯列に叢生を認めるような症例である。

その他の適応症は下顎切歯が後方傾斜したため、叢生を呈し、オーバージェットやオーバーバイトが過大になったケースである。これらの病因は、下顎乳犬歯の早期喪失や口唇機能障害、指しゃぶりが考えられる。原因の除去と下顎切歯を前方へ移動することによってスペースを獲得し、過大なオーバージェットや叢生、側貌の問題といった他の咬合関連の不正も改善することができる(Case4-3、4-6参照)。

前後方向への拡大における器械的治療

前後方向への拡大は、リップバンパーやヘッドギア、多数の固定式遠心移動装置、スプリングやスクリューを付与した可撤式装置と拡大アーチ(本章「スペースリゲイニング」項と12章参照)などのさまざまな装置によって行われる。

リップバンパー 複数の適応症のある半可撤式装置で、早期治療で使用する。

この装置は下顎第一大臼歯、あるいは第二大臼歯にセメント合着された2つのバンドと、1本の可撤式のボウ(唇側線)から成る。ボウの前方部にアクリルレジンパッドが付加されており、ボウの先端はバッカルチューブに挿入される(図4-28)。リップバンパーは下顎切歯に触れないため口唇圧が直接大臼歯に作用し、大臼歯のアップライトや遠心移動をもたらす。同時に切歯部における口唇圧からの排除と、それにともなう舌からの前方への力によって切歯を前方傾斜させることができる。つまりリップバンパーは、前方と後方へのスペースをつくることが可能である。

アクティブリンガルアーチ 固定式LHA(下顎のホールディングアーチ)の一種であり、アーチ(主線)の臼歯部分にロウ着され、下顎切歯舌側面まで延長された2つのフィンガースプリングを有する。この装置は、切歯部に唇側方向への力が作用し(図4-8参照)、下顎切歯部の

叢生と舌側転位の改善に使用される。

ペンデュラム装置（上顎大臼歯遠心移動装置） 現在、数種類の大臼歯遠心移動装置が活用できる。そのひとつがペンデュラム装置であり、上顎大臼歯を遠心移動することでスペース獲得が達成できる。固定源の役割をもつ口蓋のアクリルレジンボタンと、第一乳臼歯または第一小臼歯の咬合面に接着された2つのエクステンションから成る。2つのスプリングの一端はアクリルレジンボタンに埋め込まれ、もう一端は口蓋側のチューブに挿入されており、スプリングを口腔内で取り外し再活性化することができる。

口蓋のアクリルレジンボタンにジャックスクリューが付与された場合、急速拡大装置としての役割を果たし、スプリングによって前後方向へ、スクリューによって側方への拡大を達成することができる（図4-29）。

可撤式遠心移動装置 ホーレー装置の一種で、口蓋のアクリルレジンボタンと唇側線が固定源として作用する。アクリルレジンボタンに一端のジャックスクリューが埋め込まれており、大臼歯の数ヵ所にクラスプがかかる（図4-26参照）。スクリューは3～5日ごとに回して活性化され、大臼歯が遠心移動する。片側性／両側性、上下顎どちらにも使用することができる。患者自身がスクリューを回すこともでき、また食事後の清掃が可能である。

ヘッドギア 遠心移動装置の一種で、早期治療において多くの効果がある（11章参照）。

側方拡大

側方拡大はスペースクリエーションの一種であり、治療計画立案時に慎重な評価を必要とする。側方拡大を行うかは、骨格性の問題と機能的な偏位が存在するかによって判断する。下顎骨の偏位をともなう臼歯部交叉咬合は、問題の解決と骨格性の異常を予防するために早期介入と上顎の拡大を必要とする。こうした症例は、側方拡大によるスペースクリエーションは理想的である。臼歯部交叉咬合は、片側性／両側性、下顎骨の偏位の有無にかかわらず形態や病因は多様であるため、治療オプションや器械的療法（緩徐拡大あるいは急速拡大）も異なる。これは、利用可能なさまざまな拡大装置を用いて達成することができる（12章参照）。

O'HigginsとLee[15]は、1mmの臼歯間幅径の増加は、オーバージェットを0.3mm減少させ、歯列弓内に0.6mmのスペースを創出すると報告した。側方拡大は次の条件下で選択可能である。

- 急速に成長している子どもに対して
- 歯列弓の側方への狭窄がある場合
- 基底骨が側方拡大に適応できる場合
- 下顎歯列弓で臼歯部のみを拡大させる場合

側方拡大には多くの適応症があり、適時に適切な拡大をすることは、乳歯列期や混合歯列期において最良の選択である。またこれは歯列弓や歯槽骨、骨格の拡大、あるいはこれらの組み合わせを含めた複数の方法によって達成される。

Mclnaneyら[27]は、Crozat装置を用いた早期の拡大治療によって、乳犬歯や小臼歯抜歯の必要がなくなったことを示した。LutzとPoulton[28]は、乳歯列期の拡大を行った13症例の6年間の予後を報告した。犬歯と小臼歯の歯列弓周長と歯列弓幅径は、対照群と比較して拡大群がわずかに大きな値を示した。

顎整形的な口蓋の拡大は、思春期後期より前に適用されれば有効で安定しているようである。拡大の適用は、各患者の具体的な必要性に応じ決定すべきである。

水平的な異常（片側性または両側性の交叉咬合）の改善のための、乳歯列期と混合歯列期における拡大は一般的な治療法であり、のちに12章で論じる。

混合歯列期における側方拡大は、中等度の切歯部叢生の改善のためにも適用される。

SayinとTürkkahraman[29]は混合歯列初期の下顎前歯部叢生に関与する要因を調査し、切歯の歯冠幅径の和や乳歯列幅径、永久歯の臼歯間幅径について叢生のある群とない群で比較した。その結果、叢生と切歯のアベイラブルスペースとの間と、乳歯列および永久歯列の歯列幅径と歯槽間幅径の間に有意な相関関係を見出されたが、叢生と歯列弓周長との間には有意な相関はみられなかった。

Radnzic[30]は男子120名（13～15歳11ヵ月）の歯列弓の大きさを比較し、叢生のある被験者は叢生のない、またはスペースのある歯列弓をもつ被験者より、小さな歯列弓幅径をもつと報告した。さらに精査された若年層の患者において、拡大が有益であることが示唆された。

歯性骨格性の関係に応じ、側方拡大のために数種の固

4 歯列交換期のスペースマネジメント

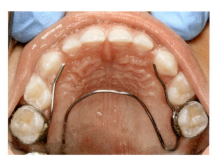

図4-30　Wアーチ拡大装置(Porter装置)。

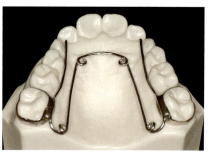

図4-31　クワドヘリックス(両側性固定式拡大装置)。

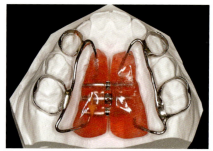

図4-32　ハースの急速拡大装置。

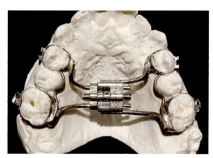

図4-33　ハイラックス急速拡大装置。

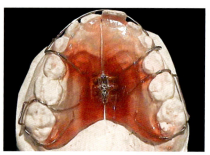

図4-34　シュワルツの可撤式緩徐拡大装置。

定式または可撤式の装置を用いることができる。上顎では可撤式のジャックスクリュー付き装置、Wアーチ、クワドヘリックス、リバースタイプのTPA、ハイラックスHyrax拡大装置、ハースHaas拡大装置が使用可能である。下顎では、可撤式のジャックスクリュー付き装置、拡大アームが付いたリンガルアーチ、リップバンパーを用いることができる(12章参照)。

固定式拡大装置

乳歯列期や混合歯列期、永久歯列期において、臼歯部交叉咬合の改善とスペースクリエーションなどのために、Wアーチやクワドヘリックス、ハース拡大装置、ハイラックス拡大装置などのさまざまな固定式拡大装置が用いられている。

Wアーチ　ポーター装置ともいう。大臼歯バンドにロウ着されたW形のアーチであり、0.9mmあるいは1mmのステンレススチールワイヤーで作られている。アーチの形によって、装置をさまざまな方法で活性化することができる(図4-30)。大臼歯の拡大が必要な場合は前方部のU字型バーを広げる。側方歯群(乳臼歯や小臼歯)において拡大が必要であれば、大臼歯バンドの遠心にあるU字型ループを活性化する。永久歯と乳歯の両方の臼歯の拡大が必要であれば、拡大装置の前方部と後方部の両方を活性化する。

Wアーチは、特に3〜5歳の子どもの乳歯列期や混合歯列期に見られる臼歯部交叉咬合の改善に効果的で使用しやすい装置である。子どもでも耐えることができ、患者や親が活性化する必要はなく、持続的な力が作用し、4〜6週ごとに再活性化する。また吸指癖をコントロールするため、リマインダー効果をもった装置として用いることができる。

クワドヘリックス　固定式拡大装置のひとつである。Wアーチとほとんど同じデザイン仕様であるが、アーチに4つのヘリックスが組み込まれており、よりしなやかで広範な活性化が可能である(図4-31)。

ハース拡大装置　Haas[31]によって導入された初期タイプの拡大装置である。側方拡大のために設計され、口蓋部のアクリルレジン部によって、特に正中口蓋縫合を離開するため効果的である。混合歯列期と永久歯列期で用いられる。

この装置は歯体移動させるため、小臼歯と大臼歯のバンドを装着して使うのが一般的であり、混合歯列期では乳臼歯にバンドを装着することができる。側方歯群の両側に接するように設計された2本の太い口蓋側のワイヤーはバンドにロウ着される。ワイヤーは口蓋まで延長され、アクリルレジンパッドに埋め込まれている。ジャックスクリューは、アクリルレジン部の中央に配置される（図4-32）。アクリルレジンパッドと口蓋側のワイヤーが、歯と口蓋粘膜の両方に圧力をかけていく。

ハース拡大装置は、上顎にスペース不足を有する狭窄した歯列弓の拡大、臼歯部交叉咬合の改善、上顎の叢生の軽減などに適応される。

ハイラックス拡大装置　ステンレススチールで作製した固定式急速拡大装置の一種である。

本装置は、一般的に第一大臼歯に装着したバンドと第一小臼歯まで伸ばされたリンガルバーから成る。装置の中央に設置されたスクリューは口蓋粘膜に直接接しておらず、ハースの拡大装置より衛生的である（図4-33）。

可撤式拡大装置

シュワルツ Schwarz の拡大装置は、上下顎において使用されてきた可撤式緩徐拡大装置のひとつである。

この装置の基礎となるのはジャックスクリューで、数種類の維持用クラスプとともにアクリルレジン部に埋め込まれている（図4-34）。スクリューは3～5日ごとに回され、再活性化される。

この装置は、混合歯列初期の歯列弓の拡大に特に有効である。患者が清掃の際に取り外しできるため、使用に際しては患者の協力度が求められる。

スペース閉鎖

スペースマネジメントには、歯列と咬合の正常な発育を阻害する異常なスペースの除去や閉鎖も含まれる。スペース閉鎖の目的は、咬合発育期に萌出を誘導し正常な歯の交換を促進することである。

異常なスペースは、先天性欠如や矮小歯、口腔習癖、大きな舌などの複数の病因によって生じうる。こうした問題は病因により治療法が異なる。関連の章で詳解する。

スペース閉鎖例として、上顎切歯部の交換が挙げられる。上顎の永久中切歯は通常、正中離開の状態で萌出し、側切歯や犬歯が萌出する間にこの離開は徐々に閉鎖する。萌出前の側切歯はわずかに中切歯の後方に位置し、正中離開の閉鎖後、側切歯はより唇側に萌出する。もしこの正常なパターンが阻害されて正中離開が残ったままの場合、側切歯が口蓋側に萌出し交叉咬合の状態を呈する可能性がある。早期発見と早期介入で正中離開を閉鎖させ、側切歯にスペースを与えて交叉咬合への進行を予防する。

他にも、患者が片側性あるいは両側性に側切歯の先天性欠如を有する場合、大きな正中離開をもたらすことがある。この状況は審美的に受け入れがたいだけでなく、犬歯埋伏の可能性が高くなる。したがって、正中離開の閉鎖と犬歯の萌出誘導が推奨される。

スペース閉鎖の適応症は下記のとおり。

- 余剰スペースが存在しているとき
- 歯数不足症へのマネジメントにおいて、治療計画で歯列弓周長の減少を目的とし、スペース閉鎖が最良の治療法として選択された場合（7章参照）
- 小帯付着異常に対する切除術後に正中離開が残っている場合
- 大きい正中離開など異常なスペースのために萌出が阻害され、隣在歯の位置異常を引き起こしている場合
- 混合歯列初期にときどきみられる重度のオーバージェットをともなう症例において、上顎切歯の破折予防のため歯間スペースを閉鎖する必要がある場合

スペーススーパービジョンと萌出誘導

切歯の叢生は、混合歯列期によくみられる問題である。アーチレングスディスクレパンシーと叢生の種類、そのマネジメントについては5章で詳解する。本項では中等度の叢生の治療について、スペーススーパービジョン（スペースの監視）の範囲内で論じる。

「スペーススーパービジョン」とは、重度の歯列弓周長の不足が存在しない場合において、スペースマネジメントと中等度の叢生の改善方法を指す用語である。この方法によって、中等度の切歯の叢生は臼歯部やリーウェイスペースへの移動で対応することができる。

ただ、スペースメインテナンスとスペースリゲイニン

4 歯列交換期のスペースマネジメント

グでは常に予後が良好であるのに対し、スペーススーパービジョンの予後は不良となることもある。

Moyers[9]が主張したように、スペーススーパービジョンは混合歯列期に臨床的な誘導を行えば、誘導をしない場合よりうまく問題に対処することができる。そのためには、適応症の選別と症例分析が必須となる。どの場合においても、この方法を適応するには、適切な症例の選択と徹底した症例の評価が必要である。もし誤診し、スペーススーパービジョンを実施後に永久歯抜歯が必要となれば、重度の叢生症例以上に治療が困難となる。

下記にスペーススーパービジョンの実施例を記す。

- 乳犬歯の連続的なスライジングを行うと、側切歯の自然な排列が可能になる
- 下顎第一乳臼歯近心面のエナメル質のストリッピングを行うと、下顎犬歯の萌出を促進し、側切歯への圧力を減少させる
- 乳臼歯に近遠心的な凸面のディスキングを行うと、隣在歯の正常な萌出を促進する
- LHAを装着することで歯列弓周長を維持しながら、第一乳臼歯と第二乳臼歯を抜歯し、前歯部の叢生を改善する

Gianelly[32]は、ほとんどの患者の混合歯列期において、リーウェイスペースが叢生の改善に十分なスペースを与えるとしている。また歯列弓周長を維持するため、第一小臼歯萌出後にリップバンパーの装着を推奨している。

BrennanとGianelly[33]は、混合歯列期に切歯の叢生を有する患者を対象にした研究で、患者107名のうち73名（68％）において歯列弓周長を維持したことで、叢生が改善されたことを示唆した。

症例

以下に閲覧するのは中等度の叢生症例であり、スペースリゲイニングやスペースクリエーションで対処している。前述したように、スペースクリエーションの適応症は中等度の叢生であり、わずかな前後的な拡大や側方拡大によってつくり出されるスペースの影響は、切歯の傾斜、側貌そして歯と基底骨の関係が正常範囲内であることである。こうした抑制矯正治療は、特に混合歯列期や成長期において推奨される。

Case 4-1

患者は13歳の女子。永久歯列初期におけるⅠ級不正咬合で、オーバージェットが0mm、ストレートタイプの側貌、良好な下顎歯列が見られた。主訴は上顎の叢生であった。上顎側切歯は交叉咬合（ロッキング）を呈し、上顎両側犬歯がスペース不足のため転位していた（**図4-35a〜d**）。

治療

非抜歯治療を計画し、側切歯の交叉咬合の改善（前後方向への移動）にともなうわずかな拡大により少量のスペースクリエーションが達成された。上顎のホーレー装置の緩徐拡大から治療を開始した。ホーレー装置の咬合面はレジンで被覆され、前歯部が離開し交叉咬合が改善された。続いて、側切歯の前方傾斜と犬歯の排列を行うために上顎に2×6装置を装着した。ホーレー装置使用後、犬歯を排列して治療が終了した。

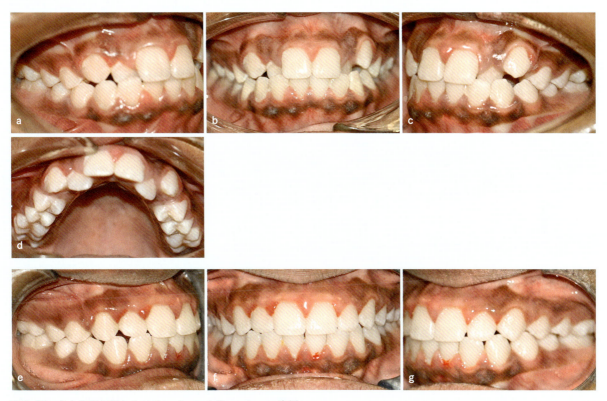

図4-35　永久歯列初期におけるスペースクリエーション症例。
a〜d：治療前の口腔内写真。上顎に叢生があり、両側側切歯の交叉咬合（ロックされた咬合）、上顎両側犬歯がスペース不足のため転位していた。
e〜g：治療後の口腔内写真。

4　歯列交換期のスペースマネジメント

Case 4-2

　患者は10歳の男子。混合歯列後期で、乳臼歯の早期喪失の結果としてⅠ級不正咬合と上顎右側と下顎両側にスペース不足を呈していた（図4-36a〜f）。

[治療]

　スペースを回復するために上下顎に2×4装置を装着、後に萌出した小臼歯にもブラケットを装着した。さらにオープンコイルを挿入し、傾斜した大臼歯をアップライトすることでスペースが再獲得された（図4-36g、h）。

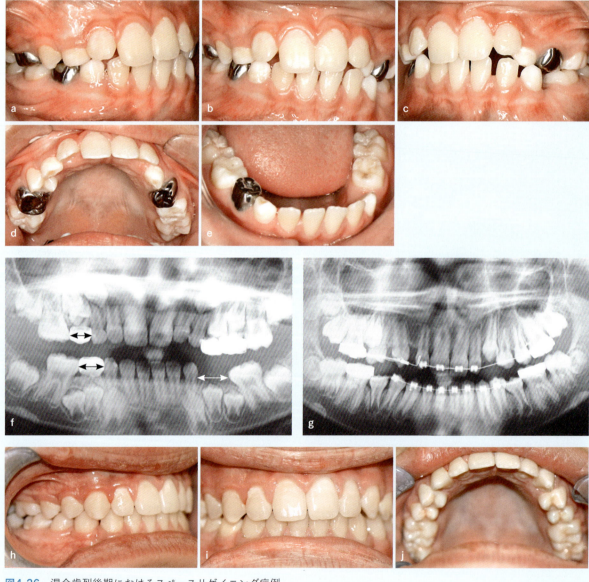

図4-36　混合歯列後期におけるスペースリゲイニング症例。
a〜e：治療前の口腔内写真。
f：治療前のパノラマエックス線写真。早期の乳臼歯喪失に起因するスペース不足によって、上顎右側小臼歯と下顎両側小臼歯（矢印）が影響を受けている。
g：治療中のパノラマエックス線写真。オープンコイルをワイヤーに挿入し、スペースを広げた。
h〜j：治療後の口腔内写真。

Case 4-3

患者は13歳の女子。Ⅰ級不正咬合であり、右側大臼歯関係がわずかにⅡ級傾向であった。乳犬歯の早期喪失のため、上顎の正中線が右側に偏位していた。上顎右側犬歯の萌出スペースがなく、上顎左側犬歯がわずかに歯列からはみ出していた。また下顎前歯部の叢生を呈していた（**図4-37a〜g**）。

治療

上顎右側部分の遠心移動と上下顎切歯部のわずかな前方傾斜を行うスペースクリエーション（前後方向への拡大）を必要とした（**図4-37h〜n**）。

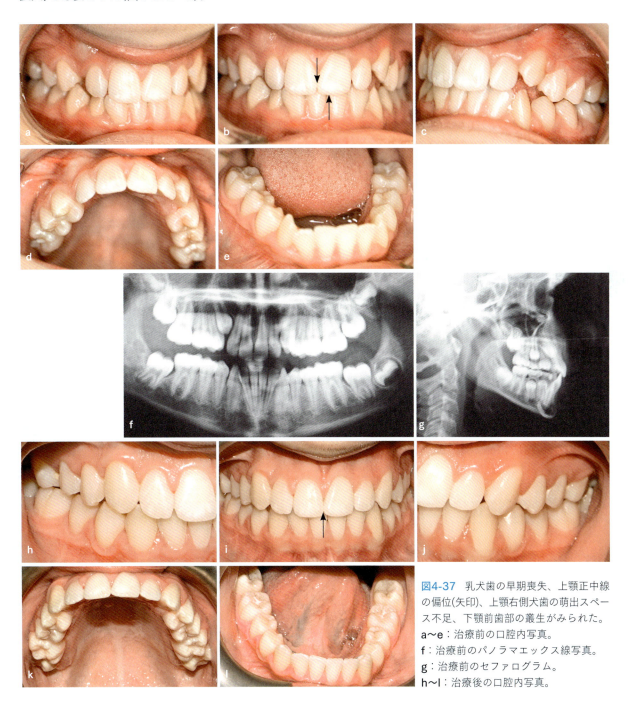

図4-37 乳犬歯の早期喪失、上顎正中線の偏位(矢印)、上顎右側犬歯の萌出スペース不足、下顎前歯部の叢生がみられた。
a〜e：治療前の口腔内写真。
f：治療前のパノラマエックス線写真。
g：治療前のセファログラム。
h〜l：治療後の口腔内写真。

4 歯列交換期のスペースマネジメント

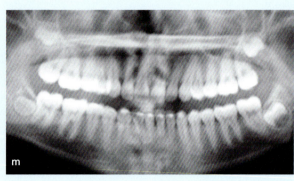
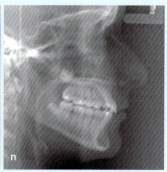

m：治療後のパノラマエックス線写真。
n：治療後のセファログラム。

Case 4-4

　患者は10歳の男子。広範囲のう蝕のために多数の乳歯抜歯の既往があったが、その後適切なスペースマネジメントを受けなかったため重度のスペース不足がみられた。大臼歯関係はⅡ級で、臼歯部交叉咬合、2mmの正中離開が見られ、オーバージェットとオーバーバイトは正常であった。上顎歯列正中線は左側に偏位し、上下顎歯列弓に12〜14mmのスペース不足が認められた（**図4-38a〜f**）。

治療
　骨格パターンや前後方向の基底骨の関係が正常であり、ストレートタイプの側貌であった。そのため、スペースクリエーションによる非抜歯治療を計画した。臼歯部交叉咬合を改善するための側方拡大や、Ⅱ級臼歯関係を改善するための上顎大臼歯の遠心移動、犬歯と小臼歯を萌出させるためにスペースを広げ、さらに萌出した永久歯のアップライトを行った（**図4-38g〜m**）。

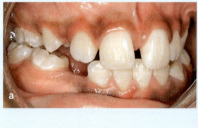
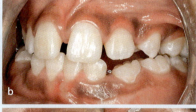
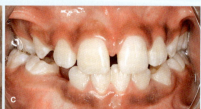
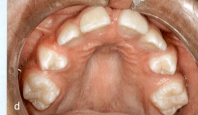
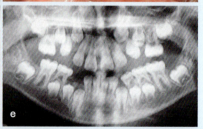
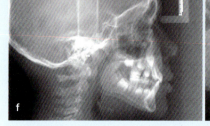
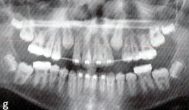

図4-38　スペースクリエーション症例。乳歯の早期喪失とスペースマネジメントの欠如により、重度のスペース不足がみられた。
a〜d：治療前の口腔内写真。
e：治療前のパノラマエックス線写真。
f：治療前のセファログラム。
g：治療中に撮影されたパノラマエックス線写真。

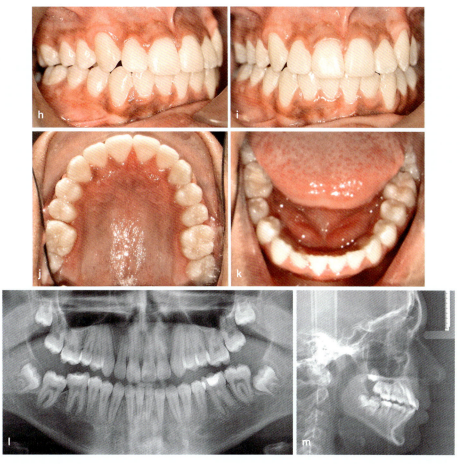

h〜k：治療後の口腔内写真。
l：治療後のパノラマエックス線写真。
m：治療後のセファログラム。歯列と歯性骨格性の関係を示している。

Case 4-5

　スペーススーパービジョンの1例である。患者は14歳の女子。4本の低位乳臼歯が、小臼歯の萌出と歯槽骨の垂直方向の成長と咬合の発育を阻害していた（**図4-39a〜e**）。**図4-39f〜j**は低位乳歯の抜歯後の咬合状態と臼歯部固定のために、上顎にNanceのホールディングアーチ、下顎にホールディングアーチを装着した萌出誘導の過程を示す。他の治療やマルチブラケット装置は使用していない。

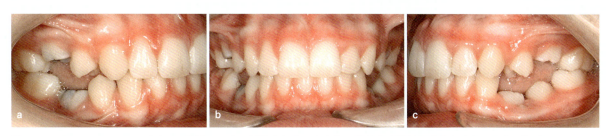

図4-39　スペーススーパービジョン症例。4本の低位乳臼歯が小臼歯の萌出と歯槽骨の成長と咬合の発育を妨げていた。
a〜c：治療前の口腔内写真。

4 歯列交換期のスペースマネジメント

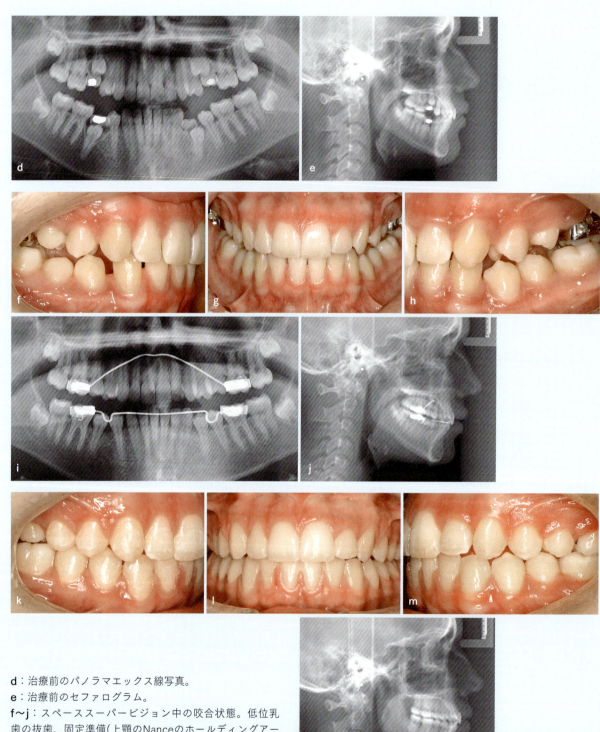

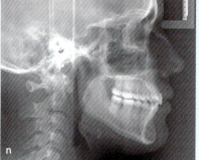

d：治療前のパノラマエックス線写真。
e：治療前のセファログラム。
f〜j：スペーススーパービジョン中の咬合状態。低位乳歯の抜歯、固定準備（上顎のNanceのホールディングアーチと下顎のホールディングアーチ）、萌出誘導を行った。
k〜m：治療後の口腔内写真。
n：治療後のセファログラム。

Case 4-6

患者は10歳の女子。Ⅰ級不正咬合（左側の大臼歯関係はⅡ級）であり、スペース喪失に起因する上下顎の重度の叢生であった。下顎両側犬歯が歯列からはみ出し、上顎歯列正中線は左側に偏位し、さらに上顎左側犬歯のスペースがなく、顕著な犬歯の膨隆がみられた（**図4-40a〜f**）。

治療

患者の年齢と骨格パターン、叢生の原因（下顎両側乳犬歯と上顎左側犬歯の早期喪失）を鑑み、スペースリゲイニングとわずかなスペースクリエーションによる非抜歯治療を立案した。リーウェイスペース保持のために下顎にホールディングアーチが装着された。上下顎前歯部と上顎大臼歯部にブラケットを装着し、コイルスプリングを用いた上顎左側大臼歯の遠心移動と若干の切歯の唇側傾斜により、正中線の偏位が改善され、上顎犬歯の空隙が確保された。

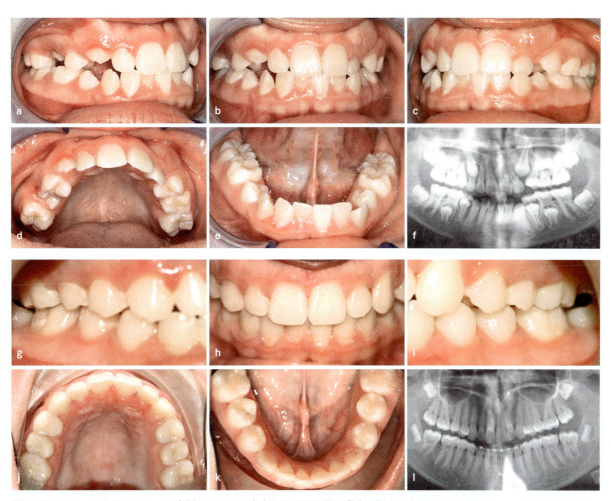

図4-40　スペースクリエーション症例。スペース喪失による上下顎の叢生が認められた。
a〜e：治療前の口腔内写真。　f：治療前のパノラマエックス線写真。
g〜k：治療後の口腔内写真。　l：治療後のパノラマエックス線写真。

まとめ

- それぞれの歯は、歯列弓に沿って存在する基底骨上の歯槽窩に支持されており、隣在歯、対合歯、近遠心や頬舌側方向から持続的な力を受け、均衡を保っている。
- 歯の喪失などでこの力の均衡が崩れると、隣在歯や対合歯の不良な歯の移動を招き、不正咬合を発症させる。そのため、歯の喪失によるスペースは必ず何らかのスペースマネジメントによってコントロールすべきである。
- スペースマネジメントは、患者の咬合や歯の喪失からの経過時間、年齢などの要因によって異なる。
- 適切なスペースマネジメントには歯の喪失の病因と形態学、歯の移動の種類、後継永久歯への乳臼歯抜歯の影響、スペース喪失の発生と現象、歯の萌出予測、歯の近遠心的移動に影響する要因の十分な知識が必要である。
- これらの要因に合わせたスペースマネジメント（スペースメインテナンス、スペースリゲイニング、スペースクリエーション、スペース閉鎖、スペーススーパービジョン）を施行する。
- スペースメインテナンスは、スペース喪失と異常な歯のドリフトを防ぐ予防型マネジメントである。
- スペースリゲイニングは、喪失したスペースを回復（再獲得）するための抑制矯正治療である。
- スペースクリエーションは、中等度のスペース不足のある患者に対し若干のスペースをつくり出す矯正歯科治療である。スペースリゲイニングよりも複雑で、生体力学上の原則とより慎重な歯の移動が求められる。
- スペース閉鎖は、萌出誘導するための抑制矯正治療である（側切歯の正常な萌出を誘導するために行う異常な正中離開の閉鎖など）。
- スペーススーパービジョンも抑制矯正治療のひとつであり、リーウェイスペースをコントロールして中等度の叢生を改善し、咬合の発育を管理する。

参考文献

1. Fanning EA. A longitudinal study of tooth formation and root resorption. N Z Dent J 1961;57:202-217.
2. Posen AL. The effect of premature loss of deciduous molars on premolar eruption. Angle Orthod 1965;35:249-252.
3. Owen DG. The incidence and nature of space closure following the premature extraction of deciduous teeth: A literature survey. Am J Orthod 1971;59:37-49.
4. Lundström A. The significance of early loss of deciduous teeth in the etiology of malocclusion. Am J Orthod 1955;41:819-826.
5. Linder-Aronson S. The effect of premature loss of deciduous teeth: A biometric study in 14- and 15-years-olds. Acta Odontol Scand 1960;18:101-122.
6. Seipel CM. Prevention of malocclusion. Trans Eur Orthod Soc 1947/1948:203-211.
7. Johnsen DC. Space observation following loss of the mandibular first primary molars in mixed dentition. J Dent Child 1980;47:24-27.
8. Dean JA, Avery DR, McDonald RE. McDonald and Avery's Dentistry for the Child and Adolescent, ed 9. St Louis: Mosby, 2010.
9. Moyers RE. Handbook of Orthodontics, ed 4. Chicago: Year Book Medical, 1988.
10. Northway WM, Wainright RL, Demirjian A. Effect of premature loss of deciduous molars. Angle Orthod 1984;54:295-329.
11. Grøn AM. Prediction of tooth emergence. J Dent Res 1962;41:573-585.
12. Hägg U, Taranger J. Dental development, dental age and tooth counts. Angle Orthod 1985;55:93-107.
13. Demirjian A. Cranio-maxillofacial and somatic growth and oral health in French Canadian children [in French]. J Can Dent Assoc (Tor) 1968;34:79-78.
14. Smith SL, Buschang PH. Growth in root length of the mandibular canine and premolars in a mixed-longitudinal orthodontic sample. Am J Hum Biol 2009;21:623-634.
15. O'Higgins M, Lee RT. How much space is created from expansion or premolar extraction? J Orthod 2000;27:11-13.
16. Nance H. Limitations of orthodontic treatment in the permanent dentition. 2. Diagnosis and treatment in the permanent dentition. Am J Orthod 1947;33:253-301.
17. Tanaka MM, Johnston LE. The prediction of the size of unerupted canines and premolars in a contemporary orthodontic population. J Am Dent Assoc 1974;88:798-801.
18. Staley RN, Kerber PE. A revision of the Hixon and Oldfather mixed-dentition prediction method. Am J Orthod 1980;78:296-302.
19. Merrifield LL. Differential diagnosis. Semin Orthod 1996;2:241-253.
20. Bolton WA. The clinical application of a tooth-size analysis. Am J Orthod 1962;48:504-529.
21. Björk A, Skieller V. Normal and abnormal growth of the mandible: A synthesis of longitudinal cephalometric implant studies over a period of 25 years. Eur J Orthod 1983;5:1-46.
22. Andrews LF. The six keys to normal occlusion. Am J Orthod 1972;9:296-309.
23. Moorrees CF, Chadha JM. Available space for the incisors during dental development — A growth study based on physiologic age. Angle Orthod 1965;36:12-22.
24. Ricketts RM. Early treatment. 1. J Clin Orthod 1979;13:23-38.
25. Ricketts RM. Early treatment. 2. J Clin Orthod 1979;13:115-127.
26. Ricketts RM. Early treatment. 3. J Clin Orthod 1979;13:181-199.
27. McInaney JB, Adams RM, Freeman M. A nonextraction approach to crowded dentitions in young children: Early recognition and treatment. J Am Dent Assoc 1980;101:251-257.
28. Lutz HD, Poulton D. Stability of dental arch expansion in the deciduous dentition. Angle Orthod 1985;55:299-315.
29. Sayin MO, Türkkahraman H. Factors contributing to mandibular anterior crowding in the early mixed dentition. Angle Orthod 2004;74:754-758.
30. Radnzic D. Dental crowding and its relationship to mesio-distal crown diameters and arch dimensions. Am J Orthod Dentofacial Orthop 1988;94:50-56.
31. Haas JA. The treatment of maxillary deficiency by opening the midpalatal suture. Angle Orthod 1965;35:200-217.
32. Gianelly AA. Leeway space and the resolution of crowding in the mixed dentition. Semin Orthod 1995;1:188-194.
33. Brennan MM, Gianelly AA. The use of the lingual arch in the mixed dentition to resolve incisor crowding. Am J Orthod Dentofacial Orthop 2000;117:81-85.

5 切歯部叢生のマネジメント

　切歯部の叢生は、混合歯列前期・中期の子どもに高頻度で遭遇する不正咬合である。患者・親ともに関心が高く、親が矯正歯科治療について考え模索する最大の理由になっている。

　乳切歯と後継永久切歯の歯冠幅径に差があることから、叢生は早期の混合歯列期に頻繁に見られる。なかには一時的で介入の必要がないもの、咬合誘導やスペーススーパービジョンで改善できるもの、重度な叢生へと移行するため時期を選んで抜歯すべきものがある。

　スペースの獲得は、顎の成長、乳歯や後継永久歯の歯冠幅径によって可能になる。乳前歯間に歯間空隙や発育空隙がない場合や軽度の叢生がある場合は、永久切歯部に重度の叢生が生じる。Baume[1]は、乳歯列期に歯の排列スペースがない子ども(Baumeの分類Ⅰ)の40％が、永久切歯部で叢生へと移行すると報告している。

　最初に生じる下顎切歯部の叢生は、永久4切歯の歯冠幅径の総和と、歯を排列可能な基底骨前方部のスペースとのディスクレパンシーとされている。しかし早期介入や早期治療を始める前に、下顎骨の成長方向や乳臼歯の早期喪失、切歯や臼歯の傾斜、口腔周囲筋のバランスなどを考慮する必要がある。

　叢生の程度や病因、状態や要因の違いによって、治療法もさまざまである。ただよく生じる問題であることから、患者と親の強い関心事になることが多く、臨床医は疑問に的確に答える必要がある。患者と親には「特に問題ではありません」「永久歯が全部生えるまで待ちましょう」と言うより、「何かの前兆かもしれないので今調べてみましょう」と伝えるのが最も賢明な返答である。

　以下の術者への質問は、どのように切歯部叢生を鑑別し、ケースに応じた適切な治療ができるかを問うものである。本章ではそれに答えて、さまざまな切歯部叢生ケースについて述べる。

- 叢生は予測可能か？
- 叢生をどのように分類し、鑑別するのか？
- 治療方法は？
- 叢生の原因とは？
- どんな介入方法で叢生を予防できるのか？

予測

　永久切歯の叢生を早期に予測するため、乳歯列期から混合歯列期、永久歯列期にわたる多くの縦断的な研究がなされ、叢生と顎顔面構造体の関係についてさまざまな論争が続いている。Baume[1]は、乳歯列期に歯の排列スペースが不足する子ども（Baumeの分類Ⅱ）の40％が、永久切歯部でも叢生になる可能性をもつと報告している。
　Hunter[2]は叢生と歯の排列スペース分析から、混合歯列期における歯列弓周長は、すべて同じではなく叢生の程度によって減少するため、叢生の可能性より未萌出歯のサイズのほうが正確に予測できるとした。また叢生が出現するか、歯を排列させるスペースが獲得できて叢生を回避可能かについての予測は、口唇の状態、大臼歯・犬歯関係、切歯の被蓋を見てから判断すべきとしている。
　SampsonとRichards[3]は、未萌出歯の位置や歯列弓の計測で叢生の予測が可能かを検証した。被験者はう蝕や喪失歯のないⅠ級関係の咬合を有しており、叢生の程度、エックス線写真での歯の位置、歯列弓を計測した。また混合歯列期から永久歯列期の、切歯から犬歯部における叢生の増減によってサンプルを二群に分けた。その結果、stage 1（中切歯と第一大臼歯萌出の混合歯列前期）からstage 2（第二大臼歯萌出完了期）までの歯列弓の形態と歯冠幅径は、切歯や犬歯の不調和の予測に重要な要素となるが、エックス線写真や歯列弓の計測値は、叢生の変化を予想する重要な要素にならないことがわかった。
　Howe[4]らは、歯冠幅径と顎骨のサイズが叢生にどれほど影響するかを調べた。叢生を多く認める50組の歯列模型と、叢生がほぼない、あるいはまったくない54組の歯列模型の2群を比較したところ、歯列弓の大きさに有意差が認められ、叢生がない群よりもある群が有意に歯列弓が小さかった。このことから、歯の数を減らす治療よりも、歯列弓を拡大するべきであると提唱した。
　Bishara[5]らは、乳歯列期（平均年齢4歳）から第二大臼歯萌出期（平均年齢13.3歳）までの上下顎におけるアーチレングスディスクレパンシーの変化を調べ、乳歯列期にアーチレングスディスクレパンシーが予測可能か調査した。調査では男子35人女子27人について、乳歯列期と永久歯列期の歯冠幅径、歯列弓幅径、歯列弓長径を計測した。

　その結果、アーチレングスディスクレパンシーは別の要因が絡むため、予測のためにはその要因を論議すべきだと結論した。不正咬合や治療の有無にかかわらず、要因はほとんどの人に存在する。回帰分析によると、ディスクレパンシーの変化は、歯列弓幅径や長径の変化だけでなく歯冠幅径の影響を受ける。乳歯列期のアーチレングスディスクレパンシーと永久歯列期のアーチレングスディスクレパンシーの相互関係はわずかであり、乳歯列期の計測項目からは永久歯列期のアーチレングスディスクレパンシーを正確に予想できないとした[5]。
　SinclairとLittle[6]もまた、下顎骨の計測項目と切歯部叢生に臨床的な有意差はないとした。
　Melo[7]らは、今後混合歯列期で下顎切歯部に叢生が出現する可能性がある乳歯列期の指標とすべき特徴を調査した。そのため、被験者23人の歯列模型とセファログラムを用いて、乳歯列期に歯性骨格性の形態上の特徴を調査した。また同じ目的で、9歳時における叢生の程度を評価したところ、12人が正常で、11人に叢生が認められた。叢生が認められた群の切歯のサイズは、正常群より有意に大きかった。上顎と下顎の歯列弓長径と後頭蓋底にも有意差が認められたと報告している。

一般的な原因

　Björk[8]は、インプラントを埋入した小児に関する研究で、下顎骨の成長方向と回転が変化すると、咬合や切歯の位置、叢生の程度も変わることを明らかにした。同研究では、顎骨の内部回転も切歯の前後的位置や歯列弓長径を大きく変化させることを示した。また顎骨成長の回転パターンが萌出状況に大きな影響を与え、下顎骨が後下方に回転すると前顔面高が過大になって開咬傾向を来たし、下顎切歯が下顎骨に対し前方位となる。過度に反時計方向へ回転すると前顔面高が短くなり、上下顎に対して切歯が舌側傾斜し、叢生が重度になるとも報告した。
　LeightonとHunter[9]らも、混合歯列期や永久歯列期で叢生がある患者においてはSN平面に対して下顎下縁平面や咬合平面角が有意に開大し、下顎骨は劣成長で下方に成長し、下顎切歯は直立あるいは舌側傾斜するため、叢生が生じると報告した。

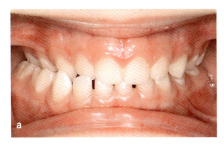
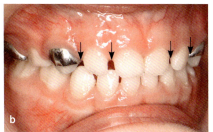

図5-1
a、b：急速拡大により臼歯部交叉咬合が改善され、矢印で示すとおり、歯の排列スペースが確保された。

　SayinとTürkkahraman[10]は、下顎前方部の叢生に影響する要因を検討した。混合歯列前期の歯列模型60組を、叢生の程度により二群に分けて計測した。下顎骨は乳犬歯間幅径や乳臼歯間幅径、臼歯間幅径、切歯のアベイラブルスペース、歯列弓周長の数値が、叢生群より叢生を認めない群において有意に大きく、叢生と歯列弓長径との間に有意差は認められなかった。

　TürkkahramanとSayin[11]は、混合歯列前期における歯列模型60組とセファログラムを分析し、顎顔面形態と下顎の叢生の関係を検討した。その結果、叢生群ではL1-NBが小さく、上顎骨や下顎骨の骨体が小さかった。またinterincisal angleやオーバージェット、オーバーバイト、Wits appraisalが小さかった。さらに下顎切歯部の叢生は、アーチレングスディスクレパンシーだけでなく、顎顔面形態の影響も受けていると述べた。

発見と予防

　切歯部の叢生を発見・予防するには、乳歯列期に認められる徴候や判定基準を知る必要がある。多くの長期にわたる研究が行われているにもかかわらず、この問題に関する論争が続いている。また臨床医は、叢生の予防がされないままの子どもや、早期介入を真剣に考える親によく遭遇する。混合歯列期における切歯部の叢生は、その程度や要因によって治療法が異なり、治療計画を立てる際はそのあらゆる要因を考慮しなければならない。

　乳歯列期に永久歯列期に起こる切歯部の叢生を予知する正確な評価基準はなく、あったとしても予防は切歯萌出以降に可能となる。ただ筆者の臨床経験では、乳歯列期や、永久切歯の萌出前でも早期介入の余地があり、スペースを確保できる場合がある。たとえば、乳歯列期または混合歯列前期での急速拡大によって臼歯部の交叉咬合を改善し、切歯や犬歯萌出のためのスペース確保と、切歯の正常な萌出を導くことができる（図5-1、12章「臼歯部交叉咬合」参照）。

　さらに、臨床所見で下顎犬歯と第一小臼歯の間に萌出順序の異常が見られると下顎切歯部にも叢生をきたすことがあり、この場合も早期発見・介入によって切歯部の叢生を軽減・改善できることを示している。その他、下顎切歯の叢生の予防と早期介入の例として、下顎切歯を舌側傾斜させる拇指吸引癖や、下顎切歯の叢生を招く不良な下唇圧のコントロールが挙げられる。

　また、パノラマエックス線写真で患者の乳歯列期、混合歯列期、永久歯列期を継続的にモニタリングすることが、切歯部の叢生予防や早期介入への第一歩である。

分類と特徴

　下顎切歯の叢生とは、永久4切歯の近遠心幅径の総和と、両側犬歯近心間の歯列弓周長とのディスクレパンシーのことである。

　さまざまな形態や病因から生じる可能性があり、適切な治療計画のためには、まず叢生の種類を特定すること、すなわち混合歯列前期にアーチレングスディスクレパンシーの量を把握することである（4章参照）。

　だが、アーチレングスディスクレパンシーだけが叢生の原因となるのではなく、下顎骨の成長方向、乳臼歯の早期喪失、口腔周囲筋の状態や切歯や臼歯の傾斜なども関連しうる。そのため、適切な治療計画立案の第二のステップは、混合歯列前期にあらゆる診断ツールを用いて下顎の叢生に関する歯・顔面的要因を探ることである。

　これらの要素を慎重に考慮し、本書では切歯部の叢生

5 切歯部叢生のマネジメント

を便宜的に次の3つに分類する。
1. 軽度の叢生：3mmまでのスペース不足
2. 中等度の叢生：3〜5mmまでのスペース不足
3. 重度の叢生：6mm以上のスペース不足

しかしこのミリメートル単位の分類のみが治療方針決定の基準ではなく、他の要因も評価し治療方針を立てるべきである。この分類は、叢生の程度を区別し整理するという実務的なステップをまず踏むことを目的とする。

一般的に、前歯部の叢生は先天性と後天性に分けられる。詳細は本章にて後述する。

治療

切歯部の叢生は、アーチレングスディスクレパンシーのみで評価するものでなく、その他の局所的、全般的な要因を考慮すべきだが、実際臨床では叢生の程度（軽度、中等度、重度）によって治療方針を決定する。

軽度の叢生

乳切歯と永久切歯では歯冠幅径に差があるため（切歯のライアビリティ）、混合歯列前期に生じる3mm未満の叢生は一時的なものとされる。こうした軽度の叢生は歯列交換期に自然消失するため早期介入は必要ない。

正常咬合の小児を対象とした研究でも、3mm未満の軽度の叢生であれば歯列交換期における過渡的な変化が叢生を自然治癒に導くと報告している。2章で述べたように、歯冠空隙や切歯の唇側傾斜、あるいは犬歯間幅径の増大といった生理的なメカニクスが存在するため、軽度の叢生は歯列交換期に自然治癒する。

MoorreesとReed[12]が3歳から16〜18歳に至るまでの患者の歯列模型184組を調べたところ、男子は平均1.6mm、女子は1.8mmの下顎の叢生が、8歳時に0mmまで改善した。MoorreesとReed[12]は、側切歯が正常に萌出するこの回復現象を「二次空隙」によるものとした。側切歯が萌出時に乳犬歯を側方に押し、同時に上顎乳犬歯も咬合力によって側方に動くため、上顎側切歯が萌出する間隙ができる。下顎乳犬歯の抜去は二次空隙の出現を阻害し、犬歯間幅径の増大を妨げることになる。この回復現象を妨げると、非抜歯治療が抜歯治療になり得る。したがって、側切歯が完全萌出してからでは切歯部の歯間空隙の増大は期待できない。さらに歯の成長段階、すなわち歯の形成や萌出時期が個成長を示し、診断や治療計画の重大な決定事項になると報告している。

軽度の叢生であれば、以下の条件下において自然治癒することを知っておくことも重要である。

- 正常な顎骨の成長と発育
- 正常な歯間空隙、特に霊長空隙
- 上下顎切歯の標準的な唇側傾斜
- 犬歯間幅径の正常な増加

逆に以下の条件下においては、軽度の叢生は自然治癒せず、治療方針を変更することになる。

- 乳歯の早期喪失
- 歯数、歯の大きさや形態の問題
- 口腔習癖
- 口唇の機能不全による、軟組織の問題
- 遺伝性あるいは先天性による障害

したがって軽度の叢生は、隣接う蝕、外傷による歯の喪失、口腔習癖などの要因があれば、歯列交換期を慎重にモニタリングし歯列弓の形態を維持する必要がある。

中等度の叢生

中等度の叢生とは、歯列交換期に3〜5mmのスペース不足が存在することである。変化しやすい咬合の状況によって治療法や開始時期は異なるが、下顎切歯の萌出期（6歳ごろ）から混合歯列後期（11〜12歳ごろ）までに開始する。

永久切歯の歯胚は乳切歯の舌側に位置するため、特に下顎では舌側に萌出しやすい。そのためこの時期のモニタリングが重要になる。乳切歯の脱落が遅れると、永久切歯が舌側から萌出しても乳切歯には動揺がなく脱落しない問題も起こる。その場合すぐエックス線写真診査を行い、晩期残存の乳歯を抜歯する必要がある（図5-2）。

乳犬歯がすでに抜けているか、抜歯後そのまま放置したため、スペースが失われている場合、リップバンパーのようなスペースリゲイナーでそのスペースを回復する

中等度の叢生

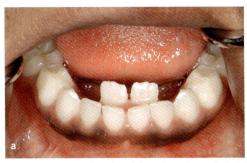
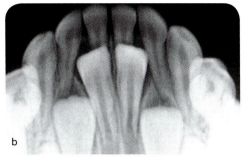
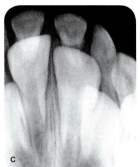

図5-2　a〜c：乳中切歯の歯根吸収が遅れ、永久中切歯が舌側から萌出した。

必要がある。その後、リンガルアーチか固定式装置を使用するとよい（詳細は4章「スペースリゲイナー」参照）

一方で、診査の結果歯列弓や基底骨にすべての切歯や犬歯、小臼歯を収納できるスペースがあり、乳歯の早期喪失やう蝕がない場合、側方歯群に対し慎重なスペースマネジメントを行えば、切歯部叢生は解消できる。つまり中等度の叢生症例で歯の排列スペースを診査した結果、「ちょうどぎりぎりのスペース」であれば抜歯治療とのボーダーラインである。そのため、歯列交換期にリーウェイスペースが失われないよう慎重に管理すべきである。Moyers[13]は、この混合歯列期においてスペーススーパービジョンが必要な症例ではガイドラインに沿った治療を推奨している。

中等度の叢生のスペーススーパービジョンでは、以下の戦術を採る。

1. 乳歯の連続的なストリッピング
2. リーウェイスペースの保存
3. スペースクリエーション
4. 上記方法の2つ以上の併用

乳歯の連続的なストリッピング

乳切歯や乳犬歯、あるいは乳臼歯の連続的なストリッピングは、器械的療法なしで切歯が自然に排列し、犬歯や臼歯の遠心方向への萌出が可能になる。スライシングする量が少なければ患者の不快感はないが、多いと術前の局所麻酔や術後のフッ素塗布処置など知覚過敏を緩和する処置が必要になる。連続的なストリッピングでは、最大4 mmのスペースが確保できる。実施にはメタルのストリップスかよくしなるダイヤモンドディスクを用いる。

下顎側切歯の萌出時にもスペーススーパービジョンと乳歯のストリッピングが適応されるが、側切歯の幅径が

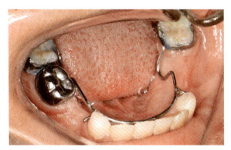

図5-3　スパー付きのホールディングアーチ。

大きいため中切歯の叢生改善よりも困難になる。乳犬歯近心をスライシングすれば問題は解決に向かうが、ディスクレパンシーが大きい症例では乳犬歯の抜歯が必要な場合もある。また、スパー付きのホールディングアーチで下顎切歯の舌側移動を防ぐこともある（図5-3）。

乳犬歯をストリッピング、あるいは抜歯する場合は、通常の二次空隙の発生プロセスを考慮する必要がある。二次空隙発生を阻害しないよう、ストリッピングや抜歯のタイミングを見計らなければならない。

たとえば第一乳臼歯近心をスライシングし、犬歯を遠心に萌出誘導することで叢生を改善していくストリッピングの例がある。同じく第二乳臼歯の近心をスライシングし、第一小臼歯の萌出誘導を行うこともできる。この方法なら、矯正装置を用いなくてもリーウェイスペースで切歯部叢生のディスクレパンシーの相殺が可能である。

また、下顎第一大臼歯より上顎第一大臼歯が早く萌出した場合に適応される、下顎第二乳臼歯の遠心をストリッピングする例もある。この方法で下顎大臼歯の近心への萌出が速まり、大臼歯Ⅰ級関係が達成できる。

リーウェイスペースの保存

リーウェイスペースの保存、あるいは中等度の切歯部

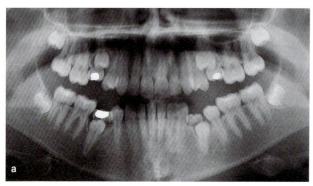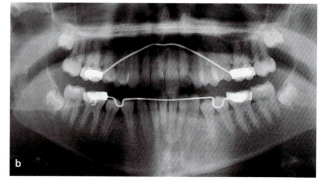

図5-4　a、b：リーウェイスペースの保存による正常な小臼歯の萌出誘導。

叢生の萌出誘導もスペーススーパービジョンのひとつである。これも十分な歯・顔面複合体や筋肉の評価、スペース分析を通じて中等度の叢生と確定できてから行う。

Gianelly[14]は、切歯部叢生の改善には混合歯列後期の第一小臼歯萌出後が最適な時期だとし、Moyers[13]やGianelly[15]は混合歯列前期における中等度の叢生の大多数を解決できるとして、この戦術を推奨している。

筆者は、第一・第二乳臼歯の脱落前にリーウェイスペースの保存を推奨する。第一大臼歯にホールディングアーチを装着すれば、リーウェイスペースに向かって第一大臼歯が移動しない。この戦術で2〜4mmのスペースが温存される。

下顎に適合するホールディングアーチを装着して臼歯の近心移動を防止したのちに第一乳臼歯を抜去すれば、第一小臼歯がより遠心に萌出するとともに、犬歯も遠心移動し、切歯部叢生の自発的な改善を導くことができる。

またリーウェイスペースの保存と小臼歯の萌出誘導が適応とされるのは、乳臼歯がアンキローシスを呈し、隣在する小臼歯が傾斜萌出しているケースである。

リーウェイスペースの保存と小臼歯の近心への移動防止のためには、下顎はホールディングアーチ、上顎はトランスパラタールアーチが最善の装置である（図5-4）。

スペースクリエーション

混合歯列期における中等度の叢生に対する、もうひとつの改善策がスペースクリエーションである。乳歯の早期喪失で失われたスペースを回復するスペースリゲイニング（スペースの再獲得）とは違い、必要なスペースを作り出す手段である。スペースクリエーションは複雑さが増す治療であり、治療計画立案時はより慎重な診査と分析が必要となる。スペースクリエーションでは、下記の方法を採る。

- 側方拡大
- 矢状方向の拡大（歯列弓長径を増す）
- 連続的なストリッピング
- 上記3つの併用

スペースクリエーションの詳細は4章を参考されたい。

併用療法

患者と親を悩ませるのが、歯列交換期の切歯部叢生である。早期治療となれば非抜歯治療が多くなるが、永久歯列期まで開始時期が遅れると、便宜抜歯が必要になる。

多くの場合、乳歯の早期喪失や外傷、過剰歯、先天性欠如歯、Boltonディスクレパンシー、口腔習癖、筋肉の機能障害、過蓋咬合や交叉咬合などの複数の病因が組みあわさって歯列交換期に切歯部叢生へと発展する。そのため臨床医には慎重な診査診断が求められる。

BjörkやSkieller[16]は、下顎骨の成長パターンや回転が切歯の位置や叢生に影響を与えるとしている。下顎骨が後下方に回転すると前顔面高が過大になり、切歯部が開咬傾向になって下顎骨に対し切歯が前突する。逆に反時計回りの回転が過度になると顔面高が短くなり、切歯が上顎骨や下顎骨に対し舌側に位置することで切歯部の叢生が増す。こうした複合的な病因から生じる叢生は、スペーススーパービジョンやスペースクリエーションだけでは手に負えない。しかし、早期発見と適切な介入で原因を排除あるいは予防できれば安定した咬合が達成できる。以下に早期に管理できた同様の叢生症例を示す。

Case 5-1

　患者は10歳8ヵ月の男子。Ⅰ級不正咬合で、ロッキングされた前歯部交叉咬合（下顎の偏位は認められない）、上顎切歯の叢生と転位、正中離開を認めた（**図5-5a〜e**）。

　切歯を打撲してから約1年後に撮影されたパノラマエックス線写真では、外傷の影響が永久切歯まで及んでいた（左側乳中切歯と乳側切歯の歯根の吸収遅延、右側乳中切歯と乳側切歯の歯根の吸収遅延）。それにより、右側中切歯と右側側切歯の萌出遅延、交叉咬合、下顎の叢生を呈した（**図5-5g〜j**）。

治療

　上顎に装着した2×4装置の下顎臼歯部咬合面にレジンを盛って咬合挙上し、切歯部を離開させた。Ni-Tiワイヤーでレベリングし、続いてステンレススチールワイヤーにオープンループを屈曲させ、交叉咬合を改善した。次に下顎切歯部の叢生を改善した。**図5-5k、l**は治療途中の所見で、**図5-5m**では上顎犬歯の歯軸傾斜に変化を認めた。後に患者は上下顎に2×6装置を装着しただけで治療が終了した。**図5-5n〜r**は治療後の経過である。

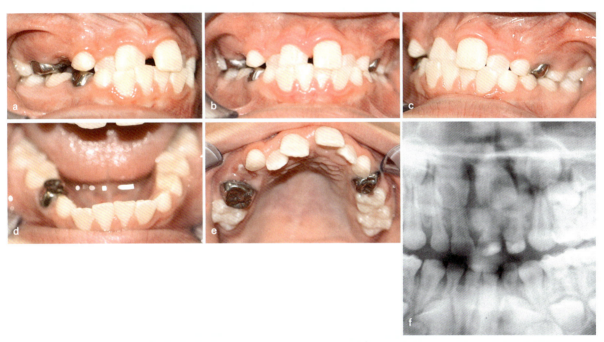

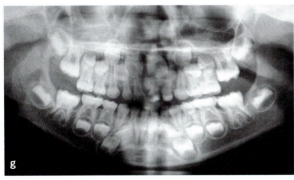
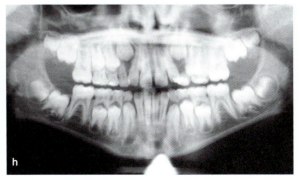

図5-5　大臼歯関係はⅠ級だが、ロッキングされた前歯部交叉咬合と下顎前歯の叢生や転位、正中離開が認められた。
a〜e：治療前の口腔内写真。
f：外傷から1年後に撮影したパノラマエックス線写真では、上顎右側切歯の転位が認められる。
g、h：治療前のパノラマエックス線写真。

5 切歯部叢生のマネジメント

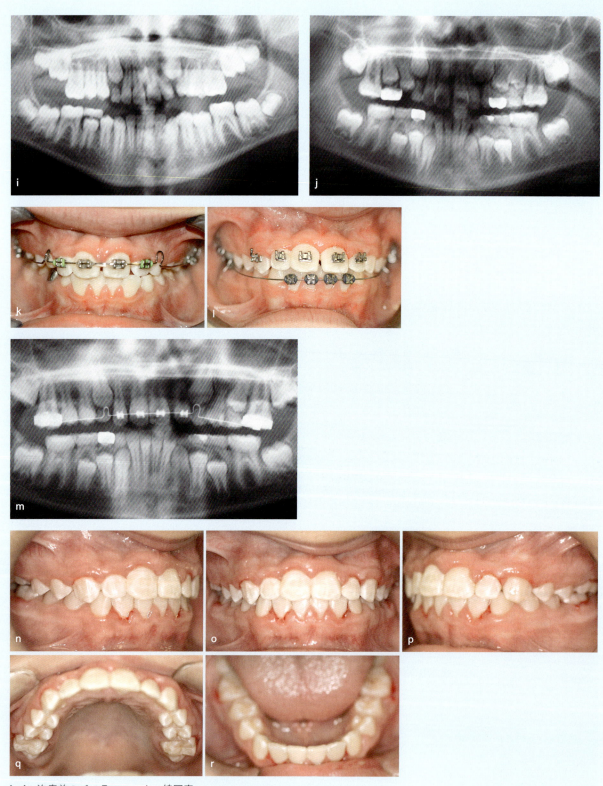

i、j：治療前のパノラマエックス線写真。
k、l：治療中の口腔内写真。
m：治療中のパノラマエックス線写真。犬歯の傾斜に変化が認められる。
n〜r：治療後の口腔内写真。

Case 5-2

患者は10歳の女子。前歯部がロッキングしており、下顎切歯部の叢生が重度である（図5-6a～f）。

[治療]

非抜歯治療が計画された。下顎に2×6装置を装着し、下顎大臼歯咬合面にレジンを盛って切歯部を離開させた。交叉咬合を改善して上顎切歯をすべて前方傾斜させ、下顎に2×3装置を装着し、右側側切歯のスペースクリエーションを行った。最終段階として、転位が重篤だった側切歯を歯列弓内に収めて排列し、治療終了とした（図5-6g～l）。

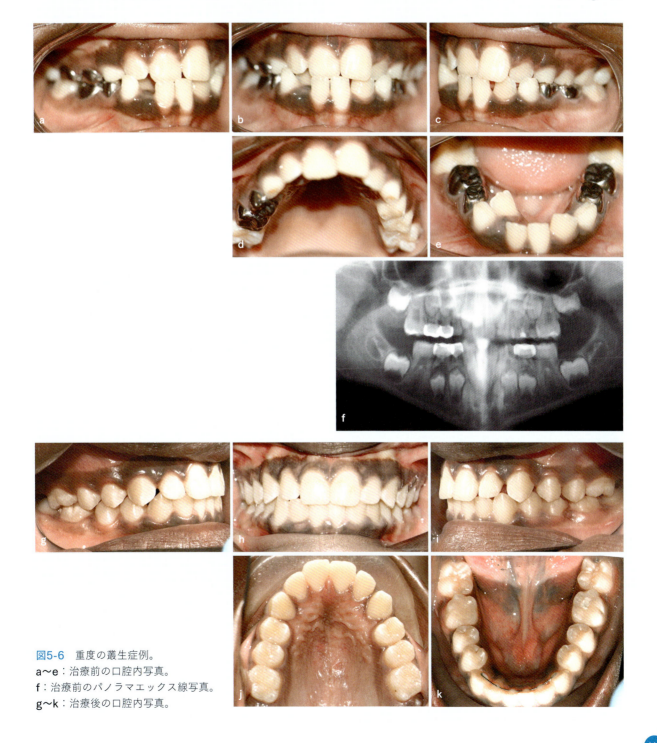

図5-6 重度の叢生症例。
a～e：治療前の口腔内写真。
f：治療前のパノラマエックス線写真。
g～k：治療後の口腔内写真。

5 切歯部叢生のマネジメント

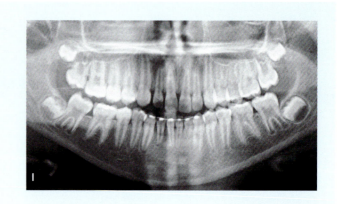

l：治療後のパノラマエックス線写真。

Case 5-3

　患者は10歳の男子。大臼歯関係はⅠ級で過蓋咬合、また上下顎切歯の舌側傾斜を呈した。下顎は乳歯の早期喪失があって重度の叢生であり、右側側切歯は完全に舌側に入り込んでいる。また過蓋咬合のため切歯部歯列が狭窄しており、上顎切歯の中には舌側に後退している歯もある。

治療

　過蓋咬合を改善し、切歯の前方移動（スペースクリエーション）と非抜歯での叢生の改善を計画した。まず、上顎第一大臼歯にバンドを装着した固定式の前歯部挙上板で臼歯部を離開させることで、挺出を図りオーバーバイトを減少させた。次に２×４装置を装着し、切歯部の排列を行った。さらにユーティリティーアーチを使用して切歯部は圧下、臼歯部は挺出させた。下顎は２×４装置で切歯のアライメントと前方傾斜を行ってスペースを確保し、叢生の緩和を図った。最終段階として、上下顎にマルチブラケット装置を用いて過蓋咬合の改善を行った。**図5-7g～k** は治療後の口腔内写真とパノラマエックス線写真、**図5-7l、m** は治療前後のセファログラムの比較である。

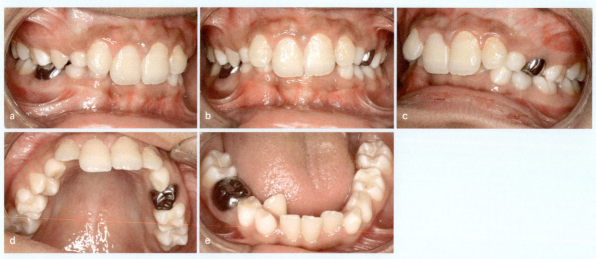

図5-7　過蓋咬合および上下顎切歯の舌側傾斜が認められる。大臼歯関係はⅠ級。
a～e：治療前の口腔内写真。

中等度の叢生

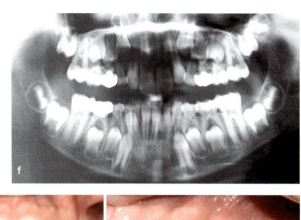

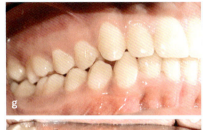
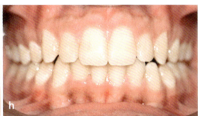
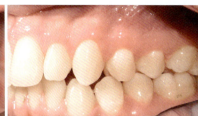
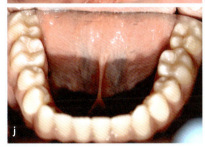
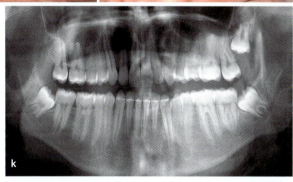
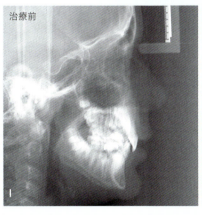
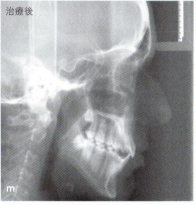

f：治療前のパノラマエックス線写真。
g〜j：治療後の口腔内写真。
k：治療後のパノラマエックス線写真。
l、m：治療前後のセファログラムの比較。

5 切歯部叢生のマネジメント

重度の叢生

　不足スペースが6mm以上になると重度の叢生になる。繰り返しになるがこの数値だけで治療方針が決まるのではなく、切歯の傾斜や顔貌、成長パターン、叢生の種類（先天性と後天性の叢生）など、治療計画では多くの要素を考慮すべきである。スペーススーパービジョンやスペースクリエーションでは安定した良好な結果が得られず、抜歯しか選択肢のないケースすべてが重度の叢生となる。

　他によく見られる下顎切歯部の叢生は、上顎切歯と下顎切歯との不調和から生じるBoltonディスクレパンシーの一種で、上顎切歯には叢生がなく臼歯部の対咬関係は良好である一方で下顎切歯部の叢生が重度であるケースである。このタイプの叢生に対する治療法は他とまったく異なる[17]。詳細は後述する（症例5-4参照）。

連続抜歯

　抜歯・非抜歯の論争は、100年以上続いている。20世紀初頭、矯正歯科学の理論と実践の基礎とされていたAngleの考え[18]では、抜歯は避けるべきとしていた。この問題は数十年にわたって、抜歯、非抜歯両方に振れる振り子のように議論され続けている。

　ただ、非抜歯治療の理論には強い科学的根拠がない。非抜歯治療に反論する研究も多く、特に治療後の後戻りが問題になっている。そうした研究では、歯の正常な排列を実現できるうえに側貌やスマイルが改善され、安定した結果が得られることから、抜歯治療を推奨している[19, 20]。

　この抜歯論争を勘案すると、時に臨床医は「永久歯列完成後、顎骨の成長で切歯部の叢生が改善するのでは？」という問いに直面する。答えは「No」である。大規模研究によれば、歯列弓長径は歯列交換期早期から成人期にかけ連続して減少（約2〜3mm）するからである[1, 8, 12, 13, 21]。

　歯列交換期の歯列弓長径減少のプロセスは以下のとおり。

- 一般に隣接面接触のために近心に移動する
- 第一大臼歯の2回にわたる近心移動
- 顎骨が口腔周囲筋に対して前方に成長し、切歯がアップライトする

　不正咬合には、連続する複数歯の抜歯や非抜歯も含む多くの治療法が存在する。その的確な選択には、問題点を総合的に評価する必要がある。各患者に応じた前後、上下、左右方向の顎顔面パターンの分析や成長の段階に基づき、診断と治療計画を立案しなければならない。

　臨床・臨床関連評価の結果、過度のスペース不足やアーチレングスディスクレパンシーを認めた場合、連続する複数歯の抜歯が最善策である。

　混合歯列期におけるこの種の治療法を「連続抜歯」といい、乳歯を数歯抜去後に永久歯を数歯抜去してスペース不足を解消し、残りの永久歯の萌出を促進させる。これによって、永久歯列期の器械的療法の必要性が低減する。

　Tweed[20]は、「知識は煩雑なメカニクスの治療を代替する」と述べ、混合歯列期での実施がより効果的であるとした。基底骨に32本の歯が収まらず、唯一選択できる治療オプションが歯数を減らすことである場合、早期介入をしないと咬合や顎骨に影響を及ぼすだけでなく、患者の身体的・精神的健全性や顎骨の成長に悪影響を及ぼし、より複雑な治療の必要が生じてしまう。

　早期に連続する歯を複数抜歯するテクニックは、Bunon[22]が1743年に初めて紹介したが、生物学的根拠やバイオメカニクスの知識が乏しく、満足な結果に至らなかった。そのためこのテクニックは欠陥があるとされて、連続抜歯を導入する臨床医はいなかった。ところが、1940年代にKjellgren[23]が連続抜歯を再び紹介した。残念なことに、診断に必要な知識、叢生の種類や適応症の理解がないまま連続抜歯を行う臨床医がいるために、現在でもなお、悲惨な結果を招くことがある。

　連続抜歯という用語は、この治療を的確に表した用語ではないかもしれない。なぜなら、特に一般歯科医に「単純に歯を抜くだけ」という誤解を与えてしまったからである。後にHotz[24]が「**萌出誘導**」「**咬合誘導**」と名づけたが、こちらのほうが適切であろう。

　Dale[25]が言うように、連続抜歯は多くの人が思っているように簡単ではない。彼は、失敗や失望を避けるには、包括的な診断が必要だと主張している。診断の基本原則を軽視することは、患者だけでなく、歯科医師本人の、ひいては歯科の評判に傷をつけることになる。

　早期抜歯が適応されれば、基底骨の状況や口腔周囲筋のバランスに応じて、残りの歯の歯列弓内への萌出が促

進される。器械的療法を代替するものではないが、治療にかかる時間と労力が大幅に削減できる。

診断手順

乳歯列期や混合歯列期の包括的な検査については3章で述べたが、ここでは連続抜歯で特に重要となる診査について簡単に解説する。

臨床診査

連続抜歯の可能性のある子どもへの臨床診査には、口腔外および口腔内検査が含まれる。口腔外検査は、顔貌形態、対称性や比率を評価する。側貌ではコンベックスタイプかコンケイブタイプ、顔面高の評価を行う。また下顎下縁を見て、成長が垂直方向か水平方向かを判断する。口唇の大きさと位置、口唇と切歯との関係、Eラインを診査する。口輪筋の緊張度は、切歯の傾斜や位置を決定する重要な因子になる。口腔内診査として軟組織や硬組織の健康状態や衛生状態、歯の萌出・喪失状況、萌出順序を診査する。叢生、空隙歯列、オーバージェット、オーバーバイト、正中線（安静位と中心咬合位）などの重要な項目について精査する必要がある。

臨床関連領域の診査

歯列模型や写真、さまざまな種類のエックス線写真が診断ツールを使用して行われる。

歯列模型 咬合分類の確定やアーチフォームと対称性、さまざまなスペース分析法によるディスクレパンシーの診査、叢生の種類（軽度／中等度／重度）を行う際に用いる。

写真 顔面形態や対称性、比率やバランス、ならびに口唇、オトガイ、鼻部などの項目を臨床診査よりさらに掘り下げて診査できる。

エックス線写真 さまざまな種類のエックス線写真で、臨床診査では検出されなかった多くの特徴を明らかにできる。鮮明なパノラマエックス線写真は、特に連続抜歯の順序決定に有用で必須のツールである。先天性欠如や過剰歯、歯牙腫、切歯部の叢生、骨欠損、および連続抜歯のプロトコルを左右する他の異常や障害、病態の情報が、エックス線写真から得ることができる。

パノラマエックス線写真は、乳歯歯根の吸収、永久歯歯根の形成状態、後継永久歯の状態、萌出歯の予測、脱落や萌出パターンなど、歯列交換期における歯列全体を追っていくことができる。さらに上顎臼歯の柵状配列や上顎臼歯の異所萌出などの真性遺伝性の叢生の徴候も、パノラマエックス線写真で見つけることができる。

パノラマエックス線写真で患者の歯列交換期を長期にモニタリングすることは、予防的治療の計画を立案するための重要なステップであり、歯列交換期の子どもを診る臨床医には不可欠である。また連続抜歯の施行時も同様である（3章参照）。このテクニックでは6歳、8歳、10歳時にそれぞれパノラマエックス線写真撮影を行い、それを比較検討することで初期の段階で多くの萌出に関する問題を探り、将来起こりえる異常を予防する。

連続抜歯の実施前に、デンタルエックス線写真、咬翼法、咬合法、手根骨撮影などのエックス線写真による評価も必要となる場合がある。評価項目は以下のとおり。

- アーチレングスディスクレパンシー
- 歯の形態・構造
- 口腔衛生
- 根尖病変
- 歯の破折の有無
- 歯槽状態と骨病変の有無
- 歯年齢と歯根形成
- 未萌出永久歯の萌出パターン
- 骨年齢と骨の成長
- 未萌出永久歯の大きさ、形および位置関係

セファログラム 治療対象は成長途上の子どもであるため、診断には歯性骨格性や軟組織の関係が把握できるセファロ分析が重要となる。頭蓋顔面構造体の一部を成す咬合の正常な確立には、骨の正常な成長や咬合、骨との相互作用とバランスが不可欠である。

頭蓋顔面構造体の成長発育は、各構造体のサイズが一定に増加するのではなく、部位により成長速度と成長方向が異なる。頭蓋顔面構造体の成長は3つの様式をもつ。

1. 新生骨の生成によりサイズが大きくなる
2. 骨のリモデリングにより形状が変化する
3. 縫合部への新生骨の添加により、骨同士が引き離されながら成長していく

頭蓋顔面構造体のうち、前頭蓋底、後頭蓋底、下顎枝、下顎骨体、顎角部、鼻上顎複合体、上顎歯列、下顎歯列といった一部の領域では、正常な咬合発育に関してこの

5 切歯部叢生のマネジメント

3つの成長メカニズムが影響しうる。そのため、セファロ分析による頭蓋顔面構造体の把握によって、個々の成長パターンに応じた連続抜歯の治療計画立案が可能となる。連続抜歯を行うにあたり、以下がセファロ分析で明確にすべき重要項目である。

- 歯性骨格性の関係
- 上顎骨と下顎骨の位置や三次元における比率
- 顔面の成長パターン
- 切歯の傾斜と基底骨に対する位置
- 側貌に対する上下顎切歯の位置
- 口唇、鼻、オトガイを含む軟組織側貌

治療計画

連続抜歯では、以下のような組織学や生物学に基づく歯列発育の理解が重要である。

1. 歯の形成
2. 歯の萌出
3. 歯の脱落
4. 歯の交換
5. 萌出の予測
6. 乳歯早期喪失による、永久歯列への影響
7. 歯列弓の大きさ
8. 失われたスペース
9. 生理的な空隙の閉鎖
10. 歯冠幅径の予測とスペース分析（2、4章参照）

治療計画立案と施術前に、治療結果を大きく左右する以下の項目の評価が重要である。

- アーチレングスディスクレパンシーの算出
- 側貌
- 咬合分類
- 切歯の傾斜
- 歯年齢と歯根形成
- 骨格性のパターン
- 叢生の種類

アーチレングスディスクレパンシーの算出

叢生の量と改善のために必要なスペースを推定することが、抜歯を決定する最初のステップとなる（4章「スペース分析」参照）。すでに重度の叢生はスペース不足が6 mm以上と定義したが、アーチレングスディスクレパンシーの数字だけが決定要素ではない。たとえば7 mmのスペース不足が認められても、切歯が後退し、側貌がコンケイブタイプあるいはストレートタイプなら抜歯は避けた方がよい。逆に2〜3 mmのスペース不足があっても、切歯が前突し、側貌がコンベックスタイプであれば、抜歯が最善策となる。

側貌

さらに重要な項目として、患者の軟組織側貌や切歯と側貌との関係、切歯と基底骨の関係、安静時とスマイル時における切歯と口唇との関係である。患者の側貌は抜歯によって変化することもあるため、重要な診査項目になる。側貌がコンベックスタイプかその傾向にあれば連続抜歯の決め手になるが、ストレートタイプもしくはコンケイブタイプであれば抜歯は禁忌となる。ストレートタイプもしくはコンケイブタイプの側貌で抜歯せざるを得ない場合は、より後方の小臼歯を抜歯するなどして側貌に配慮したメカニクスを試みるべきである。

咬合分類

連続抜歯は歯性骨格性の関係にしたがって治療法を変えていかなければならない。たとえばⅡ級1類不正咬合症例なら上顎両側第一小臼歯を抜歯し、下顎両側第二小臼歯を抜歯したほうがよく、オーバージェットが大きく下顎に叢生がないⅡ級1類不正咬合症例では、上顎第一小臼歯の抜歯のみにとどめたほうがよい。

切歯の傾斜

切歯の傾斜も連続抜歯で考慮すべき重要項目であり、前方傾斜の場合は連続抜歯が適応となるが、アップライトあるいは舌側傾斜していれば禁忌である。

歯年齢と歯根形成

連続抜歯の計画前に、歯年齢と歯根の形成状態を評価する必要がある。たとえば乳臼歯の抜歯時期は、小臼歯根の大きさや完成度により異なる。乳臼歯の抜歯を急げば小臼歯の萌出が遅れる。逆に小臼歯歯根の半分が形成された後に抜歯すれば、小臼歯の萌出は促進される。

骨格性のパターン

骨格性のパターンも連続抜歯実施前に評価すべき重要

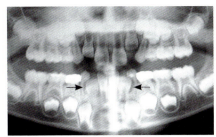
図5-8 乳犬歯の三日月状の歯根吸収（矢印）、先天性の叢生所見である。

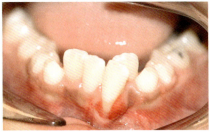
図5-9 重度の叢生による骨退縮。

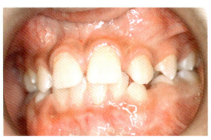
図5-10 未萌出犬歯による歯肉膨隆。

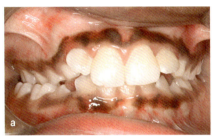
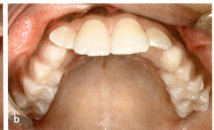
図5-11 a、b：側切歯の扇状配列。

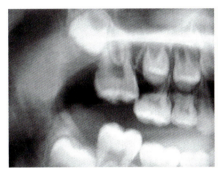
図5-12 第一大臼歯の異所萌出。

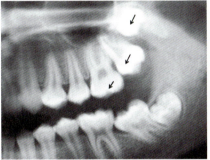
図5-13 上顎大臼歯部の叢生、垂直的な柵状配列（矢印）。

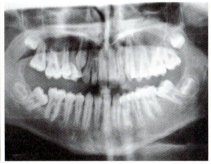
図5-14 第二大臼歯の埋伏。

な要素である。たとえば成長パターンが水平方向と垂直方向では抜歯の適応や、装置のメカニクスが異なることがある。垂直方向の成長パターンや開咬傾向では、状況が許す限り第二小臼歯の抜歯が推奨される。水平方向の成長パターン（ローアングルケース）なら、先天性の重度の叢生症例を除いて抜歯は避けるべきである。切歯を過度にアップライトしない、あるいは側貌の審美性を損なわないような治療メカニクスを考えて治療すべきである。

叢生の種類

病因や形態により、叢生は後天性と先天性の2つに分けられる。治療法は両者でまったく異なることがあるため、それぞれの特徴をふまえておく必要がある。

後天性または環境性の叢生の特徴 後天性あるいは環境による叢生は、乳歯の早期喪失あるいは口腔習癖などの局所・環境要因により発症する。つまりこのタイプは、初期にはアーチレングスディスクレパンシーを認めなかったが、う蝕や外傷、乳歯の早期喪失という叢生の要因となる事案が起こったにもかかわらず、その後介入しなかったために生じた叢生である。

環境要因をもつ叢生の治療では、早期の器械的療法によるスペースリゲイニングや未萌出歯や叢生緩和のために必要なスペースを設けることが多い。こうした叢生を長期間放置すれば重度となり、抜歯に至ることもある。

叢生の環境要因は数多く存在し、早期に着手すれば将来の叢生を予防でき、放置すれば叢生やその他の異常を

5　切歯部叢生のマネジメント

引き起こす。以下に示すのは局所要因であり、適時に着手し、治療を行わなければならない。

- 乳歯の晩期残存
- 過大な修復物や歯冠
- 先天性欠如（7章参照）
- 過剰歯（8章参照）
- 外傷
- 歯の形態異常
- 移転歯（10章参照）
- 捻転歯
- 萌出順序の異常
- 乳歯の早期喪失（4章参照）
- 隣接う蝕によるスペースの喪失（4章参照）
- 乳歯歯根の吸収不全
- 永久歯の萌出路の異常（10章参照）
- 口腔習癖、気道閉塞あるいは筋肉の不均衡による狭窄した歯列弓（6章参照）
- 個々の歯のディスクレパンシー（前歯部の Bolton ディスクレパンシーは本章で後述）

各要因について、介入が遅れたり、介入しなかった場合の咬合のゆくえや採るべきマネジメントについては、後の章で論じる。

先天性の叢生の特徴　遺伝要因が関与する先天性の叢生はアーチレングスディスクレパンシーが原因であり、ほとんどの場合、抜歯適応を選択肢に入れる。Dale[25]は、この先天性の叢生に臨床的な徴候やエックス線所見の特徴を以下のように挙げている。

- 乳犬歯の早期喪失：通常、霊長空隙[1]や二次空隙[12]などの乳前歯間に生じるスペースのおかげで、歯冠の大きな下顎切歯は正常に排列する。しかし切歯の歯冠に対して同部の基底骨が十分でない場合、側切歯の萌出力で下顎乳犬歯の歯根が吸収され、早期に喪失する。
- 乳犬歯の三日月状の歯根吸収：乳犬歯の近心が三日月状に吸収しているのは先天的な特徴であり、側切歯の萌出中にエックス線写真にて鑑定可能である（図5-8）。
- 下顎の正中線の偏位と側切歯の転位：これも明らかな先天性の叢生の特徴である。片側の乳犬歯が喪失後に生じるもので、スペースが不足しているため正中線が急速に偏位する。両側下顎乳犬歯が早期喪失すると、口唇圧で切歯が舌側に移動し、切歯がアップライトしてオーバージェットは増加する。リンガルアーチを早期に装着すれば予防できる。
- 前突した下顎切歯の歯肉退縮：重度の叢生では、1歯あるいは複数の切歯が唇側に押し出され、同部の歯槽骨の支持が失われた場合に歯肉退縮が生じる（図5-9）。
- 未萌出犬歯の膨隆：上顎犬歯は最後に萌出するため（第三大臼歯を除く）、排列スペースが不足していると切歯や小臼歯が犬歯を唇側に押し出す。下顎も萌出順序が乱れると、スペース不足から犬歯が歯列からはみ出し、歯肉部に膨隆感を呈することがある（図5-10）。
- 側切歯の扇状配列：切歯部や犬歯部が叢生で犬歯の水平の傾斜が強いと、側切歯歯根へ近心方向に力が加わり、左右の歯冠が扇状に開く。II級2類の側切歯線状配列も、先天性の叢生の特徴である（図5-11）。
- 上顎第一大臼歯の異所萌出および第二乳臼歯の早期喪失：異所萌出は第一大臼歯の萌出路の変化であり、第二乳臼歯の早期吸収を引き起こす。また上顎に多く発生することが明らかになっている。この原因はさまざまあるが、ひとつに上顎結節の未発達が考えられる。したがってこれは歯列弓長径が短い兆候であり、先天性の叢生である可能性がある（図5-12）。
- 上顎結節部に垂直的に柵状配列する臼歯：これらはパノラマエックス線写真で容易に検知できる。臼歯部の叢生や上顎骨の劣成長が原因となる（図5-13）。
- 下顎第二大臼歯の埋伏：下顎臼歯部の叢生、特に第二大臼歯の埋伏は下顎骨の劣成長や下顎枝前縁のリモデリングが良好に行われていないことを示唆する先天性の徴候である。これらの異常はパノラマエックス線写真で簡単に見つけることができる。早期に発見・介入をすれば、将来萌出時に発生する多くの問題を予防することができる（図5-14、詳細は3章「長期的なパノラマエックス線写真によるモニタリング」参照）。
- 切歯にすき間が認められない歯槽性の前突：通常、口唇の機能障害、拇指吸引癖、II級1類不正咬合のある患者は、切歯部に間隙をともなう。先天性の叢生なら切歯は前突してスペースがないか、切歯が重なり合っている。

I級不正咬合の連続抜歯

包括的な検査と分析を行った後に、次の重要な2点について検証してから治療計画の立案に入る。

- 病因、形態そして問題点の分類を綿密に行う、すなわちアーチレングスディスクレパンシーの算出、叢生の種類、そして歯性骨格性と軟組織の関係を明確化する
- 乳歯と永久歯の位置関係と叢生の部位

連続抜歯が奏功する理想的な条件とは、重度の叢生でオーバージェットやオーバーバイトが最小、顎関係が正常、ストレートタイプの側貌、または下顎に歯槽性の前突を軽度にともなうⅠ級不正咬合の場合である。このような咬合なら器械的療法は最小限ですむ。

臨床医は日常臨床において、萌出パターンや叢生部位が異なると乳歯と永久歯を抜歯する手順も変わるという状況に直面する。連続抜歯の唯一の処方箋はないのである。

混合歯列前期に切歯部叢生が顕著な患者には、スペース分析や臨床検査で重度のスペース不足を確認し、ディスクレパンシー改善のために抜歯が最善策となると、次の２項目について考慮しなければならない。

1. 連続抜歯のタイミング
2. 連続抜歯の順序

連続抜歯のタイミング

連続抜歯をいつ行うかは、次の状況により決定される。

1. 切歯の萌出
2. 小臼歯の歯根形成の段階

切歯がすべて萌出し、小臼歯の歯根が半分形成されてから連続抜歯を開始する。連続抜歯を早期に実施すべき特殊な状況もあり、切歯がすべて萌出していない場合や、重度のスペース不足のため切歯が舌側に萌出している場合は、前述の萌出誘導で萌出を促進させる必要がある。この処置には、連続的なストリッピング、脱落が遅れた乳切歯や乳犬歯を抜歯し、ホールディングアーチあるいは２×４装置を装着することで歯列弓の大きさを維持し、切歯の舌側傾斜やスペースの喪失を予防することが含まれる。その後、適時に連続抜歯が行われる。

連続抜歯の順序

連続抜歯の順序は、乳犬歯から、第一乳臼歯から、乳犬歯と第一乳臼歯の同時抜歯、第二乳臼歯からと特に決まりはなく、下記の５つの観点から決定する。

1. 叢生の部位
2. 永久歯の萌出順序
3. アーチレングスディスクレパンシー
4. 不正咬合の種類

乳犬歯から抜歯する場合　この場合、第一目標は切歯部叢生の緩和と第一小臼歯の萌出促進、犬歯を小臼歯のスペースに向けて遠心に萌出誘導することである。

図5-15a は重度の切歯部叢生症例である。まず乳犬歯を抜歯しスペースをつくって叢生を緩和し、犬歯の萌出を早める（図5-15b）。抜歯により切歯が排列されて犬歯の歯根形成が進み、犬歯や小臼歯の萌出が促進される。図5-15c は第一乳臼歯抜歯後を示すが、このように第一小臼歯の歯根が1/2から2/3程度形成されるころに抜歯すると、第一小臼歯の萌出が促進される。萌出後に第一小臼歯は抜歯され、そのスペースに向かって犬歯が萌出しやすくなる。図5-15d は連続抜歯と萌出誘導の最終段階で、この後にⅡ期治療が行われる。Ⅱ期治療では上下顎にマルチブラケット装置を装着して歯根の平行化を図り、必要ならばスペース閉鎖や咬合の緊密化を行う。

筆者は、萌出障害を防いだり排列を容易にするため、図5-15a〜c の段階では、一時的な固定源として上顎にトランスパラタルアーチ、下顎にホールディングアーチの装着を推奨する。切歯部の叢生が重度でなく、筋肉の機能に異常がないⅠ級不正咬合では、スペースが自然に閉鎖されるため固定源は必要としない。

Ⅰ級不正咬合で重度の切歯部叢生（10mm 前後）がある一方で骨格性の異常がない場合、固定源を用いる連続抜歯は、Ⅱ期治療の省略や器械的療法の期間短縮をもたらす（図5-5 参照）。

第一乳臼歯から抜歯する場合　連続抜歯を実施するにあたり、永久歯が順序どおり萌出するよう、まず第一乳臼歯を抜歯し次に乳犬歯を抜歯するという抜歯の順番を変える必要も出てくる。上顎では通常、犬歯の萌出前に第一小臼歯、第二小臼歯と萌出するため、連続抜歯には問題がほぼないが、下顎では第一小臼歯萌出より前に犬歯が萌出するため、重度の叢生の場合、下顎犬歯が唇側に転位するかまれに舌側に転位する。これを避けるために、下顎第一小臼歯の歯根が半分まで形成された時期に下顎第一乳小臼歯を抜歯すると、小臼歯の萌出が促進する。引き続き小臼歯を抜歯すれば、犬歯が早期に萌出して抜歯スペースに移動する。

図5-16a は犬歯が小臼歯より低位にあり、犬歯が異

5 切歯部叢生のマネジメント

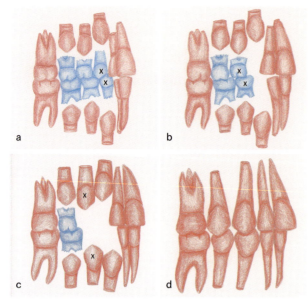

図5-15
a：乳犬歯抜歯により切歯部叢生を緩和させ、犬歯の萌出を促進する。
b：乳犬歯抜歯後および第一乳臼歯抜歯前の状態。叢生は改善し始め、犬歯がさらに萌出する。
c：小臼歯の萌出を促す目的で行う第一乳臼歯抜歯後の状態、および犬歯の萌出を促す目的で行う第一小臼歯抜歯前の状態。
d：すべての永久歯が萌出した。最終的な措置として、咬合を緊密化させる目的で固定式装置を装着する前の状態。

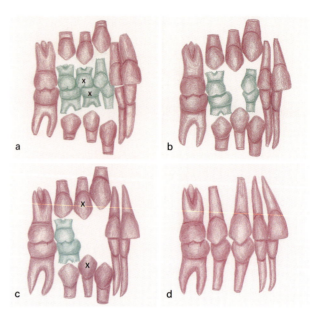

図5-16
a：切歯部の叢生が重度でない場合、小臼歯部の叢生を防ぐ目的で、第一乳臼歯を抜歯後に乳犬歯を抜歯する。
b：第一乳臼歯抜歯後、第一小臼歯の萌出が促進する。
c：第一小臼歯抜歯前の状態。
d：すべての犬歯や第二小臼歯が萌出した。最終的な措置として固定式装置にてスペースを閉鎖し、アップライトする直前の状態。

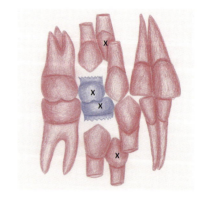

図5-17　重度の切歯部叢生、乳犬歯の早期喪失および犬歯の早期萌出によって、第一小臼歯の叢生と埋伏が生じた。抜歯手順としては、第二乳臼歯を抜歯後に第一小臼歯を抜歯することを推奨する。また下顎にはホールディングアーチを装着しなければならない。
（図5-15～17はすべてニューヨーク州ロチェスター開業のCynthia Wong先生のご厚意による）

所萌出する可能性がある。図5-16bでは第一乳臼歯を抜歯して、第一小臼歯の萌出を促進している。切歯が舌側に傾斜して被蓋が深くならないよう、乳犬歯は抜歯せず残している。図5-16cでは乳犬歯を抜歯および第一小臼歯の萌出を促進させた状況で、この後第一小臼歯の抜歯が行われる。図5-16dではすべての犬歯と小臼歯が萌出完了している状況で、この後、固定式装置で最終的にスペースを閉鎖しアップライトしていく。

図5-17では、重度の切歯部叢生のため乳犬歯が早期に喪失し、犬歯が萌出した。犬歯が小臼歯の萌出スペースを占拠したため、第一小臼歯が埋伏している。

このような状況の治療としては、第二乳臼歯を抜歯するとともに第一小臼歯を抜歯することになる。また下顎にはホールディングアーチの装着が必要になる。

ホールディングアーチを装着せずに誤って乳犬歯を連続抜歯したり、第一乳臼歯の抜歯が早すぎると、犬歯の萌出が早まり、第一小臼歯が埋伏する可能性がある。

重度の切歯部叢生で側切歯萌出スペースが不足する場

合、乳犬歯が早期に喪失し、早期介入として乳犬歯を抜歯する必要性が出てくる。いずれにしろ、抜歯や喪失の前にホールディングアーチの装着を強く推奨する。

こうした問題の、最良の早期介入方法は以下のとおり。

1. 乳犬歯の脱落や抜歯前に下顎にホールディングアーチを装着し、歯列弓周長が変化しないようにする
2. 乳小臼歯を抜歯し、第一小臼歯の萌出を促進する
3. 第一小臼歯を抜歯しておくと、犬歯に外科的処置を施すことなく自然萌出する

連続抜歯が簡単な手技で装置の使用が不要というのは誤解であり、術式を誤ると問題が複雑になってしまう。

前述のとおり、筆者は早期抜歯には固定源の準備を強く勧める。連続抜歯を行うと、オーバーバイトが深くなる傾向があることを覚えておこう。

こうした傾向は垂直的な問題があるケースや開咬には有利であるが、水平方向の成長パターンをもつ患者には問題であり、過蓋咬合がさらに進み、II期治療でさらなる労力が必要になる。このような患者には、下記の理由から前歯部に咬合挙上板を付与したホーレー装置を使うとよい。

1. 固定源として作用し、上顎歯列ではホールディングアーチと同等のはたらきがある
2. 過蓋咬合の悪化を防ぎ、被蓋を浅くできる

II級1類不正咬合の連続抜歯

繰り返すが、連続抜歯が成功する最も理想的な条件は、重度で先天性の叢生をともなうI級不正咬合、オーバージェットやオーバーバイトはわずかで顎関係が正常、ストレートタイプの側貌、軽度の上下顎前突症である。とはいえ、II級不正咬合やIII級不正咬合の患者でも、混合歯列期に萌出スペース不足が判明した場合、器械的療法にあわせ適時に歯数を減らせば、叢生の問題が解決するだけなく、最終的な咬合調整にも役立つ。だがI級不正咬合でないと連続抜歯ははるかに難しくなり、抜歯の各ステップで十分な注意と管理が必要になる。

重度の叢生をともなうII級1類不正咬合でも連続抜歯を実施できるが、下顎切歯が舌側に倒れ込みII級関係が増悪しないようにする。II級不正咬合のタイプや成長パターンにより、治療の各ステップが大きく変わる。抜歯が片顎か両顎か、第一小臼歯か第二小臼歯かも異なる。

II級1類不正咬合の連続抜歯は通常2フェーズ治療で、I期治療とII期治療の間に観察期間を要する。抑制矯正治療におけるI期治療期間は1〜18ヵ月である。

上顎

1. **I期治療**

- 固定準備
- 第一乳臼歯の抜歯
- 犬歯の萌出スペース確保を目的とした第一小臼歯抜歯

2. **観察**

- 犬歯の萌出を待つ
- 犬歯萌出前に切歯部にスペースがある、あるいは前突しており切歯の後退が必要であるなど、上顎切歯の状況次第で2×4装置を装着し、固定源あるいは牽引のためにヘッドギアを装着する

3. **II期治療**

- 必要があれば犬歯の排列と牽引を行う
- 切歯の牽引

下顎

1. **I期治療**

- 固定準備（リンガルホールディングアーチ装着）で切歯の舌側傾斜やアップライトを防ぎ、II級関係を増悪しないようにする
- 切歯部が叢生となっていれば、乳犬歯あるいは第一乳臼歯を抜歯した後で最後に第一小臼歯を抜歯する
- 第一大臼歯、第二乳臼歯、切歯をボンディング、バンディングし、歯列弓周長を維持しつつアイデアルアーチへと仕上げる

2. **観察**

- 第一乳臼歯、乳犬歯、小臼歯の抜歯とその後の永久歯の排列を行った後は、犬歯が萌出しボンディング可能なら牽引前に排列を済ませる
- 犬歯が低位にあり、萌出開始以前であれば、観察・保定期間とすることができる。この期間に保定装置を装着し、3ヵ月ごとに成長と咬合発育の経過を診る

3. **II期治療**

- 永久歯がすべて萌出後、マルチブラケット装置で治療
- 歯のアップライト、最終的なレベリングとスペース閉鎖

II級2類不正咬合の連続抜歯

II級2類不正咬合は、過蓋咬合や前顔面高が短小な顔面、オトガイの突出が多く、連続抜歯は適応しない方がよい。

5 切歯部叢生のマネジメント

このタイプの患者への最善策は早期介入であり、非抜歯治療のためにあらゆる手を尽くすべきである。たとえば2×4装置や前歯部挙上板を使用してオーバーバイトを減少し、ヘッドギアで上顎臼歯を遠心移動して大臼歯のⅠ級関係を確立させる（11章参照）。

重度の叢生をともなうⅡ級2類症例で抜歯を余儀なくされることがあっても、三日月様顔貌の増悪防止のために、あらゆる方法で下顎切歯が舌側に倒れ込まない配慮や口腔周囲筋の安定を図らなくてはならない。またⅡ級2類不正咬合の抜歯治療は、重度のアーチレングスディスクレパンシーのみに適応を限定すべきである。

1．Ⅰ期治療

上顎
- サービカルヘッドギアや前歯部挙上板を使用して臼歯関係を改善し、オーバーバイトの減少や下顎骨を回転させてオトガイの突出感を減らす。乳歯や永久歯の抜歯手順はⅡ級1類と同様である
- 大臼歯関係を改善後、前歯部と乳臼歯をボンディングする
- 必要に応じてレベリングと切歯の圧下を行う。サービカルヘッドギアや前歯部挙上板と角アーチワイヤーの使用を終了し、ハイプルJフックでトルクを付与する

下顎
- 小臼歯と第二乳臼歯、前歯部にバンディングとボンディングを施す
- エッジワイズアーチワイヤーを用いたレベリングに移行し、切歯のアップライトと歯列弓長径を維持する
- 必要に応じ、第一乳臼歯あるいは乳犬歯を抜歯する

2．観察
- 上顎には前歯部の咬合挙上板付きのホーレー装置、下顎にはリンガルホールディングアーチ、あるいは犬歯間の固定式保定装置を装着し、後戻りを防ぐ

3．Ⅱ期治療
- 第二大臼歯を含むすべての永久歯にマルチブラケット装置を装着し、オーバーバイトが大きくならないよう配慮しながらレベリングを行って前歯を牽引し、前歯部トルクの維持を図る

開咬の連続抜歯

開咬が、歯性か骨格性か歯性骨格性かにより、また叢生の程度によっても抜歯の手順が変わる。重度の開咬になると抜歯は第一小臼歯、第二小臼歯、第一大臼歯が選択される。

垂直方向の異常を有する不正咬合では分析を念入りに進め、固定準備や臼歯部の挺出を抑えることが治療成功の鍵となる（13章参照）。

Ⅲ級不正咬合の連続抜歯

Ⅲ級不正咬合の叢生の場合も、抜歯手順が異なる。機能性Ⅲ級不正咬合の患者で先天性の叢生と認められれば、必ず前歯部の交叉咬合の改善後に連続抜歯をする。また下顎骨の偏位は先に改善すべきである。次いで基底骨に対する上下顎切歯の位置と側貌を再評価し、叢生の状態や適切な抜歯順序を決定する。

Ⅲ級不正咬合における連続抜歯では、上下顎どちらに抜歯が必要なのか、どの部位を抜くべきかによってアプローチが異なる。Ⅲ級不正咬合および下顎に歯性の前突を有する患者の最終的な切歯関係の改善には、下顎の抜歯が望ましい。また下顎前突を有する患者は、すでに下顎切歯が舌側傾斜している可能性があるため、早期抜歯は望ましくない。包括矯正歯科治療、あるいは外科的矯正治療が推奨される。

上下歯列に遺伝性の叢生をともなうⅢ級不正咬合症例では、下顎に歯性の前突と叢生が認められる、あるいは上顎に重度の叢生がある場合、上下4本の小臼歯を抜歯して治療することがある（第一小臼歯4本、あるいは下顎第一小臼歯2本と上顎第二小臼歯2本）。

連続抜歯は、先天性のアーチレングスディスクレパンシーを解決しやすくするが、単独では骨格性の問題を改善できないことを肝に銘じておかねばならない。

重度の叢生における早期介入

重度の叢生はアーチレングスディスクレパンシーが原因であり、歯数を減らす連続抜歯が最善策である。介入時期は混合歯列中期または後期が良い。早期の問題検出は難しくなく、適切な管理によってⅡ期治療でのメカニクス的な労力を軽減させる。なかにはⅡ期治療の必要がなくなるケースもある。

Case 5-4

　患者は10歳の女子。Ⅰ級不正咬合で、上下顎に重度の叢生や切歯の軽度の前突、下顎臼歯の叢生、両側上顎臼歯部に柵状配列が認められた（**図5-18a～f**）。

治療

　治療では連続抜歯を行うこととした。固定準備から始め、上顎乳犬歯に続きすでに萌出ずみの第一小臼歯、下顎乳犬歯、下顎第一乳臼歯、下顎第一小臼歯の抜歯を行った。**図5-18g～m**は治療後の状態である。

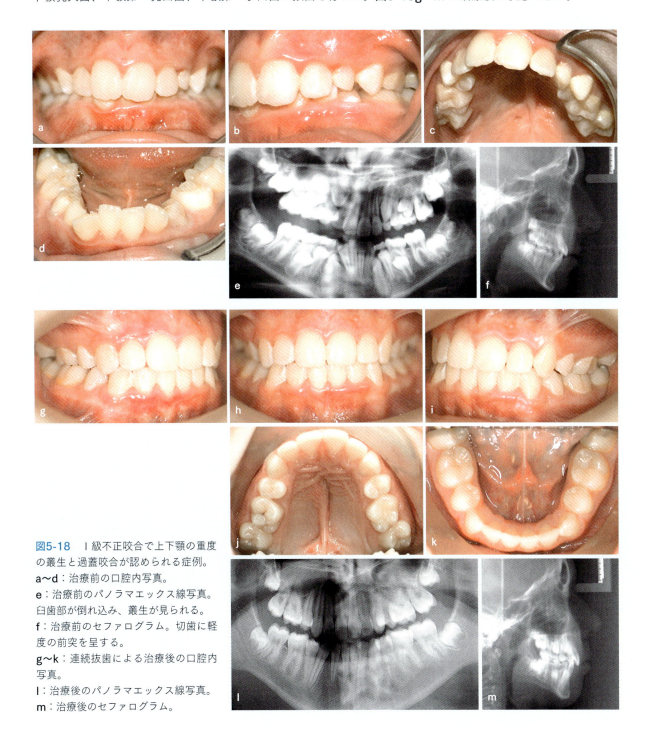

図5-18　Ⅰ級不正咬合で上下顎の重度の叢生と過蓋咬合が認められる症例。
a～d：治療前の口腔内写真。
e：治療前のパノラマエックス線写真。臼歯部が倒れ込み、叢生が見られる。
f：治療前のセファログラム。切歯に軽度の前突を呈する。
g～k：連続抜歯による治療後の口腔内写真。
l：治療後のパノラマエックス線写真。
m：治療後のセファログラム。

5　切歯部叢生のマネジメント

Case 5-5

　患者は10歳の女子。混合歯列中期における、上下顎に重度の叢生をともなうⅠ級不正咬合症例である。犬歯の萌出スペース不足があり、側貌がややコンベックスタイプであった（図5-19a）。

治療

　2フェーズ治療を立案し、Ⅰ期治療では固定準備を行い、第一乳臼歯、乳犬歯、第一小臼歯の順に抜歯した。Ⅱ期治療ではマルチブラケット装置を用いて最終的な咬合の改善を行う予定だったが、残念ながら医療保険がⅠ期治療のみへの適応であったため、Ⅱ期治療は実施できなかった。

　図5-19b〜dは治療段階別のパノラマエックス線写真である。乳歯抜歯後に固定源確保のための装置、つまり上顎には臼歯の固定と捻転と傾斜の改善を目的にリバーストランスパラタルアーチを、下顎にはホールディングアーチを装着した。図5-19e〜hは萌出が完了した第一小臼歯をすべて抜歯する前の写真。図5-19i〜nは治療の最終段階の資料である。第二小臼歯と犬歯（右側上顎犬歯を除く）すべてが萌出している。上下の歯が咬合しスペースが自然に閉鎖するよう、トランスパラタルアーチとホールディングアーチのどちらも外す。2つの装置でⅠ期治療のみという限られた状況において、この治療結果は許容範囲内であると考えられる。

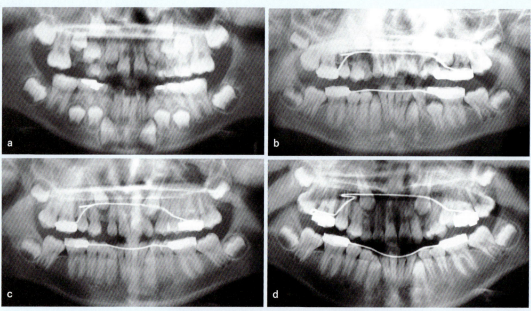

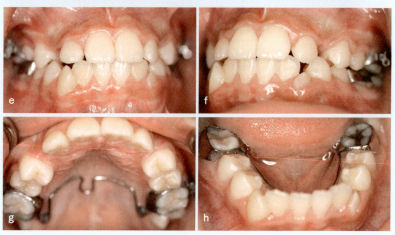

図5-19　混合歯列中期における、上下顎に重度の叢生をともなうⅠ級不正咬合症例。
a：治療前のパノラマエックス線写真。犬歯の萌出スペースが完全に不足している。
b、c：乳歯抜歯時に撮影したパノラマエックス線写真。
d：萌出した第一小臼歯を抜歯する前のパノラマエックス線写真。
e〜h：抜歯前の固定準備。

i：スペースを自然に閉鎖してセトリングするために矯正装置を外したときのパノラマエックス線写真。
j～n：上顎のトランスパラタルアーチ、下顎のホールディングアーチを除去した。すべての第二小臼歯と犬歯（上顎右側犬歯を除く）が萌出完了している。犬歯の捻転がわずかに残る。

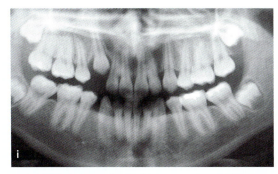
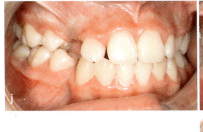
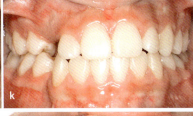
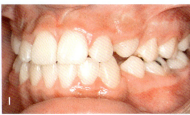
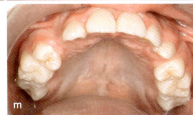
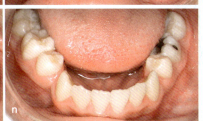

Boltonディスクレパンシーにより発症する下顎切歯部の叢生

まれなケースとして、下顎切歯のサイズの不調和（Boltonディスクレパンシー）によって起きる重度の叢生がある。このタイプの叢生の特徴は以下の通り。

- 歯性のⅠ級不正咬合で、かつ重度の切歯部の叢生を呈する
- 骨格性の不正咬合は認めない
- 咬頭嵌合は良好で、犬歯と大臼歯関係はⅠ級である
- 上顎歯列は正常である
- 切歯部から臼歯部までの被蓋関係に問題はなく、特に切歯部のオーバージェットやオーバーバイトは良好である
- 側貌は正常である

前述のストリッピングや側方拡大、前方拡大、連続抜歯といった治療オプションを選択したとしても、Boltonディスクレパンシーによる叢生においては、完璧な咬合機能や審美性の獲得ができない。筆者の臨床経験から、良好な結果を得るために下顎切歯を1歯抜歯する戦略を採っている。このテクニックを用いる研究者も多い[26-29]。

最終的な治療結果が機能的・審美的に健全な歯列で周囲の構造とバランスが取れていれば、下顎切歯を1歯抜歯する方法は妥協的な治療として用いられる。適応症として最適なのは、上顎歯列は正常で咬頭嵌合が良好であるものの、下顎切歯部に重度の叢生を呈すⅠ級不正咬合は、下顎切歯のディスクレパンシーが5mm以上でかつBolton分析によるアンテリアレイシオが83％以上の場合適応になる。また軽度～中等度のⅢ級不正咬合で、かつオーバージェットやオーバーバイトが不足する成人患者にも適応される。

しかし過蓋咬合の傾向がある患者には、下顎前歯の抜歯は勧められない。また著者は、下顎切歯の抜歯は一般的な矯正歯科治療ではなく、切歯が咬合安定の要であるため、最終手段と考えている。治療中は下顎のすべての歯、特に犬歯のトルクには細心の注意が必要となり、保定期間中は犬歯間の舌側を保定する。

Boltonディスクレパンシーによる下顎切歯部の叢生は、通常永久歯列期に治療する。以下に2症例を供覧する。

Case 5-6

患者は22歳の男性。下顎前歯部重度の叢生をともなうⅠ級不正咬合症例で、Boltonディスクレパンシーのために下顎前歯部に叢生を認めた。上顎歯列にも軽度の叢生を認める。側貌はやや前突していた（**図5-20a**）。

治療

患者の要望で、治療は下顎歯列に限定された。歯列の正中線が右側に偏位し左側の叢生の程度が大きかったため、下顎左側中切歯を抜歯した。矯正歯科用アンカースクリューは使用しなかった。

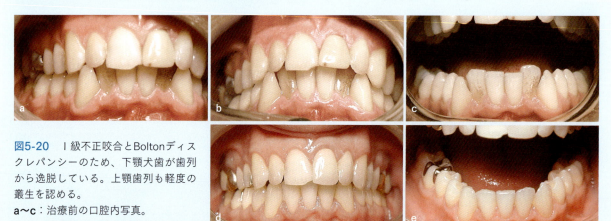

図5-20 Ⅰ級不正咬合とBoltonディスクレパンシーのため、下顎犬歯が歯列から逸脱している。上顎歯列も軽度の叢生を認める。
a〜c：治療前の口腔内写真。
d、e：治療後の口腔内写真。

Case 5-7

患者は26歳の女性。下顎切歯に重度の叢生とBoltonディスクレパンシーを呈するⅠ級不正咬合症例。上顎両側側切歯の軽度の捻転を認める（**図5-21a〜c**）。

治療

下顎のみにボンディングし、右側中切歯を抜歯した。矯正歯科用アンカースクリューは使用しなかった。下顎犬歯の排列の後、上顎にホーレーリテーナーを装着し側切歯の捻転を改善した。

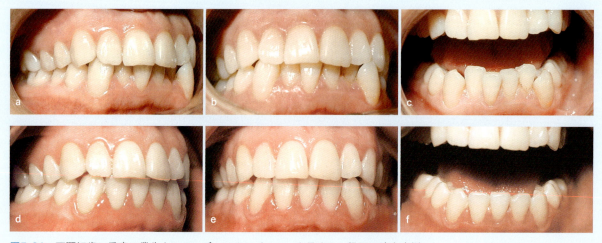

図5-21 下顎切歯に重度の叢生とBoltonディスクレパンシーを呈するⅠ級不正咬合症例。
a〜c：治療前の口腔内写真。　d〜f：下顎切歯1本の抜歯をともなう治療後の口腔内写真。

まとめ

- 切歯部叢生は最初に下顎で生じ、永久4切歯の歯冠幅径の総和と前方部の基底骨上に排列可能なスペースとのディスクレパンシーと定義される。
- 乳切歯と後継永久切歯の歯冠幅径に差があるため、混合歯列前期に叢生が頻繁に見られる。
- 叢生の程度や病因、状態など、叢生にかかわる要因が異なると治療法も変わる。
- アーチレングスディスクレパンシーのみが原因で叢生が起こるわけではなく、多くの要因がかかわる。具体的には乳臼歯の早期喪失や下顎骨の成長方向、前歯や臼歯の傾斜、口腔周囲筋の状態などが考えられる。
- 早期に、永久切歯に叢生が出現するかについての予測が必要である。叢生と乳歯間幅径、乳臼歯間幅径、臼歯間幅径と歯列弓長径とは関係があり、叢生が認められない場合の値が大きいとの報告や、叢生が認められる場合、混合歯列期や永久歯列期におけるSN平面と下顎骨下縁平面・咬合平面のなす角がともに過大であるという報告もある。Baum[1]は乳歯列期に歯が並ぶスペースの不足した子どもの40％が、永久切歯部で叢生を生じる可能性を有すると報告している。
- 歯の萌出には顎骨の成長パターンが影響する。切歯は下顎骨が時計方向に回転すれば前突し、反時計回りに回転すれば上下顎に対して舌側傾斜した叢生を呈すようになる。
- 一方で、切歯部の叢生を正確に予測できる評価法はなく、予想できたとしても萌出前の予防法はほぼないと多くの報告で述べられている。
- 理想的な治療計画立案と抑制矯正治療を行う第一歩は、アーチレングスディスクレパンシーの量(mm)を算出し叢生を分類することである。
- アーチレングスディスクレパンシーとされる叢生は、先天性と後天性の2種類存在する。
- アーチレングスディスクレパンシーの量の算出と、歯が並ぶスペースの獲得が可能かの判断はその分析法が異なる。実際の臨床では切歯部の叢生を、軽度の叢生(3mm以内のスペース不足)、中等度の叢生(3〜5mmのスペース不足)、重度の叢生(6mm以上のスペース不足)の3つに便宜的に分類した後、スペース獲得についての判断を下す。
- アーチレングスディスクレパンシーの量のみで治療計画が立案されるのではなく、その他の多くの要因(患者の側貌、切歯の位置や傾斜、切歯と側貌の関係、口唇の緊張や成長パターンなど)を考慮する必要がある。
- 文献にて報告されているように、軽度の叢生であれば、霊長空隙や犬歯間幅径の増大などの生理的な要因により、大半は自然治癒する。
- また中等度の叢生も、リーウェイスペースの保存などのスペーススーパービジョンで改善できる。
- 重度の切歯部叢生は、先天性と診断された場合に連続抜歯が適応される。
- 重度の切歯部叢生の病因はアーチレングスディスクレパンシーであり、特徴的な臨床所見やエックス線写真での兆候が認められる。
- 後天性の叢生は、歯の早期喪失、口腔習癖や口唇の機能不全のような環境要因によって発現する。

5　切歯部叢生のマネジメント

参考文献

1. Baume LJ. Physiological tooth migration and its significance for the development of occlusion. 1. The biogenetic course of the deciduous dentition. J Dent Res 1950;29:123-132.
2. Hunter WS. Application of analysis of crowding and spacing of the teeth. Dent Clin North Am 1978;22:563-577.
3. Sampson WJ, Richards LC. Prediction of mandibular incisor and canine crowding changes in the mixed dentition. Am J Orthod 1985;88:47-63.
4. Howe RP, McNamara JA, O'Connor KA. An examination of dental crowding and its relationship to tooth size and arch dimension. Am J Orthod 1983;83:363-373.
5. Bishara SE, Khadivi P, Jakobsen JR. Changes in tooth size-arch length relationships from the deciduous to the permanent dentition: A longitudinal study. Am J Orthod Dentofacial Orthop 1995;108:607-613.
6. Sinclair PM, Little RM. Maturation of untreated normal occlusions. Am J Orthod 1983;83:114-123.
7. Melo L, Ono Y, Takagi Y. Indicators of mandibular dental crowding in the mixed dentition. Pediatr Dent 2001;23:118-122.
8. Björk A. The use of metallic implants in the study of facial growth in children: Method and application. Am J Phys Anthropol 1968;29:243-254.
9. Leighton BC, Hunter WS. Relationship between lower arch spacing/crowding and facial height and depth. Am J Orthod 1982;82:418-425.
10. Sayin MO, Türkkahraman H. Factors contributing to mandibular anterior crowding in the early mixed dentition. Angle Orthod 2004;74:754-758.
11. Türkkahraman H, Sayin M. Relationship between mandibular anterior crowding and lateral dentofacial morphology in the early mixed dentition. Angle Orthod 2004;74:759-764.
12. Moorrees CFA, Reed RB. Changes in dental arch dimension expressed on the basis of tooth eruption as a measure of biologic age. J Dent Res 1965;44:129-141.
13. Moyers RE. Handbook of Orthodontics, ed 4. Chicago: Year Book Medical, 1988.
14. Gianelly AA. Crowding: Timing of treatment. Angle Orthod 1994;64:415-418.
15. Gianelly AA. Leeway space and the resolution of crowding in the mixed dentition. Semin Orthod 1995;1:188-194.
16. Björk A, Skieller V. Normal and abnormal growth of the mandible: A synthesis of longitudinal cephalometric implant studies over a period of 25 years. Eur J Orthod 1983;5:1-46.
17. Bahreman AA. Lower incisor extraction in orthodontic treatment. Am J Orthod 1977;72:560-567.
18. Angle EH. Treatment of Malocclusion of the Teeth, ed 7. Philadelphia: S.S White Dental, 1907.
19. DeKock WH. Dental arch depth and width studied longitudinally from 12 years of age to adulthood. Am J Orthod 1972;62:56-66.
20. Tweed CH. Indication for the extraction of teeth in orthodontic procedure. Am J Orthod Oral Surg 1944-1945;44:22-45.
21. Nance H. Limitations of orthodontic treatment in the permanent dentition. 2. Diagnosis and treatment in the permanent dentition. Am J Orthod 1947;33:253-301.
22. Bunon R. Essay sur les maladies des dents; ou l'on propose les moyens de leur procurer une bonne confirmation des la plus tendre enfance, et d'en assurer la conservation pendant tout le cours de la vie. Paris: Briasson, Chaubert, et De Hansy, 1743.
23. Kjellgren B. Serial extraction as a corrective procedure in dental orthopedic therapy. Eur Orthod Soc Trans 1947-1948:134-160.
24. Hotz R. Guidance of eruption versus serial extraction. Am J Orthod 1970;58:1-20.
25. Dale JG, Brandt S. Dr. Jack C. Dale on serial extraction [interview]. J Clin Orthod 1976;10:44-60.
26. Kokich VG, Shapiro PA. Lower incisor extraction in orthodontic treatment. Four clinical reports. Angle Orthod 1984;54:139-153.
27. Færøvig E, Zachrisson BU, Effects of mandibular incisor extraction on anterior occlusion in adults with Class III malocclusion and reduced overbite. Am J Orthod Dentofacial Orthop 1999;115:113-124.
28. Pinto MR, Mottin LP, Derech CD, Araújo MTS. Extração de incisivo inferior: Uma opção de tratamento. Rev Dent Press Ortodon Ortop Facial 2006;11:114-121.
29. Valinoti JR. Mandibular incisor extraction therapy. Am J Orthod 1994;105:107-116.

6 口腔習癖のマネジメント

　形態と機能の相互作用は重要なメカニズムであり、咬合発育時に口腔顔面構造体に作用する。周囲の環境から影響を受けるこのメカニズムは、**"ファンクショナルマトリックス"** として知られている。ファンクショナルマトリックスに影響を与える環境要因の例としては、下記が挙げられる。

- 顔面筋と舌の相互作用で、顔面、顎骨の成長や咬合に影響を及ぼす
- 呼吸やカプセルマトリックスが鼻上顎複合体に影響を及ぼす
- 頭部を支える筋肉の活動で、頭蓋顔面の成長と咬合に影響を及ぼす

　不正咬合は、口呼吸や嚥下時の舌突出、安静位での低位舌、偏咀嚼や口腔周囲筋の不均衡から起こることがある。ある研究では、乳歯列期や混合歯列期に筋機能障害から生じる異常の多くは自然に改善せず、増齢的に悪化することが示されている。このように機能的な問題すべてが病因となって、正常な機能の発達や、やがて顎口腔系や歯列咬合に影響を及ぼすこととなる。

　ヒトの顔は、解剖学的、機能的に人体で極めて複雑な領域である。視覚や聴覚、嗅覚、味覚といった重要な感覚はすべて顔の中に存在している。歯列咬合は顎顔面の構成要素のひとつであり、消化器系の入口として咀嚼と嚥下を行う。他にも顔面筋を繊細に動かして感情を表したり、言葉を発音して表現したりする重要な機能を果たしている。また口は、生まれて最初に感覚を覚える器官と考えられている。

　これらの習慣的な筋収縮パターンは、正常な成長パターンを刺激しながら学習するものである。また、正常な発音時の口唇の位置や動き、嚥下時の正常な舌の位置や機能といった中咽頭部の生理的機能の一部でもある。異常な生理的習慣はいずれも顔面の正常な成長パターンを阻害するため、正常な習慣とは区別する必要がある。

非栄養的吸綴

発達心理学者は、非栄養的口腔習癖といわれる口腔習癖について多くの理論を展開してきた。

吸綴は、ヒトが生まれて初めて行う整合性をともなった筋活動である。吸綴には栄養的吸綴と非栄養的吸綴があり、前者は生命の維持に不可欠な栄養を摂取し、後者は栄養摂取と関係のないもの（指やおしゃぶり）を吸って温かさや安心感を得る行動である。

定義

口腔習癖は、さまざまに定義されている。

- 口腔習癖は無意識に起こる[1]
- Bryantら[2]は、口腔習癖は頻繁に起こり容易に習慣化するとした
- PetersonとSchneider[3]によれば、口腔習癖は変化に抵抗を示す。子どもの身体的、精神的、社会的機能にどれだけ影響するかによって有害にも有益にもなり得る

病因

口腔習癖の原因には2つの見解があり、(1)精神分析学では一種の情動障害の徴候とし、(2)行動主義心理学では神経症に起因しない単なる学習行動と見なす。

精神分析学的見解

口腔習癖に関する精神分析的見解は、当初、性的な快感が個人の精神状態へ強く影響するという、人格形成における古典的なフロイト理論に基づいていた[4]。フロイトは口や肛門、生殖器などの体の特定部分が、性的、官能的な刺激に敏感だと主張した[4]。

乳児が授乳を必要とするように、子どもはいずれの発育段階においても何かを欲する。そのため子どもがリビドー（欲動をもたらす心的エネルギー）を集めるのは、誕生の瞬間から発育が始まる口腔となり、この性的な行動は栄養摂取と別に考えることは不可能であるとフロイトは述べている。つまり子どもは、拇指の吸綴によって授乳と同じ歓びを得ているのである。こうした根源的なメカニズムに突然他者が干渉すると、別の口腔習癖をもたらしてしまう。

行動主義心理学的見解

フロイトが吸指癖に関する仮説を立てた後、精神分析学者と行動主義心理学者の間で大きな議論が起こった。しかしフロイトの説を支持する研究はほとんどなく、行動主義心理学の学習理論の方が妥当といえよう。拇指の吸綴は生後間もない子どもの神経筋学習プロセスの一例であり、胎児が胎内で指を吸うことも確認されている。

Haryettら[5]は、ヒトの吸指癖は単なる学習反応であるとの論を強く支持しており、対照群と比べて乳児に整合性のある心理的効果が証明できなかったと報告した。彼らは矯正歯科治療を受けた患者の心理的効果を調査することで、さらに自分たちの証明を強化した。

不適切な離乳 吸指癖のない子どもは授乳期間が長かったとの知見に基づき、吸指癖は不適切な離乳とも関連があるとされる[6,7]。この理論では、離乳へのフラストレーションが拇指吸引癖を引き起こすことになる。

オーラルドライブ理論 SearsとWise[8]が提議した理論で、哺乳による栄養摂取期間が口の運動(oral drive)の強さにいくぶん影響し、長期間の授乳は口の筋力を強化し、吸綴はやがて口の欲動を増進させる。Benjamin[9]はサルを用いた実験で、栄養的吸綴経験が著しく乏しいと、拇指吸引癖も大きく減少することを明らかにした。Benjaminは、拇指吸引癖は単に身を守るために手を顔にもってくる定位反射であると主張し、新生児が偶然口に親指を入れることがないように手をミトンで覆った実験で持論を検証している。

口腔習癖の発現時期

口腔習癖の発現時期は、病因においても重要である。

- 哺乳関連の典型的な習癖は生後数週間のうちに現れる
- 乳歯の萌出が困難な子どもでは、歯がためとして吸指癖が始まることがある
- 感情の高揚にうまく対処できないとき、発散のために吸指癖をもつ子どももいる
- 注目されたい欲求から新たな口腔習癖が始まることもある

臨床的な意義

非栄養的な口腔習癖に関するさまざまな理論は、互いに相容れないというわけではない。臨床医はこうした口腔習癖を、さまざまな因子から成る行動パターンと見な

すべきである。一般的には、口腔習癖はある運動に反応する後天的な機能とされ、刺激と反応には神経経路が存在すると考えられている。吸指癖は空腹や吸啜本能、不安感、注目されたい欲求に関連していることがあるため、心理学的、行動学的意味をもれなく考察すべきである。

拇指吸引癖（吸指癖）

拇指吸引癖（吸指癖）は、極めて典型的な非栄養的口腔習癖である。子宮内の超音波画像に親指を吸う胎児が写っており、胎生期に吸指癖の前兆となる反射が見られたとの報告がある[10]。拇指吸引癖は世界中にありふれた子どもの習癖であり、物を口に入れたり吸ったりすることは、子どもが世界を探検する術のようである。

吸指癖の発現率は、生後1年で50〜70％まで変動し、その後減少するとの報告がある。HelleとHaavikko[11]は、吸指癖のある子どもの2/3で、5歳までに消失すると報告している。この年齢を超えて継続すると長期の非栄養的口腔習癖とみなされ、何らかの介入が必要となる。

長期の吸指癖は子どもの歯列咬合や発音、身体的・精神的な発達に悪影響をもたらす。Frimanら[12]によると小学1年生時に拇指吸引癖をもつ子どもは、周りから知性も魅力もなくあまり友達になりたくないと思われていた。

この習癖が自然に消え、永久歯列への悪影響もないと考える親は、子どもはストレス解消のために指を吸い続けていると考えるべきである。ストレスは吸指癖とその長期化の大きな動機となる。Kellyら[13]の研究で、何百万人もの子どもが永久歯列期でも吸指癖を続けていることが明らかにされた。Van Norman[14]は、今日の社会におけるストレスレベルは、Kellyの研究が行われた1973年よりかなり高くなることが予想されると述べている。

咬合への影響

歯列に異常な力が作用し生じた損傷の規模は、**持続時間**（吸啜時間の合計）、**頻度**（1日あたりの吸啜回数）、**力**（吸啜時に歯や歯槽骨に加わる力の大きさ）により異なる。

歯列への持続的な軽い力が、断続的な強い力より大きな影響を及ぼすように、力の種類が異なると歯の生物学的反応も異なる。つまり力の持続時間は力の大きさより

も重要となる。このメカニズムに基づき、拇指吸引癖によって十分な時間をかけて力が加わると、歯が動く。

Proffit[15]によれば、この「十分な時間」とは1日6時間以上となる。したがって習癖の持続時間が短ければ、どんなに強い力がかかってもまったく、あるいはほとんど影響は出ないであろう。つまり断続的に強い力で指をしゃぶる子どもには大きな歯の動きが生じないのに対し、6時間以上指をしゃぶり続けるような子どもには、明らかに歯に変化が生じる。

乳歯列期の吸指癖は長期的な影響をほぼもたず、あってもごくわずかである。この時期に吸指癖をやめることができれば、歯は正常な口唇と頬の圧力ですぐに正しい位置に戻る。しかし永久歯の萌出開始時期を越えて習癖が続くと、不正咬合になってしまう。

臨床所見

拇指吸引癖（吸指癖）による不正咬合は、指をくわえる位置によって特徴が異なる。つまり指をしゃぶっている間の口腔顔面の筋収縮や下顎位、顔面の骨格形態に関係する。口腔習癖が活発なときに最もよく見られる歯の所見については、下記のように報告されている。

- **上顎切歯の唇側傾斜** 子どもが指を吸うのでなく歯でくわえている場合、力は切歯部のみに作用する。力のかかる位置によって上顎切歯部が唇側傾斜するか、下顎切歯部に直接力がかかって下顎前歯部の舌側傾斜と叢生が生じるか、あるいはその両方が生じる。

- **前歯部開咬** 拇指が前歯の間におかれて力が上顎前歯部に作用すると、前歯部の低位萌出や臼歯部の過萌出、またはその両方が原因で前歯部開咬が生じる。筆者は病因を判別するため、下顎平面－口蓋平面角と咬合平面による評価を推奨する（13章参照）。顎骨が下方に位置し、臼歯部が離開して過萌出すれば、下顎骨が時計方向に回転して開咬が進んで下顎角前切痕 antegonial notching が生じる。

- **臼歯部交叉咬合** 子どもが指を吸うとき、舌は上顎臼歯部から離れて垂直に下がり頬がくぼむ。そのため口唇圧と舌圧の均衡が崩れ、口蓋が狭窄する。舌側から拮抗する舌圧が排除され、上顎歯列の頬側に口輪筋と頬筋の力が継続して作用するため、上顎歯列の臼歯部が狭くなって交叉咬合となる。

また吸指癖はさまざまな歯性・骨格性の影響をもたらす（**図6-1、6-2、表6-1**）。

6 口腔習癖のマネジメント

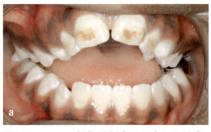 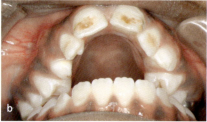 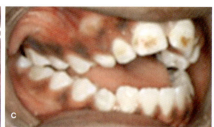

図6-1　a〜c：拇指吸引癖から生じた重度の開咬やオーバージェット、ANBの不調和、両側の交叉咬合、狭窄した高口蓋、Ⅱ級不正咬合が認められる症例。

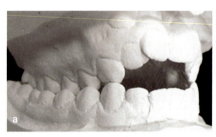 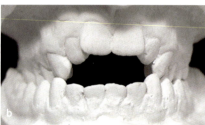 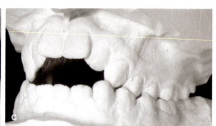

図6-2　a〜c：拇指吸引癖による歯性骨格性の重度の開咬、上顎骨の狭窄、両側性の交叉咬合、Ⅱ級不正咬合が認められる症例。

表6-1　拇指吸引癖や吸指癖による影響

歯性の影響
- 切歯の唇側傾斜によるオーバージェットの増大
- 前歯部開咬
- 歯間離開
- 臼歯部交叉咬合
- 下顎切歯の叢生
- 下顎切歯の舌側傾斜
- 上顎切歯の低位萌出
- 臼歯部の過萌出
- Ⅱ級の大臼歯関係
- 上顎前歯部の狭窄歯列弓（V字歯列）

骨格性の影響
- 上顎骨の反時計方向の回転
- 下顎骨の時計方向の回転
- 下顎角前切痕が深くなる
- 下顎下縁平面角の増大
- Ⅱ級関係の悪化（A点の前方移動）
- 前顔面高の過大

臨床診査

習癖の既往を聞く場合、通常は親が最良の情報源となるが、子どもへ「いつ指を吸いますか？」「どの指を吸いますか？」などと問う間接的な質問も有効である。

口腔外診査

習慣的に吸われ続けている指は赤くしわが寄り、皮膚が硬い（図6-3）か、異常にきれいである。また歯槽部が突出するため側貌はコンベックスタイプ、口唇は安静時に開くことが多い。

口腔内診査

歯の位置や咬合は、口腔外診査で得た情報に基づき評価する。またセファロ分析は、歯性骨格性の変化の評価に大変有益である。

治療計画

口腔習癖は頻繁に発現するため、子どもの重大な健康障害と考えるべきである。そのため、咬合への悪影響がうかがえる患者には介入が必要となる。治療を成功させるには、他科との連携によるチームアプローチで問題の原因に対処しなければならない。口腔習癖に関する精神

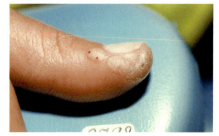

図6-3　吸指癖で大きくなった皮膚の硬結（たこ）。

分析学者と行動主義心理学者の意見は異なるが、治療計画では双方の見解を考慮することが賢明であろう。また、患者にはこの問題へ積極的に取り組んでもらわなければならない。口腔習癖のコントロールを成功させるには、親子の協力度、そして子ども自身の吸指癖をやめたいという意思にかかっている。

治療計画立案前は、問題の種類や重症度、特徴を評価するために次のような問題点について考慮する。

- 口腔習癖が不正咬合を惹起するか、悪化させているか
- 口腔習癖をどのくらいの期間行ってきたか
- 口腔習癖がいつ行われているか（日中／夜間／常時）
- 学校でも口腔習癖を行っているか
- 口腔習癖の中止で軽微な問題が自然に改善されるか
- 口腔習癖の中止で不正咬合の悪化を防止できるか
- 子どもが治療を理解する年齢に達しているか
- 子どもの口腔習癖をからかう者はいないか（特に他人の前でからかわれると子どもは負の反応を示す）

介入すべき年齢

吸指癖は、臨床医が早期にやめさせることが重要である。乳歯列期における吸指癖は長期的な影響がほとんどなく、あったとしてもわずかで4～5歳ごろに消失する。そのため推奨される介入時期は4～5歳を過ぎたころだが、吸う力が強く長時間習癖が継続し、下顎骨の時計方向の回転や下顎角前切痕といった咬合や顎骨への重大な悪影響が見られる場合は、早期介入を検討すべきである。

口腔習癖に加えて自分の頭髪を抜くなど行動上の問題や発音発達の問題があったり、口腔習癖に羞恥を感じ医療に助けを求めたりする場合などは、4歳未満の子どもであっても早期介入をすべきであろう。

治療アプローチ

子どもの年齢や習癖の種類、病因の背景、習癖をやめようとする子どもの意志により以下の方法が考えられる。

1. 精神分析
2. 行動変容
3. 習癖除去装置を用いた療法
4. 上記の併用療法

精神分析

精神分析の意義はあまり明らかでなく、過大評価されることも多いが、臨床医はこれによって口腔習癖の心理的原因を分析したり理解しようと試みる。このアプローチは、生理的欲求から由来する口腔習癖を根本的に解決できるが、歯科診療の範囲で行うことは事実上不可能であり、専門家の診察が必要となる。

行動変容

口腔習癖は、心理学者や精神科医が力動精神医学※訳注で定義している現象である。Skinnerianの刺激－反応理論によれば、行動変容とは子どもの行動をプラスに強化するテクニックである[16]。結果は早く出るが、"条件付き"の治療である。口腔習癖が口腔顔面構造体に害をもたらす点に歯科医師は関心をもつが、感情的な障害を克服するために習癖に至ったという患者の心理的背景にも留意しなければならない。また口腔習癖の原因を探り、親子の協力を得る目的で、家族についても情報を得ておくべきである。それなしの器械的療法単独による対処では、改善に至らないであろう。子どもの協力と、習癖を中止しようとする自発的意志の度合いに応じてリマインダー療法やリワード療法、器械的療法といったさまざまな治療法が提唱されている[17]。

リマインダー療法

習癖をやめたいとの意思のある子どもに適用される。習癖がなくなるまでよく吸啜する指に絆創膏を巻くなど何らかのリマインダー（思い出させるための事物や仕掛け）が用いられる。総じてリマインダーは罰としてではなく、子どもの自覚と自発的意思に適するよう設けなくてはならない。リマインダーには他に、ストラップで手首に固定する親指カバーなどがある。

リワード療法

この療法では、親子あるいは子どもと歯科医師の間で「一定の期間習癖をやめる」との契約を結ぶ。契約が果たされれば、子どもが報酬（＝リワード）を受け取れるというものである。

力動精神医学 psychodynamic phenomena 人間の精神現象を、さまざまな因果関係の結果（原因を個人の志向、感情、衝動、動機などの心理的過程も求める）からとらえる。

6 口腔習癖のマネジメント

習癖除去療法

　非栄養的吸綴への介入は、リマインダー療法やリワード療法のような簡易的な治療法から始める。それが奏功しない場合、子どもの"気づき"と協力を得て口腔内装置を用いた療法を行う。親子には、この装置が罰を与えるものではなく恒久的なリマインダーとなることを伝える。

　この方法は、親子の同意と協力が得られれば簡単かつ有益である。事前に親子に装置を十分見てもらい、しばらく発音や食事に支障が出ることを伝える。これを怠ると、子どものストレスが増して「罰を受けている」ととらえられ、治療が失敗に終わる可能性がある。

　装置は装着から2～3ヵ月で良好な効果が得られるが、習癖を確実になくすためには少なくとも6ヵ月間は装着しておく。患者の協力度や習癖の種類、不正咬合の種類によって、さまざまな可撤式や固定式、半可撤式装置を使い分ける。

可撤式習癖除去装置

　ホーレー装置の切歯後方のアクリルレジン部に一部ワイヤーを埋め込んだ簡易的な装置である。リマインダーとして機能し、食事や歯みがきの際に患者が自分で着脱可能だが、協力度に大きく左右され、容易に装置を置き忘れ、紛失しやすいのが欠点である（図6-4）。

固定式習癖除去装置

　患者の協力度に左右されない利点をもつこの装置は、両側の第二乳臼歯や第一大臼歯に装着したバンドで上顎歯列に固定される。バンドにロウ着されたパラタルアーチワイヤーは本装置の主線となり、クリブやループがアーチの前方部にロウ着されている（図6-5）。

　本装置は親指が口蓋の歯肉に触れるのを妨げ、吸指癖の快感が得られなくなるため、リマインダーとして機能する。固定式習癖除去装置には、ブルーグラス装置、パラタルバー、クワドヘリックスなど多くの種類がある。

ブルーグラス装置 Bluegrass appliance　1991年にHaskellとMink[18]が導入した、乳歯列期や混合歯列期に使う慣れやすい装置である。回転する六角形のローラーが組み込まれており、両側のバンドにロウ着された1.1mmのステンレススチールワイヤーがその中を通る。子どもは吸指癖の代わりに舌でローラーを回すことになり、これが習癖の中止促進に非常に効果的となる（図6-6）。

パラタルバー　両側大臼歯に装着したバンドと0.9mmステンレススチールワイヤーから成る装置で、口蓋前方の最深部に0.8mmワイヤー製のシールドやクリブがロウ着されており、指を軟組織に触れさせない仕掛けとなっている。前方部でシールドやクリブを垂直方向にやや延長すると、リマインダー装置にもなる（図6-7）。

クワドヘリックス　乳歯列期や混合歯列期に上顎歯列弓を水平方向に拡大する固定式拡大装置である。前方部にタングクリブがロウ着されたクワドヘリックスは、吸指癖の改善と口蓋の拡大が必要な患者に有効である。またタングクリブなしのクワドヘリックス単独でも、拇指吸引癖を抑えることができる（図6-8）。

タングクリブトランスパラタルアーチ装置（TC-TPA）

　数年前に筆者が開発した、トランスパラタルアーチにタングガードを組み込み改良を加えた装置である。筆者は歯性、歯性骨格性を問わず、多くの開咬・開咬傾向の症例に習癖のコントロール目的で本装置を用いてきた。

　この装置は上顎両側大臼歯に装着したバンドと2本の0.9mmステンレススチールワイヤーから成る（図6-9）。後方のワイヤーは直径10～12mmのオメガループを有するトランスパラタルアーチで、嚥下時に舌背から最大の圧力がかかる。このアーチは、口蓋に食い込まない状態で上顎大臼歯を圧下させる必要があるため、口蓋から最低1mmは離してバンドにロウ着する。2本目のワイヤーはタングガードとして使われる。咬合時に下顎切歯の切縁より下方に位置するように十分長くしておく。

　筆者は、吸指癖がある症例や、吸指癖は消失したものの舌突出が継続しており、また若干のダイバージェントフェイシャルパターン（急峻な下顎下縁平面、下顎の時計方向の回転、垂直的な問題）をともなう重度開咬症例に対してTC-TPAを使用する。下顎大臼歯の過萌出を防止するため、常にTC-TPAにはホールディングアーチを併用する。本装置には、下記の4つの治療目標がある。

1. 吸指癖や舌癖のコントロール
2. 上顎切歯の萌出と前方の歯槽骨の成長促進
3. 上顎大臼歯の圧下と下顎大臼歯の挺出防止
4. 下顎骨の反時計方向の回転（詳細は13章参照）

治療アプローチ

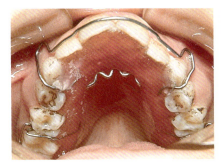
図6-4 可撤式習癖除去装置。

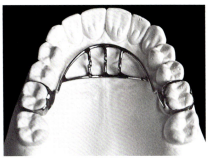
図6-5 固定式習癖除去装置(リマインダー機能のあるパラタルバー)。

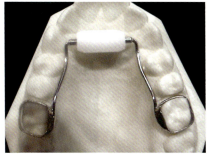
図6-6 ブルーグラス装置。

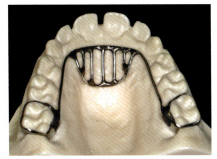
図6-7 パラタルバー。

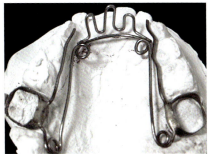
図6-8 クワドヘリックス。

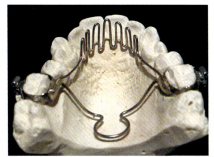
図6-9 TC-TPA。

Case 6-1

患者は7歳6ヵ月の女子。混合歯列中期におけるⅡ級1類の不正咬合で、重度のオーバージェット(11mm)と開咬(4mm)を認めた。また重度の吸指癖があり、舌突出癖が発現していた(**図6-10a～c**)。

治療

舌突出癖のコントロールと上顎大臼歯圧下の目的でTC-TPA装置を、下顎大臼歯の過萌出防止目的でホールディングアーチを、Ⅱ級の大臼歯関係の是正や上顎大臼歯の圧下にはハイプルヘッドギアを用いた。治療後(**図6-10d～f**)は大臼歯関係がⅠ級、オーバージェットは1mm、オーバーバイトは歯冠長の10～15%となった。

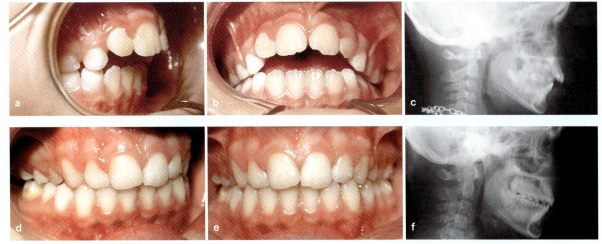

図6-10 Ⅱ級1類の不正咬合、重度のオーバージェットとオーバーバイト、急峻な下顎下縁平面角、下顔面高の過大を認める。
a、b：治療前の口腔内写真。c：治療前のセファログラム。d、e：治療後の口腔内写真。f：治療後のセファログラム。

Case 6-2

　患者は9歳10ヵ月の女子。拇指吸引癖の結果として舌突出癖を有している（図6-11a～e）。歯性骨格性I級不正咬合であり、オーバージェットは5mm、3mmの開咬、歯性の上下顎前突を認めた。

治療

　I期治療では、固定式パラタルタングガードと下顎のホールディングアーチでリーウェイスペースを維持し、大臼歯の挺出を防止したところ、2ヵ月で吸指癖が消失した。タングガードはさらに6ヵ月間装着し、その結果開咬とオーバージェットが60%以上改善した。II期治療ではタングガードを除去後、前歯部の後方移動と開咬の閉鎖のために上下顎とも2×4装置を装着した（図6-11f～j）。

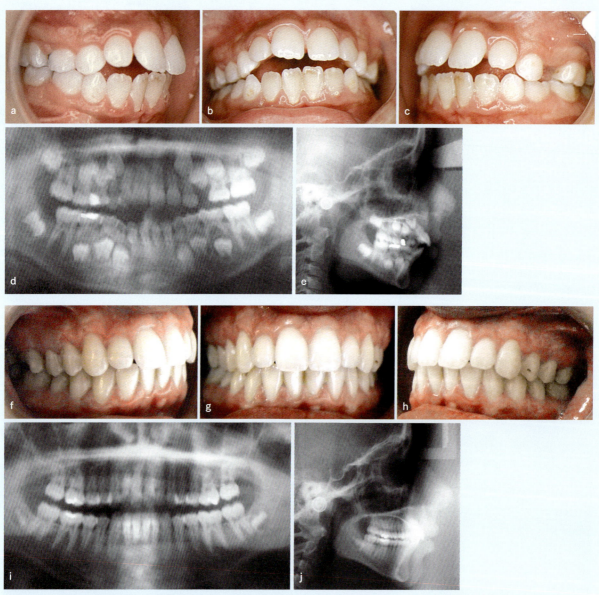

図6-11　活発な拇指吸引癖と舌突出癖を認める症例。歯性骨格性I級の不正咬合で、5mmのオーバージェット、3mmの歯性開咬、上下顎切歯の突出を認める。
a～c：治療前の口腔内写真。　d：治療前のパノラマエックス線写真。　e：治療前のセファログラム。
f～h：治療後の口腔内写真。　i：治療後のパノラマエックス線写真。　j：治療後のセファログラム。

おしゃぶりの使用習慣

　吸啜は、生後間もない乳児が起こす強い反射で、母乳で育つ乳児は栄養摂取と吸啜本能に基づく満足感の両方を得る。乳児が十分乳を飲めない場合はおしゃぶりなどで吸啜本能を満たすことがある。残念なことに、幼少期のおしゃぶり使用や吸指癖が無害で、子どもを満足させるためにおしゃぶりを用いるのは普通と考える親もいる。

　おしゃぶりの不適切な使用が、咬合に重大な影響を及ぼしたとする報告が複数ある。Larsson[19]は、吸指癖のある者よりおしゃぶり使用者のほとんどに前歯部の開咬が明らかに早い時期に生じ、さらに吸指癖がある開咬患者は、嚥下時の舌突出と関連性があると報告している。Larsson[19]は、スウェーデン・ファルシェーピング市の女児に対する調査で、おしゃぶり使用習慣がある者の臼歯部交叉咬合の有病率が26％であったとし、おしゃぶり使用習慣のある子どもは2～3歳時に水平的な咬合関係を評価すべきと提案した。また乳犬歯が干渉する場合、おしゃぶり使用時間を減らすように親を指導すべきと結論づけた。

　Adair[20]は文献レビューで、歯科医師は吸指癖やおしゃぶりによる非栄養的吸啜が口腔内にもたらす影響を十分認識していると結論づけた。またおしゃぶりの使用習慣は2～4歳で自然消失することが多く、吸指癖よりは歯への害を与えにくい。一方、吸指癖は就学年齢になっても続きやすく、習癖除去装置を用いる必要もある。またLarssonを含む複数の研究者が、歯科医師は母乳育児の問題や歯の奇形、再発性急性中耳炎やその他の感染症、安全性の問題などおしゃぶり使用の悪影響を認識すべきと述べている。さらにCastilhoとRocha[21]は、おしゃぶりは母乳育児が定着せず離乳しやすくなると主張している。

　一方Liら[22]とCinar[23]は、おしゃぶりの使用は乳幼児突然死症候群（SIDS：sudden infant death syndrome）のリスクや、睡眠環境の阻害要因を減少させると報告した。米国小児科学会は、SIDSのリスクを低減させるため、生後1ヵ月以降の乳児の入眠時にはおしゃぶりを与えることを親に推奨している[24]。また米国家庭医学会（AAFP）は、中耳炎予防のため生後6～12ヵ月の乳児におしゃぶりを使用させないことを推奨する一方、おしゃぶりの使用を積極的にやめさせる必要はなく、特に生後6ヵ月までの乳児には有益だとしている[25]。

　de Holandaら[26]は、母乳育児と人工乳育児と非栄養的吸啜の関係を調査し、6ヵ月以上の母乳育児の継続がおしゃぶり使用継続の後ろ盾になると結論づけた。ただし、母子関係への影響についてはさらなる調査が必要ともしている。またおしゃぶり使用習慣は吸指癖より早く終わると考えられるとも述べ、おしゃぶりの使用は5歳までに90％以上、8歳までに100％なくなったと報告した。

　おしゃぶりは吸指癖より中止しやすく、その問題点をていねいに子どもに教えれば、徐々に、または完全にやめられると考える者もいる。吸指癖の咬合への悪影響とさほど変わらず、おしゃぶりの悪影響はその種類や使用期間、力の強さに左右される。長い期間、強い力で使用を続ければ確実に悪影響を与えることになる。またBisharaら[27]も、おしゃぶりを使う子どもは2～3歳時に水平的な咬合関係を評価すべきと主張している。

舌突出

　臨床的に**舌突出**は、嚥下時に上下前歯部間に舌尖が前方位をとることと定義される。Graber[28]によれば、ヒトは24時間に1,200～2,000回の嚥下を毎回約4ポンド（約1,814g）の圧力で行う。嚥下時に舌突出により力が継続して加わると、歯を歯列から押し出すことになる。また神経性の舌突出も、安静時に舌が歯を押すと述べている。これは無意識下の習癖であるため、改善が困難である。

　舌突出として知られるこの舌の筋機能障害は、**幼児型嚥下、異常嚥下、逆嚥下、未熟な嚥下**とも呼ばれる。その理解には舌機能の正常・異常を学ぶ必要がある。

正常嚥下と異常嚥下

　Moyers[29]は正常な嚥下について、歯は咬合状態で口唇は軽く閉じ、舌尖は前歯部後方の口蓋に軽く接し、舌背の前方中央部が持ち上げられて硬口蓋に接触するとし、その間口腔周囲筋の顕著な緊張は認めないと説明している。

　吸指癖の後や嚥下時、その他の要因によっても舌突出が生じる。舌突出は、明らかな筋の緊張を認めないまま自然に消失していくこともあれば、年齢とともに減少す

6 口腔習癖のマネジメント

ることもある。

Proffit[15]は幼児型嚥下からの移行期と正常な嚥下時における舌圧を評価し、嚥下時に舌尖が前方位にある人は、舌尖が後方位にある人よりも歯にかかる舌圧が強くないことを示した。臨床的にも、前者の舌圧は低いと思われる。

Kellyら[13]は、幼児型嚥下とその移行期の嚥下パターンをもつ者の割合が開咬の者より高いとの疫学データを得た。また開咬は白人より黒人に高頻度でみられるとしている。このことから嚥下は学習行動でなく、無意識下で生理的にコントロールされる機能であることがわかる。SubtelnyとSubtelny[30]がエックス線動画とシネ画像を評価し述べたように、舌突出は開咬の原因ではなく、開咬に付随して起こる場合が多いと考えるべきである。

過去の吸指癖から生じた前歯部の開咬は舌突出が起きやすく、舌は開いた前歯部を閉鎖しようとより前に出てくる。異常な嚥下パターンは開咬が続くか悪化し、低年齢での臼歯部交叉咬合の発生にもかかわる。Ovsenik[31]は、臼歯部交叉咬合の病因を調査したところ、交叉咬合を呈する子どもでは、そうでない子どもより高頻度に異常な嚥下パターンがみられたことから、異常嚥下が臼歯部交叉咬合の重要な病因であると報告した。Ovsenik[31]は、乳歯列期に吸指癖の既往があった子どもは必ず、嚥下パターンとその他の口腔顔面機能の評価を含めた臨床診査を行うべきであると結論している。

分類

Moyers[29]は異常嚥下を単純型舌突出嚥下、複合型舌突出嚥下、幼児型嚥下の残存の3つに分類している。

単純型舌突出嚥下　simple tongue-thrust swallow

この嚥下では一般的に、開咬につながる吸指癖の既往が関与する。吸指癖がすでに消失していても、嚥下時に開咬部を閉鎖するために舌が突出する。Moyers[29]によるとこの嚥下中、歯列は咬合し、一部筋肉の緊張をともなう。この習癖は不正咬合の是正で改善する。

複合型舌突出嚥下　complex tongue-thrust swallow

口呼吸やアデノイド、口蓋扁桃肥大などの慢性的な鼻呼吸の問題が関与する。さらに複雑な嚥下パターンである。口蓋扁桃が肥大すると、舌根が当たって痛みが生じる。

この痛みを避けようと下顎が反射的に下がり、上下顎歯列が離開し、安静空隙は大きくなり、舌が前方に出る余地が生まれる。こうして嚥下時に、より楽な舌位と十分な気道が確保されるのである。

舌の前方位により、前歯とその歯槽部へ持続的に弱い力がかかり、歯性や歯槽性の前突や空隙歯列、開咬の原因となる。前歯部以外にも開咬を起こす舌突出の治療は複雑で、筋機能療法が使われる場合もある。

幼児型嚥下の残存　retained infantile swallow

乳児の口は母乳を飲みやすいようになっており、機能時は上下歯槽堤間のスペースが舌でふさがれるため、上下の歯槽堤は接触しない。乳児期は舌の発育が進み、哺乳しやすいよう顎に対し相対的に大きくなっている。幼児型嚥下から成熟型嚥下への移行は、生後6ヵ月以降、歯の萌出にともなって起こる。

Moyers[29]は、幼児型嚥下の残存は成熟型嚥下へ移行できない異常な嚥下パターンだとした。この嚥下パターンの患者は、開咬が前歯部以外にも生じ得る[32]。治療も複雑で、顎矯正手術と筋機能療法が必要になることもある。

病因

既述のように単純型舌突出嚥下は、吸指癖から生じた開咬部分を嚥下時に閉鎖状態にしようとする動きによって出現する。このタイプによる開咬は、前歯部の低位萌出部か歯槽部に限局される。異常な舌機能を制御すると、開咬は改善しかつ再発しない（Case6-4参照）。

一方、複合型舌突出嚥下と幼児型嚥下の残存の原因は特定されていないが、局所要因や全身要因として、次の項目が挙げられる（図6-12〜6-14）。

- 巨舌症などの遺伝要因
- 急峻な下顎下縁平面や下顎角の開大などの垂直的な骨格性の問題
- 拇指吸引癖やその他の吸指癖
- 短い舌小帯（舌小帯短縮症）
- アレルギー性鼻炎、鼻中隔湾曲、アデノイド、口蓋扁桃肥大などによる鼻閉から発症する口呼吸
- 人工乳育児で用いられるある種の人工乳首
- 嚥下を困難にする咽頭炎、口蓋扁桃肥大やアデノイド
- 乳歯の早期喪失による舌の異常な順応
- 筋協調不全などの筋系や神経系、その他の生理的な異常

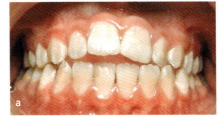

図6-12　a、b：前方への舌突出は、力の大きさによって歯列への影響の程度も異なる。

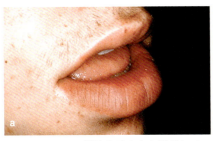
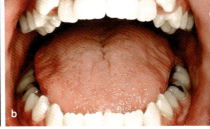
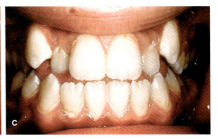

図6-13　a～c：開咬と舌突出を誘発している巨舌症。（ニューヨーク州ロチェスター、J.Daniel Subtelny先生のご好意による）

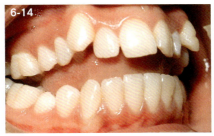
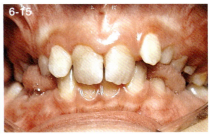

図6-14　舌突出を引き起こした骨格性開咬。

図6-15　すべての乳臼歯がアンキローシスを呈した結果生じた、舌の両側性の側方突出。

さまざまな舌突出

舌突出は、病因や環境要因との相互作用によって多くのバリエーションがある。またこれらの舌突出が咬合に及ぼす影響もさまざまである。

前方への舌突出

非常に典型的なタイプの舌突出で、前歯部開咬の原因となる。また開咬の程度は、舌圧の大きさや作用する位置によって異なる（図6-12）。

前方への舌突出は巨舌症にともなって生じることがあるが、その場合、安静位でも舌が開いた口から突出し、前歯部開咬はより広範囲となる（図6-13）。

切歯部に開咬があると、嚥下時に舌が開咬部分を閉鎖しようと機能する。上下顎歯列間のスペースや開咬は、過去の異常な吸啜習慣か、垂直性の成長パターンと上下顎骨間の不調和から生じた骨格性開咬かのどちらかである（図6-14）。

開咬の範囲が広がり、大臼歯部のみで咬合するような場合、舌の機能障害は二次的な問題とされる。ここでは、外科的矯正治療によるアプローチが唯一の治療オプションになる。

前方への舌突出が強いオトガイ筋の緊張と合併すると、上顎切歯部の突出と下顎切歯部の舌側傾斜、叢生が悪化した結果、重度のオーバージェットを誘発する。

側方への舌突出

前方への舌突出ほど見られないものの、この舌突出で片側性・両側性に側方の開咬が生じる。通常、側方歯の開咬は前歯部が閉じており、片側、あるいは両側の第一小臼歯から最後方臼歯まで開咬が至る場合もある。こうした異常を治療するのは非常に難しい。

側方への舌突出は、アンキローシスを呈す乳臼歯の萌出後に進行する。さらに、アンキローシスが低位咬合であるほど深刻になる。放置すれば異常な舌機能が継続し、舌圧が大きくなり、永久歯の萌出を妨害する可能性がある。そのため乳臼歯のアンキローシスの早期発見と抜歯が効果的である（図6-15）。

両側性の舌突出は、両側の乳臼歯のアンキローシスか、巨舌症の舌が安静時に咬合面を覆うことで進行する（図6-13）。Proffit[15]は臼歯部が咬合平面まで萌出できないのは、この種の開咬が原因であると述べている。

舌突出と関連する問題

嚥下時や発音時の舌圧が強いと、開咬や歯の前突、空隙歯列が生じるか持続する。周知のとおり、嚥下時に幼児はみなわずかに舌を突出する。6歳児の50%に何らかの舌突出が見られるが、15歳では25%に減少する。Proffit[15]によれば、成熟型嚥下への移行は早くて3歳ごろに見られる場合もあるが、6歳ごろまでは一般的でなく典型的な母集団の10〜15%でしかない。なお高齢者の舌突出をともなう嚥下は外観的に幼児型嚥下と似る。

子どもの開咬は、思春期が過ぎると自然に改善することがある。また臨床的な観察において、開咬が続く限り舌突出が生じることが示されている。上顎歯列弓が狭窄し舌圧が作用し続けている患者では、上顎の拡大は舌圧にも奏功し、良い治療結果をもたらすはずである。

不正咬合の原因や寄与要因にかかわらず、舌圧が制御されなければ再度の矯正歯科治療を余儀なくされる。

舌機能障害やそれが影響する咬合から起こる発音の問題では、/s/音が最も幼児性発音になりやすい。また嚥下時の側方への舌突出から生じた側方の開咬患者にも幼児性発音が生じる。

臨床診査と鑑別診断

舌機能や舌の大きさ、舌の位置の診査は診断にとって重要である（3章参照）。多くの研究が、舌機能障害は開咬と矯正歯科治療後の後戻りの原因になるとしている[25]。したがって舌機能障害の病因を特定するには、患者に異常な嚥下パターンの有無を調べるべきである。

Garber[28]は嚥下を、(1)本能型嚥下 (2)体性型嚥下 (3)不規則型嚥下に分類した。本能型嚥下は**幼児型嚥下**のことで、出生時すでに備わっている。また嚥下中の舌尖の前方運動が特徴で、哺乳を助け、授乳期の乳児の舌は下顎より相対的に大きいことから、正常の嚥下とされる。通常、本能型嚥下は自然に成熟型嚥下つまり体性型嚥下へ移行する。乳歯列期以降も本能型嚥下が続く場合、舌の異常や機能障害によって咬合に問題を起こすと考えられる。

体性型嚥下は正常な成熟型嚥下で、嚥下時に舌尖が前歯部後方の口蓋に軽く当たる。また舌背の前方中央部が硬口蓋と接し、歯よりも切歯乳頭部に舌圧が作用する。

不規則型嚥下は、Graberら[33]によると、本能型嚥下から体性型嚥下への過渡期に一時的に起こる通常の嚥下パターンである。

Pengら[32]は、本能型嚥下と成熟型嚥下の診断と鑑別のため、本能型嚥下群と体性型嚥下群の2群の子どもに超音波検査を行ったところ、舌機能の観察に理想的と考えられていた舌背の表面が、実は両者の鑑別に適していないことを発見した。一方、オトガイ舌筋の動きは2群間で有意差（$P>0.01$）があったことを明らかにした。そしてオトガイ舌筋が本能型嚥下における重要な役割をもっており、確実な鑑別方法になると報告した。

Pengら[32]はまた、体性型嚥下をする者はオトガイ舌筋の活動や力の強さがより大きいとの結果に至った。また本能型嚥下では舌尖の動きが一貫しないため、その特徴に加えて本能型嚥下か体性型嚥下かを鑑別する際はオトガイ舌筋の動きを確認することが重要だと報告した。

子どもの舌の機能障害の有無を判断する検査では、咬合状態と舌機能障害のどちらの徴候も徹底的に評価するべきである。たとえば前歯部開咬は、前方の舌突出によくある徴候だが、開咬は多因性であり、単一の要因で説明がつかない。よって下記の所見があると、舌機能が障害されることがある。

- 初期の開咬の原因となるような吸指癖、おしゃぶりの長期使用、人工乳育児
- アレルギー、口蓋扁桃肥大やアデノイドによる口呼吸
- 口がぽかんと開いている（口唇閉鎖不全）
- 嚥下時に顔面筋や口輪筋の収縮を認める（しかめっ面をするか口唇をすぼめる）
- /s/ や /z/ の発音困難
- 遺伝的な骨格性の形態異常

さらに、安静時の舌の大きさ（下顎歯列に対する位置関係、歯痕舌）や舌の姿勢位（口腔内での舌の安静位）を評価する必要がある。また舌機能の評価時は、子どもに姿勢を正して鏡を見ながら唾液を飲み込むよう指示する。また嚥下中の口腔周囲筋の活動を観察し、その後口唇をそっとめくり舌の動きを観察する。

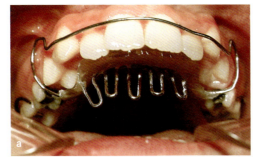
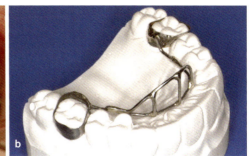

図6-16
a：可撤式タングガード。
b：固定式タングガード。

治療の検討事項

SubtelnyとSubtelny[30]など、舌突出は多くの場合開咬の原因ではなく、同時に起こる付随現象と考えるべきと主張する研究者もいる。また年齢とともに、舌突出は自然に改善するか、緩和するとの報告もある[34]。

多くの患者を長年にわたり観察してきた筆者の臨床経験から、開咬の原因が何であれ、いったん上顎歯と下顎歯の間にスペースができてしまうと、舌が侵入し続け、そのスペースが大きくなり自然治癒を妨げてしまう。舌突出が切歯の萌出が過ぎても継続すると、自然治癒することなく、顎骨の成長にともなって歯槽性の異常がさらに悪化するであろう。

子どもにおける舌突出が、垂直方向の成長パターンや下顎骨の時計方向の回転、口呼吸、巨舌、口蓋扁桃肥大などの遺伝、環境要因と併発した場合、不正咬合はさらに重度となる。

永久切歯の萌出前や萌出中におしゃぶりや吸指癖などの習癖を発見できれば、自然な改善の可能性は高くなる。また口呼吸の原因が気道閉塞関連であれば、専門医との相談が必要である。早期発見と早期介入がされなければ舌突出は継続し、不正咬合や構造体への障害が起きる。

治療アプローチ

舌突出の治療法には、(1)矯正装置による器械的療法(2)筋機能療法がある。筋機能療法は資格をもつ言語聴覚士が指導する訓練法で、嚥下パターンを変えることにより嚥下に関連する筋肉を再訓練するものである。

舌突出の器械的療法は、可撤式あるいは固定式装置のどちらかで行う。ただし装置の舌圧を制御する部分（タングクリブやタングガード）は、前歯部を囲みつつも咀嚼を邪魔しないようデザインする必要がある（図6-16）。

多くの矯正歯科治療と同じく、患者と親の治療への真摯な参加姿勢や協力はより良い治療結果をもたらす。単純型舌突出における器械的療法は、患者が協力的であれば100％成功する。しかし気道障害や神経筋の関与、顎骨の垂直方向の成長パターンなどの合併症が異常な舌機能と相互作用すれば、器械的療法に加え包括矯正歯科治療も必要になる。

開咬の改善をタングガードのみで行うには無理のある患者も存在し、他の治療法との併用が必要な場合もある。たとえば狭窄した口蓋の拡大と口呼吸の是正は、舌の機能障害の改善を促進するはずである。重度の舌突出を認める場合は、器械的療法に加え適切な筋機能療法が推奨される。患者が毎日トレーニングをまじめに行い、固定式のタングガード使用の指導を受けていれば、良い結果を得るはずである。患者と親には、治療開始前に歯列模型や写真、エックス線写真で問題点を明確に示した後、装置の機能とトレーニング法について説明しておく。

舌のトレーニング例として、まず装置を挿入し、口を閉じて舌尖をタングクリブの後に置き、舌がタングクリブに触れない状態で嚥下を行うよう指導する方法がある。このトレーニングは日中何度も繰り返して行う。固定式のタングガードを併用したトレーニングを毎日行うことで舌が容易に順応し、舌の機能障害には非常に効果的である。

治療後の後戻りや悪化を防ぐため、舌の機能障害は矯正歯科治療が終了する前に取り除く必要がある。舌突出を防ぐために、中切歯の舌側面にリンガルクリートの接着を推奨する臨床医もいる。

6 口腔習癖のマネジメント

Case 6-3

患者は14歳の男子。前歯部の開咬が主訴であった(**図6-17a〜d**)。患者にはかつて吸指癖があり、9歳ごろ消失したものの、重度の舌突出癖が継続していた。

治療

固定式タングガードの使用と舌のトレーニングを行うこととした。治療は大きな効果を示し9ヵ月後に終了した。さらにホーレーリテーナーによる保定を行い、経過を追った(**図6-17e〜h**)。

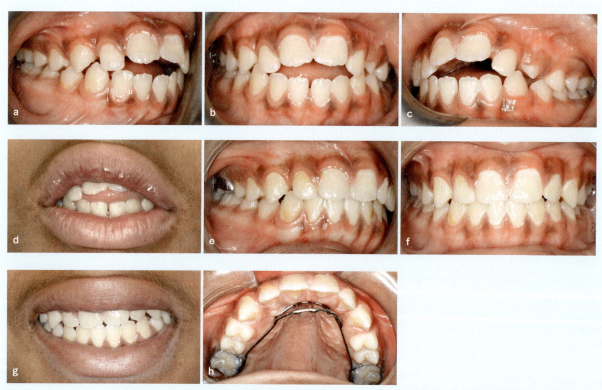

図6-17 9歳まで吸指癖があり、現在も重度の舌突出癖が残っていた。
a〜d：治療前の口腔内写真。
e〜h：治療後の口腔内写真。使用した装置はタングガードのみであった。

Case 6-4

　患者は12歳4ヵ月の女子。正常な骨格パターンだが、上顎左側第二乳臼歯から上顎右側第二乳臼歯まで重度の開咬（3〜5mm）と、舌突出を認めた（図6-18a〜c）。

治療

　患者の協力度が大変高く、前歯部にタングクリブが付いた可撤式ホーレー装置の使用と舌のトレーニングを計画した（図6-18d、e）。

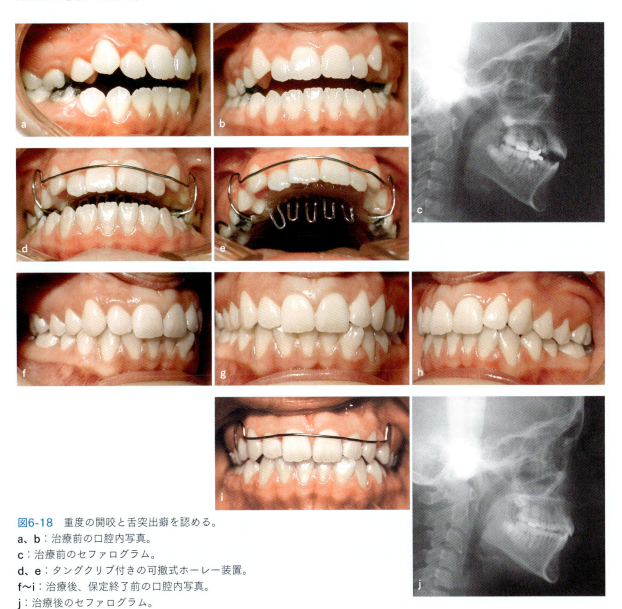

図6-18　重度の開咬と舌突出癖を認める。
a、b：治療前の口腔内写真。
c：治療前のセファログラム。
d、e：タングクリブ付きの可撤式ホーレー装置。
f〜i：治療後、保定終了前の口腔内写真。
j：治療後のセファログラム。

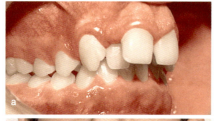
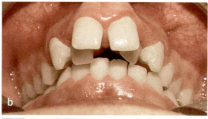
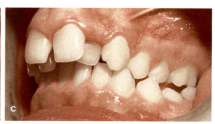
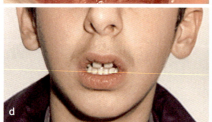
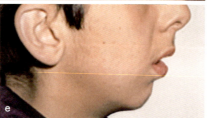

図6-19

a〜e：鼻閉による口呼吸の典型的な特徴をもつ患者。狭小で長頭型の顔貌、コンベックスタイプの側貌、上顎のV字歯列と前歯部の叢生がみられる。

口呼吸

　鼻呼吸とカプセルマトリックスを担う鼻上顎複合体には、正常な顎顔面形態と咬合の発育における重要な役割と影響がある。正常に呼吸をするには、鼻や鼻咽頭領域を通る十分な気道スペースが必要である。咽頭扁桃や口蓋扁桃、鼻甲介などにより気道内が病的あるいは解剖学的に肥大すると鼻呼吸は阻害され、その結果口呼吸となる。このような口呼吸と鼻閉は、矯正患者によく見られる。

　呼吸機能の阻害が頭蓋顔面の成長や形態に影響を及ぼし、不正咬合を生み出すとの考えについては、100年以上討論され続けている。たとえば長く幅の狭い**アデノイド顔貌**は、前歯部の開咬や歯の突出、口唇の閉鎖不全、狭窄した上顎歯列弓、深い口蓋が特徴である。長年、この顔貌形態は口呼吸が原因で起こると考えられてきた。

　口呼吸が不正咬合の原因なのか、遺伝的な頭蓋顔面形態が二次的に口呼吸の原因となるのかという議論は多い。

　Subtelny[35]は、口呼吸は姿勢や顎関係、咬合発育に影響を与えるとの仮説を立てた。またアデノイドのある子どもはない子どもに比べ、顔が長く切歯が後退しており、口唇は大きく開いているとした。

　1960年、Linder-Aronson[36]はアデノイド切除術の既往歴がある子どもについて、セファロ分析を用いて対照群と比較した結果、既往がある子どもは上下顎切歯が舌側に傾斜しており、開咬傾向にあることを発見した。

　Subtelny[37]はアデノイド組織の体積変化について、定期的に撮影したセファログラムを用いてアデノイドを認める若年患者33人と肥大が最も小さい子どもを比較し評価した。その結果、アデノイド組織はストレス、鼻呼吸からの感染やアレルギーに関連した肥大反応であるが、大きく成長して次第に小さく消失するような発育サイクルがあると報告した。アデノイド組織は生後6ヵ月〜1歳ごろ明瞭になり、2〜3歳までに鼻咽頭腔の約1/2を占めると述べた。本研究では、長期的なセファロ分析から、アデノイドのピークは早くて9〜10歳、遅くて14〜15歳ごろで、その後次第に小さくなるとした。また咽頭扁桃や口蓋扁桃の成長はScammon[38]のリンパ組織の発育曲線とは異なるともしている。さらにアデノイドは、鼻上顎複合体が急速に成長する思春期前によく見られ、成長スパート期に鼻気道からはみ出るほどになったアデノイドは、鼻上顎複合体と舌の位置や咬合へ悪影響を与える可能性があると述べた。

咬合と歯性骨格性構造への影響

　近年、口呼吸が上顎構造体への悪影響となることを示す報告も多い[35, 39-41]。さらに鼻上顎複合体の成長は、高口蓋や下顎前歯部の舌側傾斜、前顔面高や下顔面高の過大、下顎角の開大、SN平面、口蓋平面、咬合平面に対する下顎下縁面角の開大など、若干の上顎骨の後退や劣成長、口蓋骨の反時計方向の回転を生じる。

　慢性的な口呼吸は、必ず顎顔面複合体と咬合に悪影響を及ぼし、なかでも特に成長期の子どもの全身的な健康

に深刻な問題を引き起こす。音声学者や耳鼻科医、アレルギー専門医、小児科医、矯正歯科医など多くの専門家が、ヒトや動物を被験対象とした多くの研究を通して、この問題に注目してきた（図6-19）。

Harvoldら[42]は、シリコンの鼻栓でサルの鼻孔を塞ぎ、口呼吸を起こす実験的研究を行った。サルは多様な方法で鼻閉に順応したが、口は開けたままとなった。リズミカルな口呼吸が増加する個体もいれば、舌突出の有無を問わず下顎を下方に保つ個体もいた。徐々にすべての個体が対照群と異なる顔貌や咬合を呈し始めた。このことからHarvoidら[42]は、神経筋活動の変化が、筋の発達と骨のリモデリングの双方に影響すると結論づけた。

Kerrら[43]は、鼻閉がある子ども26人にアデノイド切除術を施行し、側面セファログラムで正常な呼吸の対照群と比較する5年間の追跡調査を行った。デジタル化された36点の計測項目から下顎骨の形態をとらえた結果、この方法で成長変化を把握するデータを取得できることが判明した。また施行群では、術後に下顎結合部の成長がより前方へ向かい、当初起こった下顎骨の後方回転に若干の前方回転を認めたことを明らかにした。

Woodsideら[39]は重度の鼻閉を認める子ども38名を対象に、上下顎の成長量と上顎骨の成長方向を調べる5年超の追跡調査を行った。その結果、アデノイド切除術経験者がアデノイド切除術未経験の対照群より上下顎とも有意に大きく成長し、またこの成長が女子より男子で顕著であるとした。一方、アデノイド切除術経験者と対照群では上顎の成長方向に差はみられなかった。

鼻閉があると姿勢まで変化することが、ヒトの研究で明らかにされている。TourneとSchweiger[44]が行った研究は、成人25名の呼吸パターンを人工的に1時間鼻呼吸に変え、頭蓋、下顎骨、舌骨、舌、口唇の姿勢反射の変化を実験前後のセファログラムで調べた。その結果、明らかな口唇の離開、下顎骨の下方位、舌骨の下方への運動が認められた。一方、頭蓋に有意な変化は認められなかった。さらにこのような姿勢反射が長期間続けば、頭蓋顔面の成長パターンが垂直方向へと向かう可能性があると付記した。

GuginoとDus[45]は、すべての不正咬合はある程度口腔顔面の機能障害と関連し、安定した治療結果を最大限達成するために機能障害を除去すべきとしている。特に成長期の子どもに長期間顕著な口呼吸が続くと、顔面に受容しがたい審美的・機能的影響を及ぼす。

病因

鼻気道を閉鎖すると、鼻呼吸しづらくなって口を開けざるを得なくなり、口から呼吸するようになる。

口呼吸のよくある原因にアレルギーがある。アレルギーは、鼻粘膜の腫脹を惹起する。粘膜の腫脹が軽度でも、気道が狭くなって肺への酸素供給に影響が出る。粘膜の腫脹が強いほど鼻気道が狭くなるため、さらに口呼吸になる。口蓋扁桃や咽頭扁桃の肥大も気道を塞ぎ、口呼吸の要因となる。

鼻甲介の湾曲や肥大、鼻中隔の湾曲などの先天的な形態異常も、構造上の変形を生み鼻気道を閉塞する。骨折などの外傷も鼻を歪ませ、閉塞させることがある。

口呼吸に認める低位舌は上顎側方にかかるべき舌の力を妨げ、上顎骨の側方と前方への発育を阻害する。

習癖と考えられる口呼吸の子どももいる。これは拇指吸引癖や長期のおしゃぶり使用習慣が続いた後に生じる異常な呼吸が継続する子どもで、年少期と小児期に鼻呼吸できず、その間に顔面や上気道の成長が急速に進んでしまう。Goisら[40]は、乳児期の呼吸障害は鼻気道の成長や口呼吸に影響を及ぼし、後々まで影響すると述べた。

臨床所見

幼児の口呼吸の早期発見は、抑制矯正歯科治療の重要なステップである。口呼吸が長びき、特に成長が早く進む時期になると、咬合や骨格の形態、成長パターンや姿勢に影響が及ぶ。このような変化が起きる過程とメカニズムを理解するには、まず口呼吸する子どもの特徴を把握することである。

口呼吸の所見は、(1)身体の成長と姿勢 (2)口腔顔面形態、軟組織、咬合などの歯性骨格性の特徴から調べる。

身体成長と姿勢

慢性的な口呼吸に苦しむ子どもは睡眠中、血中に十分な酸素を取り込むことが難しい。これは睡眠周期を崩し、成長ホルモンの産生を阻害し、身体成長（身長と体重）や学校での振る舞いにも影響を及ぼす。

Warren[46]は、気道閉塞が顔面の成長に及ぼす影響につ

6 口腔習癖のマネジメント

いて調査したところ、呼吸計測法を用いれば呼吸量の定量化や気道障害や口呼吸の客観的な確定をより確実に行うことができるとした。また、鼻咽頭や口腔咽頭の気道スペースが小さい場合、鼻と口で呼吸をするときの無理な姿勢が成長に有害となり得ると報告した。

Tourne と Schweiger[44]はヒトの研究で、姿勢が変化すると鼻閉が生じることを示唆した。鼻を完全に閉塞させると即座に頭蓋脊柱角が約5°変化し、鼻閉をなくすとまたすぐ元の位置に戻る。しかしこの生理学的反応は、すでに鼻閉があっても同程度に起こることから、呼吸だけが原因でないことが示された。

幼少期の睡眠障害は、上気道閉塞に起因する呼吸障害であり、口呼吸、いびき、睡眠時無呼吸の3つの臨床的徴候がみられる。

閉塞性睡眠時無呼吸症候群（OSAS）は小児に起こり得る重度の睡眠障害であり、診断や治療が遅れるとその長期化を招く可能性がある。OSASには早期治療が簡便で効果的である。

多くの研究者が、乳幼児突然死症候群（SIDS）とOSASが関連すると考えている。OSAS児は通常いびきをかく（いびきは気道閉塞の徴候で、原則的に軽度の睡眠時無呼吸を示す）。また夜尿や睡眠の質の低下、肥満がOSASの影響として挙げられる。OSAS児は日中は眠く、学業成績不振、攻撃性やフラストレーションなどを認めることがよくあり、注意欠陥多動性障害（ADHD）と誤診されることもある。

動物とヒトを対称とした多くの研究により、慢性的な口呼吸や姿勢変化による影響が報告されている[39, 42, 46]。慢性的に口呼吸をする小児は、1回当たりの喚起時間が健常児に比べ短い（健常児は約6秒、口呼吸児は約3秒）。また慢性の口呼吸では、通常の呼吸ではみられない肩の上下の動きが目立つことがある。

上気道の正常な成長、特に口蓋扁桃や咽頭扁桃の退縮によって鼻咽頭機能は自然に改善する。口腔顔面の機能障害の治療は、身体の成長途上やこれから成長スパートを迎える若い患者で最も効果的となる。

顎顔面の特徴

最近の研究では、成長期に口呼吸が長期化すると、子どもの顎顔面の成長発育に悪影響があるとの仮説が支持されている。また口呼吸の重症度や持続時間が増すと悪影響も増大する。特に慢性の口呼吸に加えて舌機能の異常がともなうと、問題はさらに複雑になる。

Souki ら[47]は、2～12歳までの患者401人の不正咬合の有病率に関する疫学データを報告した。対象者は全員、口呼吸を確定するため耳鼻咽喉科医が評価した。その結果、臼歯部交叉咬合や前歯部開咬、Ⅱ級不正咬合の有病率が高いことが判明した。

Trask ら[48]は、長期にわたるアレルギー性鼻炎が歯性骨格性の構造体に及ぼす影響を研究したところ、アレルギー性鼻炎の子どもは前顔面高の過大、オーバージェットの増加、オーバーバイトの減少などの傾向にあると過去の報告を裏づけた。また Linder-Aronson[36]は、アデノイドを有するスウェーデン人の子どもは対照群と比較して、明らかな前顔面高の過大を認めた。また、上顎骨の狭窄や切歯のアップライトの傾向も認めた。Linder-Aronson と Bäckström[49]もまた、アデノイド切除術を施行した子どもは対照群のセファログラムの標準値に近づく傾向にあることを示唆した。

Solow ら[50, 51]、Solow と Tallgren[52, 53]は、顔の均整と頭位との関係を調べた。子どもの頭部が後屈すると、必ず垂直的な問題（ダイバージェントフェイシャルパターン、前顔面高の極度の増大、開咬あるいは開咬傾向）が生じる。一方子どもの頭部が前屈すると、前顔面高が過小になって過蓋咬合を呈するようになる。Zettergren-Wijk[54]は、側面セファログラムを用いて OSAS 児（平均年齢5.6歳）と対照群を比較したところ、OSAS 児に下顎骨の後退、上顎骨の前方位、前下顔面高の過大、上下顎切歯の舌側傾斜、気道の狭小、狭鼻などの所見を認めた。さらに、OSAS の治療目的でアデノイド切除術や口蓋扁桃摘出術、またはその両方を行った子どもに対して術後5年以上の追跡調査を行ったところ、2群間に統計的な有意差は認めなかった。Zettergren-Wijk ら[54]は、OSAS の早期治療が成功し、アデノイド切除術や口蓋扁桃摘出後には顎顔面形態が正常化したと結論づけ、OSAS は早期に医学的・顎顔面的な評価による診断を行うべきだと主張した。これには小児科医、耳鼻咽喉科医、矯正歯科医、小児歯科医の緊密な連携を必要とする。

Solow ら[51]は、OSAS の男性患者50名と対照群の男性患者103名の咽頭気道の前後径をセファログラムを用い

表6-2　口呼吸の習慣による影響

歯性と軟組織の変化

- 前歯部叢生
- 上顎切歯の唇側傾斜
- 前歯部開咬
- 上顎前方部の狭窄
- 上顎歯列弓の狭窄および両側臼歯部交叉咬合
- 臼歯部の過萌出
- 口唇の乾燥
- 口腔内細菌叢の変化による口臭と歯周疾患
- 目の下のクマ

骨格性の変化

- 下顎骨の成長方向が反時計回り
- 前顔面高の過大
- 前下顔面高の過大
- 長く、幅の狭い顔貌
- 下顎骨の後退
- 下顎角前切痕
- 下顎下縁平面の急峻化
- 上顎骨の狭窄、高口蓋、臼歯部交叉咬合
- 口蓋平面が上方に回転
- 上顎骨の劣成長
- 鼻気道の狭窄と鼻腔容積の減少

て計測し、頭位、頚椎の位置との関係を調査した。その結果、軟口蓋後方で最も差が大きく、OSAS患者では対照群に比べて50％の咽頭気道の狭窄を認めた。さらに直立姿勢を呈すOSAS患者は、対照群と比べて、気道を確保するために生理的な代償性の姿勢メカニズムがはたらくと報告した。

鮮明な側面セファログラムでは、アデノイドの程度やアデノイドと軟口蓋間の気道の状況を矢状断面で把握することができる。正面セファログラムも、鼻腔の幅や鼻中隔のサイズと形態の把握に役立つ。さらには、鼻腔の側壁に位置する鼻甲介の大きさや肥大の程度、鼻腔内の気道のスペースが把握できる。

口呼吸と関連した問題

慢性的な口呼吸が、子どもや成人の全身的な健康、特に歯性骨格性複合体に与える影響に関する研究や報告は多数ある[35, 39-41]。鼻閉への順応としてまず口呼吸が起きる。口呼吸しやすくするためにさらに頭を直立させ、気道を拡げようとする。下顎は下方に動き開口となる。舌は上顎歯列に触れずに低位舌となり、舌骨上筋群が伸展する。

頭の直立や後屈が続くと、自然に頭部が前方姿勢となって首と背中の筋肉に大きな負荷がかかる。こうした姿勢が続くと、頚椎や胸椎の異常な湾曲や肩の位置異常などの恒久的な姿勢変化が生じてしまう。また口が開いたままだと臼歯部の挺出や前歯部開咬、下顎骨のさらなる時計方向の回転、下顔面高の増大を引き起こす。頭の直立が重度の場合、下顎前縁から下方へ伸びる舌骨上筋群の伸展によって下顎角前切痕が生じる。低位舌や上顎歯列に舌圧が作用しなくなると舌と口腔周囲筋の均衡が崩れ、その結果上顎骨の狭窄や臼歯部交叉咬合、前歯部の叢生や前突、口唇閉鎖不全が発症する。こうした構造的・機能的問題の影響を**表6-2**にまとめた。

臨床診査

口呼吸の早期発見と診断は、子どもの歯科検診の重要項目である。すべての臨床医、特に小児歯科医と矯正歯科医は、この点に十分注意を払わなければならない。

評価項目

口呼吸の評価は次の4つのステップから成る。

1. 全身的な健康状態、アレルギーの可能性、日中や睡眠時の呼吸のタイプ、日中の眠気やいびきの有無、活動性や学校での振る舞いを患者と親に質問する
2. 身長や体重など、子どもの全身的な成長と姿勢を標準成長チャートと比べて評価する。また子どもが歩いたり座ったり、身体の測定中の姿勢を観察する。さらに子どもの肩に非対称性がないか、口呼吸によって変わる自然頭位も記録する
3. 口呼吸児の歯性骨格性の特徴は、口腔内・外診査で確認できる。視診所見としては、口唇閉鎖不全や舌の前方位、オーバージェットの増加、上顎の前歯部叢生とV字歯列、臼歯部交叉咬合やその傾向、高口蓋がある

6 口腔習癖のマネジメント

4. 歯科医院で呼吸を直接評価する場合、患者をチェアにまっすぐ座らせ、リラックスした状態で行う

- まず患者本人に何も言わず呼吸を間接的に観察する
- 次に、口唇を閉じず深呼吸するよう指示し、口唇の位置や鼻翼部分の反射を慎重に観察する
- さらに口唇を閉じて深呼吸をするよう指示する。鼻呼吸児は、吸気時に鼻筋の鼻翼部分をコントロールし外鼻孔を広げる
- その他、冷やしたデンタルミラーを鼻孔の前にしばらくかざす。鼻呼吸ならば、呼吸の間に鼻からの湿気でミラーが曇る。しばらく手で子どもの口を覆い、反応を見ることを推奨する臨床医もいる

口唇閉鎖不全の鑑別診断

口唇閉鎖不全は口呼吸の所見である。その他の要因によっても安静位での口唇離開が起きるため、診査時に鑑別する必要がある（3章参照）。

- 口唇が短い（ショートリップ short lips）
- 口唇の緊張が緩い
- 下顔面高の過大
- 重度の歯性の前突

患者を診査する際は、上記の項目が口呼吸と関連して存在している可能性を考慮すべきである。

咽頭扁桃組織の位置

気道のスペースと咽頭扁桃組織は、良好な側面セファログラムで、口蓋扁桃の組織は口腔内診査で確認できる。咽頭扁桃は軟口蓋の上方の鼻咽頭に位置するが、後鼻甲介の前方まで肥大し、軟口蓋の鼻腔面に接近して鼻呼吸を障害する可能性がある。また咽頭扁桃と口蓋扁桃が特殊な成長サイクルに沿うことを示す研究がある。Scammon[38]により描かれた古典的なリンパ組織の成長曲線は、咽頭扁桃や口蓋扁桃には該当しない。Subtelny[37]はセファログラムを用いた縦断的研究で、早ければ9～10歳、遅くとも14～15歳までに咽頭扁桃の容積がピークを迎えることを示した。

鼻咽頭や口腔咽頭の気道、鼻閉の正確な評価や診断、治療計画のためには耳鼻咽喉科医に相談する必要がある。

矯正歯科治療

呼吸機能障害をもつ患者には、耳鼻咽喉科医が上気道の状態を評価して内科的・外科的処置を決定するが、上顎骨が狭窄している患者では、急速拡大による矯正歯科治療によって呼吸様式を変えることができる[55, 56]。拡大によって水平的な咬合の問題や機能的な問題を是正し、より多くの歯の排列スペースをもたらす。さらに鼻気道の容積も増加し、安静時の舌房が確保されて舌が口腔内に収まり、正常に機能するようになる。

より幼い子どもでは、呼吸の問題の早期発見と適切な矯正歯科治療によって不正咬合をを改善し、歯性骨格性の成長パターンに影響しないようにすることができる。また鼻気道の容積が増加すれば、子どもが正常に呼吸しやすくなる。

薬物療法や解剖学的な改善、矯正歯科治療の施行後も、子どもの習慣的な口呼吸が続くことがある。この習慣の除去には、サージカルテープで口唇閉鎖を維持する、薄いゴム製のオーラルスクリーンを口腔前庭部に装着し通気を阻止する、睡眠時に装置を装着して下顎が下がらないようにするなどの方法がある。

ショートリップや緊張低下を認める患者では、正常な口唇閉鎖が困難なため、口を閉じて鼻呼吸できるように口唇閉鎖を強化するトレーニングを行う。たとえば1日数回、口唇で紙を1枚くわえたまま一定時間鼻呼吸をする。また、口唇でくわえたボタンに結びつけたひもを引っ張るトレーニングで、口唇閉鎖と口唇の緊張を高めることができる。

発音と不正咬合

歯が発音に重要な役割を果たしていることは広く知られており、発音障害者の不正咬合の発現率が報告されているものの[57, 58]、歯の位置と発音の関連性については議論の余地がある[30, 59]。

大部分の声は舌と前歯で発せられ、発音障害と不正咬合には因果関係があると長い間考えられてきた。たとえば前歯部の不正咬合や高口蓋、前歯部の叢生、空隙歯列や欠損歯が発音障害の原因とされる。また前後的な歯列弓の異常（Ⅱ級やⅢ級不正咬合）も、発音障害と関連があることが知られている。ただ、いずれの不正咬合もさまざまな病因が関連するため、必ず発音障害の原因や結果

となることはなく、正常咬合でも発音障害が認められることもある。不正咬合につながる精神的な問題が発音障害の根本だったり、過去の吸指癖(心理的な問題に起因する習癖)が問題だったりする。

逆に、口唇や舌などの軟組織が歯列不正に順応することで、明瞭な発音や発声ができることもある。

SubtelnyとSubtelny[30]は、重度の上顎前歯の前突(6mm以上のオーバージェット)を有するⅡ級1類の患者について研究した。これまでは、こうした不正咬合の状況であれば嚥下時に舌突出癖が出現すると考えられていた。被験者を発音障害の有無(舌足らずな発音の有無)によって適応群(発音障害なし)と非適応群(発音障害あり)に分類し、音声が録音され、安静時と/s/音の発音中にセファログラムが撮影された。彼ら[30]は、/s/音が米国英語で最も発音障害にかかわる発音であることから、歯や周囲組織がその発音に直接影響すると考えた。その結果、適応群である10〜16歳のほとんどの子どもが、発音トレーニングをしなくても不正咬合に順応した正常な発音を習得していたことが明らかになった。発音に順応するために下唇を必要以上に動かし、舌突出させていたが、偶然かは明らかでない。

発音障害の子どもは発音時や嚥下時に舌を上下切歯間に突出させることが多い。発音と嚥下時に舌突出が一貫して認められる場合には、このような舌機能パターンが不正咬合の病因となる可能性がある。

またSubtelnyとSubtelny[30]が矯正患者を対象した調査では、発音障害を認めるからといって必ずしも不正咬合者の割合が正常発音者より高いとは限らなかった。ただし、開咬のある子どもは常に発音障害を認めるため、舌足らずな発音と開咬に明らかな関連性があることが示唆された。

発音機能は5歳までに完成するが、混合歯列の初期段階で明瞭な発音へと自然に修正され成熟することもある。

JohnsonとSandy[60]は関連文献をレビューし、不正咬合に順応して発音が行われることがわかったが、適応メカニズムは完全に解明されていないとして、この分野を科学的に研究することの難しさを述べている。また特定の歯列不正が発音障害につながる可能性があるが、不正咬合の重症度との関係はなく、矯正歯科治療が必ず発音障害を改善できるとは断定できないと報告している。

ブラキシズム

ブラキシズムは、咬筋、側頭筋、内側翼突筋の非機能時のリズミカルな収縮から生じるグラインディング(歯の噛みしめ)と定義される。一般的にブラキシズムは睡眠時に起こる。音の鳴るグラインディングは無意識の行動で、日中は静かである。ブラキシズムは、ときに咬唇癖や咬爪癖に関係する場合がある。無意識下でグラインディングを行って落ち着こうとする反応であり、頻繁になると習慣化することがよくある。

子どもも成人も、興奮したり怯えたり、顔面に痛みを感じたときに歯をこすり合わせるようである。耳の痛みや病気に苦しむ子どもや、多動児にもよく見られる[61-65]。

ブラキシズムは構造的な損傷や歯の咬耗、顎関節症(TMD)、顔面痛、筋肉痛と圧痛、筋痙攣、頭痛、頚部の硬直、歯周組織に問題をもたらし得る口腔習癖である。

発現率

PetersonとSchneider[3]によると、子どもにおけるブラキシズム発現率は5.1〜96％と非常に高く、ばらつきが大きい。理由としては診断基準や定義、サンプリングの技術、母集団の相違が挙げられる。また15〜18歳のスウェーデン人を対象にしたNilner[66]の研究では、発現率が7〜15.1％であった。さらにReding[67]は、男子が高い発現率を示すと報告した。

病因

ブラキシズムの正確な原因は不明で、さまざまな議論や要因が提示されてきた。議論の多くは局所、全身、心理要因に集中してなされている。ブラキシズムの局所要因としては、機能時や安静時の対合歯の咬合干渉、不適切な歯冠修復、さらには歯に何らかの刺激がもたらされたことによる反応などが挙げられている[68]。また全身要因として腸管寄生虫や栄養失調、アレルギー、内分泌性疾患、他にも神経障害や心理的機能障害、情動障害、不安、フラストレーション、ストレス、アレルギー、喘息が要因として挙げられている[61-65]。脳性麻痺や知能発達障害の子どもにも、ブラキシズムがよく見られる[61-65]。

FunchとGale[69]は、ブラキシズムが心理要因に相関す

ると述べている。また患者の生活様式が習癖の重症度や頻度、期間の長さに大きく影響すると主張したが、心理要因の関与の正統性については議論の余地がある。

Attanasio[70]はブラキシズムを心理、局所、全身要因の関連によって決まる多因子性の異常であるとした。

またAntonioら[71]は、重度のブラキシズム症例を2例評価した。対象の患者は同年代で歯列も類似しているが、生育歴や社会経済学的背景は異なっていた。一方の患者は治安の悪い地域に居住し、他方は治安の良い地域に居住しているものの夜驚症に苦しんでいたことから、異なる背景でも、双方の患者が苦悩から生じた心理的障害が原因で同じ状態を呈したと結論づけた。また、ブラキシズムは社会経済学的な地位に依存しないが、個々の人生に起こった出来事と密接に関係すると述べている。

Redingら[67]は、夜間に脳波や眼球運動、咀嚼筋の筋電位を同時に記録する研究を行い、夢を見ていることを示す急速な眼球運動(REM睡眠)とブラキシズム発現時期に相関があることを示唆した。

また口呼吸と夜間のブラキシズム発現との関係も研究されている。Grechiら[72]は、鼻閉のある子ども60人をブラキシズムの有無で2群に分けて調査した結果、鼻閉のある子どもには、ブラキシズムや咬唇癖、咬爪癖などの口腔習癖が、吸指癖がみられないにもかかわらず相当数存在すると報告した。

歯列への影響

歯の磨耗は、ブラキシズムによく認められる所見であり、軽度から重度、また局所的あるいは歯列全体にわたることがある。Attanasio[70]は、ブラキシズムが歯列と周囲組織に外傷をもたらすと主張した。外傷には知覚過敏、歯の過剰運動性、歯周組織の損傷、セメント質過形成、咬頭破折、歯髄炎、歯髄壊死などが含まれる。

Barbosaら[73]は1970～2007年の文献レビューで、子どもと青年では顎関節症の有病率は大きく異なると結論した。また子どものブラキシズムは、咀嚼の神経筋システムが未熟なことから発症すると示唆している。

顎関節症とブラキシズムの関連性を乳歯列期と混合歯列期で調べた研究もある。Pereiraら[74]は、4～12歳の子ども106人における顎関節症の兆候と症状の有無を調査したところ、12.26%で1例以上の所見が認められた。またブラキシズムやクレンチング、臼歯部交叉咬合を有する子どもは、顎関節症発症の可能性が高かった。

治療

研究ではブラキシズムの病因が十分に解明されておらず、多因子性の問題である可能性を示している。そのため臨床医は、治療計画やマネジメントの前に、常にすべての医学的・歯学的データを勘案する必要がある。

子どものブラキシズムの治療法は、健康状態や病因によって異なる。咬合調整やバイトプレートの使用、行動変容、薬物療法が挙げられる。したがって他分野の専門医とのチームアプローチは、最良の治療オプションとなる。

ソフトタイプあるいはハードタイプの咬合面被覆のバイトプレートは、ブラキシズムによる損傷を防ぐうえで良好な装置である。Hachmannら[75]は、ブラキシズムを有する3～5歳の子どもを、未治療群と夜間にバイトプレートを使用する治療群の2群に分けて評価した。両群の歯列模型が採得され、8ヵ月間における咬合面の咬耗の進行程度を比較した。その結果、未治療群で咬合面の咬耗が増加した一方、治療群は装置の除去後も咬耗の増加が認められなかった。

グラインディングやクレンチングの習癖がある子どもは、咬合面の咬耗や過蓋咬合を認めることが多く、特に重度になると下顔面高が過小となる。ビニール製のナイトガードは咬合面をすべて覆うよう作られており、継続的な咬耗を防ぐため夜間も装着できるようになっている。

筆者は、子どもにも装着しやすいだけでなく、咬耗を防止するために、前歯部に挙上板が付いているシンプルなホーレー装置を推奨している。この装置は、混合歯列前期から中期にかけて臼歯部を離開させることによって臼歯部の萌出と歯槽骨の成長を促進し、過蓋咬合の軽減と下顔面高の増大をもたらす。

選択削合や、軟質あるいは硬質プラスチック製バイトプレートの使用のほか、心理療法や催眠療法、理学療法、習癖除去のトレーニングなど、さまざまな治療法が推奨されている。また考慮すべき要因として、子どもの性格と家庭環境や社会環境が挙げられる。その他、治療に際しては患者を励まし、罰則は与えない、術者の立場を明確にするなどの配慮が必要である。

まとめ

- 非栄養的吸啜とは、栄養摂取と関係しないもの(指やおしゃぶりなど)を吸うことである。
- 口腔咽頭機能の一部である正常な習慣や、頭蓋顔面の成長や咬合発育に重要な役割を果たす正常な習慣は、口腔習癖と区別する必要がある。
- 吸指癖や口呼吸、嚥下時の舌突出、安静時の低位舌、偏咀嚼、口腔周囲筋の不均衡などの異常な口腔咽頭機能によって不正咬合が誘発される。
- 口腔習癖の原因には2つの学派がある。精神分析学的見解では、習癖を情動障害の一症状と見なす。しかしこの仮説を支持する研究はほぼない。一方、行動主義心理学的見解では、習癖を単なる学習行動と見なしており、こちらの理論は比較的関連性があるものと思われる。
- 吸指癖は、極めて初期の神経筋学習プロセスであり、子宮内で胎児が指を吸う場合があることが確認されている。また早期の離乳との関連も示されている。だが対称的に、離乳が遅いと口の運動(oral drive)と吸指癖を助長すると主張する研究者もいる。臨床医は、子どもが習癖に至る条件に加えて患者の心理的背景を考慮しなければならない。
- 非栄養的吸啜による損傷の程度は、習癖の持続時間と頻度、力の強さによって異なる。とりわけ習癖の持続時間が最も大きな影響を与えると考えられ、ある研究では、歯が移動するには1日に5～6時間継続して歯列に力がかかる必要があると報告している。
- 吸指癖は、重症度とタイプによって開咬、切歯の突出や空隙歯列、臼歯部交叉咬合、Ⅱ級不正咬合、下顎骨の時計方向の回転といった歯性骨格性の構造体に障害をもたらす。
- 吸指癖をもつ子どもの2/3が、5歳までにそれを消失すると報告されている。乳歯列期の吸指癖は長期的な影響がほとんどなく、あってもわずかである。
- 吸指癖への介入時期は4～5歳以降が推奨されるが、吸啜力が強い、習癖が長時間にわたる、下顎骨の時計方向の回転や下顎角前切痕が生じる可能性があれば、より早い介入が推奨される。
- 嚥下は学習行動ではなく、無意識下で生理的にコントロールされる機能である。また舌突出は多くの場合、習癖の原因ではなく付随して起こるものと考えるべきである。拇指吸引癖の消失後にも、舌突出が代償的なはたらきをすることがあり、治療がかなり困難になることがある。
- 舌突出は単純型舌突出嚥下、複合型舌突出嚥下、幼児型嚥下の残存の3種類に分けられる。成熟型嚥下への移行を阻害し舌突出が継続する要因には、巨舌症などの遺伝要因や、急峻な下顎下縁平面角や下顎角の開大といった垂直的な骨格性の問題が挙げられる。
- 口呼吸は、鼻気道の閉塞から起きる口腔習癖である。アレルギーや鼻づまり、鼻甲介の湾曲やアデノイドなど、多くの要因が鼻閉を引き起こす。
- 特に成長期の子どもが長期にわたって口呼吸をしていると、臼歯部交叉咬合や前歯部開咬、Ⅱ級不正咬合、下顎角前切痕などの歯性骨格性の損傷を引き起こすことがある。
- どの口腔習癖に対しても、早期介入と適切なマネジメントの実施は歯性骨格性の障害の予防や軽減が望める。適切な介入には、慎重な診断と徹底的な治療計画が必要となる。
- 口腔習癖に対し、器械的治療を含めた矯正歯科治療の介入時に臨床医が必ず確認すべきことは、患者と家族が治療に協力的であること、さらに当事者が適応されるすべての治療法の利点と欠点を認識していることである。

6 口腔習癖のマネジメント

参考文献

1. Bruun RA, Hertzberg JL, Tayer BH. Oral habits: Non-nutritive sucking and tongue thrusting. Am Assoc Orthod Orthod Dialogue 1991;4:2–3.
2. Bryant P, Gale E, Rugh J. Oral Motor Behavior Workshop, 16–17 May 1979 [Report NIH 79-1845]. Bethesda, MD: National Institutes of Health, 1979.
3. Peterson JE, Schneider PE. Oral habits: A behavioral approach. Pediatr Clin North Am 1991;38:1289–1307.
4. Freud S. Three Contributions to the Theory of Sex, ed 3. New York: Nervous and Mental Disease Publishing, 1919.
5. Haryett RD, Hansen FC, Davidson PO, Sandilands ML. Chronic thumb sucking: The psychologic effects and the relative effectiveness of various methods of treatment. Am J Orthod 1967;53:569–585.
6. Levy SM, Slager SL, Warren JJ, Levy BT, Nowak AJ. Associations of pacifier use, digit sucking, and child care attendance with cessation of breast feeding. J Fam Pract 2002;51:465.
7. Moimaz SA, Zina LG, Saliba NA, Saliba O. Association between breast-feeding practices and sucking habits: A cross-sectional study of children in their first year of life. J Indian Soc Pedod Prev Dent 2008;26:102–106.
8. Sears R, Wise G. Relation of cup-feeding in infancy to thumb sucking and oral drive. Am J Orthopsychiatry 1950;20:123–138.
9. Benjamin L. Nonnutritive sucking and dental malocclusion in the deciduous and permanent teeth of the rhesus monkey. Child Dev 1962;33:29–35.
10. Hepper PG, Wells DL, Lynch C. Prenatal thumb sucking is related to postnatal handedness. Neuropsychologia 2005;43:313–315.
11. Helle A, Haavikko K. Prevalence of earlier sucking habits revealed by anamnestic data and their consequences for occlusion at the age of eleven. Proc Finn Dent Soc 1974;70:191–196.
12. Friman PC, McPherson KM, Warzak WJ, Evans J. Influence of thumb sucking on peer social acceptance in first-grade children. Pediatrics 1993;91:784–786.
13. Kelly JE, Sanchez M, Van Kirk LE. An Assessment of the Occlusion of Teeth of Children 6–11 Years, United States. National Center for Health Statistics, US Department of Health, Education, and Welfare, Public Health Service, DHEW Publication No. HRA 74-1612. Rockville, MD: National Center for Health Statistics, 1973.
14. Van Norman RA. Digit-sucking: A review of the literature, clinical observations and treatment. Int J Orofacial Myology 1997;23:14–34.
15. Proffit WR. Lingual pressure patterns in the transition from tongue thrust to adult swallowing. Arch Oral Biol 1972;17:555–563.
16. Romanou-Kouvelas K, Kouvelas N. Oral habits. Etiology and treatment. Hell Stomatol Chron 1988;32:285–291.
17. Slade PD, Owens RG. A dual process model of perfectionism based on reinforcement theory. Behav Modif 1998;22:372–390.
18. Haskell BS, Mink JR. An aid to stop thumb-sucking: The "Bluegrass" appliance. Pediatr Dent 1991;13:83–85.
19. Larsson E. Artificial sucking habits: Etiology, prevalence and effect on occlusion. Int J Orofacial Myology 1994;20:10–21.
20. Adair SM. Pacifier use in children: A review of recent literature. Pediatr Dent 2003;25:449–458.
21. Castilho SD, Rocha MA. Pacifier habit: History and multidisciplinary view. J Pediatr (Rio J) 2009;85:480–489.
22. Li DK, Willinger M, Petitti DB, Odouli R, Liu L, Hoffman HJ. Use of a dummy (pacifier) during sleep and risk of sudden infant death syndrome (SIDS): Population based case-control study. BMJ 2006;332(7532):18–22.
23. Cinar DN. The advantages and disadvantages of pacifier use. Contemp Nurse 2004;17:109–112.
24. Hitchcock S. Endorsing safe infant sleep: A call to action. Nurs Womens Health 2012;16:386–396.
25. Sexton S, Natale R. Risks and benefits of pacifiers. Am Fam Physician 2009;79:681–685.
26. de Holanda AL, dos Santos SA, Fernandes de Sena M, Ferreira MA. Relationship between breast- and bottle-feeding and non-nutritive sucking habits. Oral Health Prev Dent 2009;7:331–337.
27. Bishara SE, Nowak AJ, Kohout FJ, Heckert DA, Hogan MM. Influence of feeding and non-nutritive sucking methods on the development of the dental arches: Longitudinal study of the first 18 months of life. Pediatr Dent 1987;9:13–21.
28. Graber TM. The 'three Ms': Muscles, malformation, and malocclusion. Am J Orthod 1963;49:418–450.
29. Moyers RE. The infantile swallow. Rep Congr Eur Orthod Soc 1964;40:180–187.
30. Subtelny JD, Subtelny JD. Malocclusion, and speech, and deglutition. Am J Orthod 1962;48:685–697.
31. Ovsenik M. Incorrect orofacial functions until 5 years of age and their association with posterior crossbite. Am J Orthod Dentofacial Orthop 2009;136:375–381.
32. Peng CL, Jost-Brinkmann PG, Yoshida N, Miethke RR, Lin CT. Differential diagnosis between infantile and mature swallowing with ultrasonography. Eur J Orthod 2003;25:451–456.
33. Graber TM, Rakosi T, Petrovic AG. Dentofacial Orthopedics with Functional Appliances, ed 2. St Louis: Mosby, 1997.
34. Subtelny JD, Subtelny JD. Oral habits — Studies in form, function, and therapy. Angle Orthod 1973;43:349–383.
35. Subtelny JD. Oral respiration: Facial maldevelopment and corrective dentofacial orthopedics. Angle Orthod 1980;50:147–164.
36. Linder-Aronson S. Adenoids: Their effect on mode of breathing and nasal airflow and their relationship to characteristics of the facial skeleton and dentition. A biometric, rhino-manometric and cephalometro-radiographic study on children with and without adenoids. Acta Otolaryngol Scand Suppl 1970;265:1–132.
37. Subtelny JD. The significance of adenoid tissue in orthodontia. Angle Orthod 1954;24:59–69.
38. Scammon RE. The first seriatim study of human growth. Am J Phys Anthropol 1927;10:329–336.
39. Woodside DG, Linder-Aronson S, Lundstrom A, McWilliam J. Mandibular and maxillary growth after changed mode of breathing. Am J Orthod Dentofacial Orthop 1991;100:1–18.
40. Góis EG, Ribeiro-Júnior HC, Vale MP, et al. Influence of nonnutritive sucking habits, breathing pattern and adenoid size on the development of malocclusion. Angle Orthod 2008;78:647–654.
41. Gupta N, Gupta SD, Varshney S, Singh R, Bist SS, Barthwala J. Orthodontic treatment after adenoidectomy patients: Effect on jaw relations in saggital plane. Indian J Otolaryngol Head Neck Surg 2009;61:153–156.
42. Harvold EP, Tomer BS, Vargervik K, Chierici G. Primate experiments on oral respiration. Am J Orthod 1981;79:359–372.
43. Kerr WJ, McWilliam JS, Linder-Aronson S. Mandibular form and position related to changed mode of breathing — A five-year longitudinal study. Angle Orthod 1989;59:91–96.

44. Tourne LP, Schweiger J. Immediate postural responses to total nasal obstruction. Am J Orthod Dentofacial Orthop 1996;110:606–611.
45. Gugino CE, Dus I. Unlocking orthodontic malocclusions: An interplay between form and function. Semin Orthod 1998;4:246–255.
46. Warren DW. Effect of airway obstruction upon facial growth. Otolaryngol Clin North Am 1990;23:699–712.
47. Souki BQ, Pimenta GB, Souki MQ, Franco LP, Becker HM, Pinto JA. Prevalence of malocclusion among mouth breathing children: Do expectations meet reality? Int J Pediatr Otorhinolaryngol 2009;73:767–773.
48. Trask GM, Shapiro GG, Shapiro PS. The effects of perennial allergic rhinitis and dental and skeletal development: A comparison of sibling pairs. Am J Orthod Dentofacial Orthop 1987;92:286–293.
49. Linder-Aronson S, Bäckström A. A comparison between mouth and nose breathers with respect to occlusion and facial dimension. Odontol Revy 1960;11:343–376.
50. Solow B, Ovesen J, Nielsen PW, Wildschiødtz G, Tallgren A. Head posture in obstructive sleep apnoea. Eur J Orthod 1993;15:107–114.
51. Solow B, Skov S, Ovesen J, Norup PW, Wildschiødtz G. Airway dimensions and head posture in obstructive sleep apnoea. Eur J Orthod 1996;18:571–579.
52. Solow B, Tallgren A. Head posture and craniofacial morphology. Am J Phys Anthropol 1976;44:417–435.
53. Solow B, Tallgren A. Natural head position in standing subjects. Acta Odontol Scand 1971;29:591–607.
54. Zettergren-Wijk L, Forsberg CM, Linder-Aronson S. Changes in dentofacial morphology after adeno-/tonsillectomy in young children with obstructive sleep apnoea — A 5-year follow-up study. Eur J Orthod 2006;28:319–326.
55. Haas AJ. Palatal expansion: Just the beginning of dento-facial orthopedics. Am J Orthod 1970;57:219–255.
56. Matsumoto MA, Itikawa CE, Valera FC, Faria G, Anselmo-Lima WT. Long-term effects of rapid maxillary expansion on nasal area and nasal airway. Am J Rhinol Allergy 2010;24:161–165.
57. Weinberg B. A cephalometric study of normal and defective -s-articulation and variations in incisor dentition. J Speech Hear Res 1968;11:288–300.
58. Khinda V, Grewal N. Relationship of tongue-thrust swallowing and anterior open bite with articulation disorders: A clinical study. J Indian Soc Pedod Prev Dent 1999;17:33–39.
59. Doshi UH, Bhad-Patil WA. Speech defect and orthodontics: A contemporary review. Orthodontics（Chic）2011;12:340–353.
60. Johnson NC, Sandy JR. Tooth position and speech — Is there a relationship? Angle Orthod 1999;69:306–310.
61. Vieira-Andrade RG, Martins-Júnior PA, Corrêa-Faria P, et al. Oral mucosal conditions in preschool children of low socioeconomic status: Prevalence and determinant factors [epub ahead of print 26 January 2013]. Eur J Pediatr.
62. Serra-Negra JM, Paiva SM, Auad SM, Ramos-Jorge ML, Pordeus IA. Signs, symptoms, parafunctions and associated factors of parent-reported sleep bruxism in children: A case-control study. Braz Dent J 2012;23:746–752.
63. Ghafournia M, Hajenourozali Tehrani M. Relationship between bruxism and malocclusion among preschool children in Isfahan. J Dent Res Dent Clin Dent Prospects 2012;6:138–142.
64. Renner AC, da Silva AA, Rodriguez JD, et al. Are mental health problems and depression associated with bruxism in children? Dent Oral Epidemiol 2012;40:277–287.
65. Ferreira-Bacci Ado V, Cardoso CL, Díaz-Serrano KV. Behavioral problems and emotional stress in children with bruxism. Braz Dent J 2012;23:246–251.
66. Nilner M. Prevalence of functional disturbances and diseases of the stomatognathic system in 15- to 18-year-olds. Swed Dent J 1981;5:189–197.
67. Reding GR, Rubright WC, Rechtschaffen A, Daniels RS. Sleep pattern of tooth-grinding: Its relationship to dreaming. Science 1964;145:725–726.
68. Lindqvist B. Occlusal interferences in children with bruxism. Odontol Revy 1973;24:141–148.
69. Funch DP, Gale EN. Factors associated with nocturnal bruxism and its treatment. J Behav Med 1980;3:385–387.
70. Attanasio R. Nocturnal bruxism and its clinical management. Dent Clin North Am 1991;35:245–252.
71. Antonio AG, Pierro VS, Maia LC. Bruxism in children: A warning sign for psychological problems. J Can Dent Assoc 2006;72:155–160.
72. Grechi TH, Trawitzki LV, de Felício CM, Valera FC. Bruxism in children with nasal obstruction. Int J Pediatr Otorhinolaryngol 2008;72:391–396.
73. Barbosa Tde S, Miyakoda LS, Pocztaruk Rde L, Rocha CP, Gavião MB. Temporomandibular disorders and bruxism in childhood and adolescence: Review of the literature. Int J Pediatr Otorhinolaryngol 2008;72:299–314.
74. Pereira LJ, Costa RC, França JP, Pereira SM, Castelo PM. Risk indicators for signs and symptoms of temporomandibular dysfunction in children. J Clin Pediatr Dent 2009;34:81–86.
75. Hachmann A, Martins EA, Araujo FB, Nunes R. Efficacy of the nocturnal bite plate in the control of bruxism for 3- to 5-year-old children. J Clin Pediatr Dent 1999;24:9–15.

7 歯数不足症のマネジメント

　歯数不足症 hypodontia は最も頻発する頭蓋顔面の先天異常であり、単発で発症する場合（非症候性）と、他の異常にともなって発症する場合（症候性）とがある。1歯もしくは2歯以上の先天性欠損は、歯の発生の開始期や増殖期の段階に発生する。歯の形成過程に膨大な数の遺伝子がかかわるということは、突然変異の機会が数多く存在することになる。近年の遺伝子工学の進歩により、歯の発生・発育に関する複雑な相互作用や遺伝子のメカニクスが解明され始めている。

　先天性欠如は正常な咬合発育を阻害する可能性が大いにあり、異常な空隙、欠損部に隣在する歯の傾斜、歯列関係の異常、不良な咬頭嵌合の原因になりうる。歯が傾斜すると、咬合性外傷やう蝕の増加、歯周病、骨欠損や下顎偏位を引き起こすことがある。切歯の欠損は、発語や咀嚼といった生理的機能を阻害し審美性を著しく損なうため、患者の自尊心を深く傷つけ、心理的な問題にまで発展する場合もある。

　Muller ら[1]は、20世紀における歯数不足症増加を報告している。したがって今後、歯数不足症の早期発見、早期介入や、良好な歯列や咬合関係の獲得には、遺伝学的基礎の同定や分析は不可欠になるであろう。適時のマネジメントは、歯数不足症を有する子どもの口腔の健康と咬合に多大なメリットをもたらし、また早期介入によって問題の重症化を防ぎ、II期治療の必要性を減じることにもなる。

用語について

歯数不足症　hypodontia

　先天性欠如に対して一般的に用いられる名称であり、1本あるいは2～3歯の欠損や発育不全、さらには外胚葉異形成症ですべての歯が欠損している場合にも使われる用語である。

7 歯数不足症のマネジメント

部分性無歯症　oligodontia

部分性無歯症または部分性歯数不足症 partial hypodontia は、多数歯の欠損を示す用語である。3〜4本以上の歯胚が欠損する場合に用いる研究者もいれば、少なくとも4本以上の先欠性欠如がある場合と定義する研究者もいる。部分性無歯症は症候群と合併して発症することもあれば、症候群や一般的な異常と合併せず単独で発症する場合もある。

無歯症　anodontia, total hypodontia

すべての歯が欠損するという、外胚葉異形成症患者に起こりうる極めてまれな異常である。

発現率

歯数不足症については多くの研究が行われ、さまざまな発現率の数値が報告されている(表7-1)。第三大臼歯を除く発現率は1.6〜9.6％といわれており、多くの場合男子より女子の割合が高く、部位では上顎側切歯や下顎第二小臼歯が多く欠損する。

なお特定の母集団で調査しているため、発現率にはばらつきがある(表7-1参照)。たとえばBrekhusら[2]は、米国人の子どもを対象にした調査で歯数不足症の発現率を1.6％と報告し、一方ノルウェーの子どもを対象にしたHunstadbraten[21]の調査では、10.1％と報告している。

イーストマン口腔衛生研究所では、6〜17歳の患者のパノラマエックス線写真を性別や民族に関係なく無作為に800枚抽出し、プール解析した(Bahreman AA、Jensen MO、Lothyan JDによる未発表研究〔2007〕)。ここでは、第三大臼歯の先天性欠如、何らかの症候群や口唇裂・口蓋裂の子どもは対象から省いた。本研究の目的は、米国ニューヨーク州ロチェスター大学周辺地域の3つの民族(白人、黒人、ラテン系米国人)を対象に、歯数異常(歯数不足症と歯数過剰症)の発現率を調査することであった。

結果の統計的有意性を評価するため、発現率はフィッシャーの正確確率検定で導いた。800枚のエックス線写真のうち51人で先天性欠如が認められ(6.38％)、性差は女子が6.57％、男子が6.15％であった(表7-2)。民族分布は黒人で383人中22人(5.74％)、白人で292人中23人(7.88％)、ラテン系米国人で103人中5人(4.85％)であった(表7-3)。また民族分布を性差で分析すると、白人女性が最も高く155人中14人(9.03％)、ラテン系米国人男性が最も低く47人中2人(4.26％)であった(表7-4)。

部位別では下顎第二小臼歯が最も多く、次いで上顎第二小臼歯、上顎側切歯の順に多く先天性欠如が認められた(表7-5)。

パノラマエックス線写真51枚に計77歯の歯数不足症が認められた。そのうち1歯の先天性欠如は36枚で、他に7歯の先天性欠如を認めるパノラマエックス線写真1枚が確認された。先天性欠如歯数ごとのパノラマエックス線写真の枚数を表7-6に示す。

BahremanとShokoofan[22]が、9〜14歳のイラン人の子ども610人のパノラマエックス線写真を調べた結果、第三大臼歯を除く歯数不足症の出現率は男子で4.0％、女子で6.5％であった。最も頻発する部位は下顎第二小臼歯であった。

Mullerら[1]は、20世紀に白人における歯数不足症が増加したと報告している。

GrahnénとGranath[23]は、歯数不足症は乳歯列期には少ないが、乳歯欠損と永久歯欠損の間には高い相関性があると報告している。

病因

歯数不足症の原因は、さまざまなものが考えられる。

- 遺伝要因
- 環境要因
    —— アレルギー
    —— 顔面の外傷
    —— 妊娠中の母親に対する薬物療法
    —— 内分泌異常
    —— 妊娠中の母体の健康状態
    —— 妊娠中の風疹(三日ばしか)
    —— 歯性の進化
    —— 歯形成の初期における局所的な炎症や感染
    —— 全身疾患(くる病、梅毒)
    —— 異形成症候群(外胚葉異形成症)と外胚葉組織の奇形(本章にて後述)
    —— 化学療法と放射線療法

表7-1　歯数不足症のさまざまな集団における発現率

研究者	発表年	国名	発現率
Brekhusら[2]	1944	米国	1.60%
RothenbergとWerther[3]	1939	米国	2.30%
Byrd[4]	1943	米国	2.80%
Dolder[5]	1937	スイス	3.40%
ShahとBoyd[6]	1978	カナダ	3.60%
BuenviajeとRapp[7]	1984	米国	3.70%
Brown[8]	1957	米国	4.30%
Rose[9]	1966	英国	4.30%
Gimmes[10]	1964	ノルウェー	4.50%
Eidelmanら[11]	1973	イスラエル	4.60%
Glenn[12]	1964	米国	5.10%
Hermelら[13]	1971	イスラエル	5.30%
Grahnén[14]	1956	スウェーデン	6.10%
Lynham[15]	1990	オーストラリア	6.30%
ThompsonとPopovich[16]	1974	カナダ	7.40%
Maklinら[17]	1979	米国	7.50%
Locht[18]	1980	デンマーク	7.70%
Magnússon[19]	1977	アイスランド	7.90%
Haavikko[20]	1971	フィンランド	8.00%
Hunstadbraten[21]	1973	ノルウェー	10.10%
Bahremanら*	2007	米国	6.38%

*Bahreman AA、Jensen MO、Lothyan JDによる未発表研究〔2007〕

表7-2　歯数不足症の性別発現率

性別	歯数不足症の有無		患者数の合計	割合†
	なし	あり		
男性	351	23	374	6.15%
女性	398	28	426	6.57%
合計	749	51	800	6.38%

*Bahreman AA、Jensen MO、Lothyan JDによる未発表研究〔2007〕
†フィッシャーの正確確率検定(P=0.89)。統計学的有意差は認められなかった。

表7-3　歯数不足症の民族別発現率

民族	歯数不足症の有無		患者数の合計	割合†
	なし	あり		
黒人	361	22	383	5.74%
白人	269	23	292	7.88%
ラテン系米国人	98	5	103	4.85%
その他	21	1	22	4.54%
合計	749	51	800	6.38%

*Bahreman AA、Jensen MO、Lothyan JDによる未発表研究〔2007〕
†フィッシャーの正確確率検定(P=0.64)。統計学的有意差は認められなかった。

表7-4　歯数不足症の民族別・性別発現率

集団	歯数不足症の有無		患者数の合計	割合
	なし	あり		
黒人 男性	167	12	179	6.70%
黒人 女性	194	10	204	4.90%
ラテン系米国人 男性	45	2	47	4.26%
ラテン系米国人 女性	53	3	56	5.36%
白人 男性	128	9	137	6.57%
白人 女性	141	14	155	9.03%
その他 男性	11	0	11	0.00%
その他 女性	10	1	11	9.09%
合計	749	51	800	6.38%

*Bahreman AA、Jensen MO、Lothyan JDによる未発表研究〔2007〕

7 歯数不足症のマネジメント

表7-5 先天性欠損（歯数不足症）の部位

下顎		上顎	
部位	患者数	部位	患者数
中切歯	2	中切歯	0
側切歯	7	側切歯	12
犬歯	0	犬歯	4
第一小臼歯	3	第一小臼歯	2
第二小臼歯	32	第二小臼歯	13
第一大臼歯	2	第一大臼歯	0

*Bahreman AA、Jensen MO、Lothyan JDによる未発表研究〔2007〕

表7-6 パノラマエックス線写真による欠損歯の分布

欠損歯数	欠損歯が見られたパノラマエックス線写真数
1	36
2	12
3	0
4	1
5	0
6	1
7	1

*Bahreman AA、Jensen MO、Lothyan JDによる未発表研究〔2007〕

遺伝要因

歯の発生は、成長因子とその他の形態発生因子からなる複雑な一連の上皮間葉系の相互作用という非常に興味深いプロセスをたどる。膨大な数の遺伝子がこの発生プロセスにかかわるため、突然変異をきたす可能性が非常に高くなる。

非症候性の永久歯先天性欠如は、最も頻発する歯の発育異常である。第三大臼歯を除く歯数不足症の発現率は1.6～9.6%、第三大臼歯では20%以上と報告されている。また乳歯の歯数不足症は1%以下であった。歯数不足症は切歯部で発生することが多く、後続歯の先天性欠如と関連することが多い[14]。永久歯列では、下顎第二小臼歯と上顎側切歯が最も欠如しやすい。

遺伝学的には、非症候性の歯の無形成は異種遺伝子型であり、突然変異した遺伝子が異なれば形成される形態も異なると考えられている。BurzynskiとEscobar[24]は、家族歴の研究において、側切歯と小臼歯の歯数不足症は常染色体優性遺伝であり、不完全浸透度（原因遺伝子を引き継いだときに発症する）であるとした。1本または数本の歯（上顎側切歯や下顎第二小臼歯）の欠損が、最も発生頻度の高い歯数不足症である。

Arteら[25]は、フィンランド人の被験者11人の家系3世代にわたる214人について切歯－小臼歯歯数不足症の遺伝的連鎖の特性を調べ、切歯－小臼歯歯数不足症は常染色体優性遺伝の特質をもち、浸透度（遺伝の発現度）が変化する特質があることを突き止めた。同研究では、歯数不足症あるいは栓状歯が被験者の一等親・二等親血縁者に40%以上、いとこに18%以上発現することが報告された。

さらに歯数不足症の遺伝子保持者9名中4名に何らかの歯の異常や上顎側切歯の矮小、犬歯の異所萌出、タウロドンティズム、小臼歯の捻転が認められた。

これらの異常は、健常者に比べて歯数不足症の近親者において高い率で観察された[25]。

分子生物学や遺伝学の先進技術、さらにヒトゲノム計画の完了によって、ヒト染色体24種類すべてが解析された。現在ではヒト遺伝子の特定や、最終的に遺伝子がもつ機能の確定が可能になった。

ホメオボックス遺伝子（Hox遺伝子）は、ショウジョウバエからヒトに至るまで多くの生物のゲノムに存在する。このDNA配列は、胎生期において発育パターン（形態発生）の調整に関係する遺伝子内に確認できる。ホメオボックス遺伝子の変異は、たとえ小さくても生物に重大な影響を与える可能性がある。

ホメオボックス遺伝子にはMSX遺伝子と呼ばれるファミリーがあるが、これが発生に重要な役割を担っているようである。最近、機能的なMSX1遺伝子を欠くトランスジェニックマウス（遺伝子改変マウス）では歯の発生が抑制されることが示唆された[25]。この研究では、ホメオドメインタンパク質MSX1および対になる転写因子PAX9が、マウスの歯の発生を担う原因遺伝子であることが解明されている[25]。

LidralとReising[26]は、主にMSX1の突然変異が歯の先天性欠如の原因となるとの仮説を検証するため、SSCA法 single-strand conformation analysis にて82の核家族から先天性欠如を認める92人を抽出し、調査した。すると、ある家族のうち常染色体優性の先天性欠如を有する兄弟2人において、Met61Lysの置換を認めた。この兄弟の家系では、まったく同様の先天性欠如が認められた。また兄弟には多数歯欠損を認めることから、MSX1の突然変異はこれまで報告された研究と同様に、ある種の先天性欠

如を発現させる原因になっていることが裏づけられた。また、切歯や小臼歯における1〜2歯の先天性欠如においてMSX1の突然変異はみられず、別の要因があるとした[26]。

Mostowskaら[27]は、ヒトにおける先天性欠如の原因となる分子メカニズムに関する最近の文献をレビューし、非症候性の歯の欠損にかかわる遺伝子は、歯の発生過程で重要な役割を果たす転写因子をコード化する、MSX1とPAX9のみであると述べている。

Seifiら[28]は、先天性欠如が1歯以上ある20人と先天性欠如のない20人から成るイラン人の子ども40人のDNAを採取し、ポリメラーゼ連鎖反応法（PCR法）でMSX1を調査した。その結果、先天性欠如のある者全員からMSX1の変異が認められた一方で、先天性欠如のない者ではMSX1の変異は認められなかった。これは、イラン人においてMSX1遺伝子が先天性欠如に関与することを示している。

一様でない研究結果に対し、この異常の表現型の多様性に関心を寄せる者もいる。Nieminenら[29]やVastardis[30]の研究で報告されているように、先天性欠如の表現型が異なれば、その原因である突然変異の遺伝子も異なる。

遺伝学的研究により、歯の先天異常と特異的な遺伝子との関係や身体のどこに発現するかが解明され始めている。Lammiら[31]が、重度の永久歯形成不全（部分性無歯症）および優性遺伝に限定された大腸癌を呈するフィンランド人の家系を調査したところ、Wntシグナルが大部分の器官において胚発生や形態形成を制御することが示唆された（Wntシグナル経路はシグナルタンパク質のネットワークで、異常が癌につながる可能性がある）。家族のうち11人では少なくとも8本の永久歯が欠損し、さらにそのうち2名では3本の永久歯しか認められなかった。部分性無歯症の8人には、大腸癌あるいは前癌病変が認められた。

原因遺伝子を同定するために、Lammi[31]らはポジショナルクローニング法（原因遺伝子を特定し、クローニングする）を用いたところ、AXIN2遺伝子の変異が多数の永久歯の欠損と家族性の大腸癌の病因である可能性があることがわかった。しかし、病変の特徴が多様であることから、先天性欠如は上位遺伝子と環境因子との相互作用による多因子遺伝であることが、この研究で示唆された。

環境要因

歯数不足症の発現率は、一般人と比較して罹患者の近親者で有意に高くなるが、一卵性双生児で異なる歯数不足症が確認されることから、環境要因もまた、歯の発生に影響すると考えられる。

Parkinら[32]は、親族間における歯数不足症の発現率、重症度や部位の相違を特定するため、41人の歯数不足症患者の一等親血縁者117人の現症とエックス線写真を調査した。その結果、歯数不足症の発生は遺伝要因だけで決定されるわけではないことが明らかになった。後天性要因や環境要因もかかわっており、病因が多因子にわたることが示唆されている。

環境要因が歯の欠損や発育障害にさまざまな影響を及ぼしている可能性があり、それが歯胚の位置や発育に単独で作用したり、強化作用をもつ。歯の発生に関し、歯の発育や形成を阻害するあらゆる環境要因を評価するために、多くの研究が続けられている。

アレルギー

Yamaguchiら[33]は3,683人の患者カルテを調べ、歯数不足症を呈した215人（5.8％の発現率）においてアレルギーが歯数不足症の原因であることを指摘した。この研究では歯数不足症とアレルギー、喘息、アトピーやアデノイドの合併が高頻度に認められたが、有意に関連が認められたのはアレルギーのみ（$P<0.01$）であった。

顔面部の外傷

GrahnénとGranath[23]は、骨折や顎骨への手術侵襲、乳歯の抜歯のような歯槽部領域への外傷が歯数不足症の局所要因になると報告した。

薬物治療

妊娠中の母親のサリドマイド使用は、子どもが先天性欠如を有する原因になることが報告されている[34,35]。

内分泌異常

Cohen[36]は、内分泌異常が歯数不足症の環境要因であると述べた。

7 歯数不足症のマネジメント

妊娠中の母体の健康状態

前述と同じParkin[32]らによる家族性の歯数不足症の重症度と分布の研究で、妊娠中の母体の健康状態や出生時体重との関連についても調べたところ、家系内での歯数不足症発現との関連性は認められなかった。

妊娠中の母体の風疹感染

妊娠初期（13週まで）に風疹に感染すると、胎児に発育異常が起こる可能性がある。妊娠母体風疹（先天性風疹症候群）は、胎盤を介して胎児がウイルスに感染する。流産や死産、あるいは難聴、脳障害、先天性心疾患や白内障などの先天異常が発現することがある。

風疹症候群が歯の発生に与える影響が現在も研究されている。Lundstrom[37]らが、妊娠母体風疹の既往がある1～3歳の幼児について前向き調査を行ったところ、妊娠4ヵ月までに風疹に感染した母親から生まれた幼児550人は、妊娠5ヵ月以降に感染した母親から生まれた幼児429人および対照群の風疹非感染幼児639人より、平均で0.6本歯が少ないことが判明した。

進化論的な歯の変化

近年、ヒトの歯数不足症発現率が増加しているとの報告や人類学者らによる霊長類の研究から、歯数不足症がヒトの進化と関係しているという説が浮上している。霊長類の進化においては、顎骨の長さや前突度、下顎犬歯の幅径が減少し、第一大臼歯の咬頭数の喪失と第三大臼歯欠損が増加して来ている。Anderson[38]らは、女性118名と男性102名を対象に、こうした口の構造を頭蓋、体重、身長、指の長さと比較した。その結果、体重と犬歯の幅径、顎骨の長さや前突度との間に有意な相関が認められ、その傾向は女性より男性で顕著であった。著者らは、歯や顎骨の大きさの減少が、遺伝の支配を受けて体の大きさが減少したことに起因する可能性があると結論した。

また、男女ともに第三大臼歯欠損と上顎骨の前後径に因果関係があった。女性では、犬歯の幅径が第一大臼歯の咬頭数や第三大臼歯欠損、指の長さと関連があった。また、男性に比べて女性の方がこうした構造体の減少が複数同時に発生しやすかった。

全身疾患

先天性梅毒[39]や家族性の低リン血症性くる病[40]、その他の感染症[41]が、歯の大きさの減少やエナメル質の菲薄化、ハッチンソン歯やフルニエ歯などの形成不全や歯数不足症の原因として報告されている。

乳歯の局部の炎症と感染

その他の局所要因として、乳歯の形成初期に慢性炎症や感染があると、歯数不足症となりうる[42]。

放射線治療や化学療法

成長期の子どもに放射線治療や化学療法を実施する場合、歯に不可逆的な影響を及ぼす副作用があるとの報告も複数ある。歯の形成期に高線量の放射線や化学療法を受けた子どもは、多数歯に異常が及ぶ危険性がある。Kaste[43]らは急性リンパ性白血病患者423人について臨床記録およびエックス線写真を調査したところ、歯根形成不全24.4％、矮小歯18.9％、歯数不足症8.5％、タウロドンティズム（長胴歯。歯根の大きさに対して歯冠が大きく、歯根に占める歯髄腔の容積も大きい）5.9％が認められ、さらに4％で乳歯の晩期残存が認められた。

また、8歳未満または化学療法に加えて頭蓋に放射線療法を受けた患者は、8歳以上または放射線療法を受けなかった患者に比べ歯の先天異常が多く観察された[43]。

小児期に悪性腫瘍の既往がある長期生存者で、化学療法や放射線療法が原因でエナメル質形成不全や歯根の発育障害を含む歯の異常を認めたという研究結果もある[44-46]。

発生・発達期の歯はすべて、多剤の化学療法や放射線療法によって不可逆的な影響を受ける。放射線療法は、若年の患者で化学療法よりも重篤な影響を及ぼす[44-46]。

歯数不足症とその他の症候群との関連性

歯数不足症は、さらに他の発育異常に合併する恐れがある。Cobourne[47]は、60以上の症候群が呈する症状に、歯数不足症が含まれることを示している。外胚葉異形成症や口唇裂・口蓋裂、ダウン症、ヘミフェイシャルマイクロソミアの合併症として歯数不足症が最も頻発する。

外胚葉異形生成症

外胚葉異形成症は、歯数不足症を症候群に含み、数本の歯群が必ず欠損する(部分性無歯症)。通常乳歯の先天性欠如はまれだが、外胚葉異形成症のように外胚葉に異状を呈す場合は、乳歯の先天性欠如が多くなる。外胚葉異形成症は単一の症状を指すのではなく、皮膚、髪、爪、歯、汗腺に形成異常を認める疾患の総称である。

遺伝子に変異が多いと外胚葉異形成症を発症し、さまざまな症状を呈する。症候群の中には、原因遺伝子が異なるにもかかわらず、症状が非常に似通うケースが見受けられる。外胚葉異形成症に最も典型的な症状は男性に発現するが、通常はX連鎖性優性遺伝あるいは常染色体優性遺伝であり、その他の症状に男女差はない。

症状としては、肌の乾燥や粗な毛髪、前頭部の突出、多数歯の先天性欠如を有する。上顎骨や下顎骨が常に三次元的にサイズが小さいが、特に高径が小さくなっているのは歯槽部の成長の未発達による。歯数不足症は部分性無歯症から完全な無歯症まで存在する。その欠損は、乳歯と永久歯の両方に及ぶ恐れがある[48-50]。

部分性無歯症または完全な無歯症を患う子どもたちには早期から部分床義歯を作製し、定期的に調整・再製して永久歯の萌出誘導をすることが可能である。そうすることで咀嚼能力を向上させ、他の子どもたちと違う自分の口に対する、心理的な負担を軽減できる。

口唇裂・口蓋裂

口唇口蓋裂の患者は歯堤が分断され、口腔における間葉系細胞の異常あるいは増殖によって歯の形成が阻害された結果、歯数不足症あるいは歯数過剰症、あるいは両者が合併して発現する。Ranta[51]は口唇口蓋裂の子どもの歯の形成についての研究で、乳歯列期や永久歯列期において上顎側切歯が口唇口蓋裂によるダメージを最も受けやすい場所であると報告している。軽度の口唇裂ケースでも、上顎側切歯が最も影響を受ける。

口唇裂や口蓋裂が重篤になれば、歯数不足症の発現率も急激に増加する。家族歴の有無にかかわらず、口唇裂・口蓋裂患者における歯数不足症の発現率は同じである。

Shapira ら[52]は口唇裂、口蓋裂、口唇口蓋裂の患者278人のエックス線写真を調べ、第三大白歯を除く歯数不足症の発現率は77％で、男女合わせて欠損箇所を調べると、裂部にあたる上顎側切歯(259本)で最も多く、次いで上顎第二小白歯(47本)、下顎第二小白歯(23本)とした。

ダウン症

先天性欠如はダウン症患者によく見られる異常である。Mestrović ら[53]は、12～36歳までのダウン症患者112人の臨床記録やパノラマエックス線写真を調べたところ、38.6％の患者で歯数不足症が認められた。また上顎側切歯と下顎第二小白歯の欠損が最も多く認められた。

Suri ら[54]の頭蓋顔面構造の研究では、25人のダウン症患者(男性12人、女性13人)のうち、92％で1歯あるいは2歯以上の永久歯の欠損が認められた。

また Kumasaka ら[55]が行った6～28歳のダウン症患者98人に対する永久歯欠損の調査では、歯数不足症が63％、2歯以上の欠損が53％に認められた。欠損の多い部位は下顎側切歯(23.3％)、上顎第二小白歯(18.2％)、上顎側切歯(16.5％)、下顎第二小白歯(15.3％)であった。

ヘミフェイシャルマイクロソミア

ヘミフェイシャルマイクロソミアは顔面下方片側の発育障害であり、口唇口蓋裂に次いで先天性欠如の合併が多い形成不全症である。「第一・第二鰓弓症候群」とも呼ばれ、多くの場合、顔面の片側における耳や口腔、下顎骨の未発達を症状とする。頭蓋だけでなく顔面、ときには両側の顔面に影響を及ぼす。

病因は不明である。最も有力な説は受精後6～8週目間における第一・第二鰓弓への血行障害である。顔面非対称を生じる疾病としてはこのヘミフェイシャルマイクロソミアが最も多く、5,000人に1人の割合で発症し、顎関節頭や下顎枝、咀嚼筋、耳の形成不全をともなう。

Silverman と Ackerman[56]は、ヘミフェイシャルマイクロソミア患者の歯数不足症発現率が健常者の5倍であると報告した。

Maruko ら[57]は、ボストン小児病院頭蓋顔面センターの調査でヘミフェイシャルマイクロソミア患者125人の歯数不足症発現率が26.9％と報告した。また歯が正常に発生するには、外胚葉の神経堤細胞と間葉細胞の存在および相互作用が必要で、そこに異常が存在すると歯の発生が阻害されるとしている。

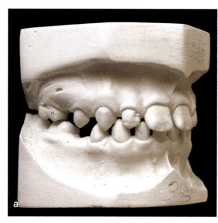
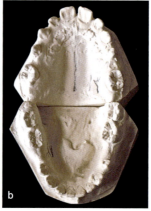

図7-1
a、b：部分性無歯症（小臼歯4本の欠損）と矮小歯を認める。

歯数不足症に関連した歯の異常

　症候性あるいは非症候性両方の歯数不足症に合併するさまざまな歯の異常に関しては、多くの報告がある。最も一般的な異常は矮小歯、永久歯の移転、犬歯の異所萌出、乳臼歯のアンキローシスやタウロドンティズムである。このような異常所見が、歯数不足症の早期発見に役立つ兆候となる。

矮小歯

　歯数不足症と矮小歯との関連性はかなり確立されており、上顎側切歯が栓状歯であれば、反対側の側切歯に片側性の先天性欠如が認められることがよくある。

　LaiとSeow[58]が患者1,032人の記録を調べ、歯の異常と歯数不足症との関連性を評価したところ、歯数不足症の11.9％でエナメル質形成不全、8.9％で側切歯が円錐歯あるいは栓状歯であったと報告している。

　Mckeownら[59]は歯数不足症を有する患者の歯の大きさを測定し、歯数不足症を有さない者の近親者や対照群と比較したところ、重度の歯数不足症（6歯以上の先天性欠如）では有意に永久歯が小さかった。また多数歯にわたる先天性欠如では、矮小歯あるいは永久歯が小さくなると報告している（**図7-1**）。

永久歯の移転歯

　移転歯は萌出異常であり、単独で発現あるいは先天性欠如と合併して発現することがある（10章参照）。移転歯をともなう歯数不足症は、より重症といえる。

　Peckら[60]は、上顎犬歯〜第一小臼歯の移転歯を有する43症例について、その他の異常がないか調査した。第三大臼歯を除く先天性欠如または上顎側切歯の円錐歯、あるいはその両方を認めたのは49％（21症例）で、移転歯を認めない群より4〜10倍の確率で発現したと報告した。

永久犬歯の異所萌出

　歯数不足症の発現率は、移転歯だけでなく永久犬歯の異所萌出でも増加する。Peckら[61]は非症候性の歯数不足症を有する患者について、片側あるいは両側の上顎犬歯〜第一小臼歯の移転も有する群と、口蓋側への犬歯の異所萌出も呈する群に分けて調べた。その結果、両群において歯数不足症の発現率が上昇した。

乳臼歯のアンキローシス

　乳臼歯のアンキローシスをともなう小臼歯の欠損症例は、混合歯列期でよく見られる。乳臼歯の癒着が早期であれば脱落が遅くなり、低位咬合になる可能性が出てくる。その他にも隣在歯の傾斜、歯列スペースの喪失、歯槽骨の垂直的な発育障害、側方歯部の開咬、対合歯の挺出（**図7-2**）などを呈することがある。アンキローシスには早期介入し、抜歯や予防処置、修復処置を施すことが望ましい。

　Via[62]はアンキローシスの遺伝傾向を調査し、米国人の子どもにおける発現率は1.3％だが、それに対し兄弟間での発現率は44％に及んだ。このことから乳臼歯が埋伏する家族性の傾向が認められると報告した。

　Zenginら[63]やBianchiとRoccuzzo[64]は、乳臼歯が埋

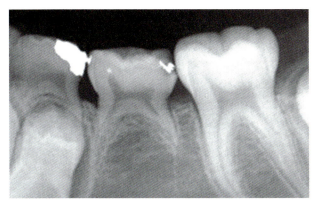

図7-2 第二小臼歯の欠損、第二乳臼歯のアンキローシスを呈する。

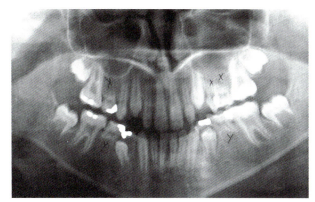

図7-3 すべての第二小臼歯が欠損し、第二乳臼歯は晩期残存している。

伏し、後継永久歯が欠損するケースはきわめてまれ（1/10,000）であると報告している。

図7-2、7-3は第二小臼歯がすべて欠損し、第二乳臼歯4本が残存している14歳女子の症例である。

タウロドンティズム　taurodontism

タウロドンティズムは、ギリシャ語の「tauros（牡牛）」と「dontia（歯）」に由来しており、主に臼歯部で見られる異常である。歯冠や歯髄腔が縦に長く、髄腔底や根分岐部が通常より歯根方向に位置する。

タウロドンティズムは歯数不足症を有する患者に多く発現すると報告されており、LaiとSeow[58]は、下顎第一大臼歯のタウロドンティズム発現率が歯数不足症を呈する群で34.3％、対称群で7.1％だったと報告している。

している。Ranta[51]は、12歳女子における上下歯列の歯数過剰症と上顎左側犬歯欠損が合併する、非常に珍しい非症候性の症例を報告している。

Varela[69]らは、歯数不足－歯数過剰合併症の発現度を7～16歳の非症候性歯数不足症患者2,108人を対象に調べた。1本あるいは複数の歯数不足症を呈したのは137人（6.5％：男性62人、女性75人）、1本以上の歯数過剰症を呈したのは42人（2％：男性22人、女性20人）であった。歯数不足－歯数過剰合併症と診断されたのはわずか7人（男性4人、女性3人）であった。

また前述のイーストマン口腔衛生研究所で患者800人を対象にした調査では、わずか3人（0.375％）に歯数不足－歯数過剰合併症が認められた（Bahreman AA、Jensen MO、Lothyan JDによる未発表研究［2007］）。

歯数不足症と歯数過剰症の合併

同じ患者に歯数不足症と歯数過剰症が同時発生することはまれだが、症候性や非症候性の歯数不足症患者では出現することもある。この異常は「歯数不足－歯数過剰合併症」とも呼ばれる。

歯数不足－歯数過剰合併症の病因は不明であるが、神経堤細胞の変異、増殖や分化、歯の発生初期の上皮細胞と間葉細胞の相互作用などが考えられる[65, 66]。

報告されている症例はわずかだが、多くは上顎歯列に発現する。Sharma[67]やMatsumotoら[68]は上顎側切歯が1本欠損し、上顎正中部に歯数過剰症を認める症例を報告

歯数不足症が咬合や軟組織、歯性骨格性のパターンに及ぼす影響

欠損歯数や部位により、さまざまな不正を呈する。

- 空隙
- 正中線の偏位
- 隣在歯の傾斜
- 転位
- 対合歯の過萌出
- 犬歯の埋伏
- 早期接触、咬合性外傷、交叉咬合
- 下顎骨の偏位
- 成長方向の異常
- 軟組織の後退

7 歯数不足症のマネジメント

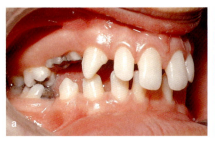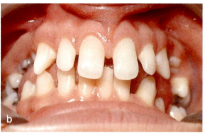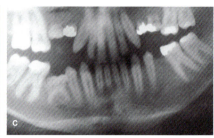

図7-4　a〜c：患者は16歳の男子、部分性無歯症（10歯欠損）が放置され、咬合が崩壊している。晩期残存した乳歯がアンキローシスを呈し、審美的、機能的、心理的な障害を受けている。

　先天性欠如は、若年者にとっては身体的・心理的に深刻な問題となりえる。たとえば上顎側切歯の欠損は、1本でもその空隙は審美上好ましくなく、正中線の偏位や犬歯の萌出困難あるいは埋伏を招くことがある。また小臼歯が1本欠損するだけで、隣在歯の傾斜や不正な咬頭嵌合、対合歯の過萌出などを引き起こし、側方歯部の咬合が崩壊することがある。

　多数にわたる歯数不足症になると身体的問題を含めさらに問題は深刻であり、精神状態、咬合性外傷、早期接触、下顎骨の偏位、顎関節の機能異常、成長の阻害、咀嚼嚥下障害や発音障害を引き起こす場合がある（**図7-4**）。

　こうした患者の歯性骨格性パターンは特有であり、研究結果も多様である。OggardとKrogstad[70]は軽度、中等度、重度の3群について歯数不足症患者の頭蓋顔面形態と軟組織側貌の変化を調べ、歯数不足症を有しない正常咬合と比較した。対象者の平均年齢は12歳であった。5歯以上の欠損には一貫したパターンは認められないことから、重度歯数不足症には軽度歯数不足症とは異なる遺伝的メカニズムがはたらいていることが示唆された。また欠損歯数の増加にともなって切歯の舌側傾斜やinterincisal angleが増加し、口唇の後退も認められた。

　さらに欠損歯数の増加にともなって下顎下縁平面角や前下顔面高径が減少した。ただ骨格性の有意差が認められないことから、多数歯歯数不足症に特徴的な歯性骨格性の形態は、成長パターンによる違いでなく歯性や機能的補償の結果でありうると結論した[70]。

　Ben-BassatとBrin[71]も、多数歯先天性欠如の患者について歯性骨格性パターンを評価するため、第三大臼歯を除く3歯以上の先天性欠如を有する者の側面セファログラム115枚について、正常なイスラエル人のセファログラムと比較した。この評価には、前歯部と臼歯部の欠損の違いも含む。その結果、歯数不足症群では上下顎関係は正常だが、正常群に比べて上顎骨と下顎骨の基底骨が後退し、側貌は平坦であった。また切歯がアップライトし、下顎下縁平面の減少傾向が認められた[71]。

歯数不足症の早期発見と臨床所見

　歯数不足症患者の早期来院は、長期の治療計画立案に役立つ。この点において、小児歯科医や一般臨床医は重要な役割を担う。混合歯列期に問題が重症化することが多いためモニタリングを行い、適時介入できるようパノラマエックス線写真を長期にわたって撮影しておく（詳細は3章、11章参照）。

　混合歯列期や咬合が推移する時期におけるエックス線写真を用いた観察では、歯数不足症の所見として以下の症状が確認でき、早期発見・介入することができる。

- 乳歯の晩期残存
- 乳歯の萌出不全とアンキローシス
- 本来認めないような不自然なスペースや隣在歯の傾斜
- 正中線の偏位
- 矮小歯
- 乳歯の脱落が左右で異なる
- 歯数不足症を有する家族歴

マネジメント

　永久歯列完成前に歯数不足症を発見することは難しくないが、萌出完了後は問題がかなり複雑となり、治療が

困難となる。歯数不足症を早期発見し適時に介入すれば、重症化を防ぎ、咬合へダメージを与えないですむ。早期発見・早期介入が最適なマネジメントとなる。

しかし、残念ながら歯数不足症患者の来院は遅れることが多く、矯正歯科で患者が部分性無歯症の治療を受けるのは、だいたい本人が口元の審美性を気にするような年ごろになる。筆者は長年、矯正臨床医として多くの歯数不足症を永久歯列期になって治療しているが、混合歯列期であれば多くのケースは抑制矯正治療や萌出誘導で治療できたと思われる。したがって、この不正を正しく認知するためには、歯列交換期に一般臨床医や小児歯科医がもっと注意を払う必要がある（図7-4参照）。

早期の歯列期に異常を発見し介入すれば、治療の選択肢が拡がり、最適な治療が提供できる。加えてほとんど抑制矯正治療や萌出誘導で治療がすみ、機能的にも審美的にも良い結果が得られる。

欠損数や部位によっては包括的治療が行われるが、多数歯欠損の場合はさまざまな他科との連携、すなわちインターディシプリナリー治療が必要になる。各専門分野のノウハウを駆使して最善の結果を出すが、歯科チームによる医療は成長期の患者を救う重要な役割を果たす。

治療目標

先天性欠如患者に対する包括的治療の目標を列挙する。

- 最も均衡のとれた位置に歯を移動し歯列を誘導する
- 正常な咬み合わせと審美性を維持し、側貌を改善する
- 正常な咬合機能を維持する（咀嚼嚥下、発音）
- 若い患者が情緒的・心理的に健全でいられる

治療計画

適切な治療オプションを選択して、最適な治療計画を立てる。特に多数歯が欠損する症例では綿密な分析が必要で、以下に挙げる要因を評価する必要がある。

- 今後の修復計画（チームアプローチ）
- 患者の主訴と術者が推奨する治療
- 欠損歯数と部位
- 患者の年齢と歯齢
- 不正咬合の種類
- 特殊なスペース確保
- 対咬する歯列の状態
- トゥースサイズレイシオ（Boltonディスクレパンシー）
- 口腔内や歯槽骨の健康状態
- 隣在歯の構造や形態、色、状態
- 側貌
- 切歯の位置
- 残存乳歯の状態

治療オプション

歯数不足症の治療法には、次の4つが存在する。

1. たとえば犬歯を側切歯に代替するなど、隣在歯の移動で欠損歯でできたスペースを閉鎖する
2. 歯の排列を行ってスペースを確保し、従来の補綴修復を施すかインプラント支持の修復処置を行う
3. 乳歯を保存する（特殊なケース）
4. 自家歯牙移植

適切な治療方法の選択にあたり、臨床医は患者ごとに以下の状況を把握しなければならない。

1. 不正咬合の種類
2. 前歯部の関係
3. 側貌
4. 特殊なスペース確保
5. 隣在歯の状態
6. 患者の要望

欠損歯数や部位、咬合の分類、患者の年齢や要望、口腔衛生状態により患者に応じた治療計画が存在する。理想的な治療方法は特別なものではなく、現状の歯列を維持し、患者の審美的・機能的な要望を満たす治療である。

側切歯欠損のマネジメント

上顎側切歯の欠損、特に片側性である場合、早期介入を怠ると正中線の偏位や正中離開、中切歯の舌側傾斜、歯性の交叉咬合、犬歯の萌出スペース不足や埋伏を引き起こす可能性がある。介入時期やスペースの配置、歯の排列方法は状況に応じて変わる。

最良の治療選択のために臨床医が考慮すべきことは不正咬合の種類、隣在歯のサイズ、特殊なスペース確保、犬歯のサイズと形態、他科との連携による治療計画である。

スペースの配分と歯の排列後、欠損スペースの修復には単独歯インプラントや延長ブリッジ、従来の全部被覆

7 歯数不足症のマネジメント

冠で作製されたブリッジ、接着ブリッジなど、患者の年齢や咬合の種類に応じて選択される。歯列期早期から暫間的な補綴処置を行うことでスペースが維持され、将来に補綴治療やインプラント治療を行うことができる。

傾斜した歯のアップライトは、補綴治療やインプラント治療のためにより良好な支台築造を準備するという点で重要である。通常、インプラントは骨の成長が完了するまで埋入しないが、外胚葉異形成症で歯の欠損スペースが大きく歯槽突起の成長が期待できない場合、例外として早期にインプラント治療が実施される。

したがって切歯欠損の場合、咬合や歯齢によって2フェーズ治療やときに3フェーズ治療となる。観察期間中には暫間的な可撤式、あるいは固定式の装置を用いて欠損スペースを保存する。これは同時に、幼い子どもにとって審美的・機能的に重要な役割を果たす。

上顎側切歯の欠損は歯数不足症ではよくみられ、片側性か両側性に出現し、片側に円錐歯があるとその反対側が欠損している場合もある。前にも触れたが、LaiとSeow[58]がその他の歯の異常と歯数不足症の関連を調べるために歯数不足症患者1,032人を調べたところ、8.9％の患者で側切歯における円錐歯や栓状歯が認められた。円錐歯があると、歯数不足症を合併しているか否かにかかわらず審美性を損ない、トゥースサイズディスクレパンシーのため将来の咬合に大きな影響を与える。歯冠の形態修正やコンポジットレジンによる築造、ベニアによる修復でこの問題は容易に改善できる。

犬歯代替処置によるスペース閉鎖

側切歯が欠損していると、治療計画上の問題が起こりやすい。初めに計画が正確に立案されなければ、審美性・機能性に優れる安定した結果が得られないからである。

側切歯欠損部を閉鎖する矯正歯科治療は、犬歯を側切歯部のスペースに移動するため、犬歯代替処置といわれる。

適応症

側切歯欠損部のスペースを閉鎖する犬歯代替処置は、安定性と口腔内の良好な衛生状態が健康を保つことのできる優れた治療オプションである。しかし適応を誤ると、理想的な治療結果を得られない。犬歯代替処置は以下の条件で実施するのが最適である。

- 大臼歯関係Ⅰ級で、下顎歯列に叢生をともない抜歯を必要とする症例
- Ⅱ級1類で、過度のオーバージェットを呈するが下顎歯列に問題はない症例
- 犬歯の形、大きさ、色合いに問題がない症例
- 正常あるいは中程度のオーバーバイトを有する症例
- 上顎側切歯と下顎切歯がともに欠損している症例

診査

オーバーバイトやオーバージェット改善のために、まずは患者の側貌や口唇線、アンテリアレイシオ、犬歯の形・色・大きさを診査する。

側貌　犬歯代替処置に理想的な側貌は、バランスのとれたストレートタイプである。軽度の前突（特に切歯の傾斜による前突）を有する側貌で、オーバージェットが大きくかつ下顎歯列に問題がなければ適応される。

コンベックスタイプの側貌で下顎やオトガイが後退していれば、適応にはならない。この場合は下顎骨の成長を利用し早期に顎整形治療を行うと、良好な結果が期待できる。

口唇線　上顎歯槽部の高径が過大だったり、鼻下点から上唇までが短いショートリップは、スマイル時に歯肉が過度に露出するため犬歯代替処置は推奨できない。

KokichとKinzer[72]は、犬歯の歯肉辺縁が中切歯の辺縁より低位の場合、患者が気にしているようであれば犬歯を挺出して歯肉切除を行い、前歯部歯肉辺縁が調和するように勧めている。

犬歯を挺出するためにはブラケットを歯冠側よりも歯肉側に接着させる。これは後に切端を削合し、形態を整えることができる。

犬歯の形と色　治療前に犬歯の大きさ、形と色について十分に考慮しておく必要がある。犬歯は歯冠が大きく、通常は唇側面への豊隆が側切歯より大きいが、歯冠の削合やコンポジットレジンによる築造、ポーセレンベニアによる修復によって、通常の咬合や審美的・機能的に良好な結果が得られる。Zachrisson[73]は、削合による形態修正は象牙質の露出を招くため、修復治療が必要であると述べている。犬歯の形態によってはレジンを近心・遠心偶角に盛って側切歯の形態に近づけたり、舌側の垂直的な形態が側切歯と変わらないよう犬歯の基底結節を削合する場合もある（図7-5）。

犬歯の色は中切歯よりも多少濃いことがあるが、最も簡便な解決治療法はホワイトニングである。それでも十分な効果がなければベニアの適応になる。

ZachrissonとMjör[74]は、ダイヤモンドバーを用いて十分な注水下であれば、広範囲を削合しても長期間にわたり知覚過敏になることはないが、中には2〜3日知覚過敏を呈する患者もいると述べている。

アンテリアレイシオ 犬歯代替処置では、上下顎前歯の関係を評価するためにBolton分析を用いたアンテリアレイシオも考慮すべきである。

補綴治療のためのスペース獲得と排列

歯数不足症に対するもうひとつの治療オプションは、隣在歯を排列して欠損部に補綴治療やインプラント治療を施し、咬合を確立することである。最も欠損の頻度が高い上顎側切歯と下顎第二小臼歯の両者に適応でき、患者の審美的・機能的要望を満たす理想的な方法である。しかしどちらの欠損でも、他の治療オプションがないか必ず考えてみる必要がある。

歯数不足症に早期介入していれば、II期治療は補綴治療やインプラント治療のためにスペースをつくるだけの矯正歯科治療ですむ。実際には、側切歯や第二小臼歯の欠損では隣接歯が欠損方向に傾斜してくるため、閉鎖したスペースを再び開けたり、隣在歯をアップライトしたり排列するのみとなる。

適応症

側切歯欠損へのインプラント治療や補綴治療は、どんな場合にも適応できるわけではない。たとえば下顎に重度の叢生をともなう上顎側切歯欠損症例では禁忌である。

上顎側切歯の欠損部にインプラントあるいは補綴物を施行する適応症は、以下の症例が最適となる。

- I級不正咬合でオーバージェットが小さく、下顎歯列は良好である
- 下顎歯列に問題のない上顎骨の劣成長
- 重度の過蓋咬合

治療アプローチ

治療は、単独歯インプラント埋入と天然歯支持の修復の2つに分類される。側切歯欠損には、延長接着ブリッ

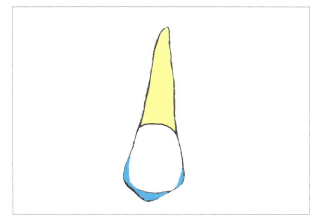

図7-5　犬歯の形態修正（青色は削合部）。

ジ、レジン接着ブリッジ、従来の全部被覆冠ブリッジ、部分床義歯などのさまざまな修復方法がある。インプラント支持か天然歯支持かの治療選択にあたっては、患者の健康度や口腔衛生状態はもちろん術者の力量や補綴物の品質に左右されるため、インターディシプリナリーアプローチでの治療が必要となる。

前述のように、側切歯欠損は正中線の偏位、正中離開、中切歯の舌側傾斜、歯性の交叉咬合、犬歯の萌出スペース不足や埋伏の原因になる。したがって患者を包括的に診査した後、まず欠損のタイプに応じて他科の専門医と矯正歯科治療後にどのような補綴治療を行うか話し合う。その後、補綴物のためにスペースの獲得や歯の排列などの矯正歯科治療を行うこととなる。

矯正歯科治療

早期の矯正的介入や現存する切歯の移動方法は、状況により異なる。治療には正中離開の閉鎖や正中線偏位の是正、叢生や捻転、交叉咬合の改善などが含まれる。

欠損部に必要なスペースを見積もり、確保するために矯正歯科医は重要な役割を担う。Kokich[75]は、そのために以下の3つの方法を推奨している。

1. 中切歯と側切歯の歯冠幅径の比は黄金比（1：0.618）を適応する。たとえば中切歯の幅径が8mmなら、側切歯は5mmと予想する
2. 欠損している側切歯の幅径は、反対側に現存する側切歯の幅径と同じにする。ただし成人症例や側切歯が栓状歯の症例では適応しない

7 歯数不足症のマネジメント

3. Bolton分析[76]を適応し、アンテリアレイシオから欠損している側切歯の幅径を割り出す

　診断用のセットアップ模型を作製すると、理想的なスペースを予測でき、非常に有用である。

補綴治療による修復

　欠損部への補綴治療には、患者の咬合やオーバーバイト量、隣在歯の大きさや形、状態によって多くの選択肢が存在する。

グラスファイバー強化型レジンで作られたブリッジ

　先天性欠如患者は、頭蓋顔面の成長が終了し、欠損部にインプラントを埋入する時期が来るまで、矯正歯科治療で確保したスペースを維持し、機能と審美性を回復する暫間補綴物が必要となる。グラスファイバー強化型レジンで作られたブリッジは、金属を使用せず直接法あるいは間接法で短期間に作製でき、組織への侵襲性が低いうえに審美性や費用対効果の高い新しい手段である。特に年齢が若い患者は歯髄が未発達であるため、従来の固定式ブリッジよりレジンを用いた接着ブリッジが適している。これはインプラント埋入までの暫定措置として、また従来のブリッジ治療が経済的な負担となる患者や、ブリッジを用いる身体的ストレスに耐えられない患者に対する代替策としても活用できる。

　Botelhoら[77]の報告では、この2ユニットカンチレバー接着ブリッジの平均耐用年数を4年4ヵ月（標準偏差20ヵ月）としている。

部分床義歯

小児に対し、前歯の排列と欠損部補綴の準備後、オーバーデンチャーや部分床義歯が暫間保定や暫間補綴物として使用される。

　これは、ホーレーリテーナーの欠損歯部分にレジン歯を接着させたものである。最終補綴物を装着するまでのスペース保持や、過蓋咬合の場合は咬合高径を維持するために用いられる。治療の経済的負担が軽くなるだけでなく患者の審美性や機能性が改善される方法で、特に重度の部分性無歯症には有用である。

　一方、本装置の欠点は、紛失のリスクや長期間使用によるう蝕や歯周病のリスク増加である。使用には、良好な口腔衛生状態を維持する必要がある。

単独歯のインプラント

オッセオインテグレーテッドインプラントは、歯科では43年以上にわたる実績がある。歯槽骨に直接固定されるため、欠損歯を代替する歯冠やブリッジ、オーバーデンチャー、その他の顎顔面補綴物を支える予知性があり、成功率の高い手段である。単独歯インプラント埋入も歯の欠損に対する一般的な治療法になっている（図7-6）。縦断的研究では、インプラント治療の成功率は下顎で91〜99%、上顎では84〜92%であった[78-82]。さまざまな治療オプションが考えられるため、良好な結果を出すためにはインターディシプリナリーアプローチが必要である。補綴治療を含む矯正歯科治療では、最終補綴物が容易に装着でき、良好な審美性と機能性を獲得できるよう隣在歯を移動する必要がある。

　補綴治療の多くで隣接歯の削合が必要となるが、インプラント治療は削合の必要がないことが大きな利点である。特にこれは欠損のある若い患者にとり大きなメリットであるが、顔面の成長が終了するまでインプラントを埋入することはできない。インプラント治療前に歯根の平行化を行い、埋入に十分なスペースを獲得するのは矯正歯科医の重要な役割である（図7-6参照）。矯正装置撤去前にエックス線写真で欠損部の骨の状態を診査し、インプラント埋入に理想的な隣在歯の歯根の位置や十分なスペースが獲得できたかの確認が非常に重要である。また、インプラント埋入には十分な歯槽骨の頬舌的厚みも必要であるが、側切歯が欠損しているとその部分は薄く不十分なことが多い。その場合はインプラント埋入時あるいは埋入前に骨移植が必要となる。あるいは矯正歯科治療によってインプラント埋入部に骨をつくる方法もある。KinzerとKokich[83]が推奨した方法によると、乳側切歯を早期に抜歯して、犬歯を中切歯側に萌出誘導すると、犬歯の頬舌幅が大きいため欠損部の骨に影響する。完全に犬歯が萌出した後に遠心に移動させると、空いたスペースにはインプラント埋入に十分な歯槽堤の幅が獲得される。また、歯の矯正的移動によってできるこのような骨は、十分に安定しているとの報告もある[75,84]。インプラント体は歯槽骨と癒着するが、隣在歯は萌出して歯槽骨が成長するため、埋入部位が低位咬合となる。そのため、顔面成長終了までインプラント埋入はできない[85]。

自家歯牙移植

　自家歯牙移植は、抜去歯を同一患者の他の部位に外科的に移植することである。抜歯直後の抜歯窩か、人工的

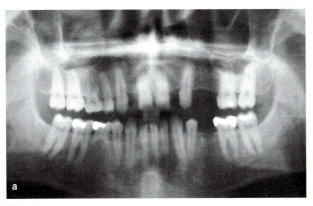
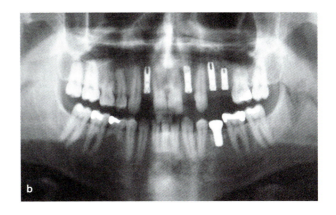

図7-6
a：23歳男性の治療前のパノラマエックス線写真。欠損歯や正中離開、歯列不正が認められる。
b：治療後のパノラマエックス線写真。歯の排列後、スペースを寄せてインプラントを埋入している。

に穴を開けた欠損部の歯槽堤へ移植する。

自家歯牙移植は、埋伏歯や修復不能なう蝕歯、歯数不足症などのさまざまな症例に適応される。自家歯牙移植も長年の実績があるが、成功率は一定ではない。1950年代に報告された自家歯牙移植の初成功例では、未完成の第三大臼歯がう蝕に罹患した第一第臼歯部に移植されている[86,87]。小臼歯や大臼歯の切歯部への移植成功例も報告されている[88,89]。

歯根膜の温存や再生が、この戦略の成功の鍵である。JonssonとSigurdsson[90]は、歯髄や歯周組織が順調に治癒する外科手術法を規定するために自家歯牙移植された小臼歯370例を長期的に調査したところ、慎重で非侵襲的な手術方法が最も歯根膜に損傷を与えないことがわかった。またヘルトビッヒ上皮鞘が損傷すると、程度によって歯根の成長が抑制されたり止まることが示唆された。

先天性欠如を有する若い患者にとって、自家歯牙移植は歯・顔面的な発育や歯槽骨量も維持されるため、有望な治療法といえる。従来のインプラントやブリッジを用いた補綴治療よりはるかに低コストである。また、自家歯牙移植がインプラント治療に勝る大きな利点としては、インプラント埋入が禁忌である成長期の子どもにも実施できる点がある。移植歯は生体材料であり、隣在歯や発育する顎骨と調和しながら萌出可能である。

短所はすぐに使えることや大きさ、形態を考えて移植歯を選択すべき点である。また成功率はインプラント治療の方が高い。手術の成功は口腔衛生状態や全身の既往歴（たとえば心臓に障害がある場合は禁忌）により変わる。

下顎第二小臼歯欠損のマネジメント

第二小臼歯も、先天性欠如になる頻度が高い。第二小臼歯の欠損は咬合に重大な問題と治療の複雑化をもたらすため、早期発見と介入が必要になる。

第二小臼歯の先天性欠如に対する戦略は主に2つある。

1. 将来の修復のためにスペースを開ける
2. 欠損部のスペースを閉鎖する

しかし包括的な治療計画では矯正歯科的診査診断に加え、別途下記の項目を勘案する。

- 不正咬合の有無（歯性・骨格性）
- 年齢
- 歯齢
- アーチレングスディスクレパンシー
- 側貌
- 乳臼歯の状態
- 多岐にわたる治療への協力度
- 治療費

この欠損でよく見受けられるのは乳臼歯が晩期残存して低位咬合を呈する状態で、早期介入が必要になる。治療が遅れたり見過ごすと、次のような問題が起こりうる。

- 歯槽骨の垂直的吸収
- 対合歯の挺出
- 隣在歯の傾斜やそれにともなうスペースの喪失
- 深いスピー湾曲
- 第一小臼歯の埋伏

これらは小児歯科医や補綴歯科医、矯正歯科医による

7 歯数不足症のマネジメント

早期発見・介入が必要である（10章参照）。

小臼歯の先天性欠如では、一般的に次の4つから基本的な治療オプションを選択することになる。
1. 乳臼歯の保存
2. 欠損部のスペース閉鎖
3. 天然歯支持補綴物や単独歯のインプラントによる修復
4. 自家歯牙移植

乳臼歯の保存

後継永久歯が先天性欠如の場合は、乳歯の歯根吸収や脱落には期間を要することが多い[91]。咬合関係や隣在歯・対合歯との位置関係によって、長期間にわたり乳臼歯は脱落せず健全な状態で維持されることがある。

後継永久歯が先天性欠如の場合は、矯正歯科治療の選択肢として乳歯を保存する方法が報告されている[91]。

また同様の症例で乳歯の歯根吸収がなく咬合が安定していれば、長期間にわたり乳歯を保存することができる。

矯正歯科医は乳臼歯の保存を決定する場合、患者の年齢や咬合関係、低位咬合の程度を含めた乳臼歯の状態、歯根吸収、隣在歯の歯槽骨レベルについて考察しなければならない。乳歯が健全で、隣在歯・対合歯との関係も良好で低位咬合を認めず、かつ後継永久歯がなければ、その乳歯は長期間にわたり保持される。乳歯はスペース保持装置としてもはたらき、審美的・機能的にメリットをもたらす。また将来のインプラント治療や補綴治療のために、支持骨を保存することにも寄与できる。

乳臼歯が低位咬合を呈する場合は、コンポジットレジンで咬合面を築造するとよい。しかしこうした研究もある。KurolとOlson[92]は被験者68人を対象に、低位咬合の乳臼歯119本と隣在する永久歯143本、さらに反対側の正常な乳臼歯24本について調査した。この研究で、低位咬合を呈した第二乳臼歯の抜歯または脱落から8年の経過を追ったところ、2歯を除くすべての歯で第一大臼歯の近心の支持骨が正常に保たれていた。

乳臼歯に動揺がなく機能し、後継永久歯が欠損していても患者が審美的に満足していれば、乳臼歯の保存を考えたほうがよい。自分の天然歯である心理的な満足や、歯槽骨や軟組織が健全に保てることが利点となる。

Slettenら[93]は、後継永久歯が欠損した乳臼歯の長期安定性について、1本以上の下顎第二乳臼歯を有する成人患者20人を対象に調査した。患者の平均年齢は調査開始時36.1歳、終了時48.5歳であった。乳臼歯28本のうち24本（86％）が機能し続け、4本がう蝕または歯周病で脱落した。さらに乳臼歯の歯根吸収は、すべての歯で0.16mmと微量であった。この成人を対象とした研究や思春期の被験者を対象とした過去の研究から、下顎第二乳臼歯の保存が治療オプションの選択肢になると示唆された。

低位咬合の乳臼歯を修復し咬合させる治療は早急に対処できる方法だが、顔面の成長が続いている限り再度低位咬合になるか歯根吸収を招き、乳臼歯が脱落する可能性があるため必ずしも長期的な安定性は望めない。

したがって先天性欠如における乳臼歯の保存は必ずしも最善な治療法でなく（たとえば重度の叢生をともなう小臼歯の歯数不足症では抜歯の必要がある）、患者の年齢や咬合により乳臼歯を抜歯しスペースを閉じる治療法を採ることになる。これは次項にて解説する。

スペース閉鎖

思春期の患者における永久歯の先天性欠如に対する治療では、スペース閉鎖が乳歯の保存よりはるかに理想的な治療である。下顎第二小臼歯の欠損スペースの閉鎖法は、混合歯列前期と永久歯列期にそれぞれ2つ存在する。

1. 第一大臼歯を近心へ徐々にドリフトさせる目的で第二乳臼歯の遠心面を段階的にスライシングし、将来の矯正歯科治療を容易にする。
2. 第二乳臼歯を抜歯し、第一大臼歯を近心へドリフトさせた直後に矯正歯科治療でアップライトし、残りのスペースを閉鎖する。

早期の段階的スライシング

下顎小臼歯の欠損スペースへの早期介入は、その閉鎖を理想的で簡便にするが、適切な介入時期がある。下顎第一大臼歯が完全萌出する前に開始し、混合歯列前期〜中期までの期間に第二乳臼歯の遠心を段階的にスライシングする方法がある。

Valenciaら[94]は、8〜11歳までの小臼歯の先天性欠如を有する患者34人の欠損歯52本を調査した。欠損は下顎で42本（81％）、上顎で10本（19％）だった。乳臼歯をスライシング群と抜歯群に分け、さらにそれぞれ8〜9歳の群と10歳以上の群に分けた。

段階的スライシングに続き、ヘミセクションを行った群は、抜歯群よりもスペース閉鎖の成功率が高かった。大臼歯の歯体移動による閉鎖が1年以内で完了し、大臼歯の近心の捻転や正中線の偏位、炎症は認められず、最終的な矯正歯科治療の結果も良好であった。低年齢（8〜9歳）で行った方が成功率が90％と高く、開始が遅れると成功率は減少した。第二乳臼歯の抜歯で段階的スライシングを用いない場合の成功率は75％と悪く、年齢による差異は認められなかった。

抜歯とスペース閉鎖

下顎小臼歯の欠損スペースを閉鎖する別の治療法として、成長期に乳臼歯を抜歯し、そのスペースを閉鎖する方法がある。Lindqvist[95]は、5〜12歳の子ども101人を対象にこの治療法の有効性を調査した。歯列模型作製と側貌の診査後に抜歯を行い、それから毎年、歯列模型の作製と側方斜位で撮影したエックス線写真で記録を行い、第二大臼歯が嵌合してから下顎骨の機能異常の有無を調べた。その結果、抜歯から4年後に下顎では平均2mm、上顎では平均1mm以内のスペースが残った。また、隣在歯歯根の成長終了後の抜歯は、第一大臼歯の傾斜をともなうスペース閉鎖となるため、歯体移動で閉じるには適時に抜歯を行う必要があるとした。さらに第二小臼歯の欠損に対する治療法として、早期に乳臼歯抜歯を行うことも検討すべきと示唆した。

Mamopoulou[96]らは患者11人（平均年齢11.8歳）のスペース閉鎖と咬合の変化について調べた。治療は第一大臼歯が咬合し始めてから開始し、その後4年間の経過を追った。歯列模型は治療開始時、1年後、2年後、4年後に作製した。側面セファログラムは治療開始時、2年後、4年後に撮影した。

最も大きく欠損スペースが閉鎖したのは最初の1年間で（上顎で55％、下顎で46％）、観察期間の終盤には、上顎では89％が閉鎖、0.9mmのスペースが残存し、下顎では80％が閉鎖、2.0mmのスペースが残存した。また、上顎における片側抜歯は正中線に変化がなかったが、下顎における片側抜歯は抜歯側への正中線の偏位が明らかに認められた。抜歯治療はオーバージェットやオーバーバイト、切歯の傾斜に何ら影響を与えなかった[96]。

天然歯支持あるいはインプラント支持の修復

小臼歯が欠損した患者への他の治療選択肢として、隣在歯に排列を行い、補綴やインプラントを用いた修復を行う方法がある。修復治療は通常永久歯列期で適応されるため、あらかじめ欠損部に向かって傾斜した隣在歯や不良な対咬関係も改善する必要がある。早期に抑制矯正治療を行わないと、こうした歯列不正が認められやすくなる。ただし、混合歯列期で乳歯の保存や段階的なスペース閉鎖などの抑制矯正治療に適切に着手しても、後にアップライトあるいは最終的なスペース閉鎖などの部分的な矯正歯科治療を再び行うこともある。

乳臼歯が喪失してからの咬合の状況によっては、補綴治療やインプラント治療が容易にも困難にもなり得る。これらの修復までにすべき治療は、傾斜した歯のアップライト、歯根の平行化、捻転の改善、レベリング、過萌出した対合歯の圧下などがある。適時に抑制矯正治療をするだけで、後の修復治療がはるかに容易になる。

患者の年齢や咬合、要望によって、単独歯のインプラント、延長ブリッジ、接着ブリッジと修復の方法は異なる。

自家歯牙移植

自家歯牙移植のうち、抜歯した小臼歯を同じ患者の下顎第二小臼歯欠損部に移植する手法の研究報告が多い。SlagsvoldとBjercke[97]は、歯根未完成歯を移植した34本の経過を3〜13年間追ったところ、すべての移植歯が移植された箇所で安定した。またその歯根や歯周組織は正常に発育・萌出し、ほぼ問題なく機能した。著者らは、今後この歯は生涯正常に機能するであろうと確信したうえで、便宜抜歯を行うケースなら、自家歯牙移植も欠損治療の代替になると述べた[97]。

Kvintら[98]は、9.1〜56.4歳の患者215人の移植歯269本の経過について調査し、成功率と治療結果に影響を及ぼす要因を調べた。移植歯の脱落や歯根吸収、アンキローシスが認められれば移植は失敗と判断された。調査期間の中央値は4.8年であり、移植歯のうち175本（81％）で成功し、40本（19％）で失敗した。

JonssonとSigurdsson[90]は、矯正歯科治療を受けた患者32人の、患者自身の反対側あるいは対顎への移植し

7 歯数不足症のマネジメント

た小臼歯40本について調べた。移植歯の生活歯の割合、歯周状態と歯根の発育状態を評価するために経年的にエックス線写真を含む臨床診査を、2年5ヵ月～22年3ヵ月（平均で10年4ヵ月）と長期にわたって行った。

その結果、最終審査では40本中37本の移植歯が健全で、成功率は92.5％であった。歯根完成歯は歯内療法が必要であったが、歯根未完成歯の66％は失活することなく生活歯として認められた。移植歯の吸収やアタッチメントロスは認められなかった[90]。

したがって、歯数不足症を呈しかつ矯正歯科治療のために便宜抜歯が施される小児あるいは思春期の患者には、自家歯牙移植は理想的な治療オプションとなろう。

この治療戦略では、移植歯となる小臼歯を下顎第二小臼歯欠損部へ自家歯牙移植するのが適している。さらに前述のように、歯根膜の保存と再生が移植成功の決め手となる。

症例

すでに論じたように、歯数不足症の治療法は欠損の歯数や部位、咬合、隣在歯の状態、患者の要望で決定される。以下の症例ではさまざまな治療法を供覧しており、早期治療の重要性を述べている。

Case 7-1

患者は15歳3ヵ月の女子。I級不正咬合で顎関係は正常、側貌はストレートタイプで上顎右側側切歯と下顎左側第二小臼歯の先天性欠如を呈していた（図7-7a～d）。そのため正中離開と、下顎左側第一大臼歯・第一小臼歯の欠損スペースへの傾斜を認めた。

[治療]
側貌は良好で叢生がなく、咬頭嵌合も安定していたため、矯正歯科治療は歯のアップライトと正中離開の閉鎖、前歯部の排列に限定し、右側側切歯の欠損部に接着ブリッジによる治療を施した。下顎については小臼歯部のスペースを矯正歯科治療で閉じた（図7-7e～g）。

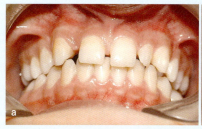
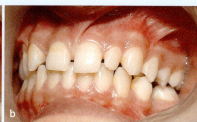
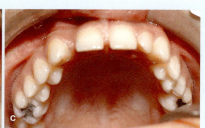
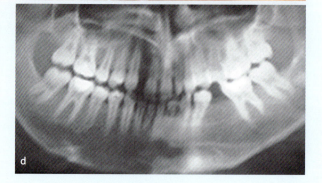

図7-7　上顎右側側切歯と下顎左側第二小臼歯の欠損が認められる症例。
a～c：治療前の口腔内写真。
d：治療前のパノラマエックス線写真。

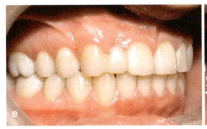
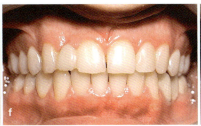
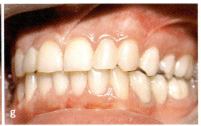

e〜g：矯正歯科治療と接着ブリッジによる修復を実施した後の口腔内写真。

Case 7-2

　患者は15歳5ヵ月の女子。I級不正咬合および14mmの過大なオーバージェット、また歯性の前突と－2mmのオーバーバイトが見られる開咬症例であった（**図7-8a〜f**）。また嚥下時に舌の突出を認めた。下顎下縁平面が急峻で下顎骨が後退しており、側貌はコンベックスタイプであった。上顎両側側切歯が欠損しているものの乳歯が残存し、下顎切歯は前突し下顎臼歯部に軽度の叢生を認めた。

|治 療|

　器械的療法による2フェーズ治療を計画し、II期治療では下顎小臼歯2本と上顎乳犬歯を抜歯することとした。I期治療では下顎にリンガルアーチ、上顎にはタングクリブ付きのトランスパラタルアーチ（TC-TPA、6章を参照）を装着、舌のコントロールと上下顎臼歯の圧下を行い、下顎骨の反時計方向の回転を図った。舌癖が消失し乳犬歯を抜歯すると、明らかに上顎切歯の前突とオーバージェットは減少した。

　II期治療では器械的治療としてTC-TPAを除去してNanceのホールディングアーチにて上顎臼歯部を固定した。またマルチブラケット装置を用いて前歯を後退させ保定した。**図7-8g〜m**は治療後の状態である。

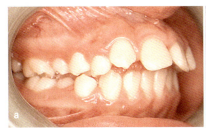
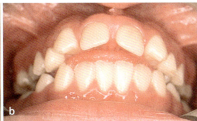
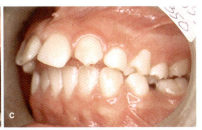
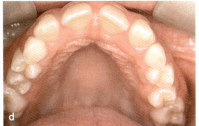

図7-8　上顎両側側切歯の欠損が見られる症例。
a〜d：治療前の口腔内写真。両側の乳犬歯が残存している。

7 歯数不足症のマネジメント

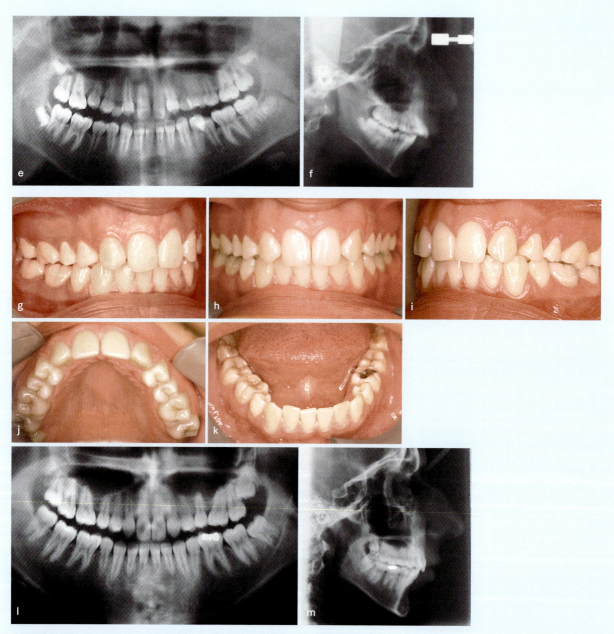

e：治療前のパノラマエックス線写真。
f：治療前のセファログラム。
g〜k：治療後の口腔内写真。下顎第一小臼歯と上顎両側乳犬歯を抜歯している。
l：治療後のパノラマエックス線写真。
m：治療後のセファログラム。

Case 7-3

患者は11歳8ヵ月の女子。I級不正咬合および6mmのオーバージェット、中等度のオーバーバイトが見られる。また上唇が突出し上顎左側側切歯が欠損している（**図7-9a〜d**）。さらに下顎右側第二小臼歯が埋伏している。上顎歯列の正中は欠損のある左側に偏位していた。下顎歯列に埋伏歯以外の問題は認められなかった。

治療

下顎切歯の位置は正常だったので、上顎右側側切歯と乳犬歯を抜歯することで正中線の偏位を改善し、上顎前歯を後退させて上顎左側犬歯を正中線の方向に移動させた。埋伏した下顎右側第二小臼歯を抜歯して傾斜した隣在歯をアップライトさせ、抜歯で生じたスペースを閉鎖した。**図7-9e〜h**は治療後の状態である。

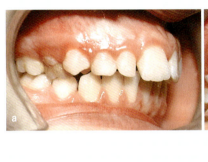
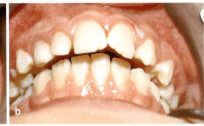
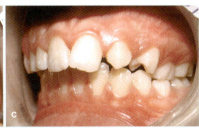
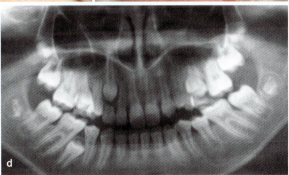
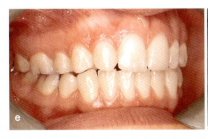
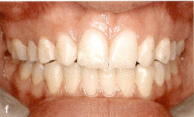
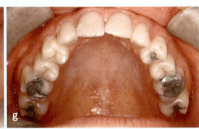
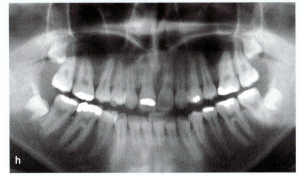

図7-9 上顎左側側切歯が欠損、下顎右側第二小臼歯が埋伏している症例。上顎右側乳犬歯は残存していた。
a〜c：治療前の口腔内写真。上顎歯列の正中は、欠損歯がある左側に偏位していた。
d：治療前のパノラマエックス線写真。
e〜g：治療後の口腔内写真。上顎右側側切歯と下顎右側第二小臼歯を抜歯し正中線の改善とアップライトを行った。
h：治療後のパノラマエックス線写真。

7 歯数不足症のマネジメント

Case 7-4

患者は9歳の女子。混合歯列中期における切歯の交叉咬合で、正中離開を認めた（**図7-10a〜c**）。エックス線写真から上顎両側側切歯の欠損が判明した（**図7-10d**）。

治療

2フェーズ治療を行うこととした。I期治療で交叉咬合を改善し、正中離開を閉じた。上顎の乳側切歯と乳犬歯を抜歯し、犬歯が埋伏しないよう萌出誘導した。下顎乳犬歯を抜歯後、第一乳臼歯を抜歯して犬歯の萌出を促進させた。

犬歯が萌出した後、II期治療を開始し下顎第一小臼歯の抜歯を行った（**図7-10e〜h**）。

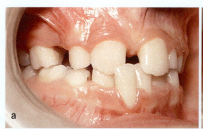 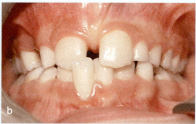 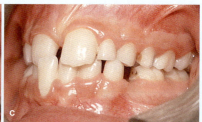

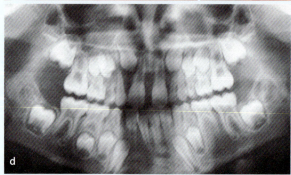

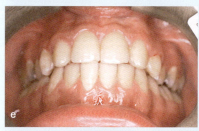 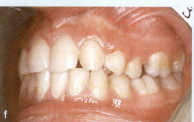 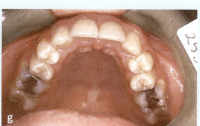

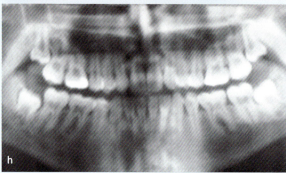

図7-10 正中離開と交叉咬合、上顎両側切歯の欠損が見られる症例。
a〜c：治療前の口腔内写真。
d：治療前のパノラマエックス線写真。
e〜g：治療後の口腔内写真。
h：治療後のパノラマエックス線写真。

Case 7-5

　患者は10歳8ヵ月の男子。主訴は口唇閉鎖ができず、審美性に不満があるとのことであった。特記すべき既往歴はなかったが、両親によるとかつて口呼吸の習慣があったことから、それが口唇閉鎖不全を招いた可能性があると考えられた。Ⅰ級不正咬合でオーバージェットは約16mmであった（**図7-11a～i**）。また両側下顎中切歯が欠損し、著しいオーバージェットのため口唇閉鎖が困難であった。

　さらに過大なオーバージェットの主な原因は、下顎骨の反時計回りの回転や後退、下顎中切歯の先天性欠如や下顎前歯の舌側傾斜であると考えられた。

治療

　治療計画では、適正な被蓋関係や口唇閉鎖、また下顎前歯が後方に傾斜しないよう先天性欠如に起因するオーバージェットの改善を考えた。そのため上顎両側第一小臼歯と下顎左右乳中切歯を抜歯することになった。

　下顎切歯が舌側傾斜しないよう下顎にホールディングアーチを装着し、側切歯を中央に寄せた後、歯列弓に沿って幅径を維持しながら犬歯を近心に移動した。上顎では、犬歯牽引時にNanceのホールディングアーチを装着した。犬歯の遠心移動を終え、下顎前歯部（下顎側切歯と下顎犬歯）を一体化した後に、上顎切歯の牽引を歯根のトルクコントロールに配慮しながら開始した。

　上顎切歯の牽引と同時に、パワーチェーンとⅡ級ゴム（heavy）の使用で下顎小臼歯を近心移動した。下顎小臼歯と前歯部の一体化を終えた後、下顎のホールディングアーチを撤去し、Ⅱ級メカニクスで下顎第一大臼歯の近心移動と下顎切歯のリンガルルートトルクを維持しながら上顎前歯を牽引した。

　図7-11j～pは治療後の口腔内写真、軟組織、歯性骨格性の関係を示す。

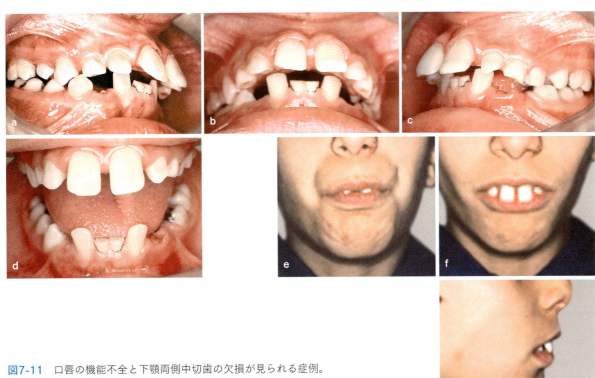

図7-11　口唇の機能不全と下顎両側中切歯の欠損が見られる症例。
a～d：治療前の口腔内写真。
e～g：オーバージェットが過大なため、口唇を閉鎖すると著しい口唇の緊張が認められた。

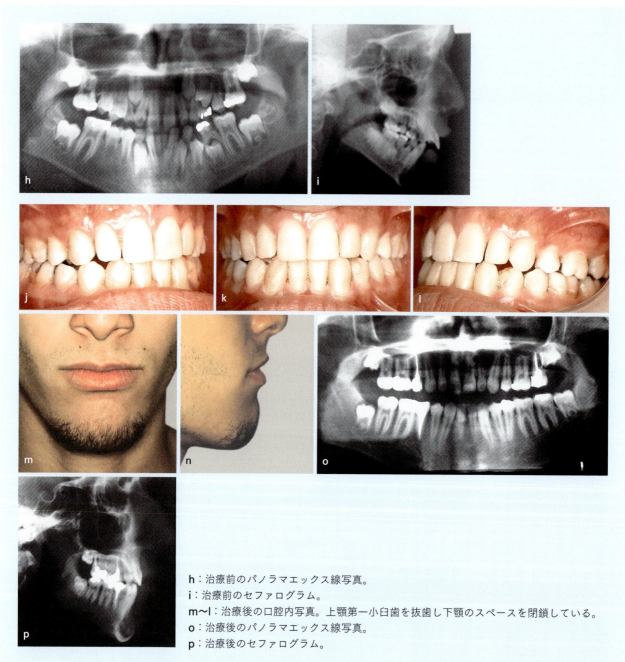

h：治療前のパノラマエックス線写真。
i：治療前のセファログラム。
m～l：治療後の口腔内写真。上顎第一小臼歯を抜歯し下顎のスペースを閉鎖している。
o：治療後のパノラマエックス線写真。
p：治療後のセファログラム。

Case 7-6

　患者は部分性無歯症を呈する14歳の女子。4本すべての第二小臼歯が欠損し、矮小歯と明らかな空隙歯列を認める（図7-12a～f）。両親と本人は補綴修復でないスペースの閉鎖を望んだ。来院の3年前に歯科医院でパノラマエックス線写真（図7-12a）を撮影していたが、当時治療は何も行われなかった。早期介入として乳臼歯を抜歯しておけば、現状の問題は軽減されていたであろう。

[治療]
　幸いにも上下顎切歯が前方に傾斜し口唇が突出していたため、スペースの閉鎖ですべての問題が解決できた。

Case7-5の下顎歯列に使用したのと同様の治療メカニクスを本症例の上下顎に適用し、歯を近心へと移動した。実際には上下顎にホールディングアーチを装着し、歯列幅径を維持しながら前歯のスペースを閉鎖した。前歯部の一体化に引き続いて側方歯群を1本ずつ近心に移動し、スペースを閉じた。上顎側切歯のみにレジン築造による修復を施している。図7-12g〜kは治療後の口腔内写真と改善した側貌である。

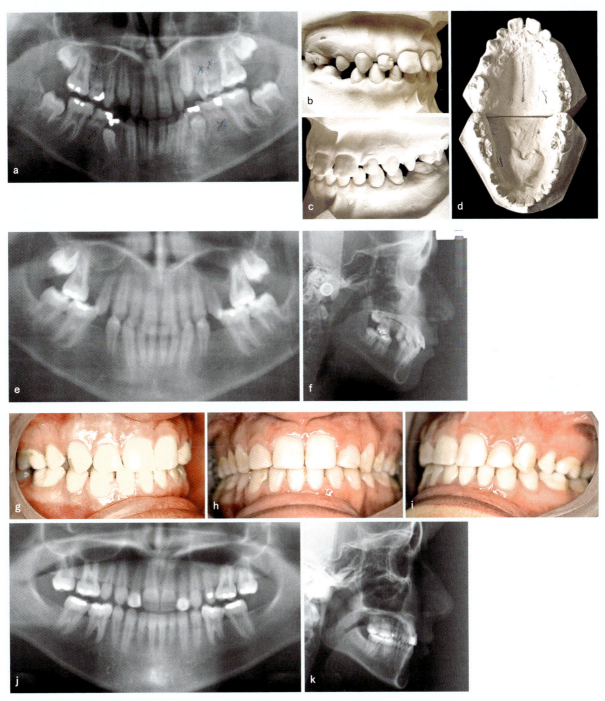

図7-12 すべての第二小臼歯と第三大臼歯が欠損している。さらに矮小歯と空隙歯列を認める。
a：来院の3年前に撮影されたパノラマエックス線写真。　b〜d：治療前の歯列模型。
e：初診時のパノラマエックス線写真。　f：治療前のセファログラム。
g〜i：治療後の口腔内写真。スペースが閉じて軟組織側貌が改善された。
j：治療後のパノラマエックス線写真。　k：治療後のセファログラム。

7 歯数不足症のマネジメント

Case 7-7

Case7-7～9は、矯正歯科治療と補綴治療を併用した部分性無歯症の症例である。

患者は22歳の男性。第三第臼歯を含む欠損が12本あり、歯が傾斜しないよう、欠損スペースの保持と部分床義歯が装着されていた（**図7-13a～f**）。主訴は正中離開、上顎側切歯部のスペースの不均等、上下歯列正中線の不一致であった。

治療

主訴を重点に治療を進めるため、上顎歯列のみへの矯正歯科治療を行った。レベリング後、正中離開は閉鎖、正中線は改善され、側切歯部のスペースが両側で均等になった。犬歯と中切歯もアップライトされ、欠損部にインプラントを埋入できるよう歯が排列された（**図7-13g～j**）。**図7-13k～l** は治療後の所見である。

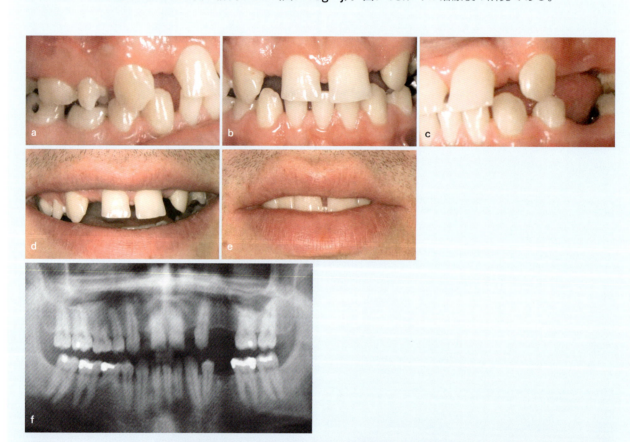
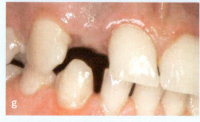
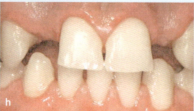
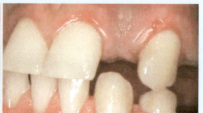

図7-13 部分性無歯症を呈する症例。8本の欠損をともなう。
a～c：治療前の口腔内写真。
d、e：スマイル時。正中線の偏位と側切歯部スペースの不均等が認められる。
f：治療前のパノラマエックス線写真。
g～i：矯正歯科治療後の口腔内写真。正中線の改善、正中離開の閉鎖、歯根の平行化、側切歯部スペースの均等化を行った。

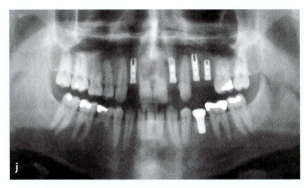
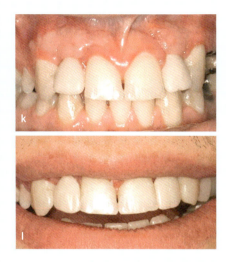

j：インプラント埋入後のパノラマエックス線写真。
k、l：咬合時とスマイル時の写真。
（矯正歯科治療はイーストマン口腔衛生研究所、ロチェスター大学で行った。補綴治療はGuglielmi Marcello先生のご好意による）

Case 7-8

　乳歯の保存が歯数不足症の治療オプションとなりえる。患者は13歳の女子。上顎両側側切歯の欠損をともなうⅠ級不正咬合である。上顎右側乳側切歯は脱落していたが、反対側の乳側切歯は残存していた。

　早期発見・介入していれば、正中線の偏位やそれにともなう正中離開の開大や犬歯の捻転、位置異常、下顎犬歯の咬頭対咬頭の咬合関係といった問題が避けられたであろう（図7-14a〜d）。

治療

　おおむね下顎歯列に問題はなく、上顎左側乳犬歯の状態が良好であったため、矯正歯科治療は上顎に限定された。治療では正中離開の閉鎖や正中線の是正、犬歯の捻転や位置の改善、上顎側切歯修復のためのスペース確保を行った。次に上顎左側乳側切歯をレジンで築造し、同部永久歯に形態を近づけた。さらに上顎右側側切歯欠損部を接着ブリッジで修復した（図7-14e〜h）。

　保定から8年後のパノラマエックス線写真では、乳側切歯は良好な状態であった（図7-14i）。

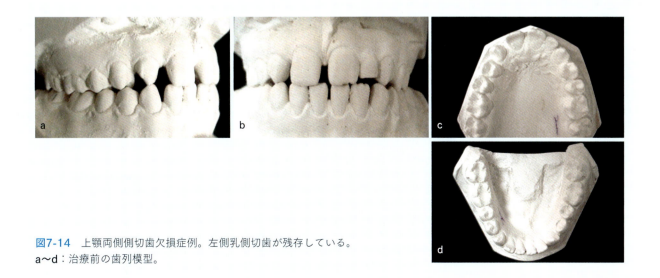

図7-14　上顎両側側切歯欠損症例。左側乳側切歯が残存している。
a〜d：治療前の歯列模型。

7 歯数不足症のマネジメント

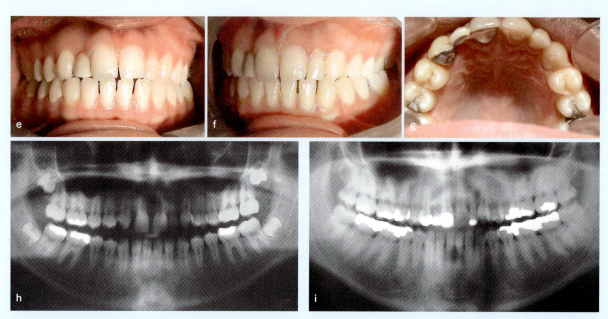

e～g：矯正歯科治療と接着ブリッジでの修復後の口腔内写真。
h：治療後のパノラマエックス線写真。
i：治療後から8年後のパノラマエックス線写真。乳側切歯は健全であった。

Case 7-9

　患者は12歳8ヵ月の女子。側貌は良好だが、上下顎に中等度の叢生をともなうI級不正咬合であった。主訴は切歯の叢生と上顎側切歯の形成不全（円錐歯）で、下顎側切歯の摩耗のため外観に支障を来たしていた（**図7-15a～d**）。**図7-15e、f**は治療前のパノラマエックス線写真とセファログラムである。

[治療]
　臼歯部の咬頭嵌合は良好で、側貌も正常なストレートタイプであり、側切歯を抜歯して矯正歯科治療を行うこととなった。**図7-15g～l**は治療後の口腔内写真とパノラマエックス線写真、セファログラムである。

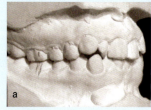
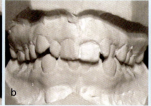
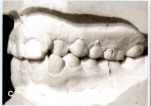
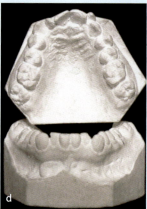

図7-15
a～d：治療前の歯列模型。

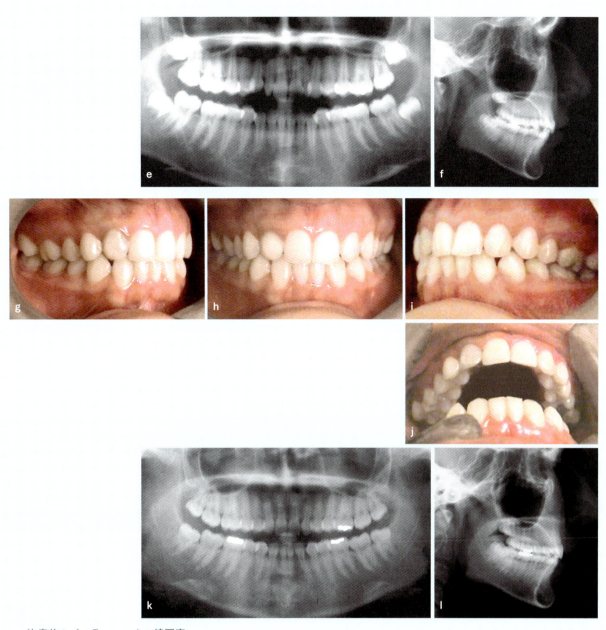

e：治療前のパノラマエックス線写真。
f：治療前のセファログラム。
g〜j：治療後の口腔内写真。
k：治療後のパノラマエックス線写真。
l：治療後のセファログラム。

7　歯数不足症のマネジメント

まとめ

- 歯数不足症は最も頻発する頭蓋顔面の先天異常であり、単発で発症する場合（非症候性）と、他の異常にともなって発症する場合（症候性）がある。

- 「歯数不足症」は先天性欠如の一般名称であり、「部分性無歯症」は少なくとも4本以上の先天性欠如を有すると定義される。「無歯症」はすべての歯が欠損する極めてまれな奇形で、外胚葉異形成症に合併することがある。

- 白人における歯数不足症の発現率は、20世紀に増加したと報告されている。

- 歯数不足症は乳歯列期には少ないものの、乳歯の欠損と永久歯の欠損には高い相関性がある。

- 歯数不足症は歯の発生段階から生じる異常である。

- 歯の発生は、成長因子とその他の形態発生因子からなる複雑な一連の上皮間葉系の相互作用から成る。これには膨大な数の遺伝子がかかわることから、突然変異をきたす確率が非常に高くなる。

- MSX1とPAX9遺伝子が歯の発生に重要な役割を果たし、その遺伝子の変異が歯の欠損を起こすことが、初期の研究で報告された。

- 歯数不足症の原因には、遺伝要因のみでなく後天性要因や環境要因もかかわっており、多因子であることが示唆されている。

- 多くの環境要因が歯数不足症の原因となっており、アレルギーや顔面部の外傷、妊娠中の薬物、内分泌異常、妊娠中の健康状態、妊娠中の風疹（三日ばしか）、進化上の歯の変化、歯の発生時の放射線治療や化学療法、異形性症候群（外胚葉異形成症）、歯の形成初期の局所的な炎症や感染、全身疾患（くる病、梅毒）などが挙げられる。

- 症候性歯数不足症と非症候性歯数不足症のどちらにも合併する、さまざまな歯の異常に関して多くの報告がある。異常の例として矮小歯や移転歯、犬歯の異所萌出、タウロドンティズムや乳臼歯の低位咬合が挙げられる。

- 歯数不足症と歯数過剰症といった歯数異常の発現率は、ロチェスター大学イーストマン口腔衛生研究所による調査によると、0.375％であった。

- 歯数不足症は、欠損歯数や部位によって咬合へさまざまな障害をもたらす。たとえば歯間空隙や正中線の偏位、隣在歯の傾斜、対合歯の過萌出、犬歯の埋伏、早期接触、咬合性外傷、交叉咬合、下顎骨の偏位、成長方向の異常、下顔面高の過小、軟組織の後退などが挙げられる。

- 歯列交換期に、歯数不足症の早期介入決定に寄与する臨床所見が複数認められる。乳歯の晩期残存や萌出不完全、アンキローシス、本来ないはずの不自然なスペースや隣在歯の傾斜、正中線の偏位、矮小歯、左右で異なる乳歯の脱落、歯数不足症を有する家族歴などがエックス線写真で確定できる。

- 歯数不足症のマネジメントには、将来的に正確な修復処置を行うためのチームアプローチが必要になる。

- 治療計画を立案するための評価項目は、患者の主訴と要望、欠損歯数と部位、患者の年齢と歯齢、不正咬合の分類、特定のスペース条件、対咬する歯列の状態、トゥースサイズレイシオ（Boltonディスクレパンシー）、口腔衛生状態、口腔・歯槽骨の健康状態、隣在歯の構造や形態・色・状態、患者の側貌、切歯の位置、残存乳歯の状態などである。

- 歯数不足症の治療計画は、従来の基本的な矯正歯科の診断、前述の評価項目、患者の要望や治療費を考慮して決定する。

- 治療オプションは、犬歯を側切歯に代替するなどの、隣在歯を欠損部に移動することによるスペース閉鎖と歯の排列で欠損スペースを閉鎖した後、従来の補綴治療あるいはインプラント治療による修復、乳歯の保存、自家歯牙移植などがある。

参考文献

1. Muller TP, Hill IN, Peterson AC, Blayney JR. A survey of congenitally missing permanent teeth. J Am Dent Assoc 1970;81:101-107.
2. Brekhus P, Oliver C, Montelius G. A study of the pattern and combinations of congenitally missing teeth in man. J Dent Res 1944;23:117-131.
3. Rothenberg F, Werther A. Anodontia. Am J Orthod 1939;25:61-81.
4. Byrd ED. Incidence of supernumerary and congenitally missing teeth. J Dent Child 1943;10:84-86.
5. Dolder E. Deficient dentition. Dent Rec 1937;57:142-143.
6. Shah R, Boyd M. Studies of permanent tooth anomalies in 1,886 Canadian individuals. J Can Dent Assoc 1978;6:265-268.
7. Buenviaje TM, Rapp R. Dental anomalies in children: A clinical and radiographic survey. J Dent Child 1984;51:42-46.
8. Brown RV. The pattern and frequency of congenital absence of teeth. Iowa State Dent J 1957;43:60-61.
9. Rose JS. A survey of congenitally missing teeth, excluding third molars in 6000 orthodontic patients. Dent Pract Dent Rec 1966;17:107-114.
10. Gimmes H. Congenital absence of teeth in Oslo school children. Dent Abstr 1964;9:236-237.
11. Eidelman E, Chosack I, Rosenzweig KA. Hypodontia: Prevalence amongst Jewish populations of different origin. Am J Phys Anthropol 1973;39:129-133.
12. Glenn FB. A consecutive 6 year study of the prevalence of congenitally missing teeth in private paedodontic practice of 2 geographically separate areas. J Dent Child 1964;31:264-270.
13. Hermel J, Hermel G, Ulmansky M. Dental abnormalities. A study based on 2123 roentgenograms. Refuat Hapeh Vehashinayim 1971;20:1-4.
14. Grahnén H. Hypodontia in the permanent dentition. A clinical and genetical investigation. Odontol Revy 1956;7(suppl 3):1-100.
15. Lynham A. Panoramic radiographic survey of hypodontia in Australian Defence Force recruits. Aust Dent J 1990;35:19-22.
16. Thompson GW, Popovich F. Probability of congenitally missing teeth: Results in 1,191 children in the Burlington Growth centre in Toronto. Community Dent Oral Epidemiol 1974;2:26-32.
17. Maklin M, Dummett CO, Weinberg R. A study of oligodontia in a sample of New Orleans children. J Dent Child 1979;46:478-482.
18. Locht S. Panoramic radiographic examination of 704 Danish children aged 9-10 years. Community Dent Oral Epidemiol 1980;8:375-380.
19. Magnússon TE. Prevalence of hypodontia and malformation of permanent teeth in Iceland. Community Dent Oral Epidemiol 1977;5:173-178.
20. Haavikko K. Hypodontia of permanent teeth. An orthopantomographic study. Suom Hammaslaak Toim 1971;67:219-225.
21. Hunstadbraten K. Hypodontia in the permanent dentition. J Dent Child 1973;40:115-117.
22. Bahreman AA, Shokoofan K. Prevalence of hypodontia in Iranian children. Iranian Dent Assoc J 1991;15:2-11.
23. Grahnén H, Granath L. Numerical variations in primary dentition and their correlations with the permanent dentition. Odontol Revy 1961;12:348-357.
24. Burzynski N, Escobar V. Classification genetics of numeric anomalies of the dentition. Birth Defects 1983;13:95-106.
25. Arte S, Nieminen P, Apajalahti S, Haavikko K, Thesleff I, Pirinen S. Characteristics of incisor-premolar hypodontia in families. J Dent Res 2001;80:1445-1450.
26. Lidral AC, Reising BC. The role of MSX1 in human tooth agenesis. J Dent Res 2002;81:274-278.
27. Mostowska A, Kobielak A, Trzeciak WH. Molecular basis of non-syndromic tooth agenesis: Mutations of MSX1 and PAX9 reflect their role in patterning human dentition. Eur J Oral Sci 2003;111:365-370.
28. Seifi M, Kazemi B, Golkar P. The role of MSX1 in tooth agenesis in Iranians. Int J Paediatr Dent 2007;17:254-258.
29. Nieminen P, Arte S, Pirinen S, Peltonen L, Thesleff I. Gene defect in hypodontia: Exclusion of MSX1 and MSX2 as candidate genes. Hum Genet 1995;96:305-308.
30. Vastardis H. The genetics of human tooth agenesis: New discoveries for understanding dental anomalies. Am J Orthod Dentofacial Orthop 2000;117:650-656.
31. Lammi L, Arte S, Somer M, et al. Mutations in AXIN2 cause familial tooth agenesis and predispose to colorectal cancer. Am J Hum Genet 2004;74:1043-1050.
32. Parkin N, Elcock C, Smith RN, Griffin RC, Brook AH. The aetiology of hypodontia: The prevalence, severity and location of hypodontia within families. Arch Oral Biol 2009;54(suppl 1):S52-S56.
33. Yamaguchi T, Tomoyasu Y, Nakadate T, Oguchi K, Maki K. Allergy as a possible predisposing factor for hypodontia. Eur J Orthod 2008;30:641-644.
34. Axrup K, D'Avignon M, Hellgren K, et al. Children with thalidomide embryopathy: Odontological observations and aspects. Acta Odontol Scand 1966;24:3-21.
35. Schübel F, Partsch CJ. Thalidomide-embryopathies and their effect on dentition [in German]. Dtsch Zahnarztl Z 1965;20:1278-1283.
36. Cohen MM. Congenital, genetic, and endocrinologic influences on dental occlusion. Dent Clin North Am 1975;19:499-514.
37. Lundstrom R, Lysell L, Berghagen N. Dental development in children following maternal rubella. Acta Paediatr 1962;51:155-160.
38. Anderson BL, Thompson GW, Popovich F. Evolutionary dental changes. Am J Phys Anthropol 1975;43:95-102.
39. Jacobi KP, Cook DC, Corruccini RS, Handler JS. Congenital syphilis in the past: Slaves at Newton Plantation, Barbados, West Indies. Am J Phys Anthropol 1992;89:145-158.
40. Sattur A, Naikmasur VG, Shrivastava R, Babshet M. Familial hypophosphatemic rickets. J Indian Soc Pedod Prev Dent 2010;28:302-306.
41. Lambert PM. Infectious disease among enslaved African Americans at Eaton's Estate, Warren County, North Carolina, ca. 1830-1850. Mem Inst Oswaldo Cruz 2006;101(suppl 2):107-117.
42. Mcdonnell ST, Liversidge H, Kinirons M. Temporary arrest of root development in a premolar of a child with hypodontia and extensive caries. Int J Pediatr Dent 2004;14:455-460.
43. Kaste SC, Hopkins KP, Jones D, Crom D, Greenwald CA, Santana VM. Dental abnormalities in children treated for acute lymphoblastic leukemia. Leukemia 1997;11:792-796.
44. Näsman M, Björk O, Söderhäll S, Ringdén, Dahllöf G. Disturbances in the oral cavity in pediatric long-term survivors after different forms of antineoplastic therapy. Pediatr Dent 1994;16:217-223.
45. Pajari D, Lahtela P, Lanning M, Larmas M. Effect of anti-neoplastic therapy on dental maturity and tooth development. J Pedod 1988;12:266-274.
46. Sonis AL, Tarbell N, Valachovic RW, Gelber R, Schwenn M, Sallan S. Dentofacial development in long-term survivors of acute lymphoblastic leukemia. Cancer 1990;66:2645-2652.
47. Cobourne MT. Familial human hypodontia — Is it all in the genes? Br Dent J 2007;203:203-208.
48. Bansal M, Manchanda K, Pandey SS. Hypohidrotic ectodermal dysplasia. Int J Trichology 2012;4:167-168.
49. Agarwal S, Gupta S. Hypohidrotic ectodermal dysplasia. Indian Dermatol Online J 2012;3:125-127.
50. Koyuncuoglu CZ, Metin S, Minoglu-Saylan I, Calisir K, Tuncer O, Alpdogan K. Full-mouth rehabilitation of a patient with ectodermal dysplasia patient with dental implants [epub ahead of print 19 November 2012]. J Oral Implantol.
51. Ranta R. A review of tooth formation in children with cleft lip/palate. Am J Orthod Dentofacial Orthop 1986;90:11-18.

52. Shapira Y, Lubit E, Kuftinec MM. Hypodontia in children with various types of clefts. Angle Orthod 2000;70:16-21.
53. Mestrović SR, Rajić Z, Papić JS. Hypodontia in patients with Down's syndrome. Coll Antropol 1998;22(suppl):69-72.
54. Suri S, Tompson BD, Cornfoot L. Cranial base, maxillary and mandibular morphology in Down syndrome. Angle Orthod 2010;80:861-869.
55. Kumasaka S, Miyagi A, Sakai N, Shindo J, Kashima I. Oligodontia: A radiographic comparison of subjects with Down syndrome and normal subjects. Spec Care Dentist 1997;17:137-141.
56. Silverman NE, Ackerman JL. Oligodontia: A study of its prevalence and variation in 4032 children. ASDC J Dent Child 1979;46:470-477.
57. Maruko E, Hayes C, Evans CA, Padwa B, Mulliken JB. Hypodontia in hemifacial microsomia. Cleft Palate Craniofac J 2001;38:15-19.
58. Lai PY, Seow WK. A controlled study of the association of various dental anomalies with hypodontia of permanent teeth. Pediatr Dent 1989;11:291-296.
59. McKeown HF, Robinson DL, Elcock C, al-Sharood M, Brook AH. Tooth dimensions in hypodontia patients, their unaffected relatives and a control group measured by a new image analysis system. Eur J Orthod 2002;24:131-141.
60. Peck L, Peck S, Attia Y. Maxillary canine-first premolar transposition, associated dental anomalies and genetic basis. Angle Orthod 1993;63:99-109.
61. Peck S, Peck L, Kataja M. Site-specificity of tooth agenesis in subjects with maxillary canine malpositions. Angle Orthod 1996;66:473-476.
62. Via WF Jr. Submerged deciduous molars: Familial tendencies. J Am Dent Assoc 1964;69:127-129.
63. Zengin AZ, Sumer AP, Karaarslan E. Impacted primary tooth and tooth agenesis: A case report of monozygotic twins. Eur J Dent 2008;2:299-302.
64. Bianchi SD, Roccuzzo M. Primary impaction of primary teeth: A review and report of three cases. J Clin Pediatr Dent 1991;15:165-168.
65. Low T. Hypodontia and supernumerary tooth: Report of a case and its management. Br J Orthod 1977;4:187-190.
66. Sharma A. A rare non-syndrome case of concomitant multiple supernumerary teeth and partial anodontia. J Clin Pediatr Dent 2001;25:167-169.
67. Sharma A. A rare case of concomitant hypo-hyperdontia in identical twins. J Indian Soc Pedod Prev Dent 2008;26(suppl 2):S79-S81.
68. Matsumoto M, Nakagawa Y, Sobue S, Ooshima T. Simultaneous presence of a congenitally missing premolar and supernumerary incisor in the same jaw: Report of case. ASDC J Dent Child 2001;68:63-66.
69. Varela M, Arrieta P, Ventureira C. Non-syndromic concomitant hypodontia and supernumerary teeth in an orthodontic population. Eur J Orthod 2009;31:632-637.
70. Ogaard B, Krogstad O. Craniofacial structure and soft tissue profile in patients with severe hypodontia. Am J Orthod Dentofacial Orthop 1995;108:472-477.
71. Ben-Bassat Y, Brin I. Skeletodental patterns in patients with multiple congenitally missing teeth. Am J Orthod Dentofacial Orthop 2003;124:521-525.
72. Kokich VO Jr, Kinzer GA. Managing congenitally missing lateral incisors. 1. Canine substitution. J Esthet Restor Dent 2005;17:5-10.
73. Zachrisson BU. Improving orthodontic results in cases with maxillary incisors missing. Am J Orthod 1978;73:274-289.
74. Zachrisson BU, Mjör IA. Remodeling of teeth by grinding. Am J Orthod 1975;68:545-553.
75. Kokich VG. Maxillary lateral incisor implants: Planning with the aid of orthodontics. Int J Oral Maxillofac Surg 2004;62:48-56.
76. Bolton WA. The clinical application of a tooth-size analysis. Am J Orthod 1962;48:504-529.
77. Botelho MG, Leung KC, Ng H, Chan K. A retrospective clinical evaluation of two-unit cantilevered resin-bonded fixed partial dentures. J Am Dent Assoc 2006;137:783-788.
78. Adell R, Eriksson B, Lekholm U, Brånemark PI, Jemt T. Long-term follow-up study of osseointegrated implants in the treatment of totally edentulous jaws. Int J Oral Maxillofac Implants 1990;5:347-359.
79. Mayer TM, Hawley CE, Gunsolley JC, Feldman S. The single-tooth implant: A viable alternative for single-tooth replacement. J Periodontol 2002;73:687-693.
80. Naert I, Koutsikakis G, Duyck J, Quirynen M, Jacobs R, van Steenberghe D. Biologic outcome of single-implant restorations as tooth replacements: A long-term follow-up study. Clin Implant Dent Relat Res 2000;2:209-218.
81. Noack N, Willer J, Hoffmann J. Long-term results after placement of dental implants: Longitudinal study of 1,964 over 16 years. Int J Oral Maxillofac Implants 1999;14:748-755.
82. Zarb GA, Schmitt A. The longitudinal clinical effectiveness of osseointegrated dental implants: The Toronto study. 1. Surgical results. J Prosthet Dent 1990;63:451-457.
83. Kinzer GA, Kokich VO Jr. Managing congenitally missing lateral incisors. 3. Single-tooth implants. J Esthet Restor Dent 2005;17:202-210.
84. Ostler MS, Kokich VG. Alveolar ridge changes in patients congenitally missing mandibular second premolars. J Prosthet Dent 1994;71:144-149.
85. Thilander B, Odman J, Grondhi K, Friberg B. Osseointegrated implants in adolescents. An alternative in replacing missing teeth. Eur J Orthod 1994;16:84-95.
86. Apfel H. Preliminary work in transplanting the third molar to the first molar position. J Am Dent Assoc 1954;48:143-150.
87. Miller H. Transplantation and reimplantation of teeth. Oral Surg Oral Med Oral Pathol 1956;9:84-95.
88. Natiella JR, Armitage JE, Greene GW. The replantation and transplantation of teeth. A review. Oral Surg Oral Med Oral Pathol 1970;29:397-419.
89. Kristerson L, Lagerström I. Autotransplantation of teeth in cases with agenesis or traumatic loss of maxillary incisors. Eur J Orthod 1991;13:486-492.
90. Jonsson T, Sigurdsson TJ. Autotransplantation of premolars to premolar sites. A long-term follow-up study of 40 consecutive patients. Am J Orthod Dentofacial Orthop 2004;125:668-675.
91. Sabri R. Management of over-retained mandibular deciduous second molars with and without permanent successors. World J Orthod 2008;9:209-220.
92. Kurol J, Olson L. Ankylosis of primary molars — A future periodontal threat to the first permanent molars? Eur J Orthod 1991;13:404-409.
93. Sletten DW, Smith BM, Southard KA, Casko JS, Southard TE. Retained deciduous mandibular molars in adults: A radiographic study of long-term changes. Am J Orthod Dentofacial Orthop 2003;124:625-630.
94. Valencia R, Saadia M, Grinberg G. Controlled slicing in the management of congenitally missing second premolars. Am J Orthod Dentofacial Orthop 2004;125:537-543.
95. Lindqvist B. Extraction of the deciduous second molar in hypodontia. Eur J Orthod 1980;2:173-81.
96. Mamopoulou A, Hägg U, Schröder U, Hansen K. Agenesis of mandibular second premolars. Spontaneous space closure after extraction therapy: A 4-year follow-up. Eur J Orthod 1996;18:589-600.
97. Slagsvold O, Bjercke B. Indications for autotransplantation in cases of missing premolars. Am J Orthod 1978;74:241-257.
98. Kvint S, Lindsten R, Magnusson A, Nilsson P, Bjerklin K. Autotransplantation of teeth in 215 patients: A follow-up study. Angle Orthod 2010;80:446-451.

8 過剰歯のマネジメント

　過剰歯とは、乳歯列や永久歯列における正常な歯数を超えて形成された歯と定義され、「**歯数過剰症** hyperdontia」としても知られており、歯の発生の初期段階において、エナメル器の歯蕾形成や過度な細胞増殖が続くことによって生じる異常である。また乳歯列期や混合歯列期におけるさまざまな歯列不正の要因となる。
　歯列弓に過剰歯があると、正常な咬合発育を阻害する大きな危険性をはらむ。早期発見と、過剰歯に積極的に介入して抜歯、あるいは適切な抜歯時期までモニタリングする抑制矯正治療や萌出誘導は、早期治療の一手である。

発現率

　過剰歯は比較的よくみられるもので、乳歯列と永久歯列のどちらにも影響する。また多くの文献において、複数の過剰歯とガードナー症候群や鎖骨頭蓋異骨症、顔面裂といったさまざまな症候群との関連性について報告されているが[1-4]、非症候性としても発現する。
　過剰歯は1本あるいは複数本で、片側性あるいは両側性で、片顎あるいは上下顎に生じる。最もよく見られる1～2本の過剰歯は上顎前歯部に発現するのが一般的で、次いで下顎小臼歯部である。3本以上の多数の過剰歯は、下顎小臼歯部に発現することが最も多い。
　1～2本の過剰歯の発現率は上顎前歯部で最も高く（患者の46.9％）、次いで小臼歯部（24.1％）、大臼歯部（18％）、そして臼傍歯（5.6％）と報告されている[5]。Yusof[5]は、過剰歯の発現率はさまざまな民族間で0.1～3.8％の差があると報告しているが、この差は検出方法や集団研究が報告によって異なることから生じたと思われる。

8　過剰歯のマネジメント

表8-1　さまざまな母集団における過剰歯の発現率

研究者	発表年	国名	発現率
Shah[6]	1978	カナダ	0.25%
Boyne[7]	1954	米国	0.3%
BuenviajeとRapp[8]	1984	米国	0.5%
Wallfeldt[9]	1961	スウェーデン	0.5%
Fromeら[10]	1977	米国	1.0%
Schulze[11]	1960	ドイツ	1.0%
Morrisら[12]	1969	米国	1.4%
BillbergとLind[13]	1965	スウェーデン	1.4%
McKibbenとBrearley[14]	1971	米国	1.5%
Jarvinen[15]	1976	フィンランド	1.7%
Locht[16]	1980	デンマーク	1.7%
Clayton[17]	1956	米国	1.9%
Luten[18]	1967	米国	2.0%
ParryとIyer[19]	1961	インド	2.5%
Lacosteら[20]	1962	フランス	2.8%
Salcido-Garcíaら[21]	2004	メキシコ	3.2%
BäckmanとWahlin[22]	2001	スウェーデン	1.9%
Bahremanら*	2007	米国	2.25%

*Bahreman AA、Jensen MO、Lothyan JDによる未発表研究〔2007〕

表8-1は、さまざまな集団における過剰歯の発現率に関する報告の比較である。そのうち米国ニューヨーク州ロチェスターで行われた研究（Bahreman AA、Jensen MO、Lothyan JDによる未発表研究〔2007〕）では、3つの人種や民族（白人、黒人、ラテン系米国人）に分布する子どものパノラマエックス線写真が、6～17歳の800名の記録のなかから無作為に選ばれた。パノラマエックス線写真で過剰歯と歯数不足症を評価したところ、過剰歯は全体の2.25％で認められた。

1人の患者に単一、あるいは1～2本の過剰歯を認める症例は多くの文献で報告されているが、多数の過剰歯の発現は一般的ではない。また過剰歯は先天性欠如より発現頻度が低く、男性における発現率は女性の2倍とされる。さらに下顎より上顎での発現頻度が高く、特に上顎前歯部に多い。乳歯列での発現は非常にまれである。

またひとつの家族内における過剰歯の発現も観察されており、家族性が示唆されている。

さまざまな報告で、過剰歯は女性よりも男性で多く発現することが示されている。表8-2は、筆者の調査における過剰歯の性差分布を示す。3つの人種や民族に属する被験者における過剰歯発現率は、白人グループ、黒人グループ、ラテン系米国人の順で高かった（表8-3）。表8-4は人種・民族、性差を合わせた過剰歯発現率の比較で、白人男性と、黒人男性で高い発現率が認められた。

過剰歯の発現については、ほとんどの文献で下顎よりも上顎に多く、最も分布が多いのは上顎前歯部と報告されている。また筆者のロチェスターにおける研究で過去の調査結果を確認したところ、対象の計24本の過剰歯のうち6本が下顎、18本は上顎にあった。最も多い部位は上顎前歯部、次いで下顎小臼歯部であった（表8-5）。

病因

過剰歯の病因についてはよくわかっておらず、霊長類との類似性などの遺伝的背景が指摘されている。この異常は一般集団に比べて患者の血縁者に多くみられることから、遺伝が関与する可能性がある。しかしYusof[5]は遺伝様式がメンデルの法則に従っていないと報告しているため、環境要因も考慮する必要がある。

Nevilleら[23]は、鎖骨頭蓋異形成症やガードナー症候群、口唇口蓋裂、アペール症候群、クルーゾン症候群、外胚葉異形成症などの遺伝性の症候群と過剰歯との関連性について報告している。

過剰歯発現の要因として、分裂説、過剰形成説、隔世遺伝説の3つの一般的な病因論が挙げられる。

表8-2 性差による過剰歯の発現率*

性別	過剰歯の有無		患者数の合計	割合†
	なし	あり		
男性	362	12	374	3.21%
女性	420	6	426	1.41%
合計	782	18	800	2.25%

*Bahreman AA、Jensen MO、Lothyan JDによる未発表研究〔2007〕
†フィッシャーの正確確率検定($P=0.10$)。わずかな有意差が認められた。

表8-3 民族差による過剰歯の発現率*

民族	過剰歯の有無		患者数の合計	割合†
	なし	あり		
黒人	376	7	383	1.83%
白人	286	6	292	2.05%
ラテン系米国人	101	2	103	1.94%
その他	19	3	22	13.6%
合計	782	18	800	2.25%

*Bahreman AA、Jensen MO、Lothyan JDによる未発表研究〔2007〕
†フィッシャーの正確確率検定($P=0.05$)。有意差は認められなかった。

表8-4 民族差と性差による過剰歯の発現率*

集団	過剰歯の有無		患者数の合計	割合
	なし	あり		
黒人 男性	174	5	179	2.79%
黒人 女性	202	2	204	0.98%
ラテン系米国人 男性	46	1	47	2.13%
ラテン系米国人 女性	55	1	56	1.79%
白人 男性	132	5	137	3.65%
白人 女性	154	1	155	0.65%
その他 男性	10	1	11	9.09%
その他 女性	9	2	11	18.2%
合計	782	18	800	2.25%

*Bahreman AA、Jensen MO、Lothyan JDによる未発表研究〔2007〕

表8-5 過剰歯の部位別発現率*

下顎		上顎	
部位	患者数	部位	患者数
切歯	1	切歯	15
犬歯	0	犬歯	0
小臼歯	3	小臼歯	1
大臼歯	2	大臼歯	2
合計	6	合計	18

*Bahreman AA、Jensen MO、Lothyan JDによる未発表研究〔2007〕

分裂説

本説は、過剰歯は歯胚が分裂した結果発現したものとしており、歯胚が均等または不均等に分裂することで、同じ大きさの2本の歯、または正常形態ではない2本の歯が発現すると主張している。人工的に分裂させた歯胚の培養が成功した動物実験(in vitro 研究)によって裏づけされている[24, 25]。

過剰形成説

さらに多くの支持を得ている説であり、歯堤の過剰形成を原因とし、局所的・単独的に発現する[26, 27]。歯の発生の初期段階に、エナメル器の継続的な歯蕾形成や細胞の過剰な増殖により進行する。Sharma[28]は、歯の発生初期における神経堤細胞の遊走や増殖、分化の異常、上皮細胞と間葉細胞との相互作用が原因として疑われると述べている。

この異常は、歯の発育段階によって嚢胞、歯牙腫、過剰歯になったりする。

隔世遺伝説

ShapiraとKuftinec[29]は分裂説と過剰形成説を認めたうえで、隔世遺伝のような系統発生様式も過剰歯の病因であるとしている。隔世遺伝とは、過去にあった特徴が世代を超えて再び出現することである。DNA中に表現型の遺伝子が保存されるため後世代に出現するが、生体に症状が出現することもあればまったくしないこともある。過剰歯の再発や永久歯発生後生歯（過剰歯の後期発生）もその一例である。

Becker[30]らが報告した、上顎正中過剰歯を抜歯した8歳の子どもの一例では、12歳時にも上下顎の前歯部と臼歯部に複数の過剰歯が発見された。これは永久歯発生後生歯の一例といえる。

臼傍歯や小臼歯部における過剰歯も、過剰歯の発生メカニズムと同様に歯堤の過剰形成が原因であり、永久歯発生後生歯のひとつと考えられる。

歯数不足症と歯数過剰症の合併

歯数不足症と歯数過剰症の同時発生は、ヒトではまれな複合異常であるため、文献は極めて少ない[28, 31, 32]。その原因は不明だが、Low[26]とSharma[28]によると歯の発生初期における神経堤細胞の遊走や増殖、分化の異常、上皮細胞と間葉細胞の相互作用が原因になることがあると報告している（7章参照）。

歯牙腫

歯の発生初期に、歯堤の過剰形成により、余分な歯（過剰歯）や異形成の組織（歯牙腫）が生じる。歯牙腫は、上皮や間葉由来の最も一般的な歯原性良性腫瘍である。世界保健機関（WHO）は歯牙腫を複雑性歯牙腫と集合性歯牙腫の2つに分類している[33]。複雑性歯牙腫は、すべての歯の組織が存在するもののその多少によらず無秩序に排列された形成異常である。一方集合性歯牙腫は、複雑性歯牙腫に比べエナメル質や象牙質、セメント質、歯髄などすべての歯の組織が正常に排列されている。

単純性歯牙腫、複雑性歯牙腫、集合性歯牙腫の3つに分ける分類もある。過剰歯に分類される単純性歯牙腫は象牙質やエナメル質、歯髄などすべての歯の構造をもつ[33]。

口腔内への歯牙腫の自然萌出は極めてまれだが、例外的に集合性、複雑性両方の報告がある[34-36]。なおLitonjuaら[37]が1980～2003年の英語の文献を調べたところ、その数はわずか14症例であった。

Vengalら[38]が2007年にカナダで行った症例報告を見ると、これまで抜歯した若年層患者の過剰歯に、歯牙腫があったと考えられるという点で大変興味深い。

歯牙腫を認める患者の平均年齢は14歳で、未萌出の隣在歯に頻繁に影響を及ぼす。またほとんどが永久歯と関連し、乳歯への関連はまれである。

歯牙腫は形成部位や大きさによって、歯列弓や咬合に深刻な悪影響を及ぼす可能性がある。介入が遅れたり行われなかったりした場合は大きな外科処置が必要となり、隣在歯を失う可能性がある。歯列交換期の定期的なエックス線写真評価とモニタリングは、こうした問題の早期発見・早期介入に非常に役立つ。

図8-1に歯牙腫を放置した症例を示す。エックス線写真による後ろ向き調査を行ったが、広範囲な損傷と望ましくない結果を明確に示している。本症例は、パノラマエックス線写真撮影による経年的なモニタリングと不本意な結果を防ぐ早期介入の必要性を強く示している。

含歯性嚢胞

含歯性嚢胞や濾胞性歯嚢胞は、未萌出や一部萌出した歯の歯冠周囲に形成される歯原性嚢胞であり、エックス線写真では透過像として確認できる。嚢胞腔には、歯の形成組織である縮合エナメル上皮由来の上皮細胞が並ぶ。

萌出歯から小嚢にはたらく圧力が、静脈の流れを遮断し、減少したエナメル上皮と歯冠の間に浸出物の蓄積をもたらす発生機序が考えられる[39]。

含歯性嚢胞の患者は、若年者や壮年の成人がほとんどである。第三大臼歯や上顎犬歯が影響を受けやすいが、他の未萌出歯も影響を受けることがある（図8-2、8-3）。

含歯性嚢胞

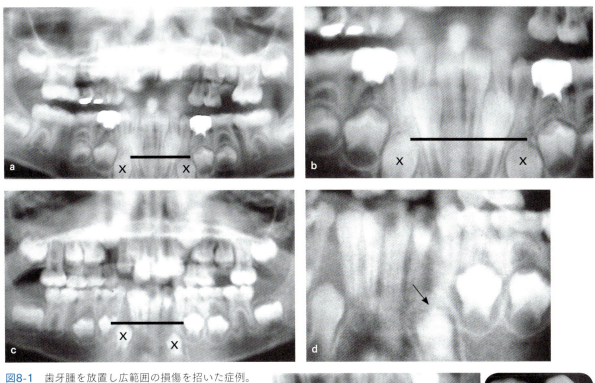

図8-1 歯牙腫を放置し広範囲の損傷を招いた症例。
a、b：パノラマエックス線写真。萌出状況は正常と思われるが、わずかに下顎犬歯の高さに違いが生じている(図中の水平ライン)。
c、d：15ヵ月後のパノラマエックス線写真。下顎犬歯に明らかな高さの違いを認める。また下顎左側犬歯の歯冠周囲に不透過像が認められた(dの矢印)。
e：2年後のパノラマエックス線写真。歯牙腫の成長により下顎左側犬歯が位置異常をきたしている。
f：同日のデンタルエックス線写真。巨大な歯牙腫を認める。

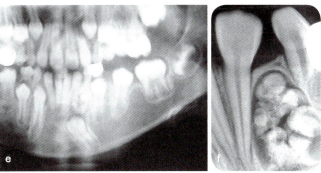

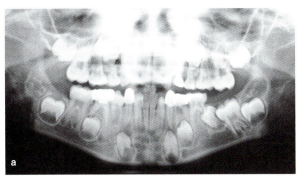
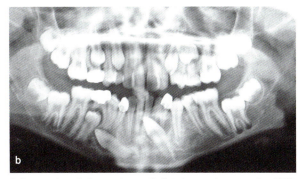

図8-2 a、b：本症例は、乳犬歯には過去に歯髄の生活反応が評価されないままクラウンが装着されていた。そのため嚢胞が形成されたが、適切に管理されなかったため両側犬歯の歯胚位置異常を引き起こした。

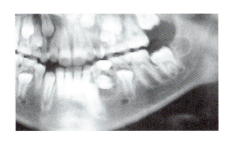

図8-3 嚢胞は第一小臼歯の歯胚を転位させ、萌出を妨げていた。

8 過剰歯のマネジメント

表8-6 過剰歯の分類

発生部位による分類	形態による分類
● 正中歯	● 円錐形
● 小臼歯部	● 結節形（蕾状）
● 臼傍歯	● 類似形
● 臼後歯	● 歯牙腫

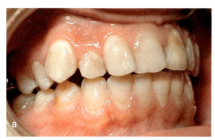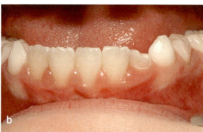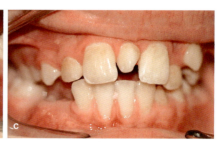

図8-4　a：上顎右側側切歯の類似形過剰歯。b：下顎左側側切歯の類似形過剰歯。c：上顎正中部の円錐形過剰歯。

ただ乳歯列期の含歯性嚢胞形成は非常にまれである。

Shenら[40]は、100症例の埋伏した過剰歯を評価・観察し、生検によってそのうちの35％が嚢胞化していたことを明らかにした。

過剰歯の分類

過剰歯は、形態および位置により大きく2つのカテゴリに分類される（表8-6）。なお類切歯形過剰歯（類似形の過剰歯）は、隣在歯と形態が非常に類似している（図8-4）。

正中（過剰）歯 mesiodens は中切歯の間に位置する過剰歯である。Kaler[41]は、異なる民族を含む大きな母集団を対象にした研究で、正中過剰歯の発生率は0.15〜3.0％とさまざまであったことを報告した。またLow[26]は、正中線近くの円錐形の過剰歯は幼少期に萌出することが多く、周囲の歯に合わせて歯根形成すると述べている。

過剰歯の異所萌出

多くの研究者によってさまざまな部位における歯の異所萌出が報告されてきたが、過剰歯の異所萌出についての報告はまれである。ただし異所萌出歯は、永久歯や乳歯の他にも過剰歯である可能性もある。Erkmenら[42]は、左側上顎洞に生じた異所性過剰歯の症例を報告した。

口蓋裂や外傷性の転位、嚢胞、遺伝要因、叢生、緻密骨といった発育障害を含むこの種の異常の病因については、多くの理論が提唱されてきた[43-45]。

異所性過剰歯は症状がないことがほとんどで、通常は定期的な臨床診査やエックス線写真診査の際に発見される。混合歯列期における定期的なパノラマエックス線写真撮影は、こうした異常を早期発見するために有益なテクニックである。最終的に採られる治療は抜歯である。

過剰歯の再発

過剰歯の再発では、矯正歯科治療終了後も十分な注意と経過のモニタリングが必要となる。

Gibson[46]は、11歳と20歳の患者の下顎小臼歯部における過剰歯の再発を報告した。またRubensteinら[27]、ChadwickとKilpatrick[47]、Poytonら[48]は、小臼歯部における過剰歯の再発、または「再発した下顎小臼歯部の過剰歯」について報告した。

Rubensteinら[27]は、小臼歯部の8〜10％で過剰歯の再発が認められ、母集団の0.29〜0.64％に発生すると報告した。また男性には女性の2倍の頻度で発現する。再発する過剰歯は下顎小臼歯部が最も多く、矯正歯科治療後、

継続的に撮影したパノラマエックス線写真から所見を得ることができる（症例8-4参照）。

咬合への影響

過剰歯のほとんどは、その数や位置、大きさ、種類によって隣在歯と咬合にさまざまな異常を起こす。

- 萌出遅延
- 埋伏
- 異所萌出
- 隣在歯の転位
- 歯根吸収、形成異常、歯根湾曲、隣在歯の失活など、歯の構造への損傷
- 叢生
- 歯間空隙
- 早期接触および咬合干渉
- 囊胞形成

一般に、隣在歯への損傷は過剰歯の数や種類、位置によって変化する。過剰歯が多いほど咬合への影響は大きくなり、マネジメントはより困難になる。また上顎前歯部の過剰歯は萌出の妨げとなり、叢生や歯の捻転、異常な歯間空隙、異所萌出、埋伏を呈することがある。**図8-5**は、咬合に影響を及ぼすさまざまな種類の過剰歯を示す。下顎切歯に類似した過剰歯は、叢生や正中線の偏位、歯列の非対称を引き起こす（**図8-6**）。

頰側に生じる過剰歯も、隣在歯や咬合に多くの問題を起こすことがあり、萌出を障害し、叢生や埋伏、臼歯部開咬の原因となる。**図8-7a**では小臼歯部の過剰歯4本がすべての下顎小臼歯の萌出を障害している。**図8-7b**では2本の臼傍歯が第一大臼歯の歯根を損傷している。

こうした異常はほとんどが咬合の発育期、特に歯列交換期に起こる。慎重な診査とモニタリングによって問題を容易に検出できるため、適切な介入で異常の発生の防止や重症度の軽減が可能である。残念なことに、患者の多くは咬合に異常が現れた後に紹介される。長期的なパノラマエックス線写真でのモニタリングは、患者を幼いころから診ている一般開業医と小児歯科医には難しいことではない方法である。6歳、8歳、10歳時に患者のエックス線写真を撮影し、比べてみる必要がある（3章参照）。

早期発見と臨床所見

過剰歯は乳歯列期、混合歯列期、永久歯列期のいずれでも起こり得、ほとんどの場合隣在歯と咬合に有害である。また無症状のことが多く、定期的な臨床診査やエックス線写真診査で発見される。したがって、過剰歯の早期発見と治療計画の立案のためには臨床診査や臨床関連領域の診査を行い、子どもの咬合や口腔衛生を評価することが重要である。

臨床診査

乳歯列期および混合歯列期の子どもの臨床診査については、3章で詳解している。咬合発育中の子どもを評価する際は、過剰歯の数や形態、萌出時期、萌出順序、それぞれの歯の位置、交換期の咬合に影響を与える局所要因や全身要因を診査しなければならない。

過剰歯の臨床症状には以下のものがある。

- 萌出パターンや萌出順序の異常
- 萌出遅延
- 萌出不全
- 異所萌出
- 6ヵ月以上の時間差がある左右非対称な萌出
- 局所的な歯間空隙あるいは叢生
- 異常な膨隆

エックス線写真診査

過剰歯の存在が疑われた場合は、過剰歯の検出と部位特定のために、正面セファログラムやパノラマエックス線写真、咬合法エックス線写真、CT画像などの特殊なエックス線写真撮影技術が必要となる。**CTスキャン**は、平面的な二次元のエックス線スライス画像からコンピュータ処理で三次元画像を構築する。内臓や骨、歯、軟組織のCTスキャンは、通常のエックス線写真診査よりも細部まで明瞭に診ることができる。**図8-8**は複数の過剰歯を三次元的に示したものである。

Sainiら[49]は、5〜39歳の患者への定期的なエックス線写真診査で、予想外の過剰歯が認められた症例を提示し、また小臼歯部における過剰歯の発生や発育が数年単位で遅延することもあると述べた。したがってこのタイプの過剰歯の再発については、定期的な検査が推奨され

8 過剰歯のマネジメント

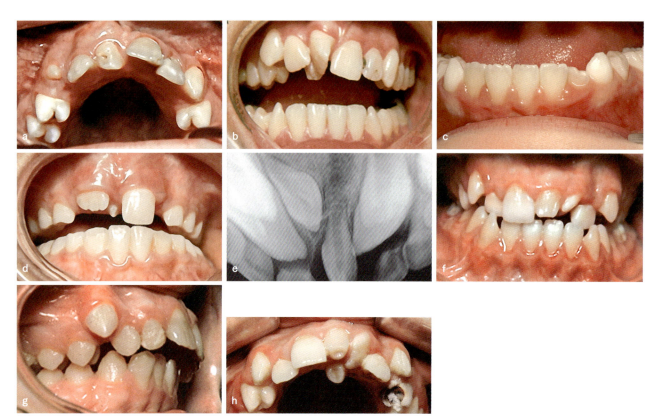

図8-5 a〜h：咬合に多様な悪影響を及ぼすさまざまな過剰歯。

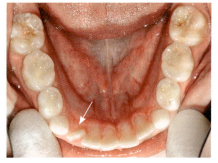

図8-6 叢生や正中の偏位、歯列弓の非対称を引き起こす下顎切歯に類似した過剰歯（類似形過剰歯、矢印）。

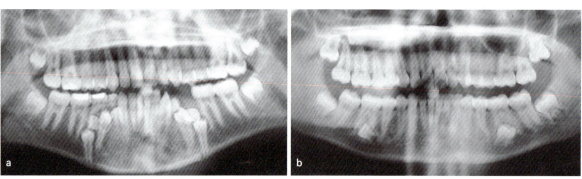

図8-7
a：下顎小臼歯の萌出を妨げている小臼歯部の過剰歯。
b：第一大臼歯の歯根に損傷を与えている臼傍歯。

マネジメント

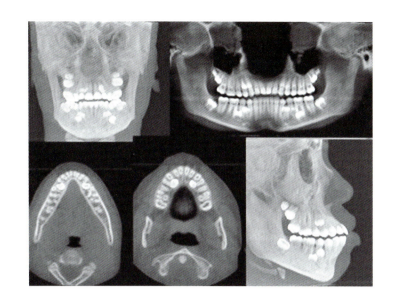

図8-8 多数の過剰歯が認められた患者のCT画像（歯数過剰症）。

る（症例8-4参照）。

　また複数の過剰歯がある場合、臨床医はガードナー症候群や鎖骨頭蓋異形成症といった症候群との関連性を考慮する必要がある。

マネジメント

　すべてではないにしろ過剰歯の大部分は咬合に有害であり、適切な時期に除去すべきである。過剰歯の種類や数、位置をはじめ、隣在歯への影響、潜在的な影響、隣在歯の歯根の発育、歯齢、咬合の状態によってマネジメントは異なる。

治療オプションの選択

障害を未然に防ぐ早期発見および早期抜歯

　治療オプションの選択とマネジメントでは、問題が起こる前に過剰歯を早期発見し、適切な時期に抜歯することが最良である。これには、過剰歯が未萌出で正常な咬合発育を阻害する可能性がある場合も含む。Cozzaら[50]は、下顎犬歯部に側切歯に類似した過剰歯を認めた6歳の少年の症例を報告した。治療で過剰歯の自然萌出を促すために下顎乳犬歯の抜歯を行ったところ、続いて犬歯が自然萌出した。

　また過剰歯は隣在歯の萌出前、あるいは同時に萌出することがある。発見は容易で、慎重な臨床評価とエックス線写真による評価の後、過剰歯を抜歯し、矯正歯科治療を行う。

早期発見と適切な抜去時期のための経過観察

　過剰歯を早期発見しても、外科処置を先延ばしして経過観察を選択することがある。たとえば過剰歯が低位で、発育中の歯根尖に近接するものの歯列には影響を及ぼしていない場合や、外科処置が隣在歯の正常な歯根の発育に影響を与えると判断した場合にこうした手段を採る。

障害後のマネジメント

　この3つ目のマネジメントは、過剰歯が萌出せず早期発見されなかった、あるいは治療されなかった場合に行う。過剰歯が隣在歯の萌出障害や転位を招き、歯の構造や咬合に問題を起こしていれば、慎重な臨床診査やエックス線写真診査と位置の特定が治療計画の第一歩である。

　過剰歯の位置や数、咬合、隣在歯の発育段階によっては外科的に介入し、包括矯正歯科治療を行う。いくつかの指標に基づき、即時抜歯するか抜歯はせず経過観察とするかの判断を下すための検討を行う。以下の状況は、即時抜歯か矯正歯科治療かを決定する際の指標である。

8 過剰歯のマネジメント

- 過剰歯が萌出し、隣在歯にスペースの問題がある
- 過剰歯が隣在歯の萌出を障害している、遅延させている、あるいは隣接歯に損傷を与えている
- 過剰歯が隣在歯を転位させている
- 嚢胞などの病変が明確である
- 過剰歯が矯正歯科治療で移動する歯を障害する

抜歯の延期および経過観察の指標は以下の状況の通り。

- 永久歯根尖部の極めて低位に過剰歯があり、抜歯が永久歯の歯根形成に悪影響を及ぼす
- 過剰歯が極めて低位に位置するが、矯正歯科治療で移動する歯とは干渉しない（抜歯はⅠ期治療後まで延期される）

抜歯後の矯正歯科治療の検討事項

過剰歯抜歯の術前、術中、術後に検討すべき重要なポイントは次の通り。

- 過剰歯が萌出せず、永久歯の萌出遅延が予測される場合、未萌出歯のスペースを維持しなければならない
- 萌出遅延や咬合力が長く続くことから、線維性組織や骨障壁が形成されるため、それらを除去して、萌出を促進させる必要がある
- 過剰歯が放置されて永久歯の萌出遅延が生じた場合、その多くで隣在歯が移動し、萌出スペースの不足が生じる。こうした状況では、過剰歯抜歯に加えてスペースリゲイニングも推奨される
- 永久歯が低位にある場合や転位した場合、あるいはその両方であれば、過剰歯抜歯時に牽引用のアタッチメントを接着する必要がある

Case 8-1

患者は15歳の女子。上顎右側に頬側切歯形の過剰歯を認め、その結果、叢生や不正咬合、切歯の前突、正中線の偏位が生じていた（図8-9a、b）。この種の問題は、マネジメントしやすい簡単な過剰歯のケースと考えられたが、萌出した過剰歯の早期発見と早期治療が過剰歯による障害を防止し、矯正歯科治療も回避することができた。

[治療]

治療計画は、頬側切歯形の過剰歯の抜歯と上下顎の２×６装置のみで、前歯部の叢生と上顎歯列正中線の偏位を是正した（図8-9c、d）。

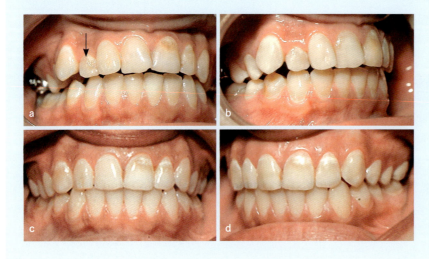

図8-9 不正咬合、叢生、正中線の偏位を引き起こす頬側切歯形の過剰歯を認める。
a、b：上顎右側側切歯に類似した形の過剰歯（矢印）。
c、d：過剰歯の抜歯後、叢生を取り除き、正中線偏位を是正するために、上下顎に２×６装置を用いた治療結果。

Case 8-2

　患者は14歳6ヵ月の女子。主訴は上顎切歯の未萌出であった。問題は、低位に埋伏した中切歯であった。乳切歯と2本の正中歯が長期間にわたって放置された結果、埋伏が生じた。さらなる問題は、犬歯の萌出にともなって側切歯が近心傾斜し、中切歯の萌出スペースが不足していることである。

　2枚のパノラマエックス線写真は、矯正歯科医への紹介前に担当歯科医によって撮影された。1枚目のエックス線写真（**図8-10a**）では、2本の正中歯と両側乳中切歯を認める。2枚目（**図8-10b**）は、正中歯と乳切歯を抜歯した1年後（紹介時）に撮影された。過剰歯が発見されると通常は抜歯と隣接歯のスペースメインテナンスが推奨されるが、過剰歯が発育中の歯根に近接して観察を要するようなレアケースは除く。

　また重度の歯性の上下顎前突と下顎に中等度の叢生が認められた（**図8-10c〜e**）。さらに側面セファログラムでも重度の歯性の上下顎前突、さらに下顎下縁平面の急傾斜が認められた（**図8-10f**）。

治療

　スペース喪失と重度の上下顎前歯の前突と叢生のため、治療計画では第一小臼歯4本の抜歯が必要であった。犬歯の遠心移動と中切歯のスペース獲得後、牽引のため上顎両側中切歯にチェーンアタッチメントを接着し、マルチブラケット装置による排列を行った（**図8-10g**）。

　治療期間は3年以上を要した（**図8-10h〜l**）。乳切歯の早期抜歯やスペースメインテナンスを行っていれば、問題を予防し治療期間を大幅に短縮できたかもしれない。

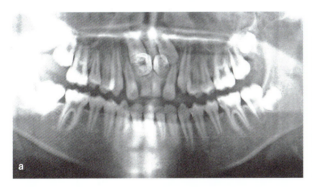
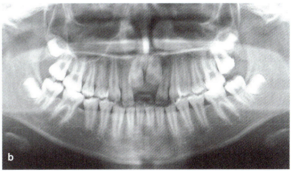
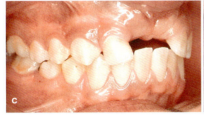
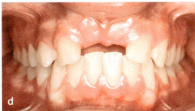
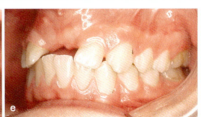
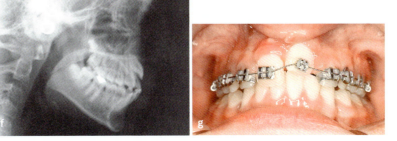

図8-10 上顎中切歯の未萌出症例。
a：矯正歯科医への紹介の2年前に撮影されたパノラマエックス線写真。
b：矯正歯科医への紹介前、正中歯を抜歯後に撮影されたパノラマエックス線写真。
c〜e：治療前の口腔内写真。
f：前歯部の叢生と重度の前突を認める治療前の側面セファログラム。
g：中切歯の牽引後の排列。

8 過剰歯のマネジメント

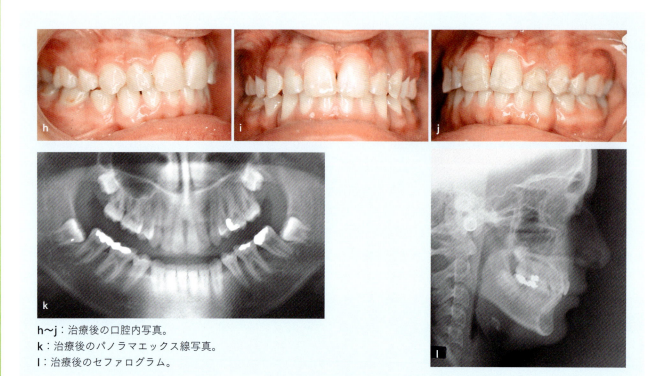

h〜j：治療後の口腔内写真。
k：治療後のパノラマエックス線写真。
l：治療後のセファログラム。

Case 8-3

　患者は13歳7ヵ月の女子。前歯部の軽度の叢生と、上顎右側側切歯の唇側傾斜を認めるⅠ級不正咬合。明らかな左右非対称の萌出を認めた。左側犬歯と両側の小臼歯は完全萌出していたが、上顎右側乳犬歯と第一乳臼歯はまだ残存していた。未萌出犬歯の膨隆は認めなかった。上顎右側犬歯と第一小臼歯は、複雑性歯牙腫により低位に埋伏していた（図8-11a〜d）。エックス線写真では、歯牙腫の存在と咬合への障害を認めた（図8-11e〜h）。

　上顎右側中切歯と側切歯の根尖に重なるように埋伏犬歯が位置していたことから、中切歯と側切歯の歯根吸収を引き起こしていた。

治療

　歯牙腫の摘出と、埋伏犬歯と小臼歯の両歯のチェーンアタッチメントによる牽引を計画した（詳細は10章参照）。歯牙腫が大きく複雑な形態であったため、手術は2回に分けて行われた。図8-11iは牽引前のチェーンアタッチメントを示す。

　歯列交換期に細やかな観察と定期的なエックス線写真診査を行っていれば、問題の重症化を低減し、上顎切歯部歯根への損傷を未然に防ぐことができたはずである。

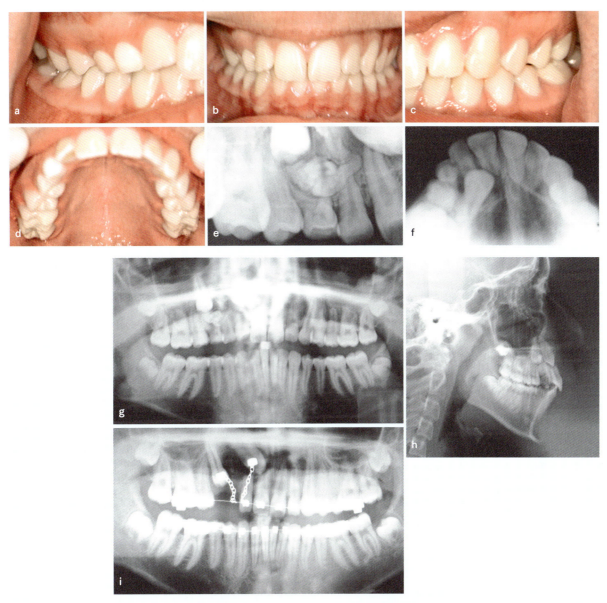
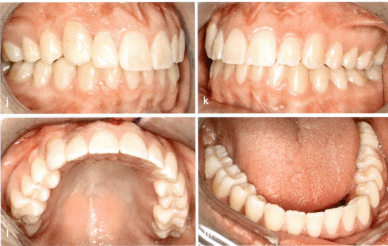

図8-11 上顎右側側切歯の唇側傾斜を有し上顎右側犬歯と第一小臼歯が埋伏している症例。
a～d：左右非対称の萌出を認めた。
e：治療前のデンタルエックス線写真。歯牙腫と上顎右側犬歯と第一小臼歯の埋伏を認める。
f：治療前の咬合法エックス線写真。咬合への障害を認める。
g：治療前のパノラマエックス線写真。
h：治療前のセファログラム。
i：牽引前のパノラマエックス線写真。チェーンアタッチメントがみられる。歯牙腫と犬歯の歯胚位置異常により上顎右側中切歯と側切歯に歯根吸収がみられたことに注目。
j～m：治療後の口腔内写真。

8 過剰歯のマネジメント

Case 8-4

患者は10歳6ヵ月の男子。2本の正中歯により上顎両側中切歯の萌出が阻害され、突き上げ型過蓋咬合を認めるⅡ級1類の症例である（図8-12a〜d）。

治療

上顎前歯部の叢生、上顎前突、そして上顎中切歯の重度のスペース不足のため、上顎両側第一小臼歯と2本の過剰歯は抜歯された（図8-12e〜g）。

図8-12hは治療終了から3年後に撮影されたパノラマエックス線写真で、5本の新たな過剰歯を認める。このパノラマエックス線写真は、新たに発生した過剰歯が永久歯列に障害を及ぼす可能性を明確に示している。

過剰歯の再発は、最初の過剰歯を抜歯し矯正歯科治療を行った後でも起こり得ることで、特に多数の過剰歯をともなう患者にあてはまる。治療終了後でも、このような患者には細やかなエックス線写真によるモニタリングが必要である。

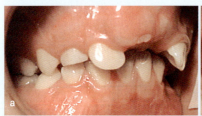
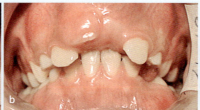
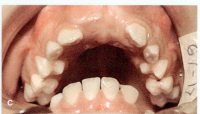
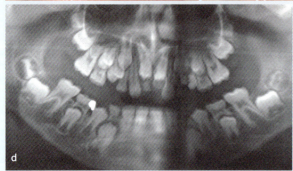
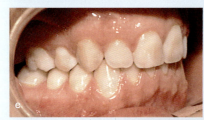
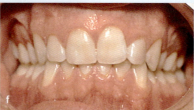
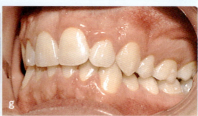
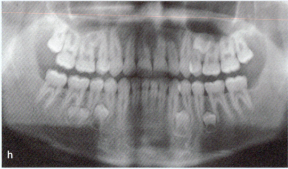

図8-12　突き上げ型過蓋咬合と過剰歯の再発を認めたⅡ級1類不正咬合の症例。
a〜c：治療前の口腔内写真。2本の正中歯が中切歯の萌出を障害している。
d：治療前のパノラマエックス線写真。
e〜g：治療後の口腔内写真。
h：小臼歯部に過剰歯5本の再発を示す、治療後のパノラマエックス線写真。

新たな過剰歯の発生

　過剰歯の治療、特に複数の過剰歯がある症例では、過剰歯の再発や過剰歯を抜歯し、矯正歯科治療を行った後に、また新たな過剰歯が発生する現象についても考慮すべきである。したがって治療完了後も注意深くモニタリングを続けることが求められる（Case8-4参照）。

まとめ

- 過剰歯とは、正常の歯数を超えて形成された歯のことである。
- さまざまな民族を調査した報告によれば、発生率は0.1〜3.8％である。
- 過剰歯の発生は歯の先天性欠如（歯数不足症）に比べてまれである。男性が女性より2倍の頻度で発生し、乳歯列期でも発生し得るがまれである。
- 過剰歯は、その形態や発現した位置によって数種類に分類され、上顎切歯部において最もよくみられる（正中歯）。
- 過剰歯は複数発生することがあり、その場合下顎小臼歯部において最もよくみられる。
- 分裂説、過剰形成説、隔世遺伝説が過剰歯の病因論として提唱されている。
- 神経堤細胞の遊走や増殖、分化時における異常や、歯の発生初期の上皮細胞と間葉細胞の相互作用が過剰歯の原因として考えられている。
- 歯の発生初期における異常の種類によって歯数不足症や過剰歯、歯牙腫、嚢胞が生じる。
- 過剰歯は、咬合発育の問題を常に引き起こす。過剰歯の数や位置、隣在歯との近接度によって、叢生や歯間空隙、隣在歯の萌出遅延、埋伏および歯根、歯髄、支持骨への構造的な障害を生じることがある。
- マネジメントは、過剰歯の位置と数と歯の発育段階により異なる。ほとんどの過剰歯は、抜歯する必要がある。歯列や咬合へのさらなる障害を阻止するために、早期発見・介入することが最良のマネジメントである。
- 過剰歯の抜歯時期は、その位置と引き起こす障害の程度によって異なる。過剰歯が萌出しており、他の歯の萌出を障害したり隣在歯を損傷したりしている場合は抜歯すべきである。また過剰歯が低位にあり、隣在歯の歯根尖に近接していれば、歯根完成まで抜歯を延期すべきである。
- 矯正歯科治療後でも新たな過剰歯が発生することがあるため、術後の定期的なエックス線写真撮影と診査が推奨される。

過剰歯のマネジメント

参考文献

1. Vadiati Saberi B, Shakoorpour A. Apert syndrome: Report of a case with emphasis on oral manifestations. J Dent (Tehran) 2011;8:90-95.
2. Bhat MA, Laway BA, Mantoo S, Choudry K, Kotwal S, Mir SA. Cleidocranial dysplasia: A rare cause of disproportionate severe short stature. Oman Med J 2012;27:408-410.
3. D'Alessandro G, Tagariello T, Piana G. Cleidocranial dysplasia: Etiology and stomatognathic and craniofacial abnormalities. Minerva Stomatol 2010;59:117-127.
4. Panjwani S, Bagewadi A, Keluskar V, Arora S. Gardner's syndrome. J Clin Imaging Sci 2011;1:65.
5. Yusof WZ. Non-syndromal multiple supernumerary teeth: Literature review. J Can Dent Assoc 1990;56:147-149.
6. Shah R, Boyd M. Studies of permanent tooth anomalies in 1,886 Canadian individuals. J Can Dent Assoc 1978;6:265-268.
7. Boyne PJ. Supernumerary maxillary incisors. Oral Surg 1954;7:901-905.
8. Buenviaje TM, Rapp R. Dental anomalies in children: A clinical and radiographic survey. J Dent Child 1984;51:42-46.
9. Wallfeldt A. Overtaliga tander: Overkakens incisivregeion. Odont Revy 1961;12:67-74.
10. Frome K, Dickert P, Silko K, Miller AS. Panoramic survey. Dent Hyg (Chic) 1977;51:208-210.
11. Schulze C. Incidence of supernumerary teeth. Stoma 1960;13:128-140.
12. Morris CR, Marano PD, Swimley DC, Runco JG. Abnormalities noted on panoramic radiographs. Oral Surg 1969;28:772-782.
13. Billberg B, Lind V. Medfodda antalsvariationer I permanenta dentitionen. Odont Revy 1965;16:259-272.
14. McKibben DR, Brearley IJ. Radiographic determination of the prevalence of selected dental anomalies in children. J Dent Child 1971;28:390-398.
15. Jarvinen S. Supernumerary and congenitally missing permanent upper anterior teeth in 7-year-old Finnish children. A radiographic study. Proc Finn Dent Soc 1976;72:99-102.
16. Locht S. Panoramic radiographic examination of 704 Danish children aged 9-10 years. Community Dent Oral Epidemiol 1980;8:375-380.
17. Clayton JM. Congenital dental anomalies occurring in 3,557 children. J Dent Child 1956;23:206-208.
18. Luten JR. The prevalence of supernumerary teeth in primary and mixed dentitions. J Dent Child 1967;34:246-353.
19. Parry RR, Iyer VS. Supernumerary teeth amongst orthodontic patients in India. Br Dent J 1961;111:257-258.
20. Lacoste L, Hirsch C, Frank R. Les inclusions dentaires surnumeraires chezl'enfant. Revue Fr Odonto-Stomat 1962;9:967-983.
21. Salcido-García JF, Ledesma-Montes C, Hernández-Flores F, Pérez D, Garcés-Ortíz M. Frequency of supernumerary teeth in Mexican population. Med Oral Patol Oral Cir Bucal 2004;9:403-409.
22. Bäckman B, Wahlin YB. Variations in number and morphology of permanent teeth in 7-year-old Swedish children. Int J Paediatr Dent 2001;11:11-17.
23. Neville BW, Damm D, Allen C, Bouquot J. Oral & Maxillofacial Pathology, ed 3. St Louis: Saunders, 2008.
24. Liu JF. Characteristics of premaxillary supernumerary teeth: A survey of 112 cases. ASDC J Dent Child 1995;62:262-265.
25. Taylor GS. Characteristics of supernumerary teeth in the primary and permanent dentition. Dent Pract Dent Rec 1972;22:203-208.
26. Low T. Hypodontia and supernumerary tooth: Report of a case and its management. Br J Orthod 1977;4:187-190.
27. Rubenstein LK, Lindauer SJ, Isaacson RJ, Germane N. Development of supernumerary premolars in an orthodontic population. Oral Surg Oral Med Oral Pathol 1991;71:392-395.
28. Sharma A. A rare non-syndrome case of concomitant multiple supernumerary teeth and partial anodontia. J Clin Pediatr Dent 2001;25:167-169.
29. Shapira Y, Kuftinec MM. Multiple supernumerary teeth: Report of two cases. Am J Dent 1989;2:28-30.
30. Becker A, Bimstein E, Shteyer A. Interdisciplinary treatment of multiple unerupted supernumerary teeth. Report of a case. Am J Orthod 1982;81:417-422.
31. Matsumoto M, Nakagawa Y, Sobue S, Ooshima T. Simultaneous presence of a congenitally missing premolar and supernumerary incisor in the same jaw: Report of case. ASDC J Dent Child 2001;68:63-66.
32. Ratna R. Numeric anomalies of teeth in concomitant hypodontia and hyperdontia. J Craniofac Genet Develop Biol 1988;8:245-251.
33. Satish V, Parabhadevi MC, Sharma R. Odontome: A brief overview. Int J Clin Dent 2011;4:177-185.
34. Serra-Serra G, Berini-Aytés L, Gay-Escoda C. Erupted odontomas: A report of three cases and review of the literature. Med Oral Patol Oral Cir Bucal 2009;14:E299-E303.
35. Tejasvi MLA, Babu BB. Erupted compound odontomas: A case report. J Dent Res Dent Clin Dent Prospects 2011;5:33-36.
36. Amado Cuesta S, Gargallo Albiol J, Berini Aytés L, Gay-Escoda C. Review of 61 cases of odontoma. Presentation of an erupted complex odontoma. Med Oral 2003;8:366-373.
37. Litonjua LA, Suresh L, Valderrama LS, Neiders ME. Erupted complex odontoma: A case report and literature review. Gen Dent 2004;52:248-251.
38. Vengal M, Arora H, Ghosh S, Pai KM. Large erupting complex odontoma: A case report. J Can Dent Assoc 2007;73:169-173.
39. Main DM. Epithelial jaw cysts: A clinico-pathological reappraisal. Br J Oral Surg 1970;8:114-125.
40. Shen WJ, Shen YM, Zha Z, et al. The clinical and pathologic study of embedded supernumerary teeth [in Chinese]. Shanghai Kou Qiang Yi Xue 2001;10:108-109,118.
41. Kaler LC. Prevalence of mesiodens in a pediatric Hispanic population. ASDC J Dent Child 1988;55:137-138.
42. Erkmen N, Ölmez S, Önerci M. Supernumerary tooth in the maxillary sinus: Case report. Aust Dent J 1998;43:385-386.
43. Carver DD, Peterson S, Owens T. Intranasal teeth. Oral Surg Oral Med Oral Pathol 1990;70:804-805.
44. Spencer MG, Couldery MG. Nasal tooth. J Laryngol Otol 1985;99:1147-1150.
45. Gadalla GH. Mandibular incisor and canine ectopia. A case of two teeth erupted in the chin. Br Dent J 1987;163:236.
46. Gibson N. A late developing mandibular premolar supernumerary tooth. Aust Dent J 2001;46:51-52.
47. Chadwick SM, Kilpatrick NM. Late development of supernumerary teeth: A report of two cases. Int J Paediatr Dent 1993;3:205-210.
48. Poyton GH, Morgan GA, Crouch SA. Recurring supernumerary mandibular premolars. Report of a case of postmature development. Oral Surg Oral Med Oral Pathol 1960;13:964-966.
49. Saini T, Keene JJ Jr, Whetten J. Radiographic diagnosis of supernumerary premolars: Case reviews. ASDC J Dent Child 2002;69:184-190.
50. Cozza P, Laganà G, Mucedero M. Early diagnosis and treatment of supplemental mandibular tooth: Report of a case. ASDC J Dent Child 2002;69:180-183.

9 小帯付着異常のマネジメント

　小帯付着異常は、異常な正中離開など多くの問題を歯列に引き起こす。本章における正中離開とは、上顎中切歯間に存在する空隙であり、歯列の交換期（乳歯列期、混合歯列前期、混合歯列中期）中に見られる正常な所見を指す。しかし、正中離開はときに異常な空隙をもつ咬合、すなわち不正咬合として発現することがある。

　臨床医はこれら2つのタイプを鑑別し、異常な正中離開をいつ、どんな方法で治療するかを熟知することが必要である。次ページ図9-1には正中離開を2例提示しているが、いずれも病因が異なる。図9-1aは突き上げ型過蓋咬合から発症、図9-1bは小帯付着異常から発症したものである。鑑別方法は本章にて解説する。

　正中離開は上顎側切歯が萌出する交換期に見られる咬合発育の正常な現象であり、犬歯が萌出するにつれ、両中切歯が次第に閉じてくる[1]。

　Angle[2]は1907年に、正中離開をよくある不正咬合として扱い、空隙の空き具合（1～5mm）によって分類した。さらにその原因が小帯であることや、その切除法についての要点を述べている。

　Broadbent[3]は、「醜いアヒルの子の時期」をほとんどの子どもに見られる現象としている。未萌出の側切歯によって中切歯歯根の位置が決定されるため、中切歯は萌出初期には側方に傾斜する。さらに側切歯が萌出し、その後犬歯が萌出すると正中離開は正常に閉鎖される。しかし場合によっては閉鎖されず、スペースが残ってしまい、隣接歯や咬合に問題が発生することがある。

　成人では、上顎中切歯間に正中離開があると審美的に好ましくなく咬合に問題があるととらえられるが、俳優や歌手、有名人などによるさまざまな意見があり、気にならない人もいる。

9　小帯付着異常のマネジメント

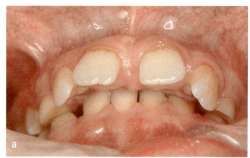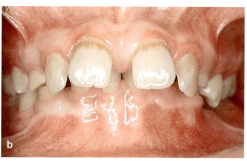

図9-1
a：突き上げ型過蓋咬合から生じた正中離開。
b：小帯付着異常から生じた正中離開。

　上顎の正中離開は咬合の発育途上で起こる生理的な現象であるのに対し、下顎の正中離開は正常な所見ではない。下顎永久切歯は乳切歯と大きさと萌出の場所が異なるため、下顎切歯部は若干の叢生をともなうことが多い。

正中離開の発現率

　古い文献によれば、正中離開は患者本人が気にすることが多く、好ましくない咬合だと考えられていたため、臨床医もその病因と治療に興味を強くもっていた。1882年には、Farrer[4]がすでにその治療法について言及している。

　多くの疫学的調査によれば、混合歯列前期では発現頻度が高いが、9〜12歳では低くなる。正常であれば、犬歯が萌出完了するころには正中離開は閉鎖する[5-7]。

　一般的に男性より女性に発症頻度が高いものの、Richardson[8]らは6〜14歳の5,307人を対象にした調査で、6歳時には女子が男子より高く、14歳になると逆転し男子が高くなると報告した。

　発現率には民族による差もある。Lavelle[9]は、イギリスの白人、あるいは香港やマレーシアの中国系アジア人より、西アフリカのアフリカ人に正中離開の頻度が高いと報告した。

　Horowitz[10]も、民族差を調べるために10〜12歳の黒人397人と白人321人の計700人以上の子どもを調査したところ、黒人の19%で2mm以上の正中離開を認め、白人の8%を上回った。

　Taylor[5]は、5.5〜11.0歳の516人について調べ、5.5〜6歳の群では切歯間に空隙が認められ(97%)、6〜7歳の群では87.7%、10〜11歳の群になると正中離開が認められたのは48.7%であった。その他の調査[11]では12〜18歳の子どもで7%の発現率との結果がある。

　Brunelleら[12]が米国で行った国民健康調査によれば、2mm以上の上顎正中離開が8〜11歳で19%、12〜17歳で6%、18〜50歳の成人では5%であった。

正中離開の病因

　治療は、病因や原因を正確に把握したうえでスタートすべきである。古くから臨床医は上唇小帯が正中離開に与える影響について興味があり、正中離開が閉じないのは肥厚した小帯が原因と考え、その他に原因があるにもかかわらず、それを追及せずに小帯切除を施行することがある。そのため小帯の解剖学的特徴をふまえ、その他の原因を調べてから治療にあたるようにする。

上唇小帯の発生と構造

　小帯のみが原因となって正中離開を起こしている割合は低い。HuangとCreath[13]によると、上唇小帯は胎生10週目から形成されはじめ、3ヵ月目には出生後に生じる小帯異常とほぼ同じ形態になる。それから上唇結節の内側から靱帯組織となって走行し、左右の歯槽堤の間を越えて舌側の切歯乳頭まで伸びる。出生までに両側の歯槽堤が癒合し、骨によってこの連続した靱帯が分断される。その結果、唇側の部分(上唇小帯)と口蓋の部分(切歯乳頭)に分かれるのである。

　新生児や、歯が初めて萌出する前の時期の小帯は、大きく幅広く付着している。組織は次第に狭くなり、上顎

正中離開の病因

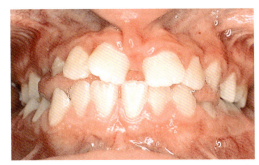

図9-2　強靭な高位の小帯付着による正中離開の開大。

骨の正中縫合部と歯槽突起の結合組織に付着する。歯が萌出し歯槽堤が成長すると、小帯の位置は変化する。成長するにつれ退縮し、まるで上方に移動したように見えるか、切歯乳頭部に付着したままかのいずれかとなる。

なお、正中部歯槽骨の裂け目が中切歯を引き離し、正中離開になるという見解もある[14]。

PictonとMoss[15]はイヌの片側の第一大臼歯を二分割し、さらにその隣接歯との近遠心コンタクト部をストリッピングして人工的な空隙歯列をつくった。その1週間後、分割した歯の間に大きな空隙ができた。分割した歯の間には歯間水平線維が欠如していたため、歯はそれぞれ近心、遠心に分かれて移動した。一方反対側の、大臼歯を分割せずにストリッピングした空隙は閉鎖された。このことから、歯間水平線維は歯が歯列内でコンタクトし、歯をつなぎ止める重要な要となっていることが示唆された。

またStubley[16]は、歯間水平線維と矯正歯科治療で使用するパワーチェーンとを比較した。水平歯間線維には弾性線維はなくコラーゲン線維でできており、その牽引力は、成長するにつれ延びてしまう、非常に小さなコイル形状によるものだとした。

またStubley[16]は、閉鎖しなかった正中離開における歯間水平線維の特徴と、上顎正中に生じた広い空隙についても言及した。その他に病的な要因がないかぎり、根本の原因は先天的で、歯間水平線維の走行を阻害する正中口蓋縫合である。この線維は通常、隣同士の歯と水平に走行するが、正中部で上方へ直角に折り曲がって中切歯近心の口蓋縫合部に進入する。遠心の歯間水平線維が、分断されたように遠心へと引き裂かれて走行する。このタイプの正中離開については、持続的な閉鎖は困難と考えるべきである。

MartinとJones[17]は、さまざまな全前脳胞症患者17人への経年的な臨床検査や死体解剖から、重症度や合併する頭蓋顔面の奇形にかかわらず、88％で上唇小帯の欠損を認めた。**全前脳胞症**とは、大脳が左右の大脳半球に分離できない頭部の障害である。**ホメオボックス遺伝子**は胚段階において組織の位置決定を担う遺伝子だが、その異常によって頭部正中の活性化がうまくいかなくなり、左右一対の組織が癒合してしまう。MartinとJones[17]は全前脳胞症患者は小帯が欠損していることから、小帯は内側鼻隆起にある胎生期の組織と結論づけた。

Deanら[18]によると、上唇小帯は脈管系の疎性結合組織を包含した二層の上皮から成る。ときには、上唇の口輪筋から延びた筋線維を含むこともある。口唇から延びる組織は肥厚しているが、小帯そのものは狭く、骨膜の外層や口蓋縫合、歯槽突起の結合組織に進入する。小帯は付着歯肉のさまざまな位置に数mmにわたり付着する。歯槽頂やその近辺、あるいは切歯間を通り越して切歯乳頭に付着する場合もある。**図9-2**は、高位に強靭に付着した小帯異常による正中離開である。

上唇小帯がない場合もあれば、あったとしても歯列交換は正常に進行する場合もある。前歯や犬歯が萌出完了すると、正中離開は次第に閉鎖する。

その他の原因

治療計画の決定や小帯切除の実施前に、小帯の解剖学的特徴（大きさ、位置、進入のタイプ）以外にも正中離開の原因を探らなければならない。治療方法は矯正、修復、外科治療あるいはそれらの併用療法が考えられるが、理想的な治療法だけでなく、病態の背後にある原因も突き止めるべきである。

永久切歯は乳切歯より大きいため（切歯のライアビリティ）、切歯の交換期にはこの差を補うためのメカニズムがはたらき、その結果咬合が正常に発育する。萌出時の下顎切歯は叢生をともなうことがよくあるが、上顎の場合、切歯の位置と傾斜の関係からある程度の空隙が発生する。歯の大きさ次第で正常な交換にも異常所見にもなり、異常所見の場合は早期発見、早期介入が必要になる。

交換期における上顎切歯の空隙は、3mm以下が正常である。切歯の空隙は、近心に傾斜した側切歯が萌出す

9　小帯付着異常のマネジメント

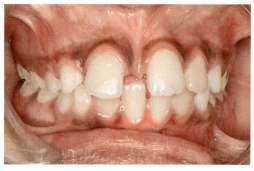
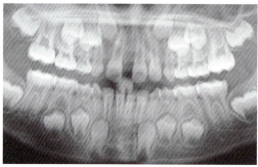
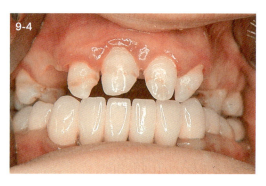
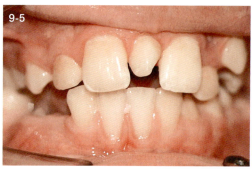

図9-3　上顎右側側切歯先天性欠如による重度の正中離開。

図9-4　中切歯欠損と側切歯が矮小歯のため発現した正中離開。

図9-5　正中歯による正中離開。

る力で減少あるいは閉鎖する。上顎犬歯の萌出によっても、残りの空隙が同様のメカニズムで完全に閉鎖する。ただ正中離開は、アフリカ人や地中海沿岸の住民など民族によって一般的に生じたりする。

　正常な歯列交換では上顎切歯部正中に空隙が出現するが、異常な空隙と区別するためには、口腔内外の綿密な臨床診査と、エックス線写真を用いた診査が必要である。異常な空隙を起こす原因は以下のとおり。

- 側切歯の先天性欠如
- 上顎側切歯の矮小歯（栓状歯）
- 正中歯、歯牙腫
- 口腔習癖
- 口腔周囲筋の不均衡（口唇機能障害）
- 突き上げ型過蓋咬合
- 前歯部のBoltonディスクレパンシー
- 病的な歯の移動

側切歯の先天性欠如

　正中離開の原因としてよくあるのは、片側あるいは両側側切歯の先天性欠如である（図9-3）。中切歯が萌出完了しても正中離開が変化しないことが診断の糸口となり、エックス線写真で原因が明らかになる。多くの場合、正中線の偏位がなければ両側性の、偏位があれば片側性の側切歯欠損である。

　咬合の種類やその他の状況に応じて、犬歯と代替して空隙を閉鎖して排列するか、正中を閉じて空隙を寄せてから欠損部に従来の補綴処置を施すか、インプラントを埋入するかのいずれかが治療方法となる（7章参照）。

上顎側切歯の矮小歯（栓状歯）

　側切歯が小さい矮小歯（栓状歯）となっている場合も、正中離開の異常が認められ、片側性や両側性に発現する（図9-4）。

　咬合の種類、年齢、患者の要望により、コンポジットレジンを用いた矮小歯への築造、ベニアやクラウンによる修復、あるいは抜歯してスペースを閉鎖するなどの治療オプションがある（7章参照）。

正中歯、歯牙腫

　他に、正中離開のよくある原因として過剰歯があるが、もっとも頻発するのが正中歯である（図9-5）。前歯を注意深くモニタリングすれば、早期介入や診断は特に難しいことではない。萌出が遅れたり非対称だったり、側切歯が萌出しても正中離開が閉鎖しない、あるいは中切歯が捻転するなど、過剰歯が原因だと思われるいくつかの臨床所見が挙げられる。

　治療法は、咬合、年齢、切歯の形成具合により異なる。

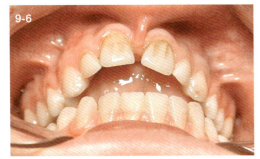
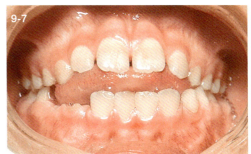
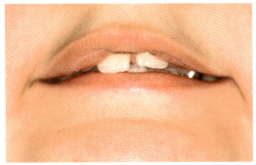
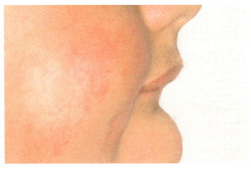

図9-6 拇指吸指癖による正中離開。

図9-7 舌癖による正中離開。

図9-8 口唇の機能障害による正中離開。

早期介入として過剰歯を抜歯して切歯を萌出誘導、さらに部分的なマルチブラケット装置で排列を行うなどの方法がある（8章参照）。

口腔習癖

吸指癖や舌突出癖、咬唇癖、口唇機能障害も、正中離開や空隙歯列を生じさせる原因になる（図9-6、9-7）。

早期に治療に着手し、習癖のコントロールや空隙の閉鎖を行う。

口腔周囲筋の不均衡（口唇機能障害）

正常な切歯関係と咬合関係を維持するためには、歯列弓の内側・外側に存在する周囲筋とのバランスがかなり重要である。正中離開は、巨大舌、舌の姿勢位や位置の異常、弛緩した口輪筋など、口腔周囲筋の不均衡によっても発症する（図9-8）。適切な処置で、病因が軽減し空隙を閉鎖することができる。また保定が長期になればなるほど、術後安定性が向上する。

突き上げ型過蓋咬合

突き上げ型過蓋咬合をともなうⅡ級1類不正咬合症例では、スピー湾曲が強く下顎切歯が過萌出していると、上顎切歯が前方に前方傾斜し正中離開を頻繁に惹起する。

このタイプの正中離開は早期に治療に着手し、スピー湾曲、過蓋咬合、空隙閉鎖の改善及び切歯の後退が必要である（図9-1a）。

前歯部のBoltonディスクレパンシー

前歯部のトゥースサイズレシオ（Bolton分析[19]による）の不調和によっても、正中離開が生じる。下顎切歯が上顎切歯に比較して相対的に大きい状況で、このような不調和が生じる。

大きな切歯をストリッピングするか、抜歯するか、切歯を小さく築造するかしてトゥースサイズレシオを改善することで、空隙を閉鎖する（5章「切歯部叢生の改善」を参照）。

病的な歯の移動

切歯部の空隙と唇側傾斜の原因として、特に成人における嚢胞、歯周病による骨吸収、骨吸収や歯の動揺を引き起こす全身疾患などが挙げられる。炎症が増大すると骨吸収が進み、アタッチメントロスが生じて歯が動揺してしまう（図9-9）。

特に進行した病変になると、治療は困難となり、他科とのチームアプローチが必要になる。精査して原因を突き止めるまで矯正歯科治療は行わないようにする。

9 小帯付着異常のマネジメント

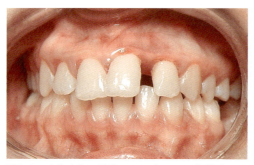

図9-9　病的な歯の移動により生じた正中離開。

小帯付着異常と咬合

上唇の小帯異常は、正中離開に加えて以下のような悪影響を及ぼす。

- 切歯部の空隙、歯の捻転、転位
- 小帯付着異常や正中離開が側切歯や犬歯を巻き込み、側切歯の萌出遅延や萌出困難、転位、交叉咬合が生じ、犬歯の埋伏をともなうこともある
- 小帯の大きさや付着部位によって口唇や舌の運動が制限され、発音や嚥下に支障をきたす
- 小帯に強力な靱帯があり、付着が高位である場合、歯ブラシによる清掃が困難となる
- 特に下顎の唇側で小帯組織の線維が強力な場合、歯肉組織を伸展させて歯肉退縮となることがある

小帯異常の鑑別診断

正中離開は、人種、年齢、男女を問わずよく見られる症状である。多因子が絡んで発症するため、歯科や医科の既往歴、臨床診査やそれに関連する診査（アーチレングスディスクレパンシーが疑われる場合はエックス線写真を用いた診査や模型分析）を行ったうえで鑑別しなければならない。小帯異常が疑われた場合は、遺伝的背景、年齢、局所因子、小帯の大きさ、付着部位、小帯組織の緊張について考察する。

遺伝的背景

40年以上にわたる著者の臨床経験からすると、ほとんどの小帯付着異常症例は、親子、兄弟、近親者間など、家族性に発症する傾向がある。鑑別には必ず、正中離開に関して家族歴があるか問診することをお勧めする。

ShashuaとArtun[20]は4〜9歳の正中離開(0.50〜5.62mm)を呈する96症例を治療し、その経過を追った。その結果後戻りの危険因子は、正中離開の程度と同症状を認める家族歴のみであった。

年齢

正中離開は、混合歯列前期と後期の歯列に見られる正常な現象である。環境が整っていれば、切歯と犬歯の萌出が完了するころにその空隙は自然に閉鎖する。

局所因子

局所因子も正常な正中離開の閉鎖を妨害してしまうため、臨床診査や臨床関連領域の診査で要因について調べる必要がある。局所因子の例としては、欠損歯、過剰歯、矮小歯、口腔習癖、筋肉の機能障害、突き上げ型過蓋咬合、病変（歯周病や囊胞）などが挙げられる。

真性の小帯異常
〔臨床所見、エックス線写真所見から〕

小帯組織の大きさ、付着部位、緊張度をとらえることが重要なポイントとなる。また正中離開（部）の形、歯間乳頭に現れる貧血帯、エックス線写真診査による骨の裂開の有無などの所見を見つけることが、真性の小帯異常の確定につながる。

大きさ、形、付着部位

通常、付着異常のある小帯は大きく、切歯間の歯槽頂部あるいは切歯乳頭部まで付着が及ぶ。特に舌小帯が極端に強直するような重症の場合は、発音に問題が生じる。

正中離開の形

よく見られる空隙や正中離開の形は逆V字型であり、歯冠側に沿って末広がりになる。中切歯が近心に捻転することもある（図9-10）。

小帯異常のマネジメント

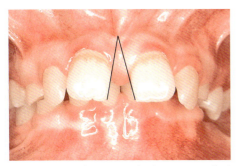

図9-10　中切歯間が逆V字型を呈した、典型的な異常所見。

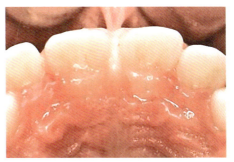

図9-11　ブランチテスト。上唇を引っ張ると口蓋乳頭部に局所的な貧血帯が生じ白くなる。

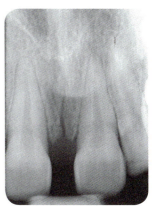

図9-12　縫合が離開している歯槽骨頂は、小帯組織が侵入していると判断できる。

ブランチテスト（毛細血管が再度充満する時間を計測）

　簡単な鑑別法として、上唇を上前方に断続的に引っ張る方法がある。靱帯組織が強固に付着していれば口蓋乳頭部に貧血帯が発生し、異常であることがわかる。これをブランチテストと呼ぶ（図9-11）。

デンタルエックス線写真診査

　エックス線写真にて正中部の口蓋縫合を診査することも、診断の一助となる。正中部の骨の裂開が局所要因であるといわれており[14]、V字型に正中部の骨が欠損し、縫合離開を呈することがよくある（図9-12）。

小帯異常のマネジメント

　単一の、あるいは複数の病因に応じて、治療方法が決定されるが、異常な正中離開については前章を参照されたい（原因が口腔習癖の場合は6章、歯数不足症の場合は7章、過剰歯の場合は8章）。本項では、小帯異常に起因する正中離開の治療について、歯列期に分けて説明する。

成人の治療

　不正咬合の種類、病因、歯周組織の健康状態、患者の要望によって異なるが、治療は基本的に次の4つが考えられる。

1．患者が咬合にさほど不満がなく、包括矯正歯科治療を希望しなければ、治療はしない。正中離開のままでも構わない患者もいれば、気にかけて空隙を閉じたい人もいる。
2．咬合は良好で正中離開は中等度、患者が矯正歯科治療を希望しなければ、ポーセレンベニアを接着するかコンポジットレジンの築造で空隙を閉じる。
3．従来のクラウン、あるいはブリッジにて補綴修復する方法もある。離開の大きさによって、中切歯のみの修復、あるいは中切歯と側切歯に分けてスペース配分しての修復になる。
4．もっとも複雑な治療方法は小帯切除術後に矯正歯科治療を施すもので、マルチブラケット装置あるいは2×6装置を使用する。保定は必須で、特に成人では半永久的あるいは永久的に行う。

混合歯列期の治療

　小帯異常への対応は、混合歯列前期であればより容易で、結果がより安定する。また、若年者は矯正歯科治療をより進んで受け入れるし、親も自分の子どもに正中離開の容姿は気に入らない、好ましくないと考える。

　早期介入は、正中離開が閉鎖されるだけでなく、咬合の発育が正常に進行する。小帯付着異常や他の病的な要因があるかどうかにかかわらず、混合歯列前期・中期における正中離開への治療方法は大きく変わる。充分な治療結果を得るには早期介入のタイミングが重要であり、病因、患者の年齢、歯列期によっても結果は大きく変わる。

9 小帯付着異常のマネジメント

　一般に、小帯切除のタイミングについては開業医の間で論争になっている。なかには、治療は犬歯を含めてすべての上顎永久前歯が完全に萌出するまで待つべきだと主張する者もいる。小帯が咬合に変化を与えず、患者が正中離開を気にせず、包括矯正歯科治療を望むならこの考えは正しいかもしれない。

　しかし初期の歯列期では、小帯組織の異常によって正常な咬合発育が阻害されることが多い。隣接歯の正常な萌出を阻害し、交換順序を乱し、叢生や捻転、隣接歯の転位を引き起こし、また交叉咬合や犬歯の埋伏を生じさせることもある。

　第一大臼歯と切歯の萌出は、永久歯咬合の基礎である。そこに障害が加われば、必ず発育障害を受けることになる。Angle[2]は正常な理想咬合の基準を上顎第一大臼歯とし、「咬合の鍵」と呼んだ。

　では、正中離開はあとで閉鎖できるからといって、ただ経過観察のみでよいものなのだろうか？　答えはノーである。原因を取り除き、歯列弓では前歯部の健全性を維持して残りの歯の正常な発育へと誘導すべきである。

　隣接歯の萌出を阻害する小帯の問題以外は、診断に基づいて行えば、正中離開の病因除去は中切歯の萌出完了後から開始できる。しかし通常、歯の移動は側切歯や犬歯が萌出してから開始する。正中離開の重症度とその影響（たとえば萌出障害や交換順序の異常）によって、治療方法が異なる。

早期治療の手順

　治療計画立案と介入のタイミングは、小帯の大きさ、小帯組織の進入状況、隣接歯と咬合に与える影響など問題の深刻度によって異なる。

上顎切歯の完全萌出まで治療を延期する　小帯に異常が確認されても、重度でなく咬合と隣接歯に悪影響を及ぼさなければ、上顎切歯が完全に萌出するまで治療は待つべきである。治療手順としてはまず、全切歯のレベリングと捻転の是正、排列のために2×4装置を用いる。次に、正中離開の閉鎖前の小帯切除を患者に提案する。空隙の閉鎖は、縫合領域における組織とコラーゲン線維の再生を抑制するために、小帯切除術と同日に開始する。

応急処置、小帯切除術と正中離開の閉鎖　正中離開があることによって正常な萌出や歯列交換が阻害されるときには、空隙閉鎖は急を要する。たとえば、強直した小帯組織の存在によって上顎側切歯の萌出が阻害されている場合、側切歯の萌出前であっても介入する。可撤式の装置、あるいは中切歯にブラケットとセクショナルアーチを装着して側切歯の萌出を促す。正中離開以外に問題がなく、臼歯関係やオーバージェット、オーバーバイト、正中関係が正常であれば、上顎切歯の保定を行う。

　図9-13は、正常に上顎切歯の歯列交換が行われたケースである（2章参照）。この過程で、正中離開の正常かつ緩やかな閉鎖を阻害する要因があれば、必ず側切歯の叢生や捻転、萌出不全、あるいは交叉咬合が発症する。正中離開が放置されれば、犬歯の萌出も障害を受ける。

　図9-14は小帯付着異常が引き起こした正中離開である。この正中離開は、側切歯萌出前後を通じて15ヵ月の間変化しなかったことから、早期に介入して小帯切除術と正中離開の閉鎖を行うべきであった。

　図9-15は、側切歯の歯根吸収と犬歯の埋伏をもたらす可能性のある小帯異常症例である。この患者には、小帯切除術と正中離開の閉鎖、犬歯の萌出誘導を行った。

2フェーズに分けた治療　正中離開や小帯異常の他に、口腔習癖、オーバージェット、オーバーバイトのような問題が絡む場合は治療を2フェーズに分け、永久歯列期においても行う必要がある。正中離開を是正し、切歯を排列し、継続的なモニタリングを行うⅠ期治療を経て、Ⅱ期治療が開始される。ただし、すべての正中離開に同様の治療方法や治療時期が該当するわけではない。慎重な術前評価を行い、適切な矯正歯科治療と外科手術の治療計画立案、そして的確な介入が必要である。

　ときとして口腔習癖、側切歯の欠如、正中歯など小帯以外の要因により異常な正中離開を呈すことがある。小帯が歯槽堤付近で高位に付着していると一見して小帯異常のようにとらえがちであるが、このような状況下では小帯切除術は推奨しない。原因除去や矯正学的な空隙閉鎖は、通常、小帯組織の自然退縮後に行われるべきである（222ページ Case9-5参照）。

乳歯列期の治療

　混合歯列期ほど一般的ではないものの、乳歯列期の小帯付着異常は認められており、それが原因で重度の正中

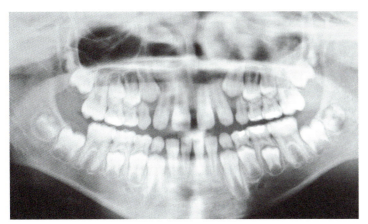

図9-13 上顎切歯と犬歯の正常な萌出。

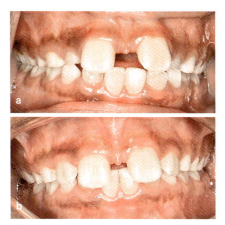

図9-14 小帯付着異常のため、両側側切歯が萌出後も正中離開が閉鎖されない。
a：側切歯萌出前。b：萌出後。

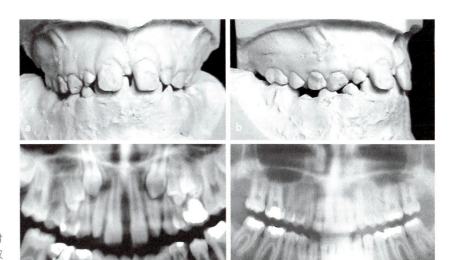

図9-15
a〜c：正中離開の閉鎖を阻害する小帯付着異常。犬歯の埋伏と側切歯の歯根吸収を引き起こす可能性がある。
d：小帯切除術および正中離開閉鎖後のパノラマエックス線写真。

離開と切歯の転位を呈する可能性がある。また通常、重度の小帯付着異常に対する小帯切除は混合歯列期まで待つべきで、乳歯列期での施行は推奨されない。

著者の臨床的な見解としては、乳歯列期における小帯付着異常は遺伝的な背景が考えられ、永久歯列期になっても同様の異常を示すため、乳歯列期の小帯切除は有益ではない。永久歯列期での再発は避けられないため、乳歯列期以外の時期における治療が求められる（219ページCase9-3参照）。

乳児の治療

Kotlow[21]は、上唇小帯の付着異常のために、母乳哺育児の上顎前歯部唇側面がう蝕に罹患していると報告した。また、授乳が困難になるため、小帯付着異常が育児の妨げになるとも述べている。さらに、こうした小帯付着異常が原因のう蝕を予防するために、ダイオードレーザー手術による小帯切除を推奨している。

しかし一方でDeanら[18]は、乳児における上唇小帯の外科的縮小術の有効性は実証されていないと述べている。

小帯切除術

　診断法、矯正歯科治療、外科的テクニックの進歩にもかかわらず、正中離開の後戻りがいくつか報告されている。慎重な術前評価は重要であり、予定されている外科手術と矯正歯科治療との相互作用を治療計画立案時に分析すべきである。良好な結果と長期安定性のためには、小帯付着と正中離開の他にも、歯性骨格性の不正咬合、口腔周囲筋の不均衡と機能などの所見も考慮すべきである。これらには、口腔習癖、舌機能、口唇の緊張度、口唇機能が含まれる。

　Dean ら[18]は、唇側から口蓋乳頭部にかけて骨膜下層まで切開を入れ、中切歯間にある小帯の両側の組織をくさび状に切除する外科的テクニックを提案した。この術式では、中切歯近心側にある遊離辺縁組織を損傷しないように配慮する。好ましい外観のために、くさび状組織は鉤付きピンセットで引っ張り、小帯の起始部近くを組織バサミで切除する。組織の遊離辺縁部に近接している口唇内側は縫合する。切歯間組織の縫合やパックは必ずしも必要ではない。

　最近は一般歯科において、レーザーが特に軟組織の外科治療に多用されている。Haytac と Ozcelik[22]は、小帯切除術が必要な患者40名において、不快感や機能的な合併症（食事と会話における）を含め、術後の痛みの程度を比較した。患者に、従来の外科的テクニック、あるいは炭酸ガスレーザーによる手術を無作為に割り当てた。その結果、炭酸ガスレーザー治療の方が小帯切除術にとって安全であり、メスによる従来の外科手術を受けた患者よりも術後の疼痛が少なく、良好に機能したと報告している。

　Olivi ら[23]は、思春期と思春期前の若者143名に対する上唇小帯切除術において、エルビウム、クロムを添加したイットリウム－スカンジウム－ガリウム－ガーネットによるレーザーの有効性を臨床的に評価した。評価項目は、手術部位における問題点、小帯付着異常の再発、機能的な合併症、患者の感想であった。その結果、思春期の患者2名だけが小帯付着異常の再発を呈し、思春期前の患者3名はいずれも治療3年後におけるフォローアップの追加介入を必要としなかった。

　Kotlow[24]は、従来の口腔外科によるメスや電気メスを用いた方法は、小児患者には全身麻酔がリスクとなって術後の著しい不快症状を引き起こす可能性があり、さらに縫合と長期療養が必要と述べている。しかしレーザー手術は院内で簡単にでき、子どもへの適応は安全であり、感染、腫脹、不快症状、瘢痕を減少させると報告している。

　正中縫合部において小帯組織が深部まで付着している症例では、組織再生を防ぐために、縫合部組織の完全な切除と即時の空隙閉鎖が必須である（図9-16）。

舌強直症（舌小帯短縮症）

　舌の下部にある舌小帯は口腔の正常所見で、薄く、舌と口腔底に付着する垂直のひだである。この舌小帯組織の短小と垂直によって舌の可動性を減少させる舌強直症（舌小帯短縮症）は、さまざまな舌機能障害を起こすまれにしか見られない異常である。

　自覚症状はなく、自然治癒する子どももいればなんとか補いつつ過ごす子どももいる。また、外科的介入によって恩恵を受ける子どもも存在する。

舌強直症の徴候

　舌小帯短縮症患者は通常、下顎切歯の切端を越えて舌を突出させたり、上顎切歯の口蓋乳頭に触れたりすることができない。こうした運動制限は、発音、正常な嚥下、哺乳を妨げる可能性があり、下顎切歯の歯間空隙を増大させることもある（図9-17）。

舌強直症のマネジメント

　さまざまな文献や報告があり、機能的な合併症について誇張された表現や、外科治療についての見解も分かれる[25, 26]。舌小帯への治療はおもに臨床検査結果に基づくものの、舌小帯の正常と異常との明確な境界線がないため、臨床医は舌強直症の疑いのある患者に対して、的確な治療方針を立案できない。

　Wright[27]は、小帯切除術を経験した158名の記録を回顧的に再検討し、局所麻酔が適切とされる年長の子どもを除くと、すべての子どもに全身麻酔が必要であるとした。さらに、強直症の言語障害が過大に注目される一方、

舌強直症（舌小帯短縮症）

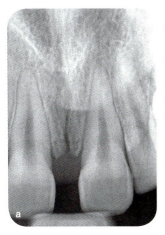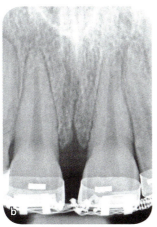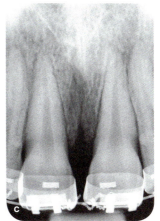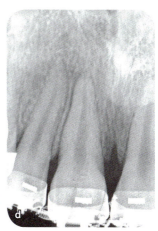

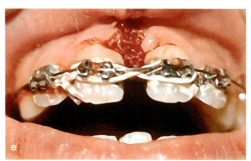

図9-16
a〜e：小帯切除術後に空隙閉鎖と正中縫合部の骨削合を行った症例。

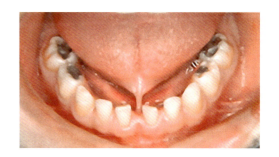

図9-17　舌強直症（舌小帯短縮症）は、まれに起こる舌小帯の付着である。歯列と舌の動きに影響を与える。

器質的な問題が軽く見られがちであると報告している。

舌小帯切除術は、発音困難と言語聴覚士に指摘されるか、口唇をなめたり舌による自浄作用が困難であったりするケースに適応となる。唾液が舌の動きによって口腔内に拡散しないため、う蝕や歯周病を発症しかねないからである。同様な目的における乳児への適応はごくまれである。

Fiorottiら[28]は、短い舌小帯は、不正確な発音、歯・顔面の変化、機能的な変化をもたらす可能性を示した。さらに炭酸ガスレーザーを用いて小帯切除術を経験した患者15名を評価したところ、低年齢児にとって小帯切除術が安全かつ効果的で最適であり、外来の診療ユニットで実施でき、また小帯切除術が必要な場合には、機能的な変化を防ぐために可能な限り早期に行われるべきであると報告している。

SuterとBornstein[29]は64編の文献レビューにおいて、舌強直症の定義と分類が明確でないため、研究間における比較がほとんど不可能であると述べた。決定的な解決策がないために、外科的に切除されるべきか、経過観察として残すことができるかは賛否両論である。実際に舌小帯が短縮している多くの子どもは、十分に適応して、正常な発音が可能である。

したがって、患者に応じた十分な診査と確実な治療法を決定するための評価が必要である。またわれわれは、舌小帯短縮症によって起こり得る長期的な影響を親に伝えておくべきである。

9 小帯付着異常のマネジメント

Case 9-1

患者は10歳の男子。遺伝性の小帯付着異常、Ⅰ級不正咬合で、側切歯萌出後も依然として広い正中離開を呈していた（**図9-18a～d**）。過蓋咬合と上顎切歯の唇側傾斜、下顎歯列には異常は認めなかった。なお**図9-18e、f**は母親と叔父の正中離開である。

[治 療]

経過観察の後、Ⅰ期治療を行うこととした。まず前歯部の咬合挙上板を併用し、２×４装置で歯を排列し、引き続き咬合挙上板を使用しつつ、ユーティリティーアーチでオーバーバイトを減少させ、切歯の唇側傾斜が改善された（**図9-18g**）。次のステップとして小帯切除術を実施し（**図9-18h**）、同日にパワーチェーンで空隙閉鎖を行った（**図9-18i**）。最終調整はオーバーバイトをコントロールしつつ、切歯の後退を図った。

最後のステップとして、切歯が動いてオーバーバイトが変化しないよう、ホーレーリテーナーを永久歯列完成まで装着した。術後から２年、永久歯がすべて萌出した（**図9-18j～m**）。

この症例は、上顎に２×４装置を装着することで改善した、抑制矯正治療であった。

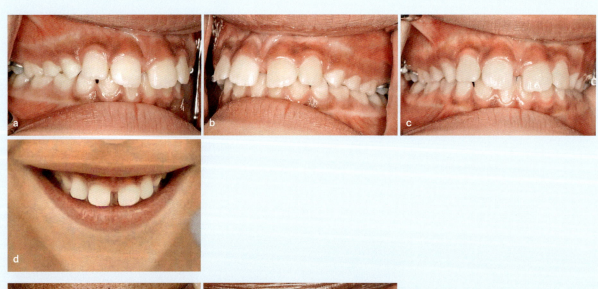
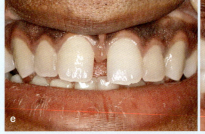
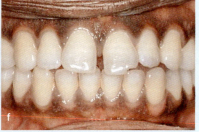

図9-18 家族性の小帯付着異常。広い正中離開、過蓋咬合、切歯の唇側傾斜を認める。
a～d：治療前の口腔内写真と口元の写真。
e，f：患者の母親と叔父にも正中離開を認めた。

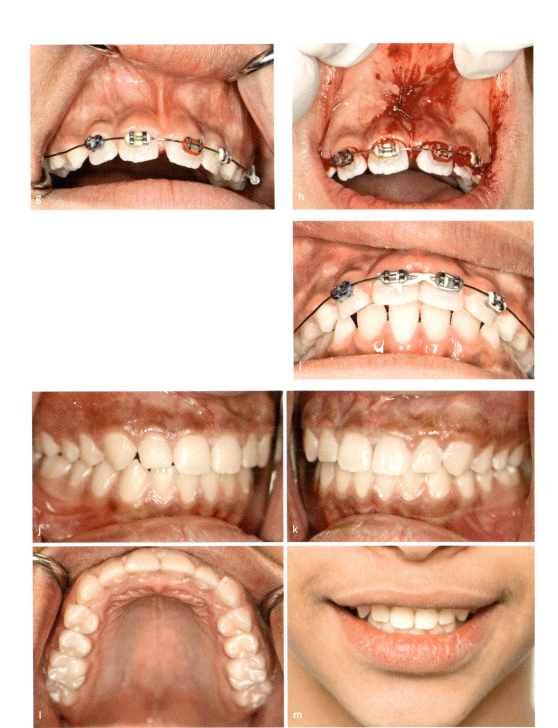

g：小帯切除術の前に前歯の排列を行い、過蓋咬合を改善した。
h：小帯切除術後、空隙閉鎖の開始時。
i：空隙閉鎖から1週間後。
j〜m：治療後の口腔内写真、口元の写真。

9 小帯付着異常のマネジメント

Case 9-2

患者は10歳8ヵ月の女子。Ⅱ級1類不正咬合で、上下顎切歯の前突を認めた。さらに小帯付着の進入により、上顎切歯に重度の叢生や転位、囊胞の形成を認めた（**図9-19a〜e**）。

治療

小帯と囊胞の切除、小臼歯4本を連続抜歯する治療計画を立てた。

外科処置を実施し、創傷治癒した後、上顎はホーレー装置で切歯の排列を行った。下顎にはホールディングアーチを装着した。それから1年後、ステップ1として上顎乳犬歯、上顎両側第一乳臼歯、下顎両側第一乳臼歯の抜歯を順次行った。**図9-19f**は、切歯の排列後に連続抜歯する直前の写真である。

ステップ2として、小臼歯4本を抜歯した。上顎に固定源としてNanceのホールディングアーチを装着し、相反固定のために下顎のホールディングアーチは撤去した。

ステップ3として、残存していた第二乳臼歯をすべて抜去し、上下顎にマルチブラケット装置を装着して上顎犬歯を牽引した。次に下顎前歯・臼歯を移動させて空隙を閉鎖、大臼歯のⅠ級関係を確立した（**図9-19g〜k**）。

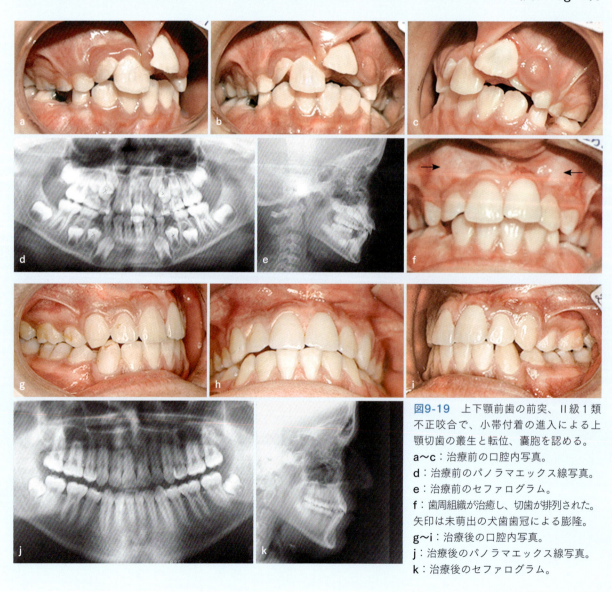

図9-19 上下顎前歯の前突、Ⅱ級1類不正咬合で、小帯付着の進入による上顎切歯の叢生と転位、囊胞を認める。
a〜c：治療前の口腔内写真。
d：治療前のパノラマエックス線写真。
e：治療前のセファログラム。
f：歯周組織が治癒し、切歯が排列された。矢印は未萌出の犬歯歯冠による膨隆。
g〜i：治療後の口腔内写真。
j：治療後のパノラマエックス線写真。
k：治療後のセファログラム。

Case 9-3

　患者は5歳の女子。ターミナルプレーンが近心階段型で、臼歯部の咬頭嵌合は良好であるが、重度で遺伝性の正中離開が見られ、強力な高位への小帯付着異常と乳切歯の転位を認めた（**図9-20a〜d**）。患者の年齢と正中離開の遺伝的背景（母親も、重度の正中離開と小帯付着異常を有していた）から、すぐに治療は開始しなかった。親には、切歯が萌出したころに再度来院するよう説明した。

　患者は混合歯列後期に再来院したが、V字型で重度の正中離開、切歯の捻転と移転を認めた（**図9-20e〜h**）。

治療

　問題としては、著しい小帯付着異常、広くV字型の正中離開、切歯の捻転と転位、前歯部の開咬、叢生、重度の上下顎前歯の突出があり、下顎平面が急峻なことであった。治療計画として、深部まで及ぶ小帯切除術とすべての第一小臼歯抜歯が立案された。

　治療は、以下の手順で行われた。

1. 上顎へのNanceのホールディングアーチの装着と下顎へのホールディングアーチの装着ならび第一小臼歯の抜歯。
2. 2×6装置、切歯の排列、小帯切除術、正中離開の閉鎖。
3. 犬歯の後方移動、前歯の後方移動、動的治療の終了。
4. 保定。

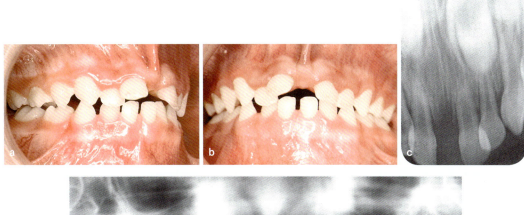

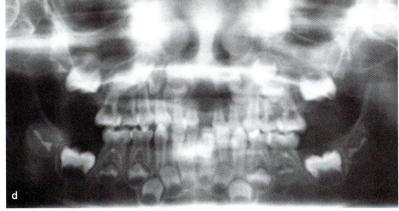

図9-20　重度で遺伝性の正中離開があり、乳歯列では強力な高位への小帯付着異常と、乳切歯の転位を引き起こしている。
a〜c：5歳時の口腔内写真とデンタルエックス線写真。親にはすべての切歯が萌出したころに再度来院するように勧めた。
d：乳歯列期におけるパノラマエックス線写真。

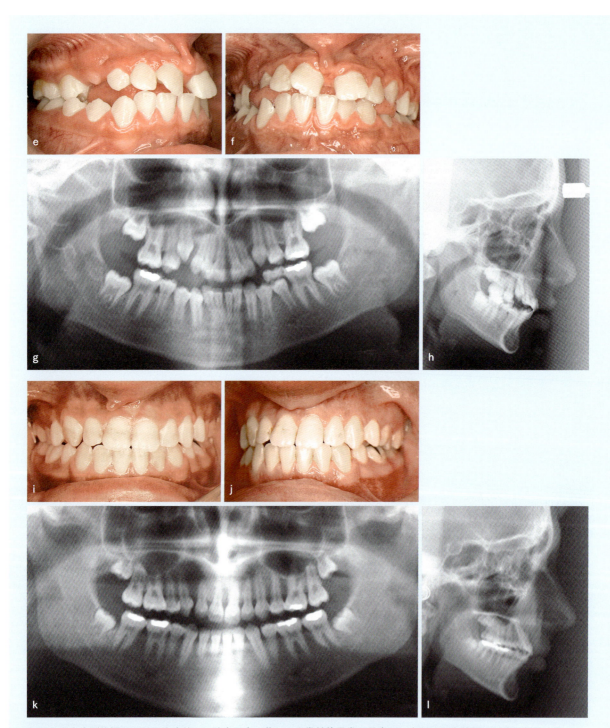

e, f：混合歯列後期における治療前の口腔内写真。著しい小帯付着異常と重度でV字型の正中離開、切歯の転位を認める。
g：混合歯列後期における治療前のパノラマエックス線写真。
h：混合歯列後期における治療前のセファログラム。
i, j：治療後の口腔内写真。
k：治療後のパノラマエックス線写真。
l：治療後のセファログラム。

Case 9-4

小帯付着異常以外にも、さまざまな要因によって異常な正中離開が発症するため、小帯切除術前にその原因を検証することは大変重要である。Case 9-4と9-5は、正中離開の原因が小帯付着異常でない症例である。

患者は8歳5ヵ月の女子。問題点として、大臼歯関係・犬歯関係がⅢ級傾向の不正咬合であり、上顎劣成長、オーバージェットは0mm、下顎切歯に軽度の叢生がみられた。セファロ分析では、ANBの値がマイナスで上顎切歯の突出を示した。そのため正中離開の原因はANBの不調和、オーバージェットやオーバーバイトが小さく、下顎骨の過成長であると診断された（**図9-21a〜e**）。

治療

治療計画として、オーバージェットを増加させるためにフェイスマスクによる上顎の前方牽引を行い、さらにラビアルルートトルクの付与をした後に正中離開を閉鎖することにした。小帯切除術は計画されなかった。**図9-21f〜j**にて、治療後の咬合状態と歯性骨格性の変化を示す。

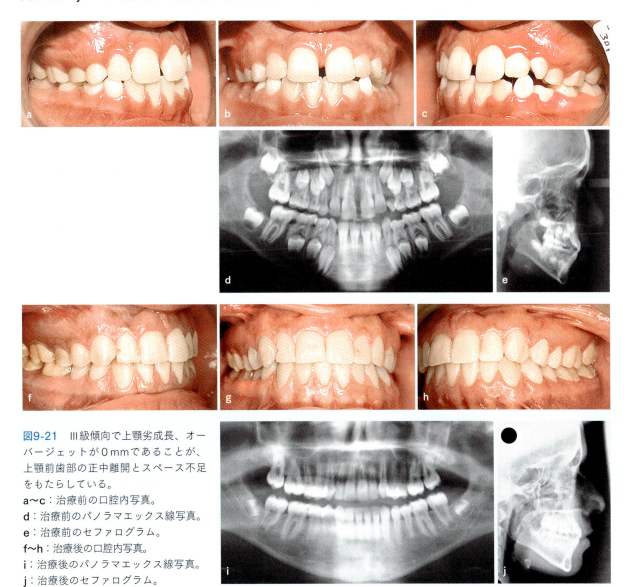

図9-21　Ⅲ級傾向で上顎劣成長、オーバージェットが0mmであることが、上顎前歯部の正中離開とスペース不足をもたらしている。
a〜c：治療前の口腔内写真。
d：治療前のパノラマエックス線写真。
e：治療前のセファログラム。
f〜h：治療後の口腔内写真。
i：治療後のパノラマエックス線写真。
j：治療後のセファログラム。

Case 9-5

　患者は12歳の女子。正中離開と重度の切歯の突出がみられた。矯正学的な問題点はⅡ級1類の不正咬合、12mmのオーバージェット、歯間空隙、突き上げ型過蓋咬合、口唇の機能障害であった。下顎の二段咬合と突き上げ型過蓋咬合により正中離開を呈している。小帯の付着は高位であったが、正中離開の原因ではなかった（**図9-22a～d**）。

治療

　まず、サービカルヘッドギアをⅡ級大臼歯関係の是正とオーバーバイト減少のために用いた。その後犬歯の後方移動が完了しても、ヘッドギアは固定源として使用し続けた。**図9-22e**は大臼歯関係をⅠ級に改善した後の状態である。セクショナルアーチによる犬歯の後方移動と、サービカルヘッドギアによる固定準備を行った。前歯部にブラケットを用いることはなかった。引き続き、下顎にマルチブラケット装着を用いて二段咬合の是正が行われた。

　最後に、前歯部にブラケットを用いて切歯の後方移動と正中離開の閉鎖を行い、治療終了とした（**図9-22f～h**）。

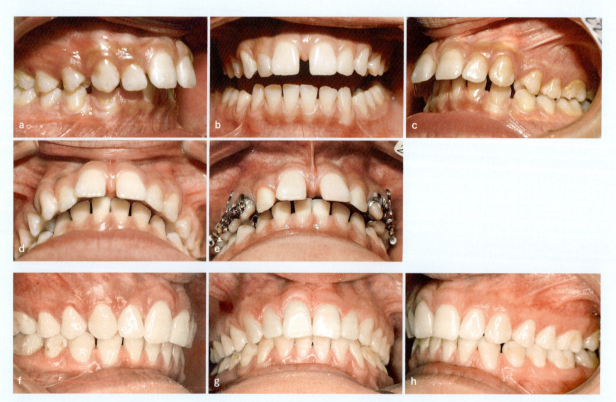

図9-22　正中離開を引き起こしているⅡ級1類不正咬合、突き上げ型の過蓋咬合と二段咬合症例。小帯付着は高位ではあったが、正中離開の原因ではない。
a～d：治療前の口腔内写真。
e：Ⅰ級の大臼歯関係の達成後の口腔内写真。犬歯の後方移動中であるが、前歯部の後方移動と正中離開の閉鎖前である。
f～h：治療後の口腔内写真。小帯は退縮しており、小帯切除術は行われなかった。

まとめ

- 上唇小帯の付着異常は歯列に多くの問題をもたらし、不正咬合や審美的に好ましくないとされる正中離開の原因となる。

- 正中離開は上顎中切歯間の隙間（空隙）であり、生理的な歯列交換の現象でもある。しかし通常、切歯と犬歯の萌出完了後に自然に閉鎖する。

- 正中離開の発現率は混合歯列前期において高く、9〜12歳になると減少する。

- 小帯付着異常以外の要因によっても、異常な正中離開が引き起こされたり、正常な正中離開の自然閉鎖が阻害されたりする。このような正中離開は、正常な正中離開と区別されなければならない。

- 小帯付着異常以外の要因として、側切歯の歯数不足（先天性欠如）、上顎側切歯の矮小歯（栓状歯）、正中歯あるいは歯牙腫の存在、口腔習癖、筋肉の不均衡（口唇機能障害）、突き上げ型過蓋咬合、前歯部の Bolton ディスクレパンシー、病的な歯の移動が挙げられる。

- 異常な正中離開は、男性よりも女性においてよく見られる。また、人種差も存在する。

- 小帯付着異常は、不正咬合をともなった正中離開、中切歯の捻転と転位、側切歯の転位、側切歯の交叉咬合、萌出順序の異常など、歯列におけるさまざまな問題を引き起こす。

- 正中離開に対する治療は、正中離開の程度、病因に応じた適切な評価に基づいて行われなければならない。

- 小帯付着異常は、付着組織の大きさや形や位置、正中離開の形が特徴的である。ブランチテスト（毛細血管が再度充満する時間を計測するテスト）や、デンタルエックス線写真で正中口蓋縫合部離開の特徴を検討することで診断が可能である。

- 小帯の治療は、患者の年齢と歯列期、小帯組織の大きさ、位置、緊張度などの局所的な要因によって異なる。

- 病因となるあらゆる可能性を検討し診断を行ってから、小帯切除術を実施すべきである。

- 小帯切除術を実施する場合は、関連組織が切除された同日に矯正学的な空隙閉鎖を開始して、コラーゲン線維の再生を防ぐ必要がある。

9 小帯付着異常のマネジメント

参考文献

1. Baum AT. The midline diastema. J Oral Med 1966;21(1):30-39.
2. Angle EH. Treatment of Malocclusion of the Teeth, ed 7. Philadelphia: SS White, 1907.
3. Broadbent BH. Ontogenetic development of occlusion. Angle Orthod 1941;11(4):223-241.
4. Farrer JN. Regulation of teeth made easy by the positive system. Dent Cosmos 1882;24:186-193.
5. Taylor JE. Clinical observations relating to the normal and abnormal frenum labii superioris. Am J Orthod Oral Surg 1939;25(7):646-660.
6. Gardiner JH. Midline spaces. Dent Pract 1987;17(8):287-297.
7. Weyman J. The incidence of median diastemata during the eruption of the permanent teeth. Dent Pract Dent Rec 1967;17(8):276-278.
8. Richardson ER, Malhotra SK, Henry M, Little RG, Coleman HT. Biracial study of the maxillary midline diastema. Angle Orthod 1973;43(4):438-443.
9. Lavelle CL. The distribution of diastemas in different human population samples. Scand J Dent Res 1970;78(6):530-534.
10. Horowitz HS. A study of occlusal relations in 10 to 12 year old Caucasian and Negro children—summary report. Int Dent J 1970;20(4):593-605.
11. Weyman J. The incidence of median diastemata during the eruption of the permanent teeth. Dent Pract Dent Rec 1967;17(8):276-278.
12. Brunelle JA, Bhat M, Lipton JA. Prevalence and distribution of selected occlusal characteristics in the US population, 1988-1991. J Dent Res 1996;75:706-713.
13. Huang WJ, Creath CJ. The midline diastema: a review of its etiology and treatment. Pediatr Dent 1995;17(3):171-179.
14. Higley LB. Maxillary labial frenum and midline diastema. ASDC J Dent Child 1969;36(6):413-414.
15. Picton DC, Moss JP. The effect on approximal drift of altering the horizontal component of biting force in adult monkeys (macaca irus). Arch Oral Biol 1980;25(1):45-48.
16. Stubley R. The influence of transseptal fibers on incisor position and diastema formation. Am J Orthod 1976;70(6):645-662.
17. Martin RA, Jones KL. Absence of the superior labial frenulum in holoprosencephaly: a new diagnostic sign. J Pediatr 1998;133(1):151-153.
18. Dean JA, Avery DR, McDonald RE. Dentistry for the Child and Adolescent, ed 9. St Louis: Mosby, 2010.
19. Bolton WA. The clinical application of a tooth-size analysis. Am J Orthod 1962;48:504-529.
20. Shashua D, Artun J. Relapse after orthodontic correction of maxillary median diastema: a follow-up evaluation of consecutive cases. Angle Orthod 1999;69(3):257-263.
21. Kotlow LA. The influence of the maxillary frenum on the development and pattern of dental caries on anterior teeth in breastfeeding infants: prevention, diagnosis, and treatment. J Hum Lact 2010;26(3):304-308.
22. Haytac MC, Ozcelik O. Evaluation of patient perceptions after frenectomy operations: a comparison of carbon dioxide laser and scalpel techniques. J Periodontol 2006;77(11):1815-1819.
23. Olivi G, Chaumanet G, Genovese MD, Beneduce C, Andreana S. Er,Cr:YSGG laser labial frenectomy: a clinical retrospective evaluation of 156 consecutive cases. Gen Dent 2010;58(3):e126-133.
24. Kotlow L. Lasers and soft tissue treatments for the pediatric dental patient. Alpha Omegan 2008;101(3):140-151.
25. Edmunds J, Miles SC, Fulbrook P. Tongue-tie and breastfeeding: a review of the literature. Breastfeed Rev 2011;19(1):19-26.
26. Berg KL. Tongue-tie (ankyloglossia) and breastfeeding: a review. J Hum Lact 1990;6(3):109-112.
27. Wright JE. Tongue-tie. J Paediatr Child Health 1995;31(4):276-278.
28. Fiorotti RC, Bertolini MM, Nicola JH, Nicola EM. Early lingual frenectomy assisted by CO2 laser helps prevention and treatment of functional alterations caused by ankyloglossia. Int J Orofacial Myology 2004;30:64-71.
29. Suter VG, Bornstein MM. Ankyloglossia: facts and myths in diagnosis and treatment. J Periodontol 2009;80(8):1204-1219.

10 萌出障害の早期発見と治療

　歯の萌出とは、発育部位から咬合平面上の機能する位置まで、顎骨の中で起こる咬合の生理的な移動である。歯冠が完成し歯根形成が始まると、萌出活動が開始する。萌出によって、歯は機能する位置まで移動する。Massler ら[1]は、**萌出**を「口腔における、歯槽突起内の発育部位から機能する位置までの歯の移動」と定義した。

　歯の萌出メカニズムを理解することは、歯科医学のすべての分野において大変重要である。一般的に、萌出は複雑な過程をたどり、歯根形成とセメント質形成が規則正しく相互に作用する。Bosshardt と Schroeder[2]は、永久歯の歯根が機能するまでの発育は長期にわたり、口腔内に歯が萌出するまでにおよそ 5～7 年続くと述べた。萌出とは、個々の咬合高径を維持するために生涯を通して継続する過程である。萌出後の変化として、咬耗している場合や対合歯がない場合に、歯は挺出する。

　早期治療は、歯の萌出現象を利用するものである。過蓋咬合や反対咬合は、歯の萌出期に適切なメカニクスによって咬合高径の増減のコントロールを行い、改善される。スペースマネジメントにおいても同様であり、歯が先天的に欠如している場合や、片顎が抜歯されている場合は、歯のスペースと近遠心的な位置のコントロールや対合歯の挺出を防止しなければならない。

　歯胚と歯槽骨は同時に発育し、歯冠が完成すると歯胚洞に包まれる。萌出が開始すると、限局した骨吸収により萌出路が形成される。同時に、萌出する歯冠と成長する歯根により、残存したスペースは骨添加される。萌出と顎骨成長の複雑な相互作用によって、歯は三次元的に移動し、成長中の顎骨内に位置して咀嚼機能を果たす。

萌出段階

　生理学的な歯の動きは、3つの時期に分類される。

1. 萌出前期 pre-eruptive phase
2. 萌出期 eruptive phase
3. 萌出後期 posteruptive phase

萌出前期

萌出前期は、歯小囊の成長によって開始されるが、そのとき歯冠は歯槽骨の骨性歯胚洞内で形成される。成長中の歯は、大きくなる顎骨内で位置を維持するために、さまざまな方向に動く。永久歯は、主に乳歯の萌出と歯槽骨の成長によって移動する。

歯胚洞壁内における萌出前の移動は、歯槽骨がリモデリングしている間に起こる。一方に骨吸収、反対側に骨添加がみられるとき、歯胚は充填材のように一体となって動く。だが、偏った成長により片側のみに骨吸収が起きると、歯胚洞の形が変化し、その形に沿って歯胚が移動する。

乳歯の歯胚は非常に小さいが、成長中の顎骨内で多くのスペースを占め、急速に成長する。次第に窮屈な状態になるが、さらに顎骨があらゆる方向に成長することによって、すべての歯胚が収容されるようになる。

後継永久歯の歯胚は、先行乳歯の骨性歯胚洞の舌側で成長し、顎骨が成長するにつれて移動する。たとえば、切歯と犬歯は最終的に乳歯の歯根の舌側に位置し、小臼歯の歯胚は末広がりになった乳臼歯の歯根間に位置する。

先行乳歯のない大臼歯の歯胚は、歯堤が後方へ伸長することで発育する。最初、上顎大臼歯の歯胚は咬合面に対して遠心傾斜した状態で発育するが、十分に顎骨が成長した後に通常の傾斜になる。下顎大臼歯の歯胚は歯軸が近心傾斜した状態で発育し、十分な顎骨成長の後にアップライトする。

この段階におけるすべての歯の移動は、歯根形成前に歯冠が成長する歯胚洞内で起こる。

萌出期

歯が機能するまでの萌出期とは、歯根の形成開始から歯が咬合接触するまでの期間である。乳歯と永久歯の萌出メカニズムは類似し、多くの組織学的変化が歯に生じ、萌出を調節する。萌出期の変化を以下に示す。

- 歯根形成
- 歯根膜の発育。歯根形成が開始した後に発育する（萌出のために歯根膜がリモデリングされる必要がある）
- 乳歯の歯根吸収
- 萌出歯上部の骨吸収

これらの組織学的な過程が阻害されれば、必ず萌出障害が起こる。

萌出期は比較的変化が速く、歯が咬合平面に達するまで続く。Shumaker[3]はエックス線写真による研究で、歯冠がほぼ完成する時期に、各歯が咬合平面に向かって動き出すことを観察した。歯冠完成後に萌出し始め、歯が完全に咬合するまでは永久歯で約5年を要する。

萌出後期

歯が機能する萌出後期は、歯が咬合平面に達した以降の時期を指す。歯が咬合することで歯槽突起が高径を増大させ、歯根は顎骨成長に適応しながら成長し続け、歯槽部の骨密度は増加し、歯根膜の主線維が完成する。萌出後の変化は、3つのカテゴリーに分類されている。

1. **学童期の咬合平衡（学童における咬合安定期）**
   この時期は、垂直性の顎骨成長と並行して大変ゆっくりと萌出が進む段階である。
2. **思春期の萌出スパート** circumpubertal occlusal erutive spurt
   この第二段階目は萌出が活発であり、骨格の成長スパートと代償性の歯槽骨の成長が同時に起こり、安静空隙を維持しつつ下顎面高を増加させる。この時期の萌出はより速く、11〜16歳ごろに顔面の成長が成熟するにつれて遅くなる。
3. **成人期の咬合平衡（成人における咬合安定期）**
   この時期は生涯を通して非常にゆっくり萌出が進む。咬耗や歯の喪失による対合歯の挺出などの状況に対し、顔面高を維持するための対応を行う。

萌出のメカニズム

歯の萌出メカニズムはまだ十分に解明されていないが、関連する文献レビューによれば、多因子性のプロセスから成り立っている。歯の萌出に関するさまざまな説について、以下に示す。

歯根の形成

萌出は歯根の形成と同時に起こることから、Masslerら[1]は、歯根の伸長が歯の萌出を引き起こす源泉であると考えた。Shumaker[3]はエックス線写真による研究で、

萌出はおおよそ歯冠完成時に開始することを示した。MarksとCahill[4]はイヌを用いた研究で、歯胚を除去して失活した歯冠に置き換えても、正常な萌出歯と比べて萌出路に違いはなかったと報告した。また萌出過程において、歯自体は何も役割を果たしていないと示唆した。さらに萌出中の歯は三次元的に移動するが、歯根の伸長は移動方向に関与せず、萌出を促進させるに過ぎないと結論づけた。

BerkovitzとThomas[5]も動物の組織学実験において、歯根を摘出した歯の萌出は、歯根のある正常な歯と同様に萌出することを示した。他に放射線の照射を受けて短根になった歯が正常に萌出した事例もある[6]。

上顎犬歯は、萌出前には低位にありながら長い距離を経て萌出する。歯根が萌出経路に重要な役割を果たすとすれば、上顎犬歯の歯根は長く形成されることになるが、実際にはそのようなケースはみられない。

組織圧 hydrostatic pressure

いくつかの研究によって、歯冠周囲の組織と根尖部の組織圧には格差があること(根尖部では、より高い組織圧あるいは組織液の蓄積によって、成長するときに歯胚を咬合面に向かって押し上げる)が明らかになった。

Van HasselとMcMinn[7]はイヌを用いた研究で、萌出中の根尖部の組織圧は、歯冠部の組織圧よりも大きいことを明らかにし、その圧力差が萌出力を生み出しているとの理論を提唱した。しかしそれは、力の大きさと萌出速度との相関関係を示すものではなかった。

また、成長中に歯根と関連組織の外科的切除や根尖部の脈管系の切除を行っても、萌出は停止しなかった。

ChibaとOhshima[8]は、歯根を切除したラットの切歯の萌出速度について、コルヒチンの1回注射と、ヒドロコルチゾンを毎日注射した場合の影響を調査した。本研究によって、萌出速度に顕著な減少と増加が示され、コルヒチンとヒドロコルチゾンが萌出に相反する影響を与えることが明らかになった。さらに、歯根を切除した切歯と切除していない正常な切歯も、この2つの薬剤の投与に対して同様の反応を示し、歯根切除後に続く萌出過程が生理的なものであるとの意見を支持した。組織圧あるいは歯周線維芽細胞による仮説を、確証または反論する直接的な証拠は見つかっていない。

歯小嚢 dental follicle

歯小嚢の軟組織(硬組織の歯胚洞と未萌出の歯冠の間)では、破骨細胞の活動と歯冠方向の骨吸収がみられ、萌出しやすくなるトンネルがつくられる。同時に新生骨が、歯冠と成長中の歯根が移動した後のスペースを満たす。

Marks[9]は、萌出中の歯胚洞表面を調査した結果、歯胚を取り囲む歯槽骨表面内では、骨吸収部と骨形成部に分極して代謝が行われていることを組織学的に発見した。さらに実験では、歯小嚢(密生結合組織)が歯の萌出に不可欠で、骨吸収や骨形成はいずれも、歯小嚢の隣接部以外では起こらないことを示唆した。

Wiseら[10]は、走査電子顕微鏡を用いてラットの第一大臼歯の歯胚洞底における骨形成を調査し、萌出の潜在的な原動力を評価した。その原動力は歯胚洞底での骨形成による可能性が大きく、この骨形成が歯小嚢中の骨形成タンパク質-2 bone morphogenetic protein 2 (BMP-2) の産生と関係することを示唆した。

歯導帯 gubernaculum dentis

乳歯と後継永久歯は早期にひとつの骨性歯胚洞を共有するが、永久歯の歯胚は萌出と歯槽骨の成長によって歯胚洞の下方に位置するようになる。歯小嚢の上部に付着する歯導帯は、歯槽突起内で歯小嚢の相対的な位置を維持して埋伏歯を防いだり、萌出路を誘導する役割を担う。

CahillとMarks[11]はイヌを用いたエックス線写真と組織学的な評価を通し、下顎小臼歯が機能する前の萌出期の歯導帯、歯根形成、歯冠や歯小嚢の役割について調査した。その結果、歯小嚢こそが萌出路の形成や歯胚洞底の骨形成にとって欠かせない構造体であることを示唆した。

歯根膜

歯根膜が歯の萌出に影響するという説が2つある。ひとつは線維組織の成熟が関係し、もうひとつは歯根膜が筋線維芽細胞の張力によって咬合面方向に歯を移動させるとの説である。

- 中間叢のコラーゲン線維が成熟すると収縮し、垂直に傾くと歯が上下に移動する
- 最近では、歯根膜の線維芽細胞中の収縮タンパク質が、筋細胞としての役割を果たしているとの報告がある

Ten Cate[12]は、歯根膜が萌出に主要な役割を担うとの学説を支持した。彼は、歯小嚢から生じた歯根膜が萌出力を生み、歯根膜にある収縮能力をもつ線維芽細胞が重要であると述べた。

歯根膜のリモデリングにおける線維芽細胞の役割について、Ten Cate[13]らは、代謝中の食作用に関する線維芽細胞の役割について言及した。これらの研究によれば、萌出期における線維芽細胞の活性化は、歯の生理的な動きに対して重要な役割を果たすとした。しかしMarks[9]は、成長のある限られた期間と歯根膜の存在だけで、萌出が確実に行われないとしている。

Berkovitz[14]は線維芽細胞の収縮についてのTen Cateらの学説[12]に賛同したが、人工的な組織研究では限界があるとの認識を示した。彼は、歯根膜の形成と再生がげっ歯類の切歯の持続的な萌出と関連していることを示した。

骨のリモデリング

萌出前期における骨のリモデリングとは、歯に面する骨の選択的な添加と吸収によって歯を移動させるという理論である。Brash[15-18]は、成長中の歯の根尖部における骨形成が萌出メカニズムのひとつであると述べた。

イヌを用いたMarksとCahillの実験[4]では、歯小嚢が歯の萌出に不可欠であることと、歯冠の有無にかかわらず骨のリモデリングが萌出中の歯小嚢周囲で起こっていることが示された。さらに、歯小嚢が骨のリモデリングを制御している可能性を示唆した。なぜなら歯根膜、セメント質、固有歯槽骨は歯小嚢の一部から分化したものであり、後に続く過程はこれらの組織と関連組織によってコントロール可能であるからである。

歯槽骨の成長、歯の発育と萌出は相互依存の現象であり、骨形成自体は歯の萌出にとって十分な役割を果たせない。鎖骨頭蓋骨異形成症（鎖骨頭蓋異骨症）は、骨形成が正常であるにもかかわらず、萌出遅延や先天性欠如、あるいは異所萌出がみられる典型的な症例である。

萌出にかかわる分子生物学

萌出メカニズムに関するレビューと、萌出に関連したさまざまな仮説の検証から、萌出には3つの重要な構成要素(1)歯小嚢、(2)萌出路をつくるための歯槽骨の吸収、(3)骨性歯胚洞底における歯槽骨の形成が必要である。歯が萌出するには、歯槽骨の吸収が生じることによって歯胚を覆っている付加骨を取り去り、萌出路を築く必要がある。そして、歯胚は生物学的過程を経て形成された萌出路を通って萌出し、歯槽骨は骨性歯胚洞底から形成されなければならない。

MarksとCahill[4]は、萌出とは、骨吸収と骨形成という役割を担う歯槽骨中の歯小嚢における一連の新陳代謝であり、歯自体は萌出過程に関与しないと述べた。ただ、どのような生物学的過程が、萌出に必要な破骨細胞による活動と骨形成の両方を制御するのかという疑問は残る。

BosshardtとSchroeder[2]は、ヒトの小臼歯とげっ歯類の大臼歯の比較のため、光学電子顕微鏡を用いてさまざまな測定を行い、歯根形成と萌出前後のセメント質の発育と修復状態を評価した。セメント質は反応性の高い無機質の組織であり、歯根の安定と歯を適切な位置に移動させ維持するという重要な生物学的活動を有する。さらに小臼歯のセメント質形成と歯根膜の付着は、対合歯と咬合するまで長期間を要し、セメント質の形成開始から歯根完成までに平均5～7年を要すると示唆した。

Larsonら[19]は、萌出前のイヌの下顎小臼歯13本に対しエナメル器の外層（歯小嚢）を除去し、エックス線写真や組織観察などで経過を追って、萌出時におけるエナメル器の役割を調査した。歯小嚢のない歯は萌出しなかったが、再び歯小嚢を戻した3歯は萌出した。このことから、歯小嚢がなければ歯は萌出できないとの結論が得られた。

既出のWiseら[10]の研究では、萌出の潜在的な原動力である骨性歯胚洞底の骨形成を調査した。走査型電子顕微鏡で生後3～18日のラットの下顎臼歯を調べ、歯槽骨の歯胚洞底における骨形成がその原動力であるという結論に至った。またこの骨形成が、歯小嚢における骨形成タンパク質－2の産生に関与することが示唆された。

またWise[20]は、破骨細胞の発生と骨形成の両方を制御するメカニズム、制御を開始する分子、この過程にかかわる細胞と組織について調べた。ラットの下顎第一大臼歯周囲の破骨細胞は、生後3日で急激に増加し、生後10日でさらに小規模に増加したとの結果から、萌出に必要な破骨細胞の発生と骨形成にかかわる時期や部位は、歯小嚢内のさまざまな遺伝子に制御されることが示された。

永久歯萌出期

　萌出過程は、系統だった連続性のある現象である。歯冠形成が完了し、歯根形成が開始すると、歯は萌出開始する。この過程中、歯は骨組織と軟組織を通過し、歯胚洞から咬合する機能的な位置まで移動する。萌出とは、咬頭や歯冠が歯肉から出現することである。

　Philbrickら[21]は、歯冠完成と萌出開始から永久歯咬合完成まで、およそ5年を要すると明言している。

　Suriら[22]は文献レビューで、萌出過程とは、歯根形成の完成と歯周組織の確立、そして機能的な咬合の維持を含むダイナミックな過程であると述べている。

　この複雑な過程では、顎骨の成長も、サイズの増加や形態の変容、位置の変化などさまざまな骨格成長の変化に対応しながら相互作用している。正常な骨のリモデリングは、遺伝要因や環境要因の影響を受けるものであり、顎骨内で起きている歯の萌出にも必要な過程である。

　乳歯の自然脱落と後継永久歯の萌出は、歯根と周囲組織の間における一連の複雑な相互作用の結果として生じる。この相互作用は、一連の生化学的現象や生物学的現象によってコントロールされ、それらの現象はいくつかの遺伝子により制御されている。個々の現象は次のステップに進むために不可欠であり、乳歯が自然脱落した後の正常な永久歯の萌出を促進する。

　正常な歯列交換では、以下のような段階を経て乳歯から後継永久歯へ入れ替わる。この各段階が萌出をモニタリングするのに有効な指標となり、問題の発見と治療計画の立案が可能となる。

1. 乳歯の歯根吸収
2. 永久歯の歯根伸長
3. 乳歯の自然脱落
4. 萌出路を形成するための歯胚上部の骨吸収
5. 歯胚および後方スペースを満たす骨添加
6. 垂直的な萌出による歯槽骨の垂直成長と歯槽高径の増大
7. 顎骨中での永久歯の移動
8. 2/3の歯根形成における歯槽頂の貫通
9. 3/4の歯根形成における歯肉縁の貫通
10. 咬合時から歯根完成時までの期間

　萌出初期に発育上の問題を早期発見することは、早期介入にとって最も重要な項目となる。多くの歯の異常がその形成時と萌出時に生じるものであり、問題を認識するには、歯の発育変化を十分に理解する必要がある。パノラマエックス線写真による長期にわたるモニタリングは、異常の早期発見と介入に大いに役立つ（3章参照）。

萌出を妨げる要因

　萌出過程をより理解するため、多くの動物実験とヒトのエックス線写真を用いた研究が行われてきた。既出のCahillとMarks[11]の研究によると、萌出は歯槽骨における一連の新陳代謝であり、歯小嚢の骨吸収と反対側の骨形成という特徴をもち、歯自体はこの過程に寄与しない。

　WiseとKing[23]は分子的研究で、萌出は歯槽骨中の歯小嚢と骨芽細胞と破骨細胞間の一連のシグナル伝達に制御される、密接に協調した過程であることを明らかにした。

　この過程で障害があると、正常な萌出が妨げられ、結果として萌出遅延から完全な萌出障害にまで及ぶことになる。これらの異常は、非症候群の一部として、あるいは無症候性の障害（孤立性または家族性）として発生する。

　歯の形成異常と萌出障害には、一般的に3つの要因（全身要因、遺伝要因、局所要因）がある。これらの要因が細胞間質の形成あるいは歯の石灰化を阻害し、脱灰などの歯の構造体の異常を呈す。さらに、歯の発生を抑制（歯数不足症）あるいは余分に歯胚を形成する（歯数過剰症）こともある。同様に、歯槽骨の添加－吸収メカニズムが何らかの理由で障害を受けると、萌出過程にも異常が発生する。萌出段階によって、症候性と無症候性の問題が萌出遅延から未萌出まで及び、アンキローシス、原発性萌出不全（PFE：primary failure of eruption）、二次的な萌出不全、移転歯、異所萌出、埋伏歯などの異常が起きる。乳歯と永久歯の萌出年齢は、民族差、人種差、性差、個人差が影響してばらつきがあるが、それは正常範囲内である。しかし、萌出時期や萌出順序の重度の逸脱、その他の萌出障害に注意を払うことは、矯正歯科治療の開始時期と治療法の決定の際に重要である。

　次に、正常な萌出過程に悪影響を与える病因および萌出障害の病因、エックス線写真による鑑別について述べる。

全身要因

内分泌腺障害は萌出を含め、全身に重大な影響を及ぼす。BaumeとBecks[24]が成長ホルモンとチロキシンとその双方に対するラットの切歯の反応を測定したところ、成長ホルモンでは萌出速度は上昇せず、歯のサイズが増加した。一方チロキシン投与では歯のサイズが増加し、萌出速度は若年群で36％、年長群で46％上昇した。

Philbrickら[21]は、破骨細胞の調節において副甲状腺ホルモン関連タンパク質（PTHrP）の影響を解明するため、上皮性の星条網細胞と歯小囊の間葉細胞の初期培養を行った。破骨細胞形成抑制因子の添加によって共存培養で形成された破骨細胞の数が減少し、破骨細胞の形成には破骨細胞分化因子が関与していることが示唆された。彼らは、PTHrPが歯小囊を通して破骨細胞の形成を調節しており、その現象は、骨芽組織が周辺骨に及ぼす過程に類似していると結論づけた。

Tse Mdoら[25]はラットの片側皮質除去を行い、甲状腺ホルモンの影響を調査した。これは、大脳半球を除去し視床と視床下部を温存することで、甲状腺機能低下症をつくり出すものである。その結果、週単位で上顎切歯の萌出速度の有意な減少と、甲状腺刺激ホルモン放出ホルモン投与後の萌出速度の部分的な回復が認められた。

先天性甲状腺機能低下症

クレチン病としても知られる先天性甲状腺機能低下症 congenital hypothyroidism は、出生時の甲状腺欠如または発育不全と甲状腺ホルモン不足が原因である。現在、出生時には必ず診断と治療が行われている。発見・治療されなければ、甲状腺機能低下症は精神発達遅滞と不均衡性小人症を引き起こす。さらに乳歯の萌出、自然脱落、永久歯の萌出を含め、歯列の発育がすべての段階で遅延する。一般に歯の大きさは正常だが、叢生を呈す。

若年性甲状腺機能低下症（後天性甲状腺機能低下症）

若年性甲状腺機能低下症 juvenile hypothyroidism は甲状腺の機能不全に起因し、10〜12歳ごろにみられる。この年齢までに成長がほぼ完了するため先天性甲状腺機能低下症のような体の不均衡はないが、若干の肥満がみられる。歯列の発育、乳歯の自然脱落と永久歯の萌出は遅延する。

下垂体機能低下症

下垂体機能低下症 hypopituitarism は、脳下垂体の早期の機能低下に起因する。歯の萌出遅延は下垂体機能低下症の特徴であり、患者の生涯を通して乳歯が残存することがある。永久歯の萌出が保証できないため、乳歯抜歯は好ましくない。歯列弓は標準よりも小さいと報告されており、すべての歯を歯列に収容することができず叢生を呈する。歯根は標準より短く、支持組織の成長は遅延する。

軟骨無（異）形成症（軟骨形成不全性小人症）

軟骨無（異）形成症 achondrodysplasia は常染色体優性遺伝疾患で、不均衡性小人症 disproportionate dwarfism を引き起こす。軟骨の成長や軟骨性骨化が阻害され、二次的な鼻上顎複合体の移動が不十分となり、上顎面が後退して鼻柱は落ち込んでしまう。上顎骨が劣成長のため、Ⅲ級・開咬傾向を呈し、歯列の発育はわずかに遅れる。

軟骨、特に長骨の発育不良により成長が抑制され、一般的には、乳幼児期に低身長症と診断される。胴体は標準的だが、頭部は不釣り合いに大きい。指の長さはほぼ等しい。

KosowiczとRzymski[26]が、下垂体機能低下症患者48名の顎骨と歯をエックス線写真で調べたところ、乳歯の歯根吸収がなく、自然脱落の遅延や永久歯の顕著な萌出遅延、上下顎歯槽窩深部の永久歯の埋伏、顎骨のサイズの過小、叢生などの所見を認めた。

Barbería Leacheら[27]は、内分泌と歯列の状態について発育不全の子ども50名を調査し、歯齢と成長遅延との関係を調べた。成長遅延が、遺伝子や成長ホルモンに起因するかどうかにかかわらず、骨年齢が低いからといって必ずしも歯齢も低いとは限らないと報告している。

遺伝要因

萌出障害は、鎖骨頭蓋骨異形成症やダウン症を含め多くの遺伝性疾患と症候群に認められる特徴であることが明らかになってきている。萌出順序と萌出時期の双方が、主に遺伝的に決定されているようである。副甲状腺ホルモン受容体1（PTH1R）遺伝子が家族性のPFEの原因となり得るとの最近の調査結果[28]から、萌出に絡んだ他の障害も、遺伝要因が原因である可能性を示唆している。

鎖骨頭蓋骨異形成症（鎖骨頭蓋異骨症）

鎖骨頭蓋骨異形成症 cleidocranial dysostosis は、主に骨と歯に影響を及ぼす疾患である。問題の程度により、鎖骨頭蓋骨異形成症の徴候と症状は、同じ家族の中でさえ大きく異なる。鎖骨頭蓋骨異形成症は、世界中でおよそ100万人に1人の割合で発症する。

通常、鎖骨の発育不全や欠損を認める。結果として肩は狭く傾き、異常なまでに肩を体の前方で同時に寄せることができる。頭蓋縫合部と泉門の閉鎖遅延も、この症候群の特徴でもある。通常だと幼少期に閉鎖する泉門は、成人期まで閉鎖しないこともある。

鎖骨頭蓋骨異形成症は、RUNX2の変異が原因であると考えられている。RUNX2は、未分化の間葉系細胞が骨芽細胞や軟骨細胞に分化する際に必要なマスター遺伝子であり、多くの他の遺伝子を制御する。RUNX2遺伝子は、骨と軟骨の発育と維持に関係するタンパク質をつくるための指令を出していると考えられている[29]。

鎖骨頭蓋骨異形成症患者は、乳歯の歯根吸収の遅延と永久歯の萌出遅延により歯列の発育が遅れる。萌出遅延や萌出障害、多数歯の埋伏、過剰歯、先天性欠如歯などが見られる不正咬合の原因となる。

ダウン症

ダウン症、別名21番トリソミーは先天的な奇形で、通常2本の21番染色体が3本存在することが原因である。

ダウン症患者には萌出遅延がよくみられる。ときには2歳になるまで第一乳臼歯が萌出せず、5歳で乳歯列が完成することもある。萌出は異常な順序をたどり、中には15歳まで残存する乳歯もある。

顔面様相が特徴的で、診断は難しくはない。鼻柱が標準よりも扁平で眼窩は小さく、目は釣り上がっている。

舌が標準より大きい傾向にある一方で下顎骨が標準より小さいため、通常舌は突出する。また、ダウン症の子どもの多くには中等度の知的障害がみられる。

局所要因

萌出障害は多くの局所要因によって起き、無症候性型として分類可能である。この障害に対する早期介入では、まず鑑別診断を行い、問題の初発原因を突き止めることが重要である。たとえば、アーチレングスディスクレパンシーによって生じたのが明らかな場合もあれば、さまざまな異常を発症するPFEによって起こる場合もある。

正常な萌出過程を妨げる局所要因には、過剰歯、歯牙腫、嚢胞、その他病的な状態、乳歯のアンキローシス、乳歯の残根、線維性軟組織、骨障壁、乳歯の早期喪失によるスペース不足、乳歯の晩期残存、永久歯萌出を早める可能性のある乳歯の根尖病巣、口腔習癖や筋機能障害が挙げられる。さらに乳歯抜歯により、後継永久歯の萌出に何らかの影響を与える。

Gron[30]は子ども874名を調査し、萌出は暦齢や骨年齢よりも歯根の形成段階と密接に関連し、萌出した歯が咬合平面に達する時期の歯根は約3/4が形成された未完成な状態であることを示した。

またPosen[31]が、子どもの乳臼歯の片側抜歯を行った研究では、4～5歳までに乳臼歯の抜歯を行うと小臼歯の萌出が遅延し、5歳以降に行うと萌出遅延は減少した。さらに8～10歳になると、小臼歯の萌出速度が有意に増加したと報告している。

萌出障害の分類

問題を分類し、萌出障害の原因を特定してから治療計画を立案する。萌出障害は大きく2つに分けられる。

1. 萌出時期に関連した障害：萌出遅延、早期萌出、萌出不全など
2. 萌出位置に関連した障害：異所萌出、移転歯、埋伏歯など

表10-1に、萌出時期と萌出位置で萌出障害を分類した。

萌出遅延

萌出時期が正常範囲内から逸脱すると、萌出遅延や早期萌出となる。過去1世紀にわたり行われたさまざまな対象者に対する研究から、萌出時期には人種差、民族差、性差、環境による差が認められた。そのため、萌出が数ヵ月早くなり遅延することは、正常な萌出を妨げる局所的あるいは全身的な問題がない限り、有害ではない。

10 萌出障害の早期発見と治療

表10-1　萌出障害の分類

萌出時期に関する障害	萌出位置に関する障害
●萌出遅延 ●乳歯の早期喪失と永久歯の早期萌出 ●萌出不全（PFEと二次的な萌出不全） ●歯の発育遅延 ●萌出順序の異常	●異所萌出 ●移転歯 ●埋伏歯 ●アンキローシス

萌出遅延（DTE：delayed tooth eruption）は発現率の高い臨床所見で、乳歯列と永久歯列の両方で起こり、局所要因、全身要因、遺伝要因により発症する。乳歯の萌出は、通常だと生後6〜8ヵ月あたりで開始するが、遺伝や体質によって、歯列の発育は最大で1年遅れることもある。1歳を過ぎても乳歯が見られなければ、全身的な障害や症候群の可能性を考慮しなければならない。

そうした子どもに、異所性歯、身体的障害、歯の構造上の欠陥の所見がなく、萌出時期が正常範囲内であれば、定期的な観察が最良の選択肢である。しかし、標準的な萌出時期よりも早いあるいは遅れている場合、また特に萌出時期が左右で非対称であれば、エックス線写真でモニタリングする必要がある。特に標準的な萌出時期よりも10ヵ月以上遅れている状況は、見逃してはならない。

適切な時期でスクリーニングとフォローアップを行えば、のちの歯列と健康への悪影響を未然に防いだり、最小限に食い止めることができる。各歯列期ごとに行う定期的なパノラマエックス線写真によるモニタリングは、異常の早期発見と早期介入に大変有益である。

病因

DTEの用語と病因論には、大きな論争がある。Suriら[22]は、**乳歯の保定** primary retention、**埋伏歯** embedded teeth、**晩期萌出** late eruption、**萌出遅延** retarded eruption、**萌出抑制** arrested eruption、**萌出障害** impaired eruption などを含むDTEの用語のリストを出版した。**表10-2**に、乳歯列期と永久歯列期における萌出遅延の原因を列挙する。

診断

DTEは、慎重な口腔内外の診査、医科的・歯科的既往歴の評価、エックス線写真による診査で診断する。前述のように、長期的なパノラマエックス線写真によるモニタリングは、萌出障害の早期発見と鑑別診断に大いに役立つ。

医科的既往歴、家族歴、近親者の萌出障害の情報は、非常に重要である。DTE関連の多様な障害が報告されている。

臨床診査

臨床診査は、患者の全身的な評価から始めるべきである。症候群であればDTEの発見は容易だが、症状が軽度の場合、さらに精査が必要となるため注意を要する。

口腔診査

口腔診査は具体的に、萌出障害を評価するための視診、触診、打診、必要に応じてエックス線診査を行う。視診では歯数と歯の形態を診査し、萌出のタイミング、萌出順序を評価する。診査は、頰舌側からの視診も含まれる。顎堤の大きさと形は、歯の萌出過程において特徴的な形態を示すためDTEの発見に役立つ。幅の狭い顎堤はその近辺の歯の欠如を示し、幅の広い豊かな顎堤はその近辺の歯の存在を示す。顎堤の触診から、未萌出歯の状態、骨内の歯の有無、萌出寸前かを把握できる。顎堤と軟組織の注意深い観察と触診からも、膨張、瘢痕、線維性あるいは緻密な組織の存在を確認することができる。

さらに口腔診査として萌出パターンの評価が重要で、特に上下顎歯列の左右を比較し、非対称の萌出パターン、晩期残存乳歯、永久歯の非対称な萌出（6ヵ月以上の左右差）などの萌出障害の重要な徴候を診る（**図10-1、2**）。

萌出障害の診断には、エックス線写真による慎重な診査が必要である。そのため数種類のエックス線写真が用いられる（3章参照）。

また臨床検査においては、全身要因も考慮されるべきである。他の医科分野との連携も必要となることもある。

表10-2 萌出遅延の原因

乳歯
- 体質的な遅延
- くる病のビタミンD欠乏（カルシウム代謝に悪影響を与え、歯の萌出遅延と骨異常の原因となる）
- 甲状腺機能低下症（ホルモンの生合成が低いことによって、萌出遅延を含めた発育遅延の原因となる）
- 下垂体性機能低下症（発育不全とDTE）
- 鎖骨頭蓋骨異形成症
- ガードナー症候群（Gardner syndrome）
- Apert症候群
- ダウン症
- 脳性麻痺
- タンパク質エネルギー栄養障害、あるいはタンパク質・熱量栄養障害（幼児や若年層で最もよく起こる、タンパク質摂取不足による栄養失調の一種で、発展途上国の中には子どもの主な死因となる国もある）

永久歯
- 乳歯の萌出遅延のすべての原因が、永久歯の萌出遅延の原因になる
- 顎骨の大きさとスペースの不足による叢生
- 過剰歯と歯牙腫
- 歯原性囊胞または他の病変
- 乳歯の晩期残存あるいは残根
- 歯の形態異常と歯の発育不全
- 歯を覆う硬い歯肉と骨障壁

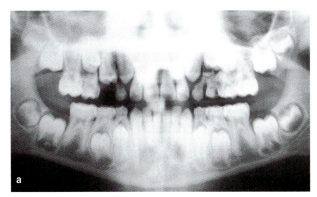
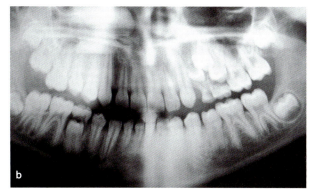

図10-1 a：早期介入すれば見つけることができたはずの、発育途上の上顎左側歯列における萌出障害。
b：介入が遅れた結果生じた非対称性の萌出。

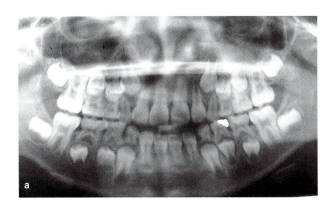
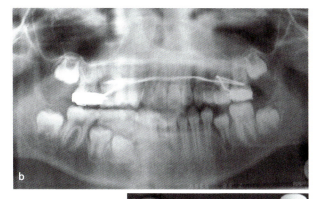
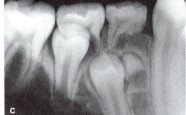

図10-2
a：正常な萌出パターン。　b：非対称性の萌出パターン。
c：萌出障害が結果として生じた。

10 萌出障害の早期発見と治療

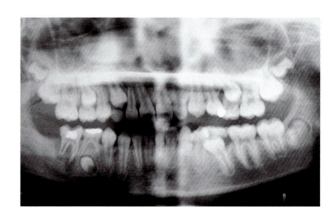

図10-3 下顎右側小臼歯の発育遅延。左側小臼歯は十分に発育している。

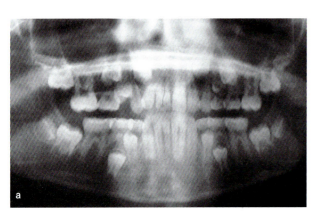
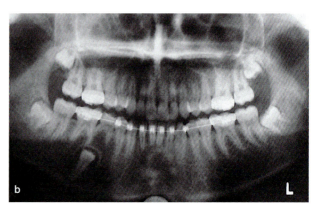

図10-4 下顎右側乳臼歯のアンキローシスによる後継小臼歯の未萌出。
a：混合歯列後期のパノラマエックス線写真。
b：3年後のパノラマエックス線写真を見る限り、より早期に先行乳臼歯を抜歯すべきであった。

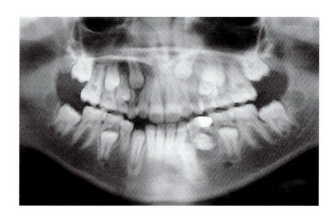

図10-5 下顎左側犬歯と小臼歯の萌出を阻害する囊胞。

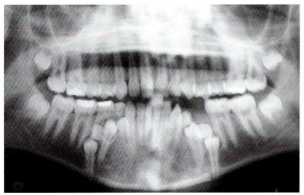

図10-6 すべての下顎小臼歯の萌出を妨げる4本の過剰歯。

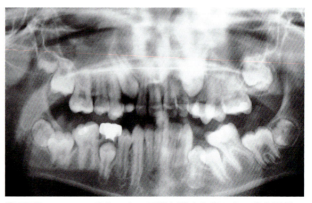

図10-7 スペース喪失による下顎左側小臼歯2本の萌出困難。

通常、全身要因による萌出遅延はすべての歯の萌出遅延と関連しており、萌出順序に変化はみられない。対照的に、局所要因による萌出遅延では、影響を受ける歯の数は少なく（前歯部か臼歯部に限定）、また歯の萌出順序も異なり、歯列弓の左右で非対称性の状態で萌出する。

エックス線診査

- 患歯が予後不良で、回復の見込みがないと診断されれば抜歯となり、その後はスペース閉鎖あるいは補綴物やインプラントによる修復となる。未萌出で重度のアンキローシスをともなう永久歯や、重度の形成不全をともなう未萌出歯が、このタイプに該当する（図10-4参照）
- 乳歯にDTEの可能性があれば、まずは慎重に経過観察を行う。未萌出乳歯が重度の形成不全であれば抜歯を行い、後継永久歯の状態と萌出段階によっては、永久歯が萌出するまでスペースを維持すべきである
- DTEの永久歯が、重度の形成不全であれば通常は抜歯すべきだが、成長期の場合は経過観察を行い、周囲の顎堤の正常な発育と維持のために抜歯を延期する。形成不全歯は萌出後に保存が可能であり、支台歯としての役割を果たすこともある
- 線維性組織、骨障壁、乳臼歯のアンキローシス、乳歯の残根、嚢胞、過剰歯、歯牙腫などの障害が、正常な歯の萌出を妨げている場合、これらの障害を外科的に排除して萌出促進させるのが、最良の治療選択肢である。DTEがスペース不足と叢生に起因する場合は、スペースリゲイニング（スペースの再獲得・回復）、スペースクリエーション（スペースをつくり出すこと）、スペースメインテナンス、萌出誘導が最良の治療選択となる。病因と問題の種類により、障害を外科的に排除した後さまざまな治療が必要となる
  - 未萌出歯のため、一定の経過観察やスペースメインテナンスとその後の経過観察のみが必要な患者もいる
  - 萌出のスペースを喪失している場合、障害を外科的に排除した後、スペースリゲイニングとその後の経過観察を必要とする患者もいる
  - 障害を外科的に排除した後、さらに萌出遅延歯あるいは未萌出歯にアタッチメントを接着し、牽引する必要のある患者もいる
- DTEは、臨床的診査やエックス線診査で歯根の変形や位置異常、物理的な閉塞などの明らかな発育異常が認められなければ、定期的な経過観察が推奨される
- 経過観察中に歯根が2/3の長さに達したら、DTEに対する矯正歯科治療と牽引を開始すべきである
- DTEが全身または症候性の原因を有する場合、適切な検査と治療のために専門医による連携医療が必要となる

Gron[30]は、萌出時の歯根の長さが、萌出遅延を判断する基準となると報告した。正常な状況下では、歯根長の3/4が完成したときに歯が萌出を開始する。しかし萌出時の歯根長は歯種によりさまざまで、正確に一致しない。たとえば犬歯と第二大臼歯は歯根長の3/4が完成後に萌出し、下顎切歯と第一大臼歯は歯根長の3/4が完成前に萌出する。

アンキローシス、スペース喪失、過剰歯、歯牙腫、嚢胞などの歯および歯根の局所要因、あるいは発育異常に起因するDTEは、エックス線写真によって鑑別可能である。DTEは歯の形成不良の結果として生じる可能性があるため、問題が局所的か全身的かを評価することが、診査の第一歩である。下顎第二小臼歯の形成遅延と萌出遅延はよく遭遇する問題であるため、必ず治療計画立案時や、特に連続抜歯とスペースマネジメントを実施する前には慎重に評価する（図10-3）。

前述のとおり、アンキローシス、嚢胞形成、転位歯、過剰歯、スペース不足を含めた局所・全身要因によって、永久歯が萌出遅延する（図10-4〜7）。

治療の検討事項

発育の初期段階に、DTEの診断も矯正歯科治療も行われないのは問題である。萌出予定年齢になっても歯が生えてこないDTEに対する最良のマネジメントは、パノラマエックス線写真による定期的な経過観察、早期発見と適時の介入を行うことである。

問題が進行していたら、まず慎重に評価を行って病因と段階を特定し、相応の治療計画を立案する。DTEの種類と段階が特定できれば、多くの治療法が選択できる。

乳歯の早期喪失と永久歯の早期萌出

乳歯列と永久歯列の萌出のタイミングが、個々によって異なり多様であるのと同様に、乳歯脱落のタイミングも子どもによって異なる。乳歯が早期に脱落しその後継永久歯が早期に萌出すれば、状況によっては相応の配慮とマネジメントが必要になることがある。

10 萌出障害の早期発見と治療

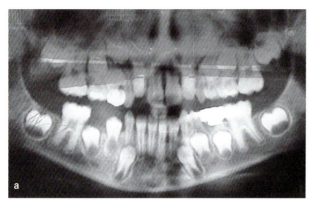
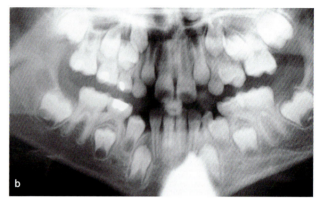

図10-8　a、b：下顎右側小臼歯の早期萌出。非常に短い歯根で、大きな動揺がある。

病因

局所要因

　乳歯の早期喪失の主な原因は、う蝕の未処置や重度のう蝕、スポーツや事故による外傷で、子どもの事故が特に多い。部位では上顎中切歯が最も多く、オーバージェットが大きく切歯が前突している子どもで多発する。

　早期喪失の局所要因は、長期に残存している根尖部膿瘍と侵襲性の歯周炎であり、後継永久歯を被覆している骨の早期吸収と永久歯の早期萌出を惹起する。図10-8は、局所的な感染と膿瘍のために下顎右側乳臼歯を喪失した、2名の患者のパノラマエックス線写真である。下顎第一小臼歯が早期に萌出しているが歯根は短く、動揺があるため固定が必要である。対照的に下顎左側乳臼歯は存在しており、後継永久歯は萌出まで遠い位置にある。

病的要因と全身要因

　早期萌出と関連した乳歯の早期喪失は、臨床的には問題のないこともあるが、外傷の既往がない5歳以下の子どもにおける早期喪失は、見落としてはならない。局所要因あるいは全身要因からなる疾病と関連している可能性があるため、特別な配慮が必要である。以下に、早期喪失を引き起こす全身要因を列挙する。

低ホスファターゼ症 hypophosphatasia　Hartsfield[32]は、「全身疾患に関連した早期喪失は、免疫機構や結合組織の異常を引き起こす」と報告した。これは、低ホスファターゼ症と早期の歯周炎を指す。低ホスファターゼ症はあまり遭遇しない遺伝性代謝性疾患で、ALPL遺伝子の突然変異が骨の石灰化に影響を与える。ALPL遺伝子は**アルカリホスファターゼ**と呼ばれる酵素の産生シグナルを出すため、骨と歯の石灰化では欠かすことのできない役割を果たす。突然変異によって石灰化の過程が障害を受け、骨と歯の発育におけるカルシウムやリンなどの無機質の沈着に影響を及ぼす。低ホスファターゼ症は、出生前から成人期までどの時期でも発症する。最も重度の症状は、出生前や乳児期の早期に起こりやすい。無機質化欠乏のため骨は軟弱で、くる病に類似した骨格異常を引き起こす。幼児期の症状はさほど深刻ではなく、セメント質の不足が原因の乳前歯の早期喪失は、初期徴候のひとつである。歯の喪失は生理的な場合や、軽度の外傷が要因となる場合もある。

顆粒球減少症 agranulocytosis　顆粒病または**顆粒白血球減少症**として知られる。顆粒球、最も一般的には好中球の産生が著しく低下する急性症状であり、顕著な好中球減少によって身体に悪影響を与え、細菌の侵入に対して抵抗力が低くなる。この症状は歯肉からの出血、唾液分泌亢進、口臭、骨粗鬆症、歯根膜の破壊、および結果的に歯の早期喪失を引き起こす。

重度の口腔感染　早期喪失は、Wiskott-Aldrich症候群、糖尿病、帯状疱疹など、その他の疾患により起こる重度の口腔感染を有する患者にもみられる。Wiskott-Aldrich症候群は、1937年にWiskott、1954年にAldrichによって著された。まれなX染色体連鎖性劣性原発性免疫不全症であり、湿疹や血小板減少症、免疫不全、血小板減少症に続発する血性下痢の臨床症状がみられる。

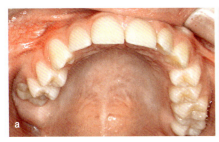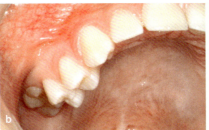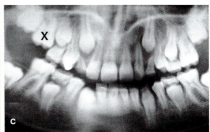

図10-9　a〜c：上顎右側第一大臼歯にみられる原発性萌出不全(PFE)。

歯周炎　早期喪失の原因のひとつである歯周炎は、歯根膜、セメント質、歯槽骨を含めた歯周組織の進行性の破壊をもたらす多因子性疾患の一群であり、最終的には歯が喪失する。

先端疼痛症 acrodynia　水銀中毒症またはピンク病としても知られており、幼少期に水銀あるいはその化合物に曝されることで起こる疾患である。臨床所見には発熱や拒食症、足裏と手のひらの剥離(落屑：皮膚がピンク色になる原因)、発汗、頻脈、胃腸障害、筋緊張の低下がある[33]。口腔内所見としては粘膜の炎症と潰瘍、唾液分泌過多、歯槽骨の喪失、歯の早期喪失がある。

放射線療法　口腔顔面領域の悪性腫瘍に対し、放射線療法を用いて唾液腺を破壊した結果、口腔乾燥症が起きる。唾液分泌の減退は、歯頸部のう蝕を進行させる原因となる。他の合併症に骨壊死があるが、多くは重度の歯周病が関与して起こり、放射線療法の二次的影響によって歯が喪失する。

萌出不全 failure of eruption

萌出障害としては他に萌出不全がある。PFEはまれな疾患で、いまだ全容は解明されていない。永久歯の無症候性の萌出不全であることが特徴で、機械的な障害が原因ではない。

PFEは臼歯部に影響し顕著な臼歯部開咬をもたらすため、複雑な管理や治療を必要とする。ProffitとVig[34]は、この種の開咬は、臼歯部が十分に咬合接触するまで萌出できない原因となると述べた。またこの問題は、萌出過程における機械的な干渉(アンキローシスや軟組織の干渉など)に分類されないともしている。PFEは、最も近心から遠心まですべての患歯に影響する一方、機械的な萌出不全は関連のある歯や歯列だけが影響を受け、主にアンキローシスや軟組織の干渉に起因する。PFEと機械的な萌出不全の早期における鑑別は、矯正力に反応しないのはすべての臼歯なのか、特定の患歯だけかを判定するため、臨床的に重要となる(図10-9)。

最も近心の患歯から遠心に向かって歯の萌出パターンをモニタリングするため、定期的なエックス線撮影による評価が推奨される。通常PFEは、上下顎両側4ブロックにおいて片側性に現れるが、両側性の場合もある。

病因

RasmussenとKotsaki[35]は、乳歯の未萌出はまれで、萌出不全には第二乳臼歯が含まれることがほとんどだと説明した。さらに萌出不全を2つに分類した(①未萌出、②部分的に萌出するが停止後再び埋伏)。またPFEの病因は遺伝性で、常染色体優性の遺伝様式だと結論した。

Wise[20]が、萌出には歯小嚢の存在が必要であると示したように、歯小嚢は破骨細胞形成と骨形成を調節しており、萌出路を形成するための歯槽骨の吸収、歯胚洞底の歯槽骨形成や萌出のために必要となる。Philbrickら[21]は、PTHrPが歯小嚢に介在することから、末梢の骨における骨芽細胞の調節過程と同様の方法で、破骨細胞形成を調節している可能性があると報告した。

最近の研究からPFEは遺伝することが示唆されており、いくつかの家族性PFE症例において、PTH1R遺伝子の突然変異が報告されている。そこで診断に遺伝子分析を取り入れることで診断精度が向上し、PFEのマネジメントが改善されることになる。Frazier-Bowersら[36]は、ラットのネットワーク解析によって萌出障害の病因を調査し、PTH1R遺伝子は骨のリモデリングと歯の萌

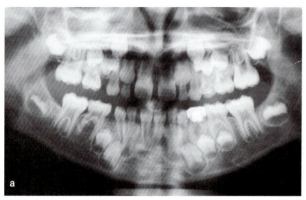 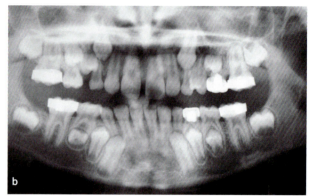

図10-10　a：初診時のパノラマエックス線写真。下顎右側小臼歯は先天性欠如と考えられた。
b：3年後に撮影されたパノラマエックス線写真によって発育遅延と判明した。

出のために重要とされるPTHrP遺伝子などと同様のはたらきをもつことを明らかにした。

Ahmadら[37]は、PFEの患歯を最大級の規模で詳細に分析するため、文献中の40症例についてシステマティックレビューを行った。萌出不全症例のほぼ半数で家族歴を認めた。また患者の60%が女性で、第一大臼歯と第二大臼歯が最も多かった。切歯、犬歯、小臼歯もPFEに関与していたが頻度は小さかった。発現率について、上下顎間や左右側間の有意差は認められなかった。

ProffitとFrazier-Bowers[38]は最近の研究で、単独臼歯1本のアンキローシス、PFE、遺伝性が原因となる萌出障害について重点的に鑑別するため、萌出の出現前後を再検討した。その結果、PFEでは最も近心の患歯から遠心に至るすべての歯が萌出不全となり、矯正力を作用させても歯の移動が不可能だった。第一大臼歯がアンキローシスの場合、第二大臼歯と第三大臼歯が正常で自然萌出する可能性が高い。またアンキローシス歯を抜歯し、第一大臼歯部に第二・第三大臼歯を移動可能である。

本研究では、PFEが臼歯部開咬の原因である点が多く見落とされがちであり、単独歯のアンキローシスとPFEとの鑑別診断が治療計画において重要と結論づけた。また遺伝は萌出のメカニズムと萌出誘導において考慮すべき重要事項であり、鑑別診断の要点となるとした。

Stellzig-Eisenhauerら[28]は、最少2名が無症候性PFEをもつ4家族について臨床研究と分子遺伝学的研究を行った。本研究では、無症候性PFEは常染色体優性遺伝であることが示唆された。PTHR1遺伝子の分子遺伝学的解析から、PFEを有する者は3つの異なるヘテロ接合型突然変異の存在が明らかになったが、非罹患者には認められなかった。このことから、無症候性PFEの遺伝分析が萌出障害の鑑別診断に利用できると結論づけた。

治療法の検討事項

PFEは、複雑な治療管理計画を必要とし、予後が不良となる重度の臼歯部開咬を発症させる可能性をもつ。患者の年齢、患歯の数と位置、歯根の発育段階、低位咬合の程度により複数の治療計画が提案されているが、治療結果はさまざまである[39,40]。アンキローシス乳歯の抜歯、スペースコントロール、永久歯萌出のモニタリングが単純な治療法として挙げられる。より複雑な症例として歯根未完成の若年者の場合は、患歯の外科的脱臼と挙上、牽引後に固定する方法が提案されている。

乳臼歯の萌出不全が早期に発見され、マネジメントが適切であれば、矯正的な萌出誘導はほぼ必要ない。該当乳臼歯の早期発見と適時の抜去、スペースメインテナンスと犬歯および小臼歯萌出の観察は、萌出不全のマネジメントにおける初期の予防にあたる。この一連の対応により永久歯の萌出が促進される。牽引が必要となる症例もあるが、まれに牽引と萌出に失敗し永久歯の抜歯となることもある。萌出スペースの獲得と骨障壁や歯胚上部の軟組織の除去も、小臼歯萌出の促進が可能である。

Mc Caffertyら[39]は、PFEが原因で重度の臼歯部開咬を呈した8歳男子における上下顎右側第一大臼歯の萌出不全について報告した。医科的既往歴には特記事項はなく、兄弟に類似した歯の異常も見られなかった。低位咬合のため上下顎右側第一・第二乳臼歯は抜歯され、第一

大臼歯を外科的に開窓し、小臼歯と大臼歯の萌出を2年にわたり観察した。小臼歯が萌出する徴候を示して歯根は発育を継続し、残存乳歯は自然脱落した。上下顎の右側第一大臼歯は萌出せず、その後抜歯された。13歳時、開咬を軽減させるために上下顎の犬歯や小臼歯の矯正学的な挺出を行った。

Lygidakisら[40]は、下顎右側第一大臼歯に限局した低位咬合で、二次的な萌出障害を認める7歳半の男子について報告した。家族内に、萌出障害やアンキローシスの既往歴は一切なかった。治療としては、大臼歯を外科的に脱臼した後に咬合平面へ挙上し、隣接乳臼歯に固定した。スプリントは4週間装着された。3年間の経過観察を経た治療結果は良好で、臨床診査やエックス写真診査でも病的所見は認められなかった。大臼歯の歯根の発育は認めなかったが、歯髄壊死の徴候は見られなかった。

発育遅延

第二小臼歯の萌出遅延は歯列交換期に見られることがあり、治療計画立案前に慎重な配慮が求められる。この種の萌出障害は、乳臼歯の早期喪失に続いて起こる大臼歯の傾斜のために第二小臼歯が萌出困難になるなどの、スペース喪失後に観察される萌出障害とは異なる。第二小臼歯の萌出遅延は、歯胚の発育遅延と関連するまれな異常である。こうした場合、小臼歯の萌出は極端に遅くなり、萌出時期の予測は困難となる（図10-3参照）。エックス線写真からも、発育遅延を先天性欠如と誤診してしまうことがある（**図10-10**）。

Masslerら[1]によると、第二小臼歯の石灰化は2～3歳で開始し、歯冠形成は6～7歳までに完了するのが一般的である。しかし、小臼歯の石灰化と歯冠形成のタイミングには常に大きな個人差があるため、小臼歯の石灰化が遅延している場合、8～12歳でも歯胚が確認できないことがある。

この萌出障害は通常片側性だが、両側性に起こることもある。片側性に発生した場合、反対側の歯の形成程度を参考にすると萌出遅延歯の萌出時期を予知できる。

Taguchiら[41]は、歯胚の発育遅延がかかわる上顎第二小臼歯の異常萌出5症例について評価した結果、発育遅延の歯は12歳3ヵ月～14歳6ヵ月の間に萌出したと報告した。また矮小歯と関連する症例があることもわかった。Peterkaら[42]は、片側性唇顎口蓋裂患者の罹患側で、歯の発育遅延がより高頻度で認められたと報告した。

Peterkaら[43]は、3種の口唇口蓋裂（片側性唇顎口蓋裂、両側性唇顎口蓋裂、口蓋裂単独）を有する男子患者らの上顎乳歯と上顎永久歯の交換期を評価した研究で、口唇口蓋裂患者における上顎顎骨や歯の発育障害は、歯の交換期の変化にも関与すると報告した。

歯の形成不全や遅延が認められると、まずその異常が局部的か全顎的かを評価する。局部の萌出遅延であれば発育遅延の可能性がある。上下顎第二小臼歯は、病因が不明ながら隣在歯との調和が取れない発育遅延が、最も頻発する歯である。そのため、交換期は注意深く観察する必要がある。こうした状況を明確にふまえたうえで治療計画を立てなければ、治療が複雑になってしまう。

萌出順序の異常

正常な萌出順序は、咬合発育における重要な要因である。萌出順序が異なると歯列の発育に直接影響を与え、数ヵ月早期、あるいは遅期の萌出より大きな問題となることがある。個々の萌出順序の変動は、治療計画に重要な役割を果たすことになるため、咬合誘導や早期治療が適応されることにもなる。

Moorreesら[44]によると、リーウェイスペースが的確に利用されるかは、上下顎臼歯部における乳歯と永久歯の交換順序と大臼歯の咬合に依存する。乳歯の自然脱落が正常な順序で行われることは、犬歯と小臼歯の正常な萌出とリーウェイスペースの保持に重要な役割を果たす。交換期に乳歯の早期喪失や晩期残存などの問題があると、正常な歯列交換と咬合発育に障害を来すことにもなる（歯列交換のメカニズムは2、5章で詳解）。

乳歯列・永久歯列の萌出順序は、過去数十年間にわたって広く研究されてきた。LoとMoyers[45]は1953年、口腔内診査とエックス線写真によって、カナダの学童236名の萌出順序について研究した。その目的は、最も多い萌出順序と、萌出順序の変動が咬合にどう影響するかをAngleの分類によって明らかにすることであっ

10 萌出障害の早期発見と治療

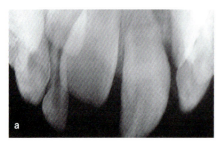
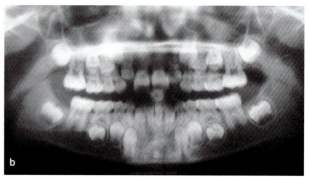
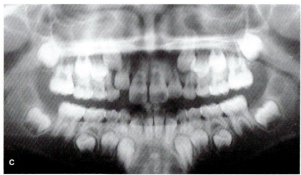
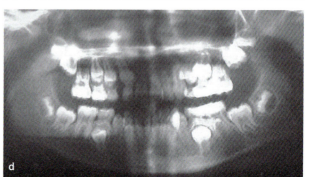
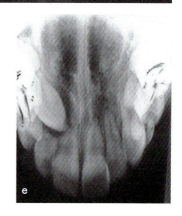

図10-11 適切な評価がされなかったために、さまざまな咬合の問題を引き起こした非対称性の萌出。
a：1999年に撮影された咬合法エックス線写真。中切歯が非対称性の萌出を呈している。
b：2000年のパノラマエックス線写真。側切歯の非対称性の萌出が継続していた。
c：2003年のパノラマエックス線写真。側切歯の非対称性の萌出の継続と、側切歯歯根への上顎右側犬歯の近接を認めた。
d：2004年のパノラマエックス線写真。側切歯の明らかな歯根吸収を認める。
e：2004年の咬合法エックス線写真。

た。その結果、上顎では18種類の萌出順序が確認された。最も多い萌出順序は6・1・2・4・5・3・7で被験者の48.72％、次いで6・1・2・4・3・5・7で被験者の16.01％を占めた（1＝中切歯、2＝側切歯、3＝犬歯、4＝第一小臼歯、5＝第二小臼歯、6＝第一大臼歯、7＝第二大臼歯）。下顎では、17種類の萌出順序が確認された。最も多い萌出順序は6・1・2・3・4・5・7で被験者の45.77％、次いで6・1・2・3・4・7・5で被験者の18.64％を占めた[45]。

一方GarnとSmith[46]による子ども6,000名を対象にした横断調査によると、上顎で最も多い萌出順序は6・1・2・4・3・5・7、下顎で最も多い萌出順序は6・1・2・3・4・5・7であった。

永久歯の萌出順序の変動はさまざまな臨床所見や咬合における障害を引き起こす。これらについては後述する。

第二大臼歯が小臼歯に先行して萌出する場合

第二大臼歯が小臼歯に先行して萌出すると、その近心方向への萌出力が第一大臼歯を押し出し、第二小臼歯のアベイラブルスペースが減少する。これによって第二小臼歯が歯列弓からはみ出してしまうことがある。

上顎犬歯が小臼歯に先行して萌出する場合

上顎犬歯が上顎第一小臼歯に先行して萌出すると、第二小臼歯の叢生や埋伏を起こすことがある。また上顎犬歯・第一小臼歯の萌出が同時だと、犬歯は唇側に押し出される。さらに上顎大臼歯も近心移動すると、スペース喪失の問題も加わり状況はいっそう複雑になる。

下顎第一小臼歯が犬歯に先行して萌出する場合

正常咬合では、下顎歯列が上顎歯列弓の内側に収まるように上下顎切歯も位置している。下顎乳犬歯または第一乳臼歯が早期に脱落してしまうと、下顎切歯は舌側に傾斜し、歯列弓長径は減少する。歯根が強靭な下顎犬歯が正常な順序で萌出すれば、わずかに遠心に配置されることで、下顎切歯の正常な位置が強力に支持される。そのため下顎犬歯と第一小臼歯の萌出順序の乱れは、下顎切歯の舌側傾斜や下顎犬歯の舌側または頬側への転位を起こしてしまう。

下顎歯列弓の萌出が3・4・5と正常な順序で行われ、下顎切歯部に軽度の叢生がみられる場合、犬歯は乳犬歯の脱落後のスペースに萌出し、わずかに遠心移動して叢生のある切歯部に少量のスペースをつくる。

SampsonとRichards[47]は、下顎犬歯の萌出順序とタイミングが側切歯と犬歯間にさまざまな接触点を生むため、切歯部の叢生が重度であると、犬歯が頬側に萌出すると報告した。

下顎切歯の叢生が重度でアーチレングスディスクレパンシーがあると、犬歯の萌出が第一乳臼歯に妨害されるか、第一乳臼歯の自然脱落が加速し犬歯より第一小臼歯が先に萌出することがある。すると第一小臼歯と第二小臼歯がリーウェイスペースを占有し、犬歯が埋伏する。犬歯と第一小臼歯が萌出すると若干リーウェイスペースを消費し、第二小臼歯が埋伏するか舌側から萌出する。

上顎犬歯が第一小臼歯に先行して萌出する場合

上顎犬歯と小臼歯の萌出は、歯列弓の後方部から前方部へ進行するのが通常である。上顎犬歯が先行して萌出し、スペース不足がある場合、犬歯が切歯を前方に押し出してスペースを得るか、第一小臼歯を歯列弓から押し出す。上顎第二乳臼歯が脱落していれば、第二小臼歯が埋伏する可能性もある。

上顎第二小臼歯が下顎第二小臼歯に先行して萌出する場合

この異常があると、上顎第一小臼歯が近心に押され、大臼歯関係はⅡ級になる。上下顎第一小臼歯が咬頭対咬頭の関係になると、こうした状況がさらに起こりやすい。

上顎側切歯が中切歯に先行して萌出する場合

乳中切歯が晩期残存すると、側切歯が中切歯より前に萌出する可能性がある。また緻密な骨障壁や正中歯が存在すると、硬組織が発育した後に乳中切歯が非常に早期に喪失することがある。いずれの場合にしろ、早期の発見と介入を必要とする。叢生が生じたり中切歯が埋伏したりするため、原因を排除して中切歯のスペースを維持することが重要である。

左右非対称の萌出

すべての萌出順序において、通常は歯列弓の左右側で対称に萌出する（人によっては若干の時間差がある）。

研究者の多くは、歯列弓の左右側で最大6ヵ月までの時間差を正常としている。6ヵ月以上の時間差で萌出が左右非対称だと何らかの問題の存在を示し、エックス線写真による慎重な診査が必要となる（図10-11）。

歯列交換期のパノラマエックス線写真による長期的なモニタリングは、非対称性の萌出や萌出順序の異常の早期発見に大変有益であり、慎重な介入によって咬合へのダメージを防ぐことができる。下顎のリンガルアーチやNanceのホールディングアーチ、トランスパラタルアーチなどで大臼歯を固定し、乳歯のストリッピングによる萌出誘導や抜歯で萌出順序を変化させることによって多くの咬合の問題を予防することができる（3、5章参照）。

図10-11は、過失から適切な時期に評価されず、非対称性の萌出を見落としたためにさまざまな咬合の問題を起こしてしまった症例である。初めの2枚のエックス線写真は、中切歯と側切歯の非対称性の萌出を示す（図10-11a、b）。次のパノラマエックス線写真は3年後に撮影されており、側切歯の非対称性の萌出が継続し、上顎右側犬歯の歯冠と側切歯の歯根が近接している（図10-11c）。この時期に早期介入は行われず、歯科医師は両親に6ヵ月以内に健診に来るよう指示したが、患者が再来院したのは2年後であった。この患児の上顎右側側切歯には動揺が認められ、エックス線写真では完全な歯根吸収を示していた（図10-11d、e）。

10 萌出障害の早期発見と治療

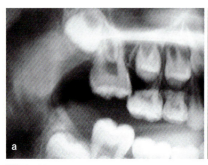
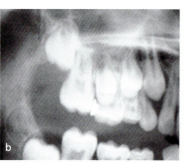
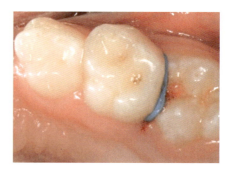

図10-12
a：上顎右側第一大臼歯の異所萌出。第二乳臼歯を吸収している。
b：大臼歯の遠心移動のためのウェッジングテクニック。ブラスワイヤーを第一大臼歯と第二乳臼歯間に挿入した。

図10-13　異所萌出の大臼歯の遠心移動には、歯間部へのウェッジングテクニックとしてセパレーションエラスティック(Oリング)を用いる。

異所萌出

異所萌出 ectopic eruption, ectopia は「正常な位置から外れた萌出」と定義される。異所萌出は萌出パターンの発育障害であり、萌出路を変えて隣接歯に問題を起こす。

発現率

Weinberger[48]によれば異所萌出の割合は人口の2〜4.3%に及び、上顎、片側性に比較的多く発生する。最も多い部位は上顎第一大臼歯で、上顎犬歯、下顎第二小臼歯、下顎犬歯と続く。

第一大臼歯の異所萌出

第一大臼歯の異所萌出は、混合歯列初期に見られる問題である。第一大臼歯は第二乳臼歯に向かって近心傾斜したまま萌出し、隣接する乳臼歯を不規則に吸収し萌出が停止する(**図10-12a**)。異所性の永久歯はこの位置でロッキングするか、治療なしで正常な位置に萌出することもある。この異所萌出は、可逆的なもの(ジャンプ：jump)と不可逆的なもの(ホールド：hold)に分類される。

大臼歯の異所萌出の病因

大臼歯の異所萌出には家族性の傾向を示すとの報告がある[49]。さまざまな局所要因がこの異常に関与する。

- 大きな乳臼歯あるいは大臼歯
- 上顎第二乳臼歯の遠心面の凸面
- 上顎第一大臼歯の近心面の凸面
- 上顎第二小臼歯の欠損
- 上顎結節の発育不全と上顎臼歯部の位置
- 近心に向けられた第一大臼歯の萌出路
- 第一大臼歯の発育遅延

続発症

早期発見と適切な介入により、多くの有害な続発症を防ぐことができる。治療が遅れると第二乳臼歯の歯髄感染や膿瘍形成、第二乳臼歯の早期喪失、第一大臼歯のスペース喪失と傾斜、第二小臼歯の埋伏などの結果を招く。

治療オプション

従来の3つの治療方法(経過観察、乳臼歯の抜歯、第一大臼歯の遠心移動)が、異所萌出のマネジメント法である。一方下顎大臼歯の異所萌出は、第二乳臼歯遠心面をストリッピングして大臼歯を萌出させる。

経過観察　第一選択は5〜6ヵ月間の経過観察で、すべての症例に治療を行うわけではない。たとえば第一大臼歯が第二乳臼歯に向かって2mm以下までしか移動せず、大臼歯の歯軸傾斜がわずかなら、治療の必要はない。

乳臼歯の抜歯　第二乳臼歯に疼痛や動揺が存在し、自然脱落を期待するならば、第二選択は乳臼歯の抜歯となる。その後、矯正学的アプローチとして大臼歯の遠心移動とスペースリゲイニングを行う。

第一大臼歯の遠心移動　第三選択は、矯正装置を使用して第一大臼歯の遠心移動を行い、乳臼歯を崩壊から救う。遠心移動には2つの方法(歯間部のウェッジングテクニック、大臼歯の遠心傾斜)がある。

歯間部のウェッジングテクニックは、大臼歯が重度に傾斜せず、第二乳臼歯の遠心面に軽度の埋伏を認める場

異所萌出

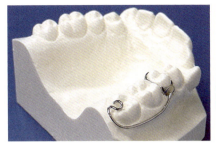

図10-14 Halterman の遠心移動装置。
(Great Lakes Orthodonticsのご好意による)

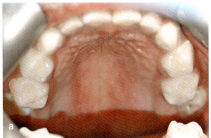
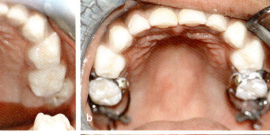
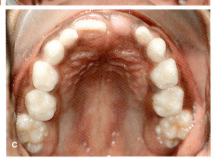

図10-15 2本の上顎大臼歯異所性萌出の治療。
a：治療前の口腔内写真。
b：治療には2つの改良型Halterman装置が用いられた。
c：治療後の口腔内写真。大臼歯は遠心に移動した後である。

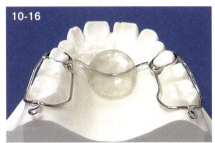
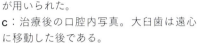

図10-16 Weinberger装置。両側大臼歯を遠心移動する。
(Great Lakes Orthodonticsのご好意による)

図10-17 De-impactor スプリング。

合に適応される。ブラスワイヤーは従来のウェッジングテクニックにおける異所萌出の大臼歯遠心移動でよく用いられる（図10-12b）。セパレーションエラスティック（Oリング）も同様に用いられる（図10-13）。

埋伏が重度だと、最良の治療オプションは活性化できる固定式あるいは可撤式装置を用いた遠心傾斜である。治療期間は患者によって異なるが、1〜3ヵ月が標準的と考えられる。治療ゴールは第一大臼歯をアップライトして正常なアンギュレーションを獲得することである。

大臼歯の遠心移動とアップライトのため、エラスティックを用いたHalterman装置、Weinberger装置、De-impactorスプリングなどのさまざまな固定式・可撤式装置が活用されている。

エラスティックを用いたHalterman装置 乳臼歯に装着されたバンドと、その頬側にロウ着した0.9mmのステンレススチールワイヤーで作製された装置である。ワイヤーは大臼歯の遠心まで延長され、パワーチェーンを付けるためのフックを有する。パワーチェーンの他方の末端は大臼歯咬合面に接着されたアタッチメントに付けられており、遠心移動が可能である（図10-14、15）。

Weinberger装置 Weinberger[48]が1992年にデザインした両側性の遠心移動装置であり、両側の遠心に延長部を有する。両側の延長部は0.9mmのワイヤーで作製され、遠心端に小さなフックが付与されている。第一乳臼歯にバンドが装着され、そこにトランスパラタルバーがロウ着される。また固定源としてアクリルレジンボタンが組み込まれている。大臼歯の遠心咬合面にボタンを接着し、パワーチェーンを両側のボタンから遠心端のフックにかけ、遠心方向に力を作用させる（図10-16）。

この装置は、エラスティックを短くすることで2〜3週ごとに活性化する。第二乳臼歯がすでに脱落し若干のスペース喪失が起こっていれば、失われたスペースが回復するまで活性化を継続する。必要に応じ、保定装置としてNanceのホールディングアーチやトランスパラタルアーチを装着する。

De-impactor スプリング セパレーションスプリング

10 萌出障害の早期発見と治療

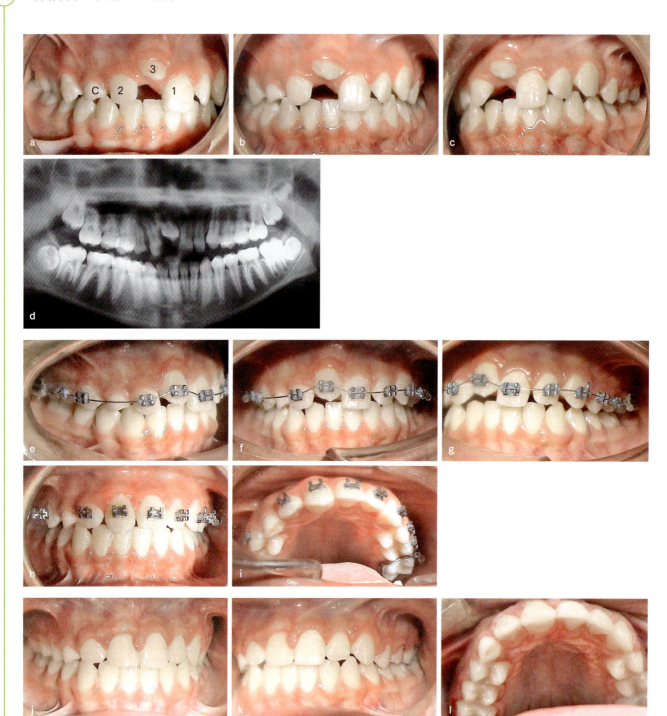

図10-18 異所萌出した上顎犬歯のマネジメント。中切歯の歯根吸収とその後の脱落を引き起こした。
a～c：治療前の口腔内写真。d：治療前のパノラマエックス線写真。e～i：動的治療とレベリング時の口腔内写真。犬歯のブラケットハイトは深く接着して挺出させた。j～l：治療後の口腔内写真。動的治療終了後、犬歯に中切歯様の形態を付与した。
〔図中番号：1＝中切歯、2＝側切歯、3＝犬歯、C＝乳犬歯〕

の一種で、大臼歯間のセパレーティングやバンドの試適に用いられるが、ロッキングした大臼歯のアップライトやわずかな遠心移動にも活用できる。ループが十分に作用しているか確認するため、スプリングの位置を3～4週ごとに確認する。スプリングが強固に装着されていれば、通常は来院ごとに調整する必要はない（**図10-17**）。

可撤式装置 Jackスクリューやスプリングのあるホーレー装置のような可撤式装置は、大臼歯の異所萌出の治療にも用いられてきた。

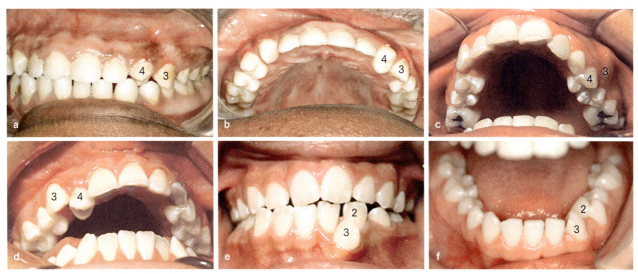

図10-19　a～f：さまざまな移転歯。〔図中番号：2＝側切歯、3＝犬歯、4＝小臼歯〕

犬歯の異所萌出

　上顎犬歯は、第三大臼歯を除けば最後に萌出するため最も異所萌出となりやすく、かつ萌出路も蛇行している。

　異所萌出は埋伏や隣接歯の歯根吸収、転位、含歯性嚢胞の形成などの複雑な問題を引き起こす。したがって、早期介入のためには、10歳以前に唇側と口蓋の粘膜の視診と触診に加え、臨床診査やエックス線写真による診査で評価することが重要である。長期的なパノラマエックス線写真によるモニタリング、歯列交換期の注意深いスペーススーパービジョンや適切な介入によって、合併症の発症を予防することができる（詳細は本章と3章犬歯埋伏の項を参照）。

　図10-18は、異所萌出により上顎右側中切歯の歯根が吸収し、その後脱落した13歳女子の症例である。

移転歯

　移転歯は隣接した2本の歯が入れ替わる萌出障害で、歯根の位置まで入れ替わることもある。発生はまれだが、臨床的な対応が難しいの発育上の異常である。移転歯とその位置によって隣接歯の歯根が損傷を受け、萌出が遅延する可能性がある。1849年に最初に移転歯を定義したHarris[50]は、「位置の逸脱」と表現した。

　移転歯は完全型 complete transposition と不完全型 incomplete transposition に分類される（図10-19）。完全型は歯冠と歯根全体が逆転する。不完全型は歯冠のみが逆転し、根尖は本来の場所に位置する。

　また移転歯には、側切歯の矮小歯、先天性欠如、叢生、晩期残存乳歯、歯根の湾曲、隣在歯の捻転などの異常をともなうことがある。

　なお、きわめてまれに1歯が片顎から正中線を超えて反対側に及ぶ転位が起こるが、ShapiraとKuftinec[51]はこの異常は異所萌出であり、移転歯と考えるべきではないと報告している。

発現率

　移転歯は上下顎で起こるが、比較的上顎で認められやすい。通常片側性で、両側性はほぼない。他の歯の異常とも関連があり、発現率は男性より女性が高い。

　上顎のうち移転歯を最も多く認めるのは犬歯で、次いで小臼歯、側切歯である。下顎では側切歯で最もよくみられる。また上下顎同時にあるいは乳歯列で報告されたことはない。移転歯には犬歯が絡むことがほとんどである。ShapiraとKuftinec[51]は、犬歯とその他の移転歯の比が12：1であると報告した。またHuberら[52]は、上顎での発現率は患者300人に1人であると報告した。

　Elyら[53]は、85本の移転歯のパノラマエックス線写真と臨床記録を用いて、被験者75名（男子27名、女子48

10 萌出障害の早期発見と治療

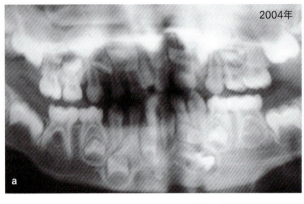
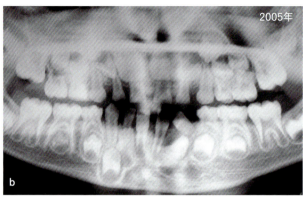
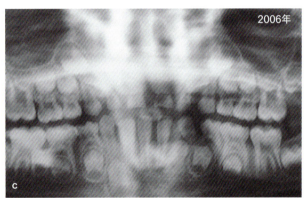
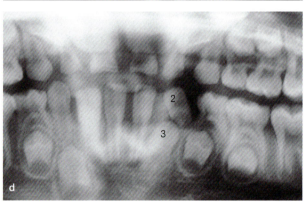
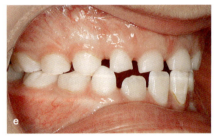
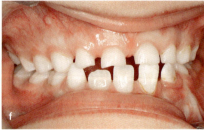
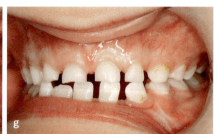
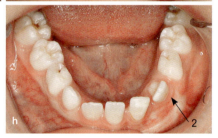

図10-20 混合歯列前期に下顎骨を骨折した小児の移転歯。
a〜c：下顎骨骨折後に毎年撮影されたパノラマエックス線写真。
d：2006年のパノラマエックス線写真の拡大図。下顎左側の側切歯(2)と犬歯(3)が移転している。
e〜h：萌出後の側切歯と未萌出の犬歯の膨隆を認める。

名、平均年齢12.25歳)を評価した。その結果、移転歯の76％が上顎歯列、24％が下顎歯列で認められ、88％が片側性であった。上顎では、犬歯と第一小臼歯を含む移転が最も多く（58％）、84％が犬歯と小臼歯の移転であった。下顎では、犬歯と側切歯の移転が最も多くみられた（73％）。また片側性の移転歯を有する患者において、左右側で有意差はなかった[53]。

ShapiraとKuftinec[54]は、上顎の移転歯を有した矯正患者65名（9〜25歳の女性40名、男性25名）について、上顎の移転歯の分布と歯の異常を調べた。その結果、移転歯の55％が上顎犬歯と第一小臼歯、42％が犬歯と側切歯、3％が中切歯と側切歯であった。女性が全体の62％と男性より比率が高く、さらに片側性が多く（88％）、そのうち左側がやや多く58％を占めた。

また移転歯は歯の異常と関連しており、側切歯や第二小臼歯の欠如や側切歯の矮小、晩期残存の乳犬歯、犬歯

と中切歯の埋伏などを認める。さらに、重度に捻転した隣接歯も移転歯側で観察される。ShapiraとKuftinec[54]も、移転歯側の影響によって、原因不明の局所要因がこれらの異常に関与する可能性を示唆している。

Shapiraら[55]は、34名のダウン症患者の研究において、歯の異常の発現率を調べた。

11〜24歳までの女性患者15名と男性患者19名の臨床診査、歯列模型、パノラマエックス線写真について、公表されている無作為抽出による標準値と比較した。その結果、第三大臼歯の無形成（14歳以上の患者の74％）、犬歯の埋伏（同15％）、上顎犬歯と第一小臼歯の移転（同15％）が特に高い発現率を示した。上顎犬歯と第一小臼歯の移転は5名にみられた（男性3名、女性2名）。このうち2名が両側に移転歯を認め、すべての患者で合計7ヵ所の移転がみられた。

Papadopoulosら[56]は、590編の論文のシステマティックレビューから、基準に適合した9つの研究を選択した。メタ分析による研究では、移転歯の平均発現率が0.33％であった。発現率は男女で等しく、下顎よりも上顎で多く、両側性よりも片側性で多く認められた。

病因

移転歯の病因は十分に解明されておらず、遺伝要因、晩期残存乳歯、萌出路の異常、外傷、歯胚の移動といった遺伝要因と局所要因が示唆されてきた。

ShapiraとKuftinec[51]は、移転歯は発育している歯の原基間の逆転に起因し、上顎犬歯の移転はその歯胚の低位と、長い萌出路が原因だと考えた。犬歯は通常、上顎歯槽骨の唇側を通って萌出し、骨の障害、叢生、晩期残存乳犬歯や過剰歯などの隣接歯による障害があると、犬歯の萌出路が偏向する。犬歯が口蓋側に向かえば口蓋側に埋伏し、近心に向かえば側切歯と入れ替わり、犬歯が遠心に向かえば小臼歯と置き換わる可能性がある。

ShapiraとKuftinec[51]は、晩期残存乳犬歯と永久歯の異所萌出との間に因果関係があることを示唆した。犬歯の移転歯を認める症例の多くで、乳犬歯と乳側切歯が晩期残存していたと報告した。しかし晩期残存乳犬歯が犬歯を偏向させるのか、犬歯の異常な萌出路が乳犬歯の晩期残存を引き起こすのかについては明らかになっていない。

乳歯列の外傷や下顎骨の骨折が、永久歯歯胚への転位を引き起こし（図10-20）、また過剰歯によっても患歯の萌出路が変化し、永久歯の移転の可能性がある。Allen[57]とPayne[58]によると、特に兄弟間において、両側性の移転歯の発現率が遺伝的な関連を示す。また異常な萌出路と原因不明の歯胚の移動によっても、歯の移転は起こると報告している。

歯列交換期での長期的なパノラマエックス線写真によるモニタリングを通し、臨床医は早期に移転歯を発見し、異常な歯の交換と原因不明の歯胚の移動を認知できる。

筆者は、イラン、ロチェスター、ニューヨークにおいて長年をかけて、さまざまな歯の異常を有する患者のパノラマエックス線写真について後ろ向き調査を行った。歯の萌出、脱落と交換の過程は明らかにされていない複雑な現象であり、さまざまな遺伝要因や環境要因が関連することが考えられる。また遺伝的、身体的、病理学的、外傷といった要因にかかわらず、萌出障害や交換異常があると歯胚の正常な萌出路が影響を受ける可能性がある。

筆者の研究では、数種類の異常な歯の移動と移転が観察された。**図10-21a**は下顎第一大臼歯の抜歯後に撮影されたパノラマエックス線写真である。その1年後に撮影されたデンタルエックス線写真では、小臼歯の遠心移動と第二乳臼歯の遠心根の吸収が認められた（**図10-21b、c**）。

図10-22では、両側下顎第一大臼歯が先天欠如し、両側小臼歯が移動した。

図10-23では、移転歯に至った18ヵ月間に及ぶ3つの重要な過程を示している。

- 第一の過程：下顎左側第二小臼歯の異常が第一大臼歯の正常な萌出を妨げていた。下顎右側第一大臼歯は完全に萌出していた（図10-23a 参照）
- 第二の過程：積極的な介入で、左側第二乳臼歯の抜歯と左側小臼歯の萌出誘導が行われた（図10-23b 参照）
- 第三の過程：両側下顎犬歯の移動であり、乳犬歯が暫間歯冠修復されたが適切に管理されず、歯髄感染と膿瘍形成を引き起こしてしまった（図10-23b 参照）

診断法

移転歯は他の多くの発育異常と同様、交換期において長い時間をかけて生じる。進行中の移転歯の早期診断は、特に歯列交換期の第一段階と第二段階（6〜10歳）における口腔内診査とエックス線写真による診査が基本とな

10 萌出障害の早期発見と治療

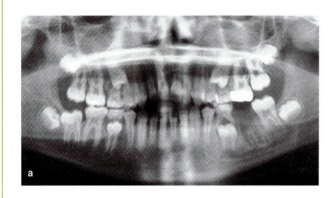
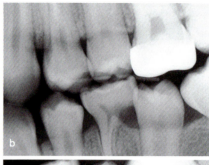
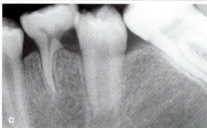

図10-21 抜歯による第二小臼歯の移転。
a：下顎左側第一大臼歯の抜歯後に撮影されたパノラマエックス線写真。
b、c：抜歯後1年で撮影されたデンタルエックス線写真。小臼歯の遠心移動と第二乳臼歯の遠心根の吸収がみられた。

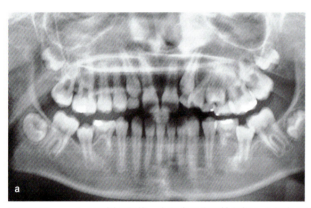
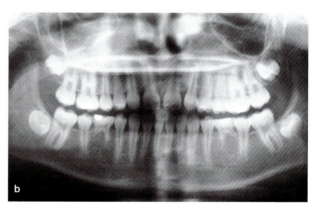

図10-22 a、b：両側下顎第一大臼歯の先天性欠如と小臼歯の移転。上顎側切歯も先天性欠如を認める。

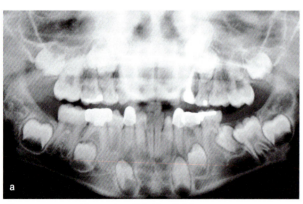
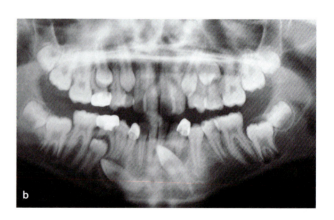

図10-23 18ヵ月にわたる移転歯の経過。
a：移動した下顎左側小臼歯が大臼歯の萌出を妨げている。
b：積極的な介入として、左側第二乳臼歯の抜歯と左側小臼歯の萌出誘導が行われた。しかし乳犬歯が暫間歯冠修復後は適切に管理されず、感染と膿瘍形成を引き起こした結果、下顎両側犬歯は移動した。

る。6歳、8歳、10歳時のパノラマエックス線写真によるモニタリングにて初期段階の移転歯を確定できる。そして適切な介入によって問題を防ぎ、重症化を防ぐことができる。

移転歯の進行が初期段階であれば、過剰歯の抜歯、小嚢胞の除去、晩期残存乳歯の抜歯、スペース獲得などの早期介入により、異所萌出を正常な経路に誘導することができる。不完全に移転した後に介入が遅れると完全な移転歯となってしまい、より複雑な治療が必要となる。

診断が遅れると、異常がすでに進行してしまっているため、患部の観察や触診などの臨床診査や、さまざまなエックス線写真による診査を定期的に行うことになる。CT撮影で、患歯の正確な傾斜や位置を確認できることもある。診断が正確になれば移転歯の行方をとらえることができ、完全な移転歯か不完全な移転歯かを把握することができる。これらの診査は治療計画立案において重要であり、歯の動き方と予後を推測することができる。

治療の検討事項

発生初期の移転歯を発見し、病因が特定できれば、移転歯の萌出路を正常にすることができる。次の抑制矯正治療は、治療ゴールに対して効果的である。

- 晩期残存乳歯、過剰歯、嚢胞などの正常な患歯の萌出路を妨げる障害の排除
- スペース不足により正常な萌出路を妨げている場合の歯列弓の拡大
- 移転歯の外科的開窓を行った後に矯正歯科治療を実施する

治療オプション

移転歯の種類(完全型／不完全型)、異常の進行度、支持歯槽骨の量(上顎骨／下顎骨)、咬合分類により以下の治療オプションから選択する。

1. 移転歯を正常な位置に動かすために矯正歯科治療を行う。
2. 移転歯を現在の位置のままにして、それに応じて隣接歯を排列する。また修復治療で歯の審美性を改善する。
3. 上記のいずれのオプションも選択できなければ、移転歯の抜歯が検討される。移動が重度で、傾斜が異常な場合が該当することが多い。

歯冠は移転しているものの、根尖が正常な位置にある不完全型の移転歯の是正は、完全型移転歯の是正より容易であることが多く、審美的にも機能的にも良い結果を得られる可能性が高い。

上顎は広い領域で支持歯槽骨を有するため、下顎よりも移転歯を正常な位置に動かしやすい。移転歯が上顎の側切歯と犬歯、犬歯と小臼歯のような前方部で起こった場合、治療の予後はかなり良好である。後方部(小臼歯と大臼歯間など)において、上記の治療オプションで良好な結果を得ることはほぼ不可能である。

10 萌出障害の早期発見と治療

Case 10-1

患者は12歳の女子。下顎左側犬歯と側切歯の完全型移転と、犬歯の近心傾斜を認めた。下顎左側乳犬歯がまだ存在していた。右側の咬合状態は良好であり、上顎左側はスペース喪失を呈していた。側貌はストレートタイプであった（図10-24a〜c）。

治療

犬歯の歯根と側切歯の歯根は離開していた。下顎基底骨と歯槽骨の量を考慮して、犬歯と側切歯を排列した後、同側の欠如している第二小臼歯のスペースを閉鎖し、完全な歯根の平行性を獲得する治療計画とした。

治療は下顎左側犬歯、側切歯、第一小臼歯のレベリング、アップライト、歯根の平行性の獲得、上顎左側第二小臼歯のスペース獲得、上顎歯列の固定源としてⅢ級メカニクスを使用し、欠如している下顎左側第二小臼歯のスペース閉鎖の順に行われた（図10-24d〜g）。

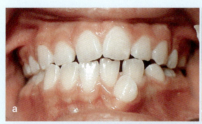
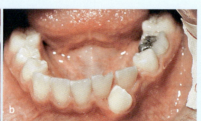
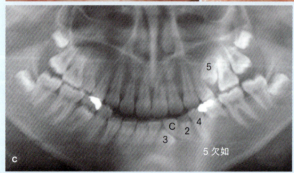
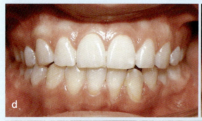
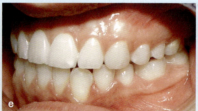
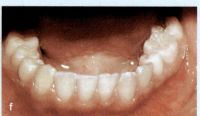
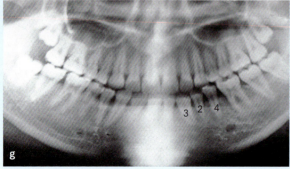

図10-24 Ⅰ級の大臼歯関係における側切歯と犬歯の移転症例。
a、b：治療前の口腔内写真。
c：治療前のパノラマエックス線写真。下顎左側側切歯(2)と犬歯(3)が移転している。左側乳犬歯(C)は残存している。下顎左側第二小臼歯(5)は欠如している。
〔図内番号：4＝第一小臼歯〕
d〜f：治療後の口腔内写真。
g：治療後のパノラマエックス線写真。

Case 10-2

　患者は12歳8ヵ月の女子。上顎左側側切歯と犬歯の完全型移転がみられたⅠ級不正咬合症例である（図10-25a～e）。乳犬歯はまだ存在しており、異所性を呈した犬歯の歯冠が口蓋側に位置し、中切歯歯根に近接していた。さらに約2.5mmの正中離開があり、左側側切歯には交叉咬合がみられた。

治療

　上顎骨の構造と十分な歯槽骨の量を考え合わせ、犬歯と側切歯を正常なポジションに配置する治療計画を立案した。治療は埋伏犬歯の開窓、アタッチメントの接着、犬歯の牽引と側切歯の歯根からの離開の順に行われ、さらに側切歯交叉咬合の是正と排列、犬歯の排列と歯根の平行性の是正、正中離開の閉鎖と正中線偏位の改善を行った（図10-25f～i）。図10-25j～mは治療後の状態を示す。

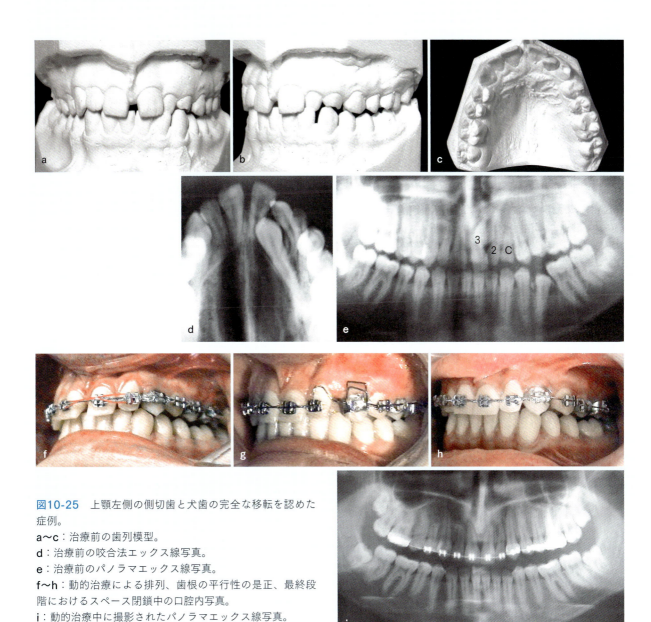

図10-25　上顎左側の側切歯と犬歯の完全な移転を認めた症例。
a～c：治療前の歯列模型。
d：治療前の咬合法エックス線写真。
e：治療前のパノラマエックス線写真。
f～h：動的治療による排列、歯根の平行性の是正、最終段階におけるスペース閉鎖中の口腔内写真。
i：動的治療中に撮影されたパノラマエックス線写真。
〔図内番号：2＝側切歯、3＝犬歯、C＝乳犬歯〕

10 萌出障害の早期発見と治療

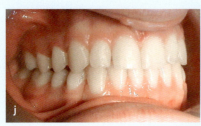
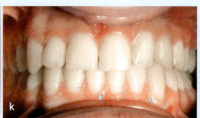
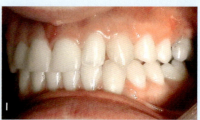
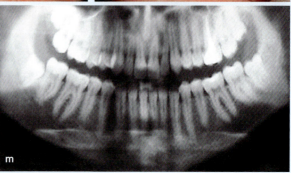

j〜l：治療後の口腔内写真。
m：治療後のパノラマエックス線写真。

Case 10-3

患者は7歳の女子。混合歯列前期でⅠ級不正咬合を有し、軽度の前歯部叢生と上顎切歯の捻転、咬頭対咬頭の咬合関係がみられた。一部萌出していた上顎左側側切歯は、交叉咬合で萌出する可能性があった。さらに下顎右側側切歯と犬歯は不完全型移転を呈していた（**図10-26a〜e**）。

治療

下顎乳犬歯の抜歯、移動した下顎側切歯のレベリングとアップライト、下顎切歯の排列の順で行われた。その次のステップとして、移動した犬歯の萌出誘導を行った。さらに2×4装置を用いて上顎切歯を排列し、若干の前方傾斜により歯列弓周長を増加させて正常なオーバーバイトとオーバージェットに改善し、上顎犬歯のスペースを獲得した（**図10-26f〜i**）。**図10-26j〜o** は治療後の歯列の状態を示す。

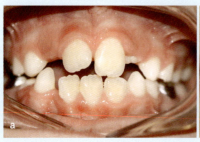
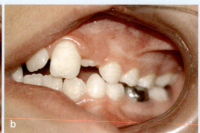
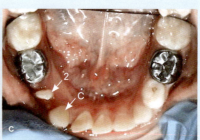
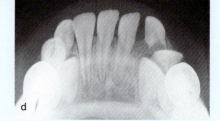

図10-26 混合歯列前期における側切歯と犬歯の不完全型移転症例である。部分的に萌出していた上顎左側側切歯は、交叉咬合で萌出する可能性があった。
a〜c：治療前の口腔内写真。〔図内番号：C＝乳犬歯、2＝側切歯〕
d：治療前の咬合法エックス線写真。

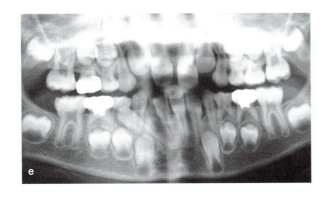
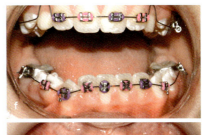
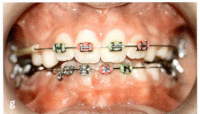
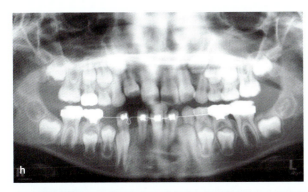
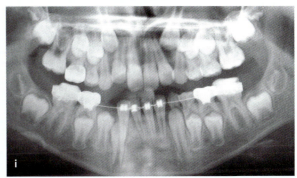
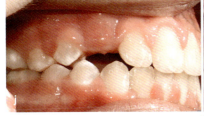
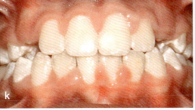
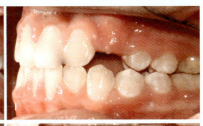
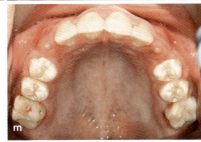
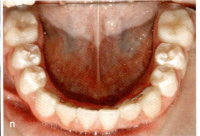
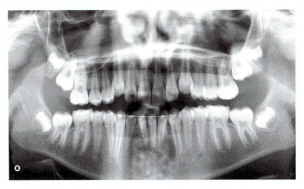

e：治療前のパノラマエックス線写真。
f～g：レベリング、切歯の排列、スペースクリエーションを含んだ各器械的療法による治療段階。
h～i：動的治療中に撮影されたパノラマエックス線写真。
j～n：治療後の口腔内写真。
o：治療後のパノラマエックス線写真。

埋伏歯

　埋伏歯は骨内に転位し、後に萌出遅延や萌出不全をもたらす歯の萌出路の異常であり、歯科診療で発見されることが多い。患者の口腔の健康維持における問題、ときには臨床医のリスクマネジメントにとって脅威となり得る。どの歯も埋伏の可能性があるが、比較的埋伏が頻発しやすいのは以下の歯である。

- 下顎第三大臼歯
- 上顎犬歯
- 上顎第三大臼歯
- 上下顎第二小臼歯
- 上顎中切歯

上顎犬歯の埋伏

　Broadbent[59]は、咬合の発育における犬歯の役割は、正常な歯の発育段階「醜いアヒルの子の時期」の重要な要素であるとした。現在、犬歯は顔貌と機能(スマイルにおける審美的な役割、歯列弓の発育における咬合の基礎、機能的咬合における重要な部分など)において極めて重要な複数の役割を果たすことが知られている。

　犬歯は低位で歯槽骨内の深い位置にあり、発育期間の長さと長く蛇行した萌出路から異所萌出や埋伏となりやすい。萌出順序が遅い犬歯の萌出路は、隣接歯や他の局所要因によっても狭くなることがある。早期の臨床診査やエックス線写真による診査で犬歯の位置を特定し、適切な介入によって犬歯を正常な萌出路に誘導すれば、多くの合併症とリスクを回避することができる。

発現率

　上顎犬歯の埋伏は、下顎第三大臼歯に次いで頻発する。その発現率は下顎犬歯の3倍以上で、Bishara の文献レビュー[60]では患者の1〜3％を占める。一方下顎犬歯の埋伏の発現率は約0.35％である。また女性の発現率が男性に比べ2倍である。上顎犬歯埋伏の多くが片側性で、両側性はわずか8％に過ぎない。犬歯の埋伏は家族性の相関が高く、またヨーロッパ人における発現率はアジア人の5倍以上である[61]。

　上顎犬歯の歯胚は、眼窩や上顎洞近傍といった低位、かつ隣接歯歯根の頬側において成長するにもかかわらず、口蓋側における埋伏の発現率は頬側よりはるかに高い。上顎埋伏犬歯の約2/3が口蓋側に、1/3が唇側に起こる[62]。またJacoby[63]は、埋伏犬歯の85％が口蓋側、15％が唇側に位置すると報告した。さらにFournier ら[64]は、口蓋側と唇側における埋伏の割合は3：1であると報告し、Jacoby[63]は12：1であると報告した。

　唇側に埋伏した犬歯は、萌出スペース不足を主な原因として比較的垂直的に位置する一方、口蓋側に埋伏した犬歯は、比較的水平的に位置する。口蓋骨は骨密度が高く口蓋粘膜が厚いため、口蓋側に埋伏した犬歯は、外科処置と矯正歯科治療を実施しないと萌出が難しい。

　Shapira ら[55]は、ダウン症患者の臨床診査とエックス線写真での診査によって、埋伏犬歯(15％)の発現率と上顎犬歯と第一小臼歯の移転(15％)の発現率は、公表されている無作為抽出による標準値と比べて高かったと報告した。またWarford ら[65]は、一般人口において上顎犬歯の埋伏が1/1,000の割合で発現すると報告した。

上顎犬歯の口蓋側への埋伏の病因

　口蓋側および唇側における埋伏は、病因や形態形成、マネジメントがそれぞれ異なる。口蓋側に転位・埋伏した上顎犬歯について、誘導理論 guidance theory と遺伝理論 genetic theory の2つの理論が提議されている。

誘導理論

　誘導理論は、埋伏が局所要因によって生じるという説である。たとえば犬歯は側切歯に沿って萌出するため、正常な側切歯の歯根の存在は犬歯の萌出誘導に重要な役割を果たす。つまり側切歯歯根の形成異常や欠如、形態異常(矮小歯)が存在する場合、上顎根尖部の余剰スペースによって犬歯の萌出路が変わる可能性がある。

　Mossey ら[66]は、口蓋側に転位した犬歯を有する矯正患者182名の後ろ向き研究において、エックス線写真の側切歯と中切歯の長径と、模型上の側切歯の歯冠幅径を測定した。正確を期すため、抜歯した上顎側切歯160本の歯冠幅径と歯根長も測定した。その結果、口蓋側に転位した上顎犬歯と平均よりも小さな歯冠幅径を認める側切歯の間に、弱いながらも相関関係があるという仮説を

支持し、さらに口蓋側に転位した犬歯と隣接側切歯の欠損にも弱い相関関係があることを明らかにした。

Becker[67]やその他の本理論の提唱者らは、側切歯の欠如が遺伝的に決定されたとしても、口蓋側の犬歯の転位は遺伝的な相関関係ではなく局所的な環境要因による障害によって起こると述べている（図10-27、10-30参照）。

アーチレングスディスクレパンシーを局所要因とする論文もある。Jacoby[63]は、大部分の埋伏に関してスペース不足が要因といえるものの、上顎犬歯の口蓋側への埋伏については該当しないとしており、口蓋側に埋伏した犬歯の85％に十分な萌出スペースがあったことを示した。

側切歯と第一小臼歯の歯胚は犬歯口蓋側後方に位置し、上顎犬歯の歯胚は鼻腔や眼窩、上顎洞前壁の間に挟まれて位置する。上顎犬歯部にアーチレングスディスクレパンシーやスペース喪失があれば、犬歯は唇側に埋伏する。上顎側切歯が欠損すると、犬歯は口蓋側に埋伏する。

Jacoby[63]は、上顎犬歯部のスペースが上顎の基底骨の過成長、側切歯の欠損や栓状歯、側切歯や第一小臼歯の萌出の刺激によりもたらされること、そして上顎骨−切歯骨縫合部 maxillary-premaxillary suture の異形成からも、上顎犬歯の萌出方向が変化することを指摘した。

筆者の臨床経験によると、こうした状況下においては、スペース不足も口蓋側の埋伏の原因でありうる。口蓋側の埋伏も、エックス線写真で確認が可能である。

また過剰歯や歯牙腫も犬歯の萌出路を歪め、埋伏を引き起こす（症例10-7参照）。早期発見できれば、抑制矯正治療とスペースの保存によって正常な萌出パターンへと誘導し、埋伏を予防することができる。

Al-NimriとGharaibeh[62]は、埋伏の原因について調べるため、片側性に犬歯の口蓋側の埋伏を認めた34名の治療前の歯列模型を年齢、性別、不正咬合の分類に応じて治療前の模型と比較した。その結果、Ⅱ級2類不正咬合で側切歯が欠損した患者に、口蓋側の埋伏がもっとも多くみられた。さらに、埋伏群の歯列弓の幅径が十分に広かったことを明らかにした。

Zilbermanら[68]は、側切歯の矮小歯や栓状歯、側切歯の欠損と口蓋側に転位した上顎犬歯との間に強い相関関係があることを立証した。また側切歯の異常は遺伝の影響を大きく受けるため、口蓋側に犬歯が埋伏している患者の一親等に発現率の増加がみられると示唆し、親族間に

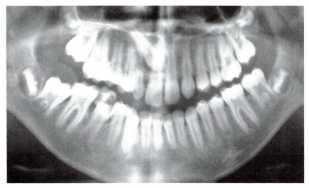

図10-27　犬歯の口蓋側の埋伏。埋伏歯は側切歯の欠如と関連する。

側切歯の異常が通常の4倍存在するとも報告している。したがって、犬歯埋伏の局所要因は以下のとおりである。

- 側切歯の欠損
- 栓状の側切歯
- 過剰歯あるいは歯牙腫
- スペース不足
- 上顎骨−切歯骨縫合部の異形成
- Ⅱ級2類の不正咬合

遺伝理論

これは、上顎犬歯の萌出障害の原因を歯堤の発育異常とする説である。本理論の支持者は、遺伝性・両側性の発現様式や、側切歯と第二小臼歯の歯数不足症、第一大臼歯の異所萌出、乳臼歯の低位咬合など遺伝性の異常と発現が関連することなどを根拠としている。

Baccetti[69]は、上顎側切歯の矮小歯や上顎犬歯の口蓋側への転位を含む7種類の歯の異常における相関関係を明らかにするため、未治療の矯正患者を調査した。その結果、上顎側切歯の大きさと上顎犬歯の口蓋側への転位を含む5種類の異常に顕著な相関関係を認め、この異常に共通する遺伝要因が示唆された。ある異常を早期発見できると他の異常のリスクが増加することがあるため、歯の異常間の相関関係の存在を知ることは重要である。

Peckら[70]は、口蓋側の犬歯埋伏の33％が側切歯の欠損や栓状歯と若干の相関関係があることを明らかにした。また犬歯の口蓋側転位、下顎側切歯と犬歯の移転、上顎犬歯と第一小臼歯の移転と歯の欠損の関連について分子生物学的に研究した結果、大臼歯欠損と関連するMSX1やPAX9などの転写因子が、下顎側切歯と犬歯の移転と

上顎犬歯の口蓋側転位を遺伝的にコントロールするとの新たな可能性を示唆した。だが、側切歯の異常や欠損が、局所要因または遺伝要因によるものかは不明である。

Pirinen ら[71]は、口蓋側に埋伏した犬歯の矯正歯科治療患者106名とその一親等110名と二親等93名を調査した。その結果、永久歯の歯数不足症の有病率は患者で36％であり、一般人の4.5倍であった。また一親等と二親等を合わせた親族の有病率は19〜20％で、一般人の2.5倍であった。これらの調査結果から、口蓋側に転位した犬歯は、先天性欠如に関連する歯の異常として認識される。さらに犬歯の口蓋側転位は遺伝性であり、遺伝性の切歯や小臼歯の歯数不足症、栓状切歯と関係がある。そのため、歯数不足症や栓状歯を有する患者は家族も含めて埋伏犬歯を調べることが重要であると強調した[71]。

こうしたことから、上顎埋伏犬歯の原因は定かではなく、遺伝要因や全身要因、犬歯の転位と異常な萌出路に関与する局所要因がはたらく多因子性の障害である可能性がある。原因にかかわらず、上顎犬歯は歯の中で最も長く蛇行した萌出路をもつため、萌出期間における咬合に障害を及ぼす可能性は大きくなる。3歳時になると、犬歯の歯胚は眼窩に近くて低位にあり、歯冠は近心舌側方向を向く。犬歯はここから咬合平面に向けて徐々に動き出し、アップライトしながら側切歯歯根の遠心面に達する。その後顕著に近心傾斜した犬歯はおよそ13歳で咬合接触するまで、より垂直方向に萌出路が偏くようである。ただ、この長く複雑な行程は早々に終わらず、約10年の歳月がかかるため、臨床医はこの過程をパノラマエックス線写真を用いて長期的にモニタリングして問題を早期に発見し、適切な介入で予防する責務がある。

上顎犬歯の口蓋側への埋伏に関連する要因

口蓋側の埋伏に関連するとされる要因は以下のとおり。

- スペース不足
- 外傷
- 乳犬歯の晩期残存
- 乳犬歯の早期喪失
- 乳犬歯の歯根吸収不全が犬歯萌出の機械的な障害となり得る
- 歯胚の位置異常
- 歯の萌出障害
- 嚢胞や歯牙腫のような局所的な病変
- 萌出順序の異常
- 側切歯の欠損
- 側切歯の大きさの異常、または側切歯歯根の形態異常（歯根湾曲）
- 側切歯歯根形成時期の変動
- 犬歯のアンキローシス
- 過剰歯
- 口蓋裂
- 突発性疾患

唇側へ上顎犬歯が埋伏する病因

上顎犬歯の唇側への埋伏は、歯列交換期のスペース不足の結果として生じることが最も多い。乳犬歯の早期喪失から正中線が偏位し、犬歯の唇側の萌出スペースが不十分となること、前歯部交叉咬合によって前歯部の歯列弓周長が減少し、乳犬歯の晩期残存、唇側への埋状や転位（図10-28）が生じる。

上顎犬歯の埋伏がもたらす結果

犬歯の埋伏をはじめ、多くの萌出における問題は症状が現れず、患者はその存在に気づかない。臨床医が患者の萌出パターンをモニタリングしていないと発見が遅れ、問題が大きく進行してしまう。隣接歯と周囲組織がすでにダメージを受けていることもある。歯槽骨内の異常な萌出路によって、隣接歯の転位や歯列弓周長の喪失、嚢胞性病変の進行、近接した側切歯の歯根吸収、乳側切歯の晩期残存が起こることがある。

切歯の歯根吸収も症状が現れず、臨床診査がないと認識されない。Ericson と Kurol[72]は、上顎犬歯の異所萌出から生じる側切歯の歯根吸収について調査した。側切歯の歯根吸収を認めた40症例と、対照群として側切歯の歯根吸収を認めない異所萌出118症例の2群を比較検討した。その結果、十分に発育した犬歯の咬頭が側切歯の歯根に近接した場合、合併症のリスクは3倍に及んだ。さらに、対称群と比較して近心萌出角が25°を超えたとき、吸収のリスクが50％増加した。側切歯の歯根吸収の発現率は、男子より女子で3倍以上高いと報告された。

Walker ら[73]は、継続患者19名（女性15名、男性4名）の片側性と両側性に埋伏した犬歯27本の三次元画像を用いて、埋伏犬歯の空間的な位置関係を評価したところ、その92.6％が口蓋側に位置したことがわかった。埋伏犬

上顎犬歯の埋伏

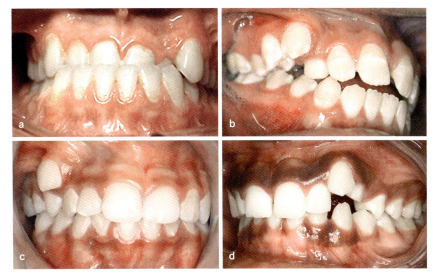

図10-28 犬歯の唇側転位。
a：前歯部交叉咬合による犬歯の唇側転位。
b：スペース不足による犬歯の唇側転位。
c、d：乳犬歯の晩期残存による犬歯の唇側転位。

歯に隣接する切歯の歯根吸収は側切歯の66.7％、中切歯の11.1％にみられた。埋伏犬歯の歯小嚢の大きさは、埋伏の位置にそれほど影響を与えていなかった。また、歯槽骨の幅は萌出犬歯側より埋伏犬歯側で狭かったが、埋伏犬歯側の歯槽骨の幅と乳犬歯の残存とが影響していないことが示唆された。

合併症が潜在的に存在するため、歯列交換期に臨床医は注意深く歯列の発育と萌出をモニタリングしなければならない。犬歯の埋伏がただちに治療されなければ、以下の合併症が生じる可能性がある。

- 隣接歯の歯根吸収
- 外部吸収
- 感染
- 嚢胞形成
- 歯列弓周長の減少
- 移転歯
- 歯周疾患

埋伏犬歯の早期発見

埋伏犬歯は一般に、その位置によっては長い治療時間を要するため、早期発見がすべての矯正歯科医と臨床医にとって重要事項である。埋伏の可能性がある犬歯は、低年齢で発見されることもある。適切な臨床診査と長期的なパノラマエックス線写真でのモニタリングで適時に抑制矯正治療を実施し、埋伏を予防することが可能である。

永久歯の萌出時期は民族差が大きい。さまざまな研究者たちにより、上顎犬歯の埋伏は8〜10歳までの発見が推奨されており、慎重な臨床的診査とエックス線写真での診査によって診断を行う。

臨床診査

患者が8〜10歳でも、乳犬歯歯根上方の口腔前庭部付近にある犬歯の膨隆を指診することで上顎犬歯の位置を確認できる。人差し指で両側歯列弓の唇側と口蓋側の乳犬歯上方周辺を触診する。この臨床診査を2〜3ヵ月ごとに行う。患者が10歳以上になっても唇側に膨隆が触知できず、乳犬歯が動揺なく残存していれば埋伏を疑う。さらにエックス線写真で確定診断する。

側切歯は萌出後、9〜10歳ごろに臨床所見として遠心唇側への傾斜が見られる。Broadbent[59]が「醜いアヒルの子の時期」と呼ぶこの正常な歯列交換期の後に、犬歯が萌出する。切歯の歯根部が叢生でも、傾斜によって歯冠のスペースが生じることもある（図10-29）。側切歯の遠心傾斜が重度であれば、近心に転位する犬歯が側切歯に力を作用させていることになり、犬歯が埋伏する可能性がある。こうした状況では、詳細なエックス線写真による診査やモニタリング、早期介入が必要となる。

側切歯が唇側傾斜している場合も同様に、犬歯が側切歯歯根の唇側面に埋伏していることを示す。いずれの状況でも、慎重なモニタリングが推奨される。

側切歯の歯根にかかる犬歯歯冠からの力が排除されるまで、側切歯の矯正学的移動は行わない。また残存乳犬

10 萌出障害の早期発見と治療

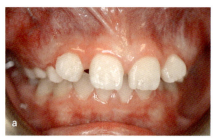

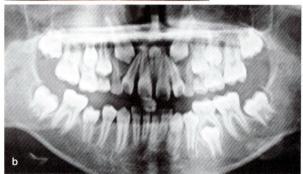

図10-29　a、b：「醜いアヒルの子の時期」の歯列。

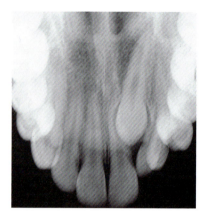

図10-30　咬合法エックス線写真は、口蓋側に埋伏した犬歯の位置を特定する。

歯の抜歯は、犬歯歯冠を正常な位置へと移動させる。未治療のままだと、切歯の歯根も吸収される可能性もある。

埋伏した犬歯の臨床所見

臨床所見を以下に列挙する。
- 犬歯の萌出遅延
- 乳犬歯の晩期残存、特に乳犬歯の非対称性の脱落
- 口蓋側における膨隆の存在
- 側切歯歯冠の遠心傾斜
- 側切歯の後方傾斜（口蓋側に埋伏した犬歯により、側切歯の歯根が唇側に、歯冠が口蓋側に押しやられる場合）

エックス線写真による診査

エックス線写真は、埋伏犬歯の発見に不可欠であり、犬歯の位置が口蓋側か唇側かを判断する重要な手段である。デンタルエックス線写真、咬合法エックス線写真、パノラマエックス線写真、セファログラム（側面・正面）など、診査に用いるさまざまなエックス線写真がある。

<u>デンタルエックス線写真</u>　埋伏歯の唇舌的な位置を確定する目的で、デンタルエックス線写真数点とクラークの法則 Clark's rule technique が用いられる。イメージシフトの原理 image shift principal とも呼ばれ、角度を変えて2枚のエックス線写真を撮影すると、犬歯が口蓋側に埋伏しているより唇側に埋伏している方が、エックス線の照射方向の変化と同じ方向に像の移動が大きくなる。

<u>咬合法エックス線写真</u>　患歯の唇舌的位置や、近遠心的位置の特定への使用が推奨される。中切歯の長軸に沿ってエックス線が照射される咬合法エックス線写真は、正確な位置の把握や、隣接歯に対して口蓋側転位した歯の位置特定に有効である（図10-30）。

<u>側面・正面セファログラム</u>　側面・正面セファログラムも、埋伏歯の傾斜の把握に有効なテクニックである。側面セファログラムは切歯に対する犬歯の前後的位置、正面セファログラムは切歯に対する犬歯の垂直的位置や水平的位置が特定できる。Williams[74]は、犬歯の萌出前と萌出中は、その歯冠が側切歯根尖の下方、鼻腔底のかなり下方に位置し、わずかに近心傾斜し、歯根は鼻腔側壁に位置するべきとした。また、正面セファログラムで犬歯の歯冠が鼻腔側壁より内側に近心傾斜し、さらに乳犬歯の歯根吸収が認められない場合は、犬歯の異所性の埋伏が疑われると述べた。

<u>コンピュータ断層撮影法（CTスキャン）</u>　CTスキャンは高額で、医科では日常的に、歯科も折に触れ使用するエックス線撮影機器であり、対象の位置を三次元かつ正確に示すことができる。Alqerbanら[75]は、従来のエックス線撮影法（単一の二次元パノラマエックス線撮影法）とCBCTを比べた研究で、犬歯の位置と隣接歯の歯根吸収を確認する際に、CBCTは従来のエックス線撮影写真より詳細な画像情報が得られるとした。

三次元画像では、唇側と口蓋側における埋伏犬歯の位置が明らかになり、従来の撮影法ではなし得なかった側切歯の歯根吸収の範囲と位置を、正確にとらえることができる。またWalkerら[73]は、埋伏犬歯の三次元立体画像が犬歯の存在や欠如、歯小嚢の大きさ、歯軸傾斜、唇側と口蓋側における相対的な位置、歯を覆っている骨の量、隣接歯の歯根の三次元的な近接と吸収状態、限局的な解剖学的評価、歯の全体的な発育段階を示すことができると述べた。ゆえに、埋伏犬歯のマネジメントにおいて三次元画像が明らかに有利であると報告している。

パノラマエックス線写真　パノラマエックス線写真は歯科で広く用いられており、乳歯列から永久歯列までの全体的な所見をとらえるため、歯列交換期に起こるすべての異常をモニタリングすることができる。また過剰歯、先天性欠如歯、歯牙腫、他の病的な状態といった発育異常、また乳歯歯根と後継永久歯の状態、永久歯歯根の発育状態も見つけることができる。さらに、歯列交換期の犬歯の傾斜を検知するためにもよく使用されている。

　一般的に、混合歯列期に撮影されたパノラマエックス線写真は、未萌出犬歯の近遠心的な位置と傾斜のみを把握するうえで役立つが、さらに高品質のパノラマエックス線写真の慎重な評価では、埋伏犬歯の唇側あるいは口蓋側の位置の検知も可能である。

パノラマエックス線写真による埋伏犬歯の頬側・口蓋側の位置鑑別：埋伏犬歯が唇側・口蓋側のどちらに位置するかは、重なる被写体の映ったエックス線不透過像で相対的に判断する。画像を映し出すフィルムやスクリーンは、被写体である犬歯と切歯の手前に置かれる。2歯が重なる部分で側切歯の陰影が犬歯より鮮明に見えると側切歯がフィルム（唇側）に近く、犬歯は側切歯より口蓋側に位置する。逆に犬歯の陰影が鮮明に見えると犬歯の方がフィルムに近く、犬歯は側切歯より唇側に位置する。

　図10-31はパノラマエックス線写真を用いた埋伏犬歯の位置鑑別の好例であり、両側側切歯と犬歯の相対的な位置をはっきり示している。右側は側切歯の輪郭が鮮明に写っており、犬歯の埋伏が口蓋側であることがわかる。一方、左側は犬歯の輪郭が鮮明に写っており、犬歯の埋伏が唇側であることがわかる。

　パノラマエックス線写真による長期的なモニタリングは、上顎犬歯埋伏の早期発見と予測に役立つ。エックス

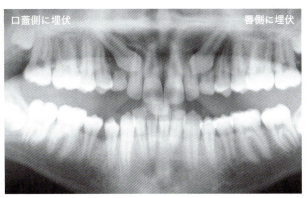

図10-31　上顎両側2本の埋伏犬歯を示すパノラマエックス線写真。右側犬歯は口蓋側に、左側犬歯は唇側に埋伏している。

線写真での上顎犬歯埋伏の早期発見に重要な所見は、埋伏歯の位置と傾斜の2つである。Williams[74]は前述のように、萌出前の犬歯における正常な発育について、歯冠は側切歯根尖の下方、鼻腔底からかなり下方に位置したうえでわずかに近心傾斜し、歯根は鼻腔側壁に位置すると述べている。また正面セファログラムで、犬歯の歯冠は鼻腔側壁より内側に近心傾斜し、さらに乳犬歯の歯根吸収が認められない場合は、犬歯の異所性の埋伏が疑われると報告している。

　図10-32は、異なる歯列期に撮影されたパノラマエックス線写真である。9歳時のパノラマエックス線写真では、上顎左側犬歯が右側犬歯より低位で大きく傾斜していた。しかし早期介入が行われることはなく、1年後、4年後のパノラマエックス線写真では、正常な萌出路をたどることができず埋伏してしまった。上顎臼歯部の固定準備と乳犬歯と第一乳臼歯の早期抜歯を行っていれば、犬歯を正常な萌出路に導けたか、あるいはここまで重症化しなかった可能性がある。

　埋伏犬歯の隣接歯への近接は、治療計画立案前に評価すべき重要なポイントである。埋伏歯の位置によって治療の難易度が異なる。埋伏した犬歯は通常、側切歯歯根の遠心、頬側あるいは口蓋側に位置し、歯軸傾斜が大きく、側切歯歯根より高位か低位にある。

　埋伏犬歯は通常より近心に傾斜し、転位して隣接歯の歯根に近接することもある。こうした異所性の埋伏犬歯は切歯歯根に近接することが多く、歯根吸収を招くことがある。異所性の埋伏犬歯のマネジメントはさらに困難であり、より長い治療期間を要し、隣接歯への損傷がよ

10 萌出障害の早期発見と治療

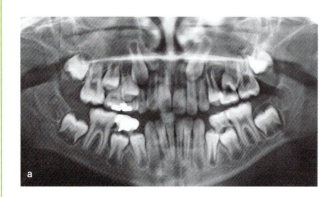

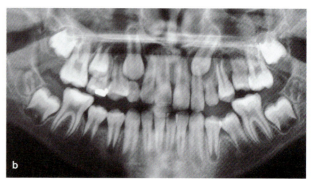

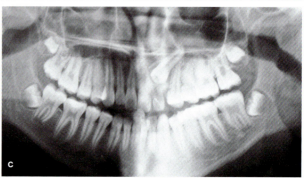

図10-32 不正な位置にある上顎左側犬歯の後ろ向き調査による評価。
a：9歳時に撮影されたパノラマエックス線写真。左側犬歯は右側犬歯より低位で、より傾斜している。
b：1年後に撮影されたパノラマエックス線写真。
c：4年後に撮影されたパノラマエックス線写真。萌出路を是正するための早期介入は行われなかった。

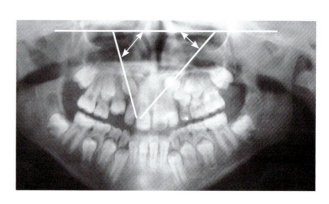

図10-33 Warford分析[65]によって計測された両側犬歯の歯軸傾斜。左側犬歯の傾斜角が重大な問題があることを示している。

り大きくなる可能性があるため、治療計画時には頻繁な打診と繊細な治療が求められる（Case10-4参照）。

埋伏の予測において、パノラマエックス線写真から読影すべき重要な要素は、埋伏歯の傾斜である。犬歯の近遠心的な傾斜は、埋伏の予測、治療難易度、治療の成功への指標となる。口蓋側への埋伏を予測するため、さまざまな手法を提案する研究者もいる。EricsonとKurol[76]は、埋伏した犬歯の歯冠が近心に位置し水平に傾斜するほど、乳犬歯を抜歯しても萌出の可能性は低いと述べた。またPowerとShort[77]も、犬歯の歯軸傾斜角を予測因子とした。歯軸傾斜が正中線に対して31°以上になると、乳犬歯を抜歯しても萌出の可能性は減少すると報告した。Warfordら[65]は、パノラマエックス線写真で両側下顎頭上縁を結ぶ基準線を設定し、その基準線と未萌出犬歯歯軸がなす近心角を計測した。その結果、埋伏していない歯軸傾斜は平均75.12°で、埋伏歯の63.20°より大きかった。パノラマエックス線写真におけるWarford分析から、左側犬歯が右側犬歯より重度に埋伏していることが読み取れる（図10-33、Case10-4参照）。

上顎犬歯の埋伏に対する治療オプション

犬歯の交換期間は長く、萌出開始から咬合するまで約10年の歳月（3〜13歳）を要し、問題が起こりやすい。そのため、予防矯正治療あるいは抑制矯正治療を実施するにあたり、混合歯列期を通して長期間のモニタリングを行わなければならない。年齢や歯齢、萌出障害の段階、埋伏の種類によって、以下のような治療オプションがある。

- 歯列交換期の観察
- 抑制矯正治療
- 犬歯の開窓と矯正歯科治療
- 犬歯の自家歯牙移植
- 埋伏犬歯の抜歯とスペース閉鎖
- 埋伏犬歯の抜歯と補綴治療あるいはインプラント治療
- エックス線写真による定期観察（成人において犬歯が非常に低位あるいは水平に埋伏し高いリスクがある場合、あるいは治療を希望しない場合）

選択的な乳歯抜歯、犬歯の萌出を偏向させる障害物の排除、スペースクリエーションなどの処置もあわせて行うことがある。

上顎犬歯の埋伏に対するマネジメントで最も重要なアプローチとは、犬歯の偏向の早期発見と予防である。早期とは埋伏の初期段階で、犬歯が最終的な位置に向かって、長い骨内の移動を開始する8～10歳ごろに該当する。

観察

「醜いアヒルの子の時期」のような歯列交換期や、犬歯が近心傾斜して側切歯根尖に近接している場合、側切歯の移動は歯根吸収の原因になる。こうした状況では、犬歯の歯冠が移動し側切歯根尖から離れるまでは観察のみを行うべきである。犬歯が10～12ヵ月経っても移動せず、歯根吸収の可能性が明らかになれば犬歯を開窓し、牽引のためにアタッチメントを接着する。

Williams[74]は、8歳が上顎犬歯の観察開始に最良の時期であり、2年以上にわたり位置変化を注意深く観察するべきであると述べた。

混合歯列前期から犬歯の萌出完了までを観察すると、埋伏歯やその他多くの萌出障害が予測可能である（図10-32、10-33参照）。

抑制矯正治療

埋伏犬歯に行う抑制矯正治療や萌出誘導は、犬歯が骨内で移動し始めるころに開始する方法である。

多くの研究者が、上顎犬歯の埋伏が疑われる患者の評価時期は8～10歳が最良だとしている。11～12歳以降に残される治療オプションは、外科処置をともなう矯正歯科治療のみだが、リスクがあり予測不可能であるため不成功を招くこともある。

この評価に最良な8～10歳ごろ、犬歯は乳犬歯根尖の舌側から下降を開始し、乳犬歯歯根が吸収され始める。Dewel[78]とNewcomb[79]はこの時期に、適切な観察と診断、治療計画の立案が不可欠であると示唆している。

抑制矯正治療のオプション　徹底的な臨床診査やエックス線写真による診査で埋伏が確認されると、病因や年齢、咬合分類により、さまざまな抑制矯正治療と誘導法が適用される。

- 過剰歯、歯牙腫、囊胞、アンキローシスを呈する乳歯などの犬歯を偏向させる障害の除去
- スペース不足が原因なら、スペースクリエーションを行う。咬合や年齢によってスペース獲得のためにさまざまな方法がとられる
  - 混合歯列期で大臼歯関係がⅡ級であれば側方歯の遠心移動
  - 上顎前歯部交叉咬合の是正（上顎切歯の舌側傾斜が犬歯のスペース不足をもたらしている場合、あるいは前歯部交叉咬合を改善すれば前歯部の歯列弓周長が増加する場合）
  - 側切歯の萌出完了後でも、切歯間にスペースが残っていれば閉鎖する
- 適時に乳犬歯を抜歯すると犬歯の萌出が促進される、との説は、多くの研究者に支持されている

乳犬歯の抜歯　乳犬歯の抜歯は、犬歯の萌出を誘導し埋伏を防ぐ予防処置である。適応年齢は8～10歳で、11歳を過ぎないようにする。

ShapiraとKuftinec[80]は、埋伏の可能性があれば早期診断と検出、適時の乳犬歯抜歯によって複雑な矯正歯科治療に至らないと報告した。またEricsonとKurol[76]は、乳犬歯抜歯群の78％で犬歯が良好に萌出したと報告した。PowerとShort[77]は口蓋側転位の犬歯について、乳犬歯抜歯後に62％が良好に萌出したと報告した。

この方法は、8～10歳時の臨床診査とエックス線写真診査が、以下の所見を示す場合に改善が見られる。

- 犬歯が近心転位し、側切歯の歯根形成を阻害している
- 側切歯歯冠がやや遠心に傾斜し、犬歯歯冠の応力を受けている
- 犬歯歯胚による頬側の膨隆が触診できない
- 晩期残存している乳犬歯が存在し、動揺の徴候が見られない

これらの状況下で適時に乳歯を抜歯すると、犬歯がアップライトして歯列弓内に萌出誘導され、長期的に安定する。治療が遅れると多くの合併症が生じる。

10 萌出障害の早期発見と治療

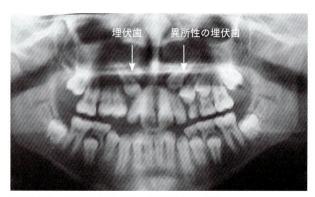

図10-34 埋伏歯と異所性の埋伏歯との相違。

　この抑制矯正治療の開始前に、犬歯歯冠と側切歯根尖の近接を評価する必要がある。臨床診査やエックス線写真での診査によって側切歯歯冠の遠心傾斜が明らかであれば、側切歯歯根が犬歯歯冠とぶつかって重度の歯根吸収を起こしてしまうため、側切歯に矯正的な力を作用させてはならない。この場合は、乳犬歯の抜歯後にトランスパラタルアーチのような固定源を確保する装置の使用が重要である。また犬歯がある程度アップライトし、犬歯歯冠が側切歯歯根の遠心から離れるまで、歯冠と根尖をモニタリングする必要がある。

　次のステップでは、2×4装置を用いて徐々に切歯を排列し、正中離開や切歯間のスペースを閉鎖することで犬歯の萌出を促進する。

　Olive[81]は、口蓋側に埋伏した犬歯30例を調べ、矯正歯科治療でのスペース拡大後に開窓なしで萌出させたり、その萌出時期に影響を与えた要因の特定を試みた。その結果、犬歯の傾斜度が一番の指標となることがわかった。

　Jacobs[82]は、犬歯の口蓋側転位の予防や阻止目的で行われる乳犬歯抜歯は、転位が発見されやすい10歳過ぎに行うのが最も効果的であると述べた。

　EricsonとKurol[76]は、乳犬歯抜歯後に埋伏犬歯が正常に萌出するか否かは、犬歯の歯軸傾斜、側切歯歯根と犬歯歯冠との位置関係により決まると述べた。またエックス線写真で上顎犬歯の歯冠が側切歯の根元にあり、側切歯根の近心面に達していなければ、異所性犬歯の自己修正が高い確率で起こっていた。しかし犬歯が側切歯歯根の近心面を大きく超えた場合、その確率は極めて低いと報告した。

　このように早期の診断と介入を行えば、隣接切歯の歯根吸収を防ぎ、治療期間や治療費が軽減し、口蓋側に埋伏した犬歯を排列する外科処置や矯正歯科治療を回避できる。また開窓と矯正歯科治療に関連した合併症（治療期間の延長、骨吸収、歯根吸収、歯肉退縮）も呈さずにすむ。

犬歯の外科的開窓と矯正歯科治療

　永久歯列期になると、埋伏犬歯は発育の最終段階となるため、外科的開窓と矯正歯科治療による埋伏犬歯の萌出誘導を考慮することになる。外科的アプローチは埋伏の位置、埋伏が唇側か口蓋側か、年齢、埋伏歯と隣接歯の近接状態、病因、埋伏歯の形態により大きく異なる。また矯正歯科医と口腔外科医の判断と臨床経験によっても異なる。適切な外科処置や矯正歯科治療が適応されるには、まず矯正歯科医と口腔外科医の協力関係の構築が必要である。

　次に、治療計画の立案前に必ず臨床診査とエックス線診査を行い、埋伏歯の位置や傾斜、隣接歯の近接状態を正確に把握してから、外科的アプローチと牽引方法と方向を決定する。臨床診査と診断、正確な位置の把握のために、さまざまなエックス線撮影法から読み取る重要ポイントは前述のとおりである。

治療前の検討事項　埋伏犬歯が口蓋側転位か唇側転位か、異所性か非異所性か、片側性か両側性かなど、状況が変わると外科処置や矯正歯科治療も異なる。治療前に必要な検討事項は以下のとおり。

- 埋伏歯の傾斜
- 埋伏歯の歯冠の位置とその隣接歯との近接状態
- 埋伏の原因
- 年齢と歯根形成の程度

　前述のように、犬歯の傾斜角は埋伏の可能性や治療の難易度と成功率にかかわる。そのため、犬歯歯冠がより近心にあり水平に傾斜しているほど、乳犬歯抜歯後の萌出の可能性は低くなる。歯冠の位置と隣接歯との近接によって、犬歯が他の歯に与える障害の程度や治療の難易度、用いる牽引方法も変わる。

　一般的に埋伏犬歯は正常より近心に傾斜し、側切歯根に対して遠心側の唇側または口蓋側、高さは側切歯歯根より低位または高位となる。隣接歯歯根にかなり近接する異所性の埋伏歯では、治療が困難になる（図10-34）。

治療計画前に検討すべきポイントに、歯齢と歯根形成もあり、歯根完成前に介入すれば予後も良好になる。

犬歯の埋伏にはいくつかの原因がある。問題の早期発見や認識は治療計画立案に役立ち、治療の難易度と成功率が把握できる。原因がスペース不足や過剰歯など、明確であれば予知性は上がる。逆に原因が不明で、埋伏歯のアンキローシスの疑いがあれば予後不明となり、リスクをともなうため、治療計画は状況に応じて変更を余儀なくされる。

たとえば、計画では小臼歯抜歯でも、埋伏犬歯にアンキローシスの疑いがあれば埋伏部分を開窓して牽引を開始し、先に犬歯の動揺の有無を調べることが推奨される。犬歯が萌出に抵抗しアンキローシスが確定的となれば、埋伏歯を抜歯して小臼歯を犬歯に代替させることになる（Case10-8参照）。

外科的アプローチ　慎重な臨床診査と、エックス線写真を用いた診査で埋伏歯の正確な位置と傾斜を確認後、適切な外科処置を決定する。

かつては、埋伏歯にアクセスするために埋伏歯を開窓し、牽引装置やワイヤーを装着するために歯肉と骨組織が広範囲に切除されていた。こうしたアプローチは、しばしば出血やアタッチメントの装着困難などの外科的な問題や、骨と軟組織を除去しすぎるなどの深刻な問題を起こした。**図10-35**は、現在のボンディングシステムができる前に使われていたアタッチメントである。埋伏犬歯の外科処置については、これまでさまざまな合併症（骨の喪失、歯肉退縮、角化組織の幅の減少、歯周組織の治癒遅延、歯肉炎など）が報告されている[83]。

現在では外科処置が低侵襲性に改良され、またダイレクトボンディングの開発によって口腔外科医が歯冠に直接アタッチメントを接着することができるため、弁を戻して縫合することができる。これらの施術で、合併症を生じることはほとんどない。

口蓋側の埋伏と唇側の埋伏との相違点　口蓋側に生じるか唇側に生じるかで、埋伏犬歯の形成や病因、解剖学的位置が異なるため、予防処置あるいは外科処置をともなう矯正歯科治療のアプローチが異なる。最も多い唇側の埋伏の原因は叢生である。口蓋側の埋伏の場合は、前述のように多くの原因が示唆されている。

口蓋側よりも唇側の埋伏が予測しやすいため、外科処

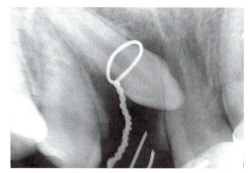

図10-35　現在のボンディングシステム以前の外科用アタッチメント。

置と矯正歯科治療が容易で早く進む。さらに口蓋側の埋伏のマネジメントについては難易度がさまざまであり、治療計画立案の際はこれを念頭に置く。

口蓋側に埋伏した犬歯の外科的検討事項　異所性の犬歯は、その歯冠が上顎側切歯歯根の上方に位置しながら歯根近心面を越えていない場合だと、8〜9歳ごろに乳犬歯を早期抜歯することで正常に萌出する確率が高い。早期介入が遅れ、犬歯歯冠が側切歯歯根近心面を大きく越えると自然萌出は不可能なため、外科処置が必要となる。

外科処置では埋伏のタイプに応じて、唇側あるいは口蓋側の位置、垂直的位置、傾斜、埋伏の深さ、隣接歯との近接について、徹底的な臨床診査とエックス線写真を用いた診査が必要である。

唇側に埋伏した犬歯の外科的検討事項　開窓術で歯肉歯槽粘膜を扱う際には、十分な付着歯肉が保持されなければならない。それができないまま歯が歯槽粘膜内を移動すると、歯周病罹患時のような歯肉退縮が起きてしまう。唇側に埋伏した犬歯のマネジメントにおいて、十分な付着歯肉幅を維持あるいは確保するようなデザインを有する矯正歯科治療や外科処置が必要である。

唇側あるいは歯槽骨内に埋伏した上顎犬歯を牽引する際、外科処置の決定には4つの評価基準がある。

1. 犬歯の歯肉歯槽粘膜境からの垂直的位置
2. 犬歯部分の歯肉量
3. 犬歯歯冠の唇舌的な位置
4. 犬歯歯冠の近遠心的な位置

Kokich[84]は、唇側に埋伏した歯の歯肉歯槽粘膜境からの垂直的な位置と歯肉量によって適応が決定される、歯肉切除術、歯肉弁根尖側移動術 apically positiond flap、閉鎖

10 萌出障害の早期発見と治療

表10-3 上顎埋伏犬歯に対する段階的マネジメント

❶ 臨床診査および臨床関連領域の診査を行い、問題を明確にとらえることができ、的確な外科処置や矯正歯科治療が施行できる。

❷ 外科処置前に牽引の準備のための矯正歯科治療を行う。それらにはレベリング、捻転や叢生の改善、隣接歯の傾斜によってスペース不足があれば、埋伏歯を誘導するためのスペースの獲得が含まれる。

❸ 初期治療としての矯正歯科治療が終了後、外科処置に入る。外科的アプローチは埋伏歯の唇側または口蓋側への傾斜、垂直的な位置、隣在歯への近接状態に基づいて行うべきである。

❹ 外科処置の術後1週間後に、歯列弓内への埋伏歯歯冠の移動を開始する。

❺ 萌出路を整え、隣在歯、埋伏歯とその支持組織への損傷がないように埋伏歯の牽引方向と牽引力を設定する。各症例に応じたバイオメカニクスを考えながら行う。固定や牽引には改良型パラタルアーチ、歯科矯正用アンカースクリュー、バーティカルループ、ホリゾンタルループ、補助的に用いる唇側アーチワイヤー、スプリング、チェーン、エラスティックなどが用いられる。たとえば、口蓋側に埋伏した犬歯歯冠が切歯歯根の舌側面に近接している場合は、最初に隣在歯から埋伏歯を遠ざける方向に埋伏歯を動かして、歯根吸収を防ぐ必要がある。

誘導法 closed eruption technique（牽引用アタッチメントのボンディング後に、再び埋伏歯を歯肉で覆う処置）の3種の開窓術について述べた。同論文では、埋伏歯が唇側に位置し、歯冠が歯肉歯槽粘膜境より上方であれば、単純な歯肉切除術が適応されるとした。歯冠が歯肉歯槽粘膜移行部よりわずかに根尖側にある場合は、萌出後に唇側歯肉が形成されなくなるため、歯肉切除術は適応しない。歯冠が歯肉歯槽粘膜移行部より大きく根尖側にある場合は、矯正歯科治療後に歯が再び圧下し歯冠が不安定になるため、歯肉弁根尖側移動術は適応しない。こうした状況では、十分な歯肉が確保され、歯が再び圧下することもない閉鎖誘導法が適応される。

埋伏した犬歯の基本的な矯正歯科治療　埋伏犬歯の矯正歯科治療は、その位置と問題の難易度に基づいて行われる。矯正歯科医は、固定準備と適切な方向に力を加える装置設計を考える必要がある。**表10-3**は上顎犬歯の埋伏に対する段階的マネジメントのガイドラインである。

混合歯列期に口蓋側に埋伏した犬歯を早期に開窓し、矯正歯科治療を行わなくても自律的に萌出した症例も報告されている。その中では、埋伏歯が排列可能であれば、マルチブラケット装置を用いた歯列弓への移動が効果的に行われ、治療期間が短縮すると主張されている。また歯周組織や審美性も良好である。しかし犬歯が深く埋伏し、他の歯根に近接して障害を及ぼしていれば、この手法は推奨できない。こうした場合は、ただちに埋伏歯を歯根から遠ざける必要がある（Case10-7参照）。

重度の切歯部の叢生や前突がある場合、それらの改善と埋伏歯萌出の空隙確保のために小臼歯抜歯を検討し、慎重に治療計画を立てる必要がある。犬歯が埋伏した原因として患歯のアンキローシスも考えられるため、埋伏犬歯近辺の小臼歯抜歯は延期するのが賢明である。

まず開窓術を行い、アタッチメント接着後に牽引を開始する。至適矯正力を2～3週間作用させても歯が移動しなければ（隣接歯が圧下することもある）、埋伏歯はアンキローシス歯であると断定される。そうなると、最善の治療オプションは小臼歯の代わりにアンキローシス犬歯を抜歯することである。また、埋伏犬歯の自家歯牙移植も選択肢となる。

埋伏歯の外科的処置における合併症　埋伏歯の開窓術や器械的療法を不適切に設計・実施すると、治療後に歯肉退縮や歯肉炎、アンキローシス、失活、歯根の外部吸収などの合併症が生じることがある。

犬歯の自家歯牙移植

重度の位置異常や水平埋伏した歯が、予防処置や矯正歯科治療によって改善しない場合は、外科的整復あるいは自家歯牙移植が検討される。自家歯牙移植の適応症には、以下が挙げられる。

- 埋伏歯がアンキローシスである場合
- 患者が矯正歯科治療を必要最小限に抑えたい、あるいは望まない場合
- 患者が身体的または精神的な障害を有し、矯正歯科治療を限定的に行うか、または行わないのが賢明な場合

自家歯牙移植の合併症としては、移植歯の歯根吸収、失活、歯髄閉鎖、アンキローシスが含まれる。

埋伏犬歯の抜歯とスペース閉鎖あるいは補綴処置

埋伏犬歯の治療オプションには、埋伏歯の抜歯後、矯正歯科治療によるスペース閉鎖、あるいはインプラント治療や天然歯支持による補綴治療がある。

深く埋伏した犬歯のすべてを、問題なく歯槽骨内の適切な位置に誘導できるとは限らない。たとえば埋伏が非常に深く傾斜が重度である場合や、埋伏歯と切歯歯根の近接により歯の移動が禁忌となる場合、埋伏歯がアンキローシスを呈し、自家歯牙移植に患者の協力が得られない場合に埋伏歯の抜歯が適応される。

下顎犬歯の埋伏

下顎犬歯の埋伏は、上顎犬歯の埋伏に比べてまれにしか見られない。GroverとLorton[85]は、対象者5,000名から下顎犬歯の埋伏がある者を11名(0.22%)しか抽出できなかった。またRöhrer[86]が患者3,000名のエックス線写真を診査したところ、上顎犬歯の埋伏は62名(2.06%)、下顎犬歯の埋伏は3名(0.1%)と20：1の比率であった。

下顎犬歯の埋伏では、スペース不足や過剰歯、歯牙腫、乳犬歯の早期喪失、遺伝要因、内分泌腺の機能障害、腫瘍、嚢胞、外傷などの多くの原因が挙げられている。また埋伏歯、萌出障害、下顎犬歯の水平方向の転位は、鎖骨頭蓋骨異形成症の患者によくみられる。

乳犬歯の早期喪失や前歯部のスペース不足があると、下顎犬歯が唇側または舌側から萌出することが多くなる。しかし、こうした異所萌出は埋伏とは見なすことはできず、スペースの獲得や抜歯によって治療される。

下顎犬歯の歯胚が、何らかの障害や原因不明の疾患により歯槽骨内で転位や捻転を生じ、犬歯の歯根が水平方向に成長することがある(図10-23参照)。埋伏した下顎犬歯が切歯根尖の下方に水平転位した場合、治療オプションは埋伏した犬歯を抜歯し、切歯歯根の損傷を予防することのみとなる。

下顎犬歯の埋伏には、年齢、埋伏犬歯の位置、咬合状態によっていくつかの治療オプション(経過観察、開窓、牽引、移植、抜歯)が考えられる。犬歯の埋伏が深く、症状がなく、関連する病的所見が認められなければ経過観察が適用されるが、定期的なエックス線写真によるモニタリングが必要である。乳犬歯の状態が良好で、十分な歯根長がある場合は、歯列内に温存することもできる。

症例

以下に、さまざまなタイプの埋伏歯の外科処置と矯正歯科治療を用いた症例を提示する。

10 萌出障害の早期発見と治療

Case 10-4

患者はⅡ級不正咬合の11歳の女子。パノラマエックス線写真では上顎両側犬歯が埋伏していた（**図10-36a、b**）。**図10-36b**のエックス線写真が撮影されるまでの18ヵ月間、担当歯科医師は何の治療も行っていなかった。上顎右側犬歯は埋伏し、上顎左側犬歯は異所性に埋伏していた。また上顎左側犬歯の歯冠が側切歯に近接し、歯根に障害を及ぼしていることが判明した。埋伏の原因は両側のスペース不足と診断された。

[治療]

第一段階として、上顎両側乳臼歯の抜歯とヘッドギアによる小臼歯と大臼歯の遠心移動で、上顎両側犬歯のスペースクリエーションを行った（**図10-36c**）。埋伏した上顎右側犬歯はスペース獲得後に自然萌出したが、異所性に埋伏した上顎左側犬歯は、側切歯の歯根の上方に位置したままであった。第二段階として、上顎左側犬歯の外科的開窓と矯正歯科治療による牽引を行った。治療後、上顎側切歯の歯根吸収を認めた（**図10-36d、e**）。

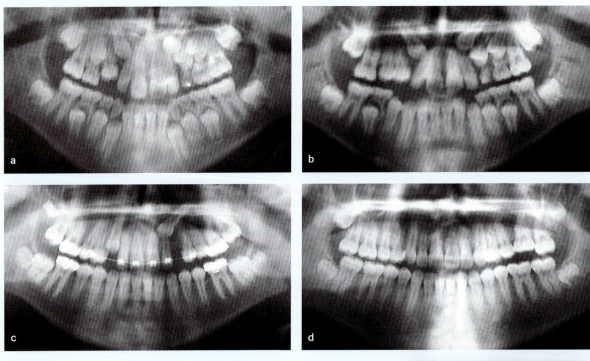

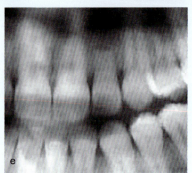

図10-36 不正な位置にある上顎左側犬歯の、パノラマエックス線写真による評価。
a、b：スペース不足のため、上顎両側犬歯が埋伏していた。上顎左側犬歯はさらに異所性に埋伏していた。
c：犬歯のスペースを獲得するため、上顎両側側方歯を遠心移動後に撮影されたパノラマエックス線写真。
d：治療後のパノラマエックス線写真。
e：治療後に生じた上顎側切歯の歯根吸収。

Case 10-5

患者は11歳の女子。Ⅱ級1類不正咬合で、上顎両側犬歯の転位とスペース不足がみられた（図10-37a～c）。上顎左側犬歯が唇側に転位しわずかに側切歯に重なっている。上顎右側犬歯は重度の異所性埋伏であった。下顎歯列に問題は認められなかった。

治療

サービカルヘッドギアを用いて、Ⅱ級の大臼歯関係の是正と、上顎両側犬歯のスペースクリエーションが行われた。図10-37dは臼歯の後方移動とスペースクリエーション後の所見で、引き続き開窓とアタッチメントの接着を行う予定である。上顎左側犬歯は自然萌出し排列された。また上顎右側犬歯牽引の第一段階として、垂直方向への牽引と側切歯歯根から犬歯を離す目的で、大臼歯バンドの口蓋側にスプリングをロウ着した（図10-37e）。

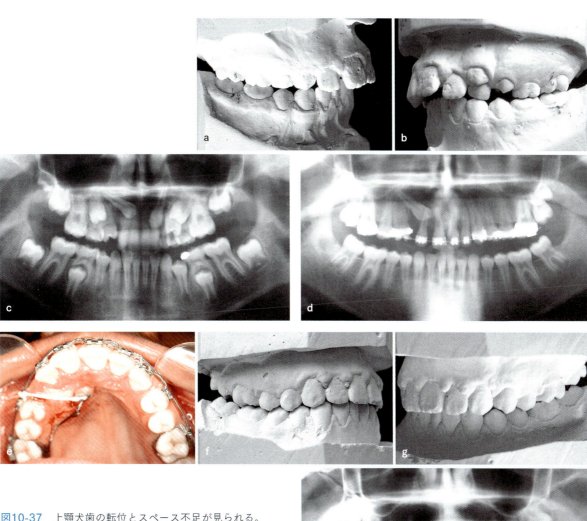

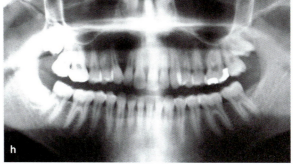

図10-37　上顎犬歯の転位とスペース不足が見られる。
a、b：治療前の歯列模型。
c：治療前のパノラマエックス線写真。
d：スペースクリエーション直後のパノラマエックス線写真。上顎左側犬歯は自然萌出した。
e：スプリングを用いて上顎右側犬歯を垂直方向に牽引した。
f、g：治療後の歯列模型。
h：治療後のパノラマエックス線写真。

10 萌出障害の早期発見と治療

Case 10-6

患者は15歳の女子。II級で重度の過蓋咬合と部分性無歯症が見られ、上顎両側側切歯と下顎切歯3本が先天的に欠如していた。また上顎左側犬歯は異所性に埋伏していた。さらに、上顎左側乳犬歯と下顎乳切歯3本の歯根はまだ残存していた（図10-38a～d）。

治療

年齢と複雑な矯正学的問題の評価後に、以下の治療計画が立案された。

1. 乳犬歯の抜歯。　2. 上顎前歯の排列、正中離開の閉鎖。
3. 外科的開窓とアタッチメントの挿入（0.022インチ軟性ステンレススチールワイヤー〔図10-35参照〕）。
4. 埋伏した犬歯の改善。　5. 上顎犬歯を側切歯に代替させる。
6. 下顎乳切歯3本の抜歯、下顎歯列弓のレベリング、オーバーバイトの減少目的で上顎中切歯の圧下を行う。
7. 欠損している下顎切歯の補綴治療。1本残存する切歯を含め、下顎両側犬歯間でブリッジによる修復を行う。

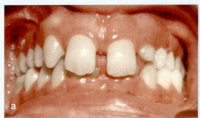
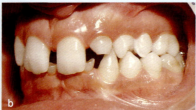
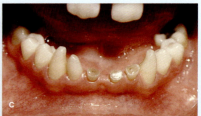
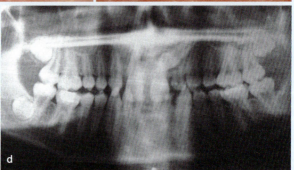
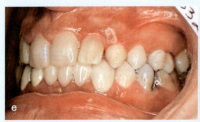
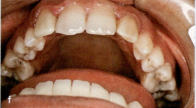
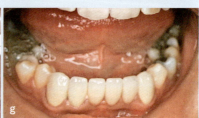
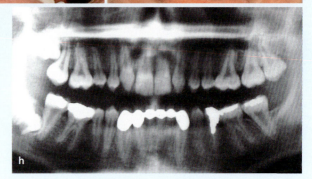

図10-38 上顎左側犬歯の異所性埋伏のマネジメント。II級の重度の過蓋咬合と部分性無歯症（上顎両側側切歯と下顎切歯3本）を認めた。
a～c：治療前の口腔内写真。
d：治療前のパノラマエックス線写真。
e～g：治療後の口腔内写真。
h：治療後のパノラマエックス線写真。

Case 10-7

　患者は13歳7ヵ月の女子。軽度の前歯部叢生をともなうⅠ級不正咬合であった。埋伏した右側上顎犬歯の力が作用し、右側側切歯歯冠が唇側に傾斜していた。また上顎乳犬歯と第一乳臼歯は残存していたが、犬歯の膨隆が見られなかった。上顎右側犬歯と第一小臼歯は、複雑性歯牙腫のために深く埋伏していた（図10-39a〜h）。

治療

　十分な臨床診査と臨床関連領域の診査後、口腔外科医に歯牙腫の摘出、晩期残存の上顎乳犬歯と第一乳臼歯を抜歯し、埋伏犬歯と第一小臼歯へのアタッチメントの接着を依頼した。歯牙腫組織は広範囲であったため、摘出は2回に分けて行われた（図10-39i、j）。

　異所性の埋伏犬歯のスペースを確保するため、牽引は上顎第一小臼歯の垂直方向への移動から開始した。上顎犬歯は切歯歯根に近接しているため、水平方向に移動する必要があった（図10-39k〜n）。図10-39kは上顎第一小臼歯の牽引中、図10-39lは上顎第一小臼歯の牽引後および犬歯牽引の開始時、図10-39m、nは小臼歯の萌出後および犬歯を遠心方向に移動時に撮影されたエックス線写真である。

　埋伏犬歯には水平方向の力を作用させ、切歯歯根から遠ざけた（図10-39o）。図10-39p、qは犬歯の牽引時である。図10-39r〜tは各段階における犬歯萌出後の移動、図10-39u〜xに治療結果を示す。

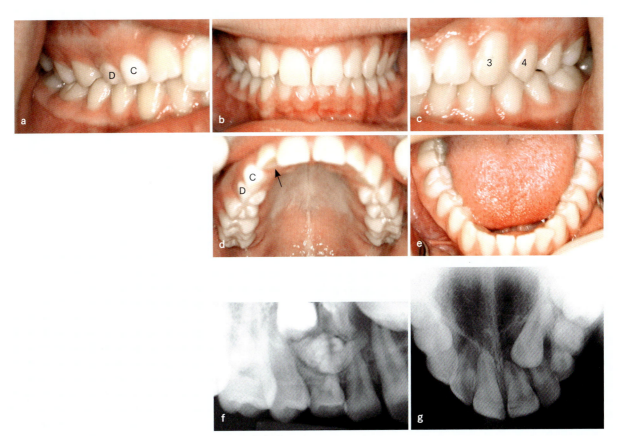

図10-39　歯牙腫が原因で発症した上顎犬歯の埋伏症例。
a〜e：治療前の口腔内写真。〔図中番号：C＝上顎右側乳犬歯、D＝上顎右側第一乳臼歯、3＝上顎左側犬歯、4＝上顎左側第一小臼歯〕
f：治療前のデンタルエックス線写真。
g：治療前の咬合法エックス線写真。

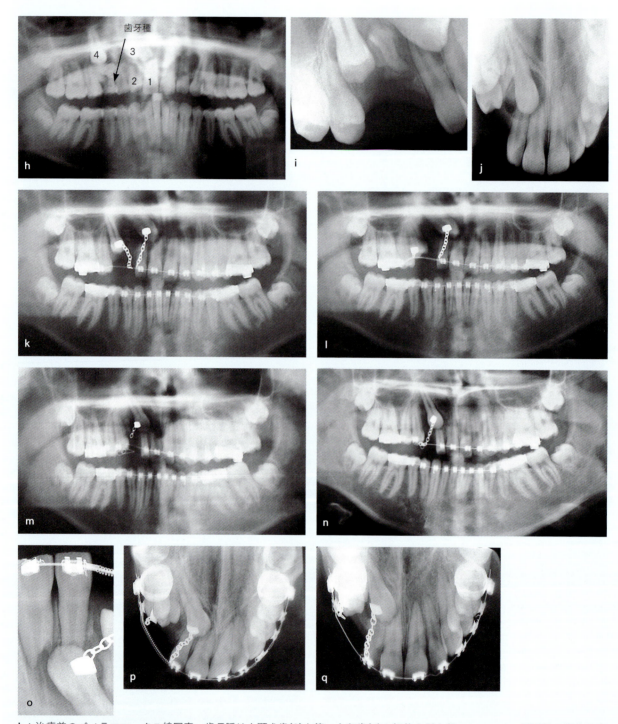

h：治療前のパノラマエックス線写真。歯牙腫は上顎犬歯(3)と第一小臼歯(4)の転位を引き起こしている。異所性の埋伏犬歯は上顎側切歯(2)と中切歯(1)の歯根を吸収している。
i：2回目の歯牙腫摘出手術後のデンタルエックス線写真。
j：2回目の歯牙腫摘出手術後の咬合法エックス線写真。
k：上顎第一小臼歯牽引中のパノラマエックス線写真。
l：上顎第一小臼歯牽引後および犬歯牽引開始時のパノラマエックス線写真。
m、n：小臼歯の萌出後のパノラマエックス線写真。犬歯に遠心方向の力を作用させている。
o：犬歯の水平方向への牽引。
p、q：犬歯牽引中の咬合法エックス線写真。

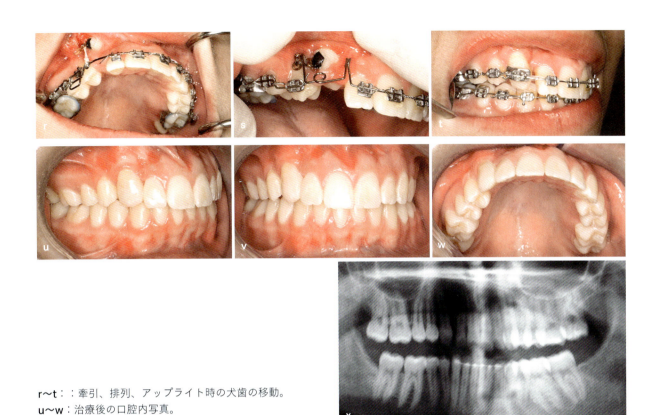

r～t：牽引、排列、アップライト時の犬歯の移動。
u～w：治療後の口腔内写真。
x：治療後のパノラマエックス線写真。

Case 10-8

　埋伏歯にアンキローシスの疑いがある症例で、特に矯正歯科治療で小臼歯抜歯が必要な場合は、慎重に治療計画を立案すべきである。前述のように犬歯はさまざまな要因から埋伏するが、まれにアンキローシスも要因となる。犬歯にアンキローシスの可能性がある場合、犬歯の開窓・牽引が行われるまで小臼歯抜歯は延期する。牽引しても埋伏歯が動かなければ、アンキローシスと断定された埋伏歯を抜歯し、小臼歯を犬歯として代替するのが最良の選択肢となる。本症例はその適応例である。

　患者は14歳の女子。I 級不正咬合で中等度の前歯部叢生、上下顎前歯の前突、上顎右側犬歯の埋伏を認めた（図10-40a、b）。

治療

　歯性の上下顎前突症と中等度の叢生と診断され、第一小臼歯4本の抜歯を計画した。しかし上方に埋伏した上顎右側犬歯に萌出を阻害する障害物が認められなかったため、アンキローシスが疑われた。そのため、右側第一小臼歯を除く第一小臼歯3本を抜歯することとした。

　アタッチメントを埋伏犬歯に接着し、矯正力を作用させた（図10-40c）ものの、数週間経っても犬歯の移動がみられなかった。しかしその一方で、隣接歯（側切歯、中切歯、小臼歯）の圧下がみられたため（図10-40d、e）、アンキローシスを生じている犬歯を抜歯し、小臼歯を移動させて犬歯として代替させる治療を行った（図10-40f～k）。

10 萌出障害の早期発見と治療

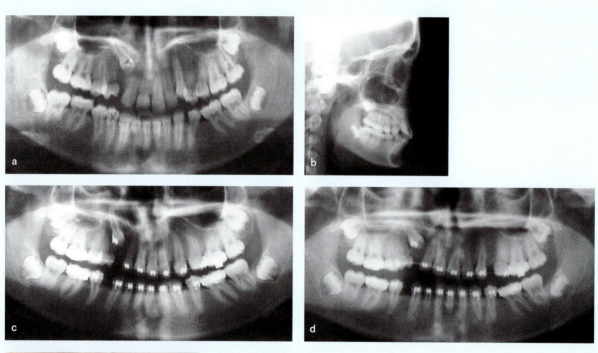
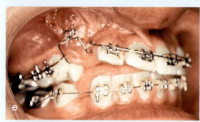
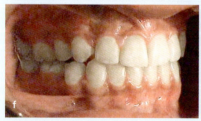
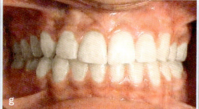
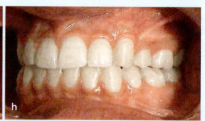
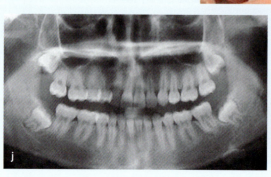
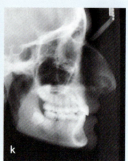

図10-40　I級不正咬合、中程度の前歯部叢生、歯性の上下顎前突症、上顎右側犬歯の埋伏症例。
a：治療前のパノラマエックス線写真。上顎犬歯のアンキローシスが疑われた。
b：治療前の側面セファログラム。
c：犬歯へのアタッチメント接着と牽引後のパノラマエックス線写真。
d：上顎中切歯、側切歯、犬歯の圧下が認められた。
e：予想外の隣接歯の圧下が生じた。
f～i：治療後の口腔内写真。小臼歯3本とアンキローシスを呈する犬歯の抜歯を行い、同部へ上顎第一小臼歯を代替させる。
j：治療後のパノラマエックス線写真。
k：治療後の側面セファログラム。

上顎切歯の埋伏

混合歯列前期から中期にかけて、上顎切歯の萌出障害が生じるのは珍しいことではない。診断と早期介入が不適切だと、まれではあるが、切歯の埋伏と永久歯列期における合併症を引き起こす。上顎切歯が埋伏すると、咬合の問題や歯科的、審美的、心理的に深刻な帰結へと発展することがある。

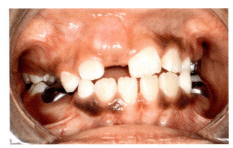

図10-41　乳切歯への外傷から生じた上顎右側中切歯の埋伏。

上顎切歯の埋伏の病因

さまざまな局所要因が、切歯部領域の正常な発育と萌出に障害を及ぼす。局所要因には外傷、過剰歯、歯牙腫、歯数不足症、歯の形と大きさの異常（側切歯が栓状歯）、骨障壁、線維性組織、スペース喪失、スペース不足、乳歯歯根の吸収遅延が挙げられる。

外傷

上顎乳切歯への外傷は、切歯の萌出障害の原因となることが多い。乳歯歯根が後継永久歯に近接しているため、乳歯列前期に何か事故が起こると切歯に異常が生じる。乳切歯の外傷が原因とされる障害には、永久歯歯胚の転位、歯根湾曲、歯根形成の停止、エナメル質形成不全、萌出遅延、萌出障害、埋伏歯、移転歯などがある[87-90]。

Da Silvaら[87]は、生後6～36ヵ月の間に外傷を受けた乳歯620本について記録された、小児歯科のカルテ389名分を調査した。後継永久歯萌出後に臨床診査やエックス線写真診査を行ったところ、発育障害が126歯（20.2％）認められた。またエナメル質の白色・黄褐色への変色は全体の78.0％に認められ、エックス線写真では86％に形成不全が認められた。歯根の変形はまれで、歯根湾曲を認めたのは1本だけであった。ほとんどの後続永久歯が外傷による嵌入や脱臼と関連することから、外傷後には特別な注意が必要であると報告した。歯根膜への障害が重度になると、乳切歯はアンキローシスを起こし、後継永久歯の萌出遅延や異所萌出を招くこととなる。

Chaushuら[91]は、上顎切歯の埋伏と犬歯の転位との関係を調べるため、初診時のパノラマエックス線写真を用いて片側性の埋伏切歯75症例を調査した。本研究では、犬歯の萌出状況と犬歯と側切歯の位置関係を両側で比較する後ろ向き調査を行った。その結果、埋伏切歯の同側で、犬歯の重度の転位（41.3％）が有意に認められた。

外傷を受けた乳切歯の影響を考えると、低年齢で外傷の既往のある子どもには、特別な配慮とエックス線写真による観察が重要であり、永久歯萌出前から起こり得る後遺症をモニタリングする必要がある（図10-41）。

歯数過剰症、歯牙腫

上顎前歯部では歯数過剰症（正中歯）が多く見られ、重度の正中離開、切歯の叢生、捻転、転位、萌出遅延、萌出不全、歯根吸収、埋伏など切歯や犬歯にさまざまな問題を引き起こす（図10-42）。過剰歯と乳歯がある場合の最良のマネジメントとは、早期発見と早期抜歯を行って永久歯の萌出スペースを維持することであり、そうすれば永久歯は自然萌出する。

歯数不足症、側切歯の栓状歯

側切歯の先天性欠如や形態異常も、前歯部の萌出を障害し、正中離開と犬歯の埋伏などの問題が発症する。

骨障壁、線維性組織

乳切歯の早期喪失後によく見られる、切歯を覆う硬組織や緻密骨は、正常な切歯の萌出パターンを妨げる可能性がある。また萌出遅延やスペース喪失による切歯部叢生、萌出順序の異常、切歯の埋伏が起こり得る。

スペース喪失、スペース不足

外傷やう蝕によって乳歯が早期喪失した後に起こる切歯部のスペース喪失は、萌出を障害し、切歯の叢生、萌出遅延、萌出不全、埋伏を生じることがある。

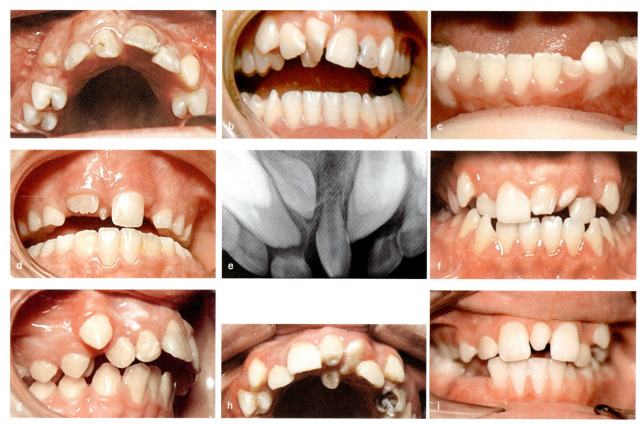

図10-42　a〜i：切歯部領域の過剰歯によって起きた切歯の萌出障害や埋伏。

晩期残存の乳切歯

アンキローシスや感染、歯髄壊死による乳切歯の晩期残存は歯の萌出路を偏向させ、萌出遅延や萌出障害を引き起こして切歯の埋伏へと至る。

早期発見と診断に関する検討事項

こうした異常の早期発見における最善の手段は、歯列交換期にエックス線写真による評価を定期的に行うことである。乳歯の脱落時期と後継永久歯の萌出時期には個人差があるが、平均値からの明らかなずれは埋伏の可能性が考えられる。混合歯列中期に以下の臨床所見があれば、切歯の埋伏を疑うべきである。

- 乳切歯の脱落遅延
- 切歯の萌出遅延
- 切歯の非対称性の萌出
- 重度の正中離開
- 萌出順序の異常（上顎中切歯萌出前の側切歯萌出など）

埋伏した切歯の抑制矯正治療

切歯の萌出問題のマネジメントは、早期介入により病因の排除と萌出誘導を行うことが最善となる。この抑制矯正治療では、下記のようなステップに沿って進める。

1. 慎重な臨床診査とエックス線写真を用いた診査で原因を特定する。
2. 過剰歯や歯牙腫の摘出など原因の除去、切歯に必要なスペースメインテナンスやスペースリゲイニング、萌出を妨げる骨障壁や線維性組織の除去を行う。
3. 障害や乳歯の晩期残存の解消後、永久歯萌出のためのスペースメインテナンスと正中線偏位の防止を行う。原因除去とスペースメインテナンスから6〜12ヵ月経っても明らかな進展がなければ、埋伏切歯の開窓と牽引が唯一の治療オプションとなる。手術とアタッチメントの接着は、必ず閉鎖誘導法（牽引用アタッチメントを接着後に再び歯肉を覆う処置）に準じる。

Case 10-9

患者は8歳の男子。主訴は上顎右側中切歯の未萌出で、I級不正咬合と上顎前歯の一部に叢生を認めた（図10-43a～c）。母親によると、上顎左側中切歯は1年以上前に萌出していた。乳切歯には、外傷の既往があった。

治療

まず上顎に2×4装置を装着して切歯部を排列し、中切歯萌出のための十分なスペースを獲得した。下顎にはホールディングアーチを装着し、永久歯萌出のためのリーウェイスペースを維持した。

次にマルチブラケット装置を装着し、未萌出の中切歯の開窓と牽引を行った（図10-43d～f）。矯正装置は、下顎のホールディングアーチと2×4装置のみを使用した。

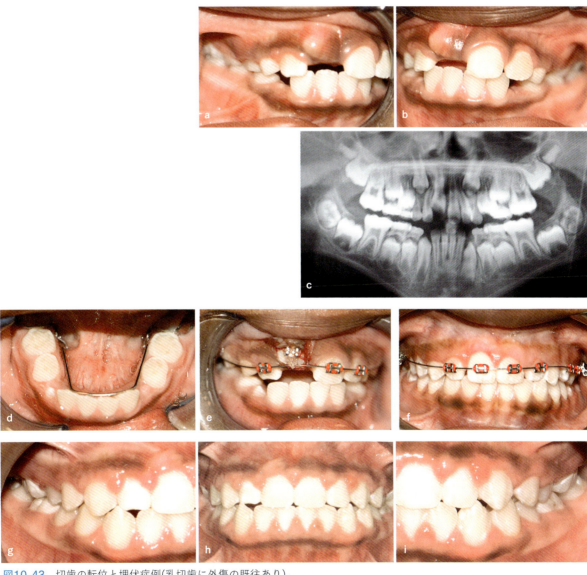

図10-43　切歯の転位と埋伏症例（乳切歯に外傷の既往あり）。
a、b：治療前の口腔内写真。　　　　　　　　c：治療前のパノラマエックス線写真。
d：リーウェイスペースを維持するため、下顎にホールディングアーチを装着した。
e：未萌出の中切歯に対する開窓と牽引。　　f：動的治療の最終段階。　　g～i：治療後の口腔内写真。

10 萌出障害の早期発見と治療

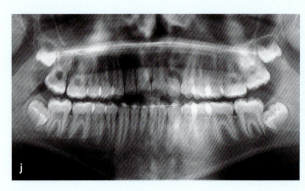

j：治療後のパノラマエックス線写真。

Case 10-10

　患者は9歳の男子。上顎右側中切歯は未萌出で前歯部が切端咬合であり、若干のスペース不足を認めた（**図10-44a～d**）。

　筆者は患者の記録を後ろ向き調査し、問題の発端を探ることを推奨している。**図10-44e～g**によってこの原因が明らかになる。1枚目のデンタルエックス線写真には、乳歯列期に治療されなかった深在性のう蝕がみられる。また切歯の萌出開始時に撮影された2枚目のデンタルエックス線写真には、無髄の乳切歯の残存と根尖部嚢胞の進行を認めた。3枚目のデンタルエックス線写真には非対称性の萌出がみられた。

治療
　図10-44h～jは各段階の器械的療法を示し、**図10-44k、l**は萌出誘導を示す。歯の排列が2×4装置と上顎のリンガルアーチによって達成された（**図10-44m～q**）。

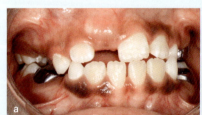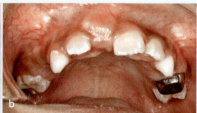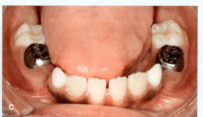

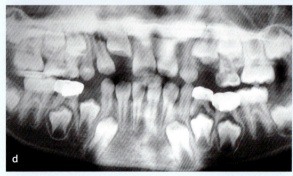

図10-44　上顎右側中切歯が未萌出の症例。前歯部が切端咬合で、若干のスペース不足が認められる。
a～c：治療前の口腔内写真。
d：治療後のパノラマエックス線写真。

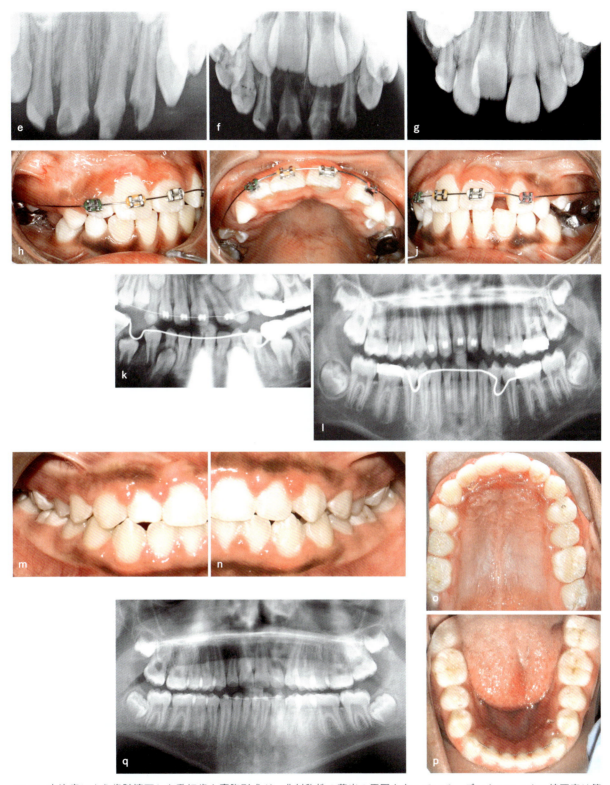

e〜g：未治療により歯髄壊死した乳切歯と囊胞形成が、非対称性の萌出の原因となっている。デンタルエックス線写真は筆者への紹介前のものである。
h〜j：器械的療法を行う。jは正中線改善前の口腔内写真。
k、l：萌出誘導を行う。
m〜p：治療後の口腔内写真。
q：治療後のパノラマエックス線写真。

10 萌出障害の早期発見と治療

Case 10-11

　過剰歯は、正中歯として上顎切歯部に生じることが極めて多く、隣接歯の転位や嚢胞形成、構造的な傷害、萌出遅延、萌出不全、埋伏などさまざまな問題を引き起こす。早期発見と適切なマネジメントが、治療を成功に導く鍵である（8章参照）。

　過剰歯を抜歯した後の切歯のスペースメインテナンスは重要であり、特に未萌出切歯が低位で萌出が期待できない場合は不可欠となる。スペースの維持が行わなければ、他の問題が切歯部に生じてしまう。本症例はこのようなスペースの維持がなかったために問題を呈した例である。

　患者は7歳の女子。上顎右側中切歯の萌出を妨げる2本の正中歯を認めた（図10-45a）。

　過剰歯は抜歯されたもののスペースは維持されず、治療も行われなかった。スペースは上下顎切歯部の叢生のためにすぐ喪失した。過剰歯抜歯から約1年後に必要とされた治療は保険適用外であったため、両親は治療を望まなかった（図10-45b〜d）。

　さらに1年後、患者が再来院し、両親も治療開始を望んだ。当時の患者の口腔内を見ると、治療が遅れたために問題はさらに複雑になっていた（図10-45e〜h）。過剰歯抜歯直後に適切なスペースメインテナンスを施していればこれらの問題は防げたはずであり、切歯が完全に萌出する前の早期に2×4装置を用いたシンプルな抑制矯正治療となっていたはずである。対応が遅れた結果、上顎の重度の叢生、下顎の中等度の叢生、捻転、転位、ロッキングした右側側切歯の交叉咬合と正中線の偏位と、問題が深刻になってしまった。

[治療]

　まず上顎全体にマルチブラケット装置を装着し、下顎臼歯部咬合面にコンポジットレジンを築盛して咬合を離開（アンロッキング）させ、交叉咬合を改善した。次いで臼歯部咬合面のコンポジットレジンを除去し、下顎にマルチブラケット装置を装着した（図10-45i〜l）。

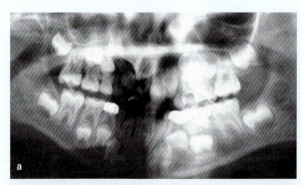

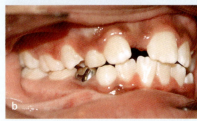 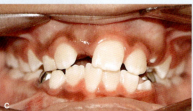 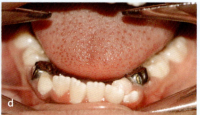

図10-45　未萌出の上顎右側中切歯のマネジメント。中切歯の萌出は、2本の正中歯によって妨げられた。
a：過剰歯抜歯前のパノラマエックス線写真。
b〜d：過剰歯抜歯から1年後の口腔内写真。スペースはすぐに喪失した。

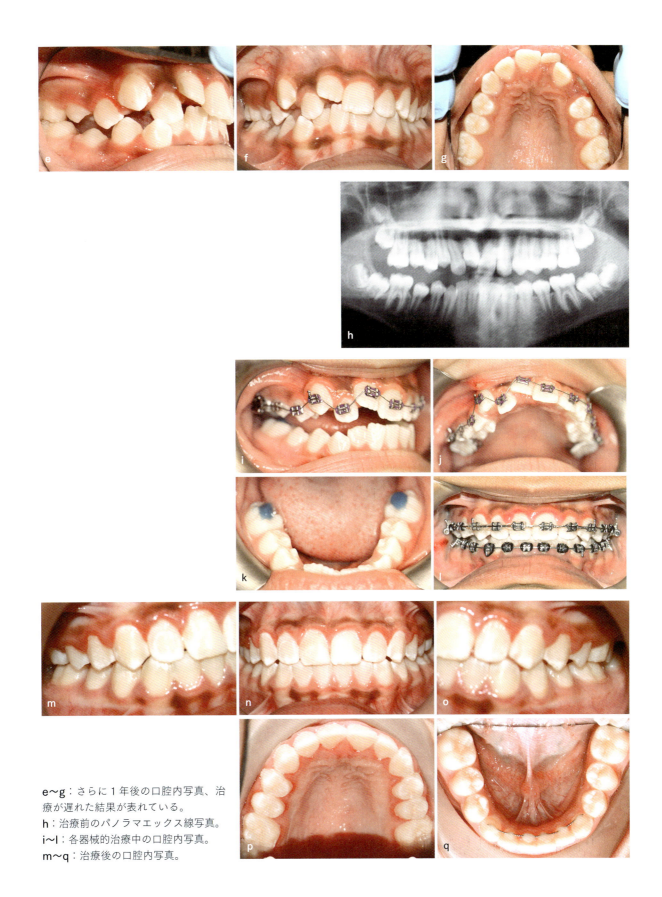

e〜g：さらに1年後の口腔内写真、治療が遅れた結果が表れている。
h：治療前のパノラマエックス線写真。
i〜l：各器械的治療中の口腔内写真。
m〜q：治療後の口腔内写真。

10 萌出障害の早期発見と治療

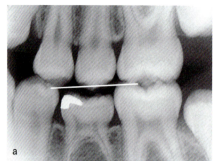
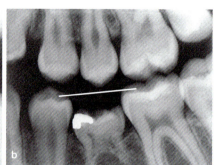

図10-46　a、b：乳臼歯が16ヵ月以上にわたって徐々に沈下していることが認められたデンタルエックス線写真。

アンキローシス

アンキローシスは、セメント質と歯槽骨の癒着によって起こる、歯の特殊な萌出障害や発育異常である。進行性で、萌出前・中・後に起こり、咬合に重大な影響を与えることが多い。

乳歯と永久歯のどちらにも発症するが、発症率は10：1で乳歯の方が高い。また、上顎より下顎で2倍以上発症しやすい。アンキローシスは、ほぼすべての低位乳歯の原因となる。最も頻発する部位は下顎第二乳臼歯であり、次いで第一大臼歯、上顎乳臼歯となる。

アンキローシスは萌出段階のどの時点でも、歯槽骨とセメント質の癒着を起こして生じ、歯の萌出が止まる。顎骨と歯槽突起の垂直成長が継続するにしたがって、アンキローシスを起こした歯が隣接歯の咬合面より沈んでいくように見える（図10-46）。

乳歯列期におけるアンキローシスは、この異常に起因するさまざまな障害が存在するため、専門医によるいっそうの配慮と早期発見、適切な介入が重要である。

発現率

低位萌出あるいはアンキローシスの発現率は、1.3〜38.5％との報告があり、この数字の差は年齢に関係していると考えられる。Kurol[92]は、3〜12歳のスウェーデン人1,059名（年齢層は均等に分布）を調査したところ、低位咬合患者は最も早くて3歳で認められ、全体の8.9％を占めた。また発現率は年代によって変化し、8歳と9歳で14.3％と最も高く、12歳で1.9％と最も低かった。

下顎乳臼歯部のアンキローシスは、上顎乳臼歯部の10倍以上に上る。下顎第二乳臼歯は最も多くみられ、低位咬合も最も頻度が高い。乳臼歯の低位咬合は、家族性の傾向があるとの説を支持するKurol[92]が、3〜12歳の低位咬合を呈する兄弟ら138名を調べると、発現率が通常（8.9％）の2倍以上の18.1％まで上昇した。

Biederman[93]は、乳臼歯のアンキローシスは混合歯列中期で最もよく見られ、罹患率は第二乳臼歯が第一乳臼歯より、上顎より下顎で高いと報告している。

Krakowiak[94]は、アンキローシスの発病率は、白人の子どもで高く（4.10％）、黒人の子どもで低い（0.93％）と報告している。

病因

アンキローシスの生物学的メカニズムは、明らかにされていない。しかし、歯根膜が残っている限りセメント質と歯槽骨は接触せず、癒着することはない。これは、遺伝性によってできた歯根膜の切れ目に骨が充填されることが原因として考えられる。またわずかな外傷や他の環境要因によってできた切れ目や、可能性は低いものの一部の歯根膜の骨化などがある。エックス線写真に映る歯槽硬線や歯根膜の所見では、アンキローシスは検知できない。アンキローシスの病因については遺伝、外傷、間欠的な乳歯の歯根吸収という代表的な説と、その他の説が示されている。

遺伝

遺伝が原因であるとの説は、一家族内に数名のアンキローシスが観察されることから支持されてきた。同様に

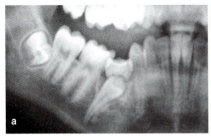
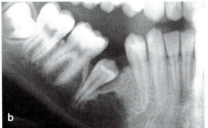

図10-47　a、b：乳臼歯のアンキローシスによってスペースが喪失した。

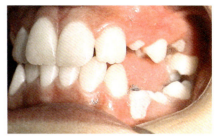

図10-48　アンキローシスが永久歯の萌出を妨げ、側方歯の開咬を引き起こすことがある。

アンキローシスに関連する歯の異常も、遺伝要因が支持されている[69,95-97]。

外傷

多くの研究者に提唱されてきたアンキローシスの原因に、外傷もある[92,98]。脱臼した切歯を再植したところ、アンキローシスが高頻度に見られたという臨床治験が根拠の一部となっている。実験動物にアンキローシスを外傷で発症させた研究も、損傷した歯根膜がセメント質と歯槽骨との癒着が病因である可能性を示唆している[93]。

間欠的な乳歯の歯根吸収

他にも、乳歯歯根の間欠的な吸収が原因であるとの説がある。活発な歯根吸収の後には修復期間があり、周期的に弱まったり強まったりしながら歯根全体が吸収されていく。本理論によれば、吸収部分の溝が第二セメント質や骨で満たされると歯根膜が再付着し、歯を強固に保持する。中には修復プロセスが活発過ぎて、吸収部分の溝だけでなく過剰に充填されてしまうことで、歯根と歯槽骨間にアンキローシスを起こすこともある。こうなると、乳歯が骨に強固に固定されて低位咬合を呈する。さらに重症になると乳歯は沈下する（図10-46参照）。

その他の理論

その他の仮説に、局所的な代謝障害、局部感染、化学刺激や熱刺激などがある。Biederman[99]は、歯根吸収は歯根膜の消失より先に起こるとの考えに基づいたうえで、局所的な代謝障害があると先に歯根膜が消失し、骨と歯が緊密に接触して癒着すると説明している。

歯列への影響

乳歯のアンキローシスと、永久歯列におけるさまざまな発育障害との関連が継続して報告されている。その発育障害には、後継永久歯の欠如や形成不全、小臼歯の異所萌出や埋伏歯、アンキローシス歯による低位咬合（隣接歯の傾斜を招く）、対合歯の挺出、第一大臼歯のタウロドンティズム（長胴歯）が含まれる。咬合平面より低位のアンキローシス乳歯、とりわけ沈下したアンキローシス乳臼歯は、合併症が起こる前の発達の初期段階において特別な注意を要する。

- 異所萌出によって後継永久歯の萌出障害を起こす可能性がある
- 隣接歯の傾斜から歯列弓周長が減少する（図10-47）
- 対合歯が挺出することがある（図10-48）
- 低位乳歯が咬合に損傷を与え、顎骨と健康に悪影響を与える（図10-49）
- 第二乳臼歯のアンキローシスから、第一大臼歯の欠損部へ第二小臼歯の移転がまれに起こる（図10-50）
- 低位乳歯は、永久歯の萌出や歯槽骨の垂直的な成長も妨げ、側方歯の開咬を引き起こす（図10-48参照）

診断

乳歯のアンキローシスの発見は難しくなく、臨床診査やエックス線写真診査により診断することができる。癒着部の組織学的な変化も、すでに報告されている[100,101]。

臨床診査

アンキローシスを起こした乳臼歯の臨床所見を、下記に示す。

10 萌出障害の早期発見と治療

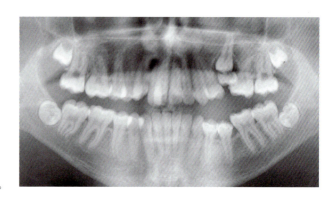

図10-49　上顎左側第二乳臼歯の沈下から第二小臼歯が埋伏した。

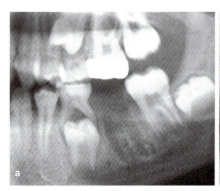
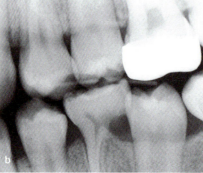
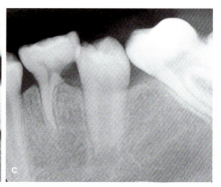

図10-50　a〜c：第一大臼歯の抜歯と第二乳臼歯のアンキローシスによって生じた第二小臼歯の移転。

- 隣接歯より低位咬合を呈すが、癒着の期間によっては隣接歯と同じ咬合の高さの場合もある
- 打診では、正常な隣接歯は柔らかい、または鈍い音を出すのに対し、アンキローシス歯は中身の詰まった硬い音を出す
- 歯根吸収が進行しても動揺しない

エックス線写真による診査

　エックス線写真では、歯根膜腔の閉鎖と歯根膜の連続性の欠如がわかる場合がある。歯根はエックス線不透過性が低いため、進行した癒着では歯根と周囲の骨が見分けられない。エックス線写真による診査は、癒着が広範囲で、歯根の近心か遠心の部位に広がっている場合に有効である。なお、口蓋あるいは頬側における癒着の検出は、他の組織構造が重なり合っているため不可能である。

組織学的な所見

　Manciniら[100]とHaseldenら[101]は、セメント質と骨の癒着部分の組織学的な変化と、極めて少数の細胞を有する線維性歯根膜の残存物、後継永久歯萌出期の正常な歯根吸収過程に不可欠なムコ多糖活性の欠如を報告した。

アンキローシス乳歯のマネジメント

　早期発見は、アンキローシス乳歯のマネジメントにおいて極めて重要である。治療では、最終的に患歯を外科的に抜歯することもあるが、早期発見により適切なマネジメントを行えば、後継永久歯が正常に萌出誘導されて潜在的な合併症が予防できる。

治療の検討事項

　治療方法は以下に挙げる要因によって異なる。

- アンキローシス歯が乳歯か永久歯か
- アンキローシスの発症時期と萌出段階。早期の癒着と低位はより多くの合併症をもたらす
- 低位咬合の程度
- 患者の年齢と歯齢
- 患歯の位置と正常な脱落時期
- 後継永久歯の有無
- 後継永久歯歯根の発育、アンキローシス乳歯と永久歯の近接、永久歯萌出路の偏向の可能性
- 咬合、叢生、スペースの存在

　KurolとThilander[98]は、乳臼歯が正常に脱落するため

には、後継永久歯の存在が重要であることを強調しており、後継永久歯がないと、アンキローシス乳臼歯の大部分は自然脱落しない、あるいは歯根吸収が極めて遅くなると報告した。

重度に低位咬合となったアンキローシス乳臼歯の抜歯時期に関しては議論が行われている。MesserとCline[102]は、アンキローシス歯の抜歯時期と第一大臼歯近心側の支持歯槽骨に対する将来的な歯周病リスクの可能性について強調している。

一方KurolとOlson[103]は、患者68名から得た低位咬合の乳臼歯119本と正常な反対側の乳臼歯24本に隣接する第一大臼歯の143本を調査した。さらに、低位咬合の第二乳臼歯の自然脱落または抜歯から8年後に再調査を行い、第一大臼歯近心の歯槽骨レベルをデンタルエックス線写真で測定した。その結果、歯周ポケットでない3〜4mmの骨欠損を呈した2本を除き、すべての第一大臼歯の近心歯槽骨が正常なレベルであった。このことから、低位咬合のアンキローシス乳臼歯は、将来的な第一大臼歯近心の骨吸収のリスクを有しないと結論づけた。

治療オプション

治療方法には、臨床診査とエックス線写真での診査による定期的な観察、脱臼の試み、関連歯の抜歯、抜歯およびスペースメインテナンス、抜歯およびインプラント治療あるいは補綴治療、抜歯および矯正歯科治療によるスペース閉鎖などがある。

- アンキローシス乳歯が後継永久歯の萌出を妨害している場合、即時抜歯が推奨される。さらに後継永久歯の萌出まで6ヵ月以上必要と予測されれば、適切な保隙装置を装着する
- 後継永久歯があっても、乳歯のアンキローシスの発症が遅く、後継永久歯が常に影響を受けていなければ、アンキローシス乳歯の定期的な評価と、適切な時期での抜歯が推奨される
- 後継永久歯がある場合は、アンキローシスが早期に発症して低位咬合を呈し、沈下の可能性と永久歯の崩壊の可能性が予測できるため、アンキローシス歯の抜歯とスペースの維持が推奨される
- 後継永久歯が存在しない場合、咬合分類とアンキローシス乳歯の状況により治療が異なる
  - アンキローシス歯の予後が良好であれば、そのまま残すこともある。またアンキローシス歯が咬合平面よりも低位にあれば、対合歯の挺出を防ぐためにコンポジットレジンの築盛、あるいはクラウンで修復する
  - 患者に叢生があり、歯列弓の他の部位において抜歯の必要性があれば、アンキローシス歯は抜歯し、矯正歯科治療でスペースを閉鎖する
  - アンキローシス歯が未熟な組織であり、患者の咬合状態が良く矯正歯科治療の必要性がなければ、アンキローシス乳歯は低年齢で抜歯し、接着性の暫間修復を行う。その後、適切な年齢となったら欠損部をインプラント治療や補綴治療で代替する
- アンキローシス歯が永久歯であり、その発症が早期であれば、外科的脱臼が有効な場合もある
- 脱臼を繰り返しても奏効しなければ、沈下を防ぐために抜歯が推奨される
- アンキローシス永久歯の再植も治療オプションに含める
- 永久歯のアンキローシス発症時期が遅れた場合、脱臼は有効ではない。沈下している所見がなければアンキローシス歯に築造し、対合歯の挺出を防ぐ

以上のことから、一般的に推奨される治療はアンキローシス乳歯が咬合や後継永久歯に影響を与えていなければ、乳歯が自然脱落し、永久歯が萌出するまでモニタリングすることである。後継永久歯に影響するような異常（無形成や異所萌出）があれば、多くのケースで早期介入が最良の治療オプションとなる。

Case 10-12

本症例は、乳臼歯の低位によって崩壊した永久歯列期の咬合を、適切な介入と萌出誘導で改善した一例である。

患者は14歳の女子。正常な骨格パターンとⅠ級不正咬合を有する。乳臼歯4本がアンキローシスのため低位咬合を呈し、歯根が完成しつつある小臼歯の萌出を妨げていた（図10-51a～c）。

本来なら、小臼歯歯根が1／2以上形成され、歯列に影響を与える10歳前後が適切な介入時期である。

治療

まず、Nance のホールディングアーチと下顎のホールディングアーチを装着し、上下顎大臼歯の固定準備とアンキローシスを呈する乳臼歯の抜歯を行った（図10-51e）。側面セファログラムとパノラマエックス線写真に、小臼歯の誘導を示す（図10-51f、g）。器械的装置を用いなくても、自律的な萌出が達成された（図10-51h～n）。

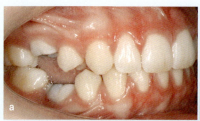
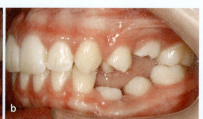
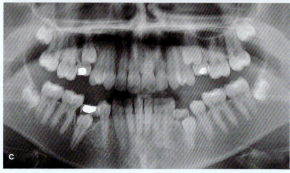
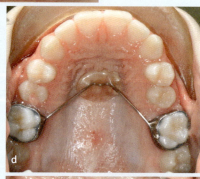
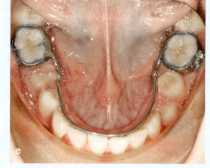

図10-51 乳臼歯の低位が見られる症例への適切な介入と萌出誘導。アンキローシスを呈する乳臼歯が小臼歯の萌出を妨げていた。小臼歯はほとんど歯根が完成していた。
a、b：治療前の口腔内写真。
c：治療前のパノラマエックス線写真。
d、e：固定準備を行い、アンキローシス乳臼歯をすべて抜歯した。

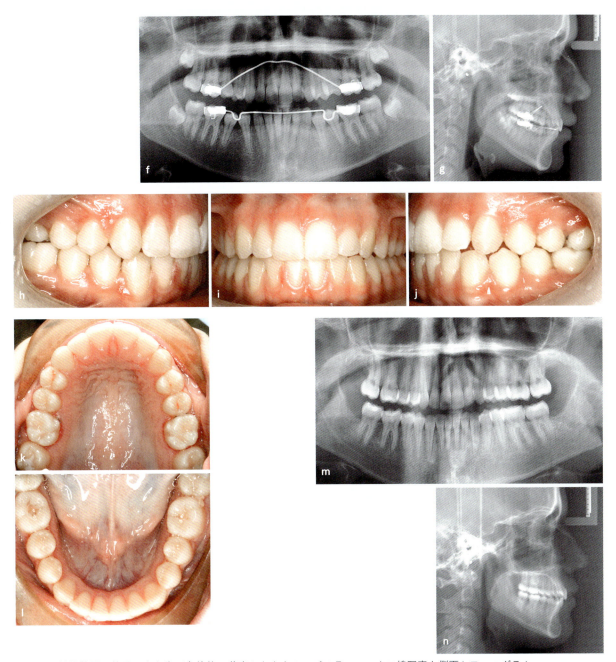

f、g：器械的装置不使用で小臼歯が自律的に萌出したときの、パノラマエックス線写真と側面セファログラム。
h〜l：治療後の口腔内写真。
m、n：治療後のパノラマエックス線写真と側面セファログラム。

10　萌出障害の早期発見と治療

まとめ

- 萌出とは、歯槽突起内の発育部位から口腔内における機能的な位置に至る歯の移動のことであり、この過程は永久歯列で約5年を要する。

- この長い過程の間、多くの現象によって正常な歯の萌出が阻害される。

- 萌出障害は一般的に、患歯の萌出時期に関連する障害と、患歯の萌出位置に関連する障害の2つに分類される。

- 歯の形成異常と萌出障害の原因には、全身要因、遺伝要因、局所要因がある。

- これらの要因は、萌出段階によって萌出遅延、早期喪失、早期萌出、乳歯あるいは永久歯の萌出不全、歯の発育遅延、萌出順序の異常、異所萌出、移転歯、萌出路の異常、埋伏歯、アンキローシスなどの問題を引き起こす。

- 萌出には多くの学説がある。最近の報告では、歯自体は萌出過程に関与せず、萌出に必要な破骨細胞の発生と骨形成の時期や部位が、歯小嚢内のさまざまな遺伝子に制御されているとされており、骨性歯胚洞で歯冠方向に破骨細胞が活動し、萌出路を形成するといわれる。同時に、歯冠と成長中の歯根の後方にできるスペースは新生骨によって埋められる。

- 萌出には少なくとも3つの重要構成要素、(1)歯小嚢 (2)萌出路をつくるための歯槽骨の吸収 (3)骨性歯胚洞底の歯槽骨形成が必要である。

- パノラマエックス線写真による歯列交換期の長期的なモニタリングは、萌出障害を早期発見するために非常に有効な手段である。正常な歯列交換は下記のような一連のステップをたどり、乳歯から後継永久歯へと入れ替わる。このステップが障害されると問題が発生する。
  - 乳歯の歯根吸収
  - 永久歯の歯根伸長
  - 乳歯歯冠の自然脱落
  - 萌出路を形成するための歯胚上部の骨吸収
  - 萌出中の歯胚の後方スペースを埋める新生骨による骨添加
  - 歯槽骨高径の増大
  - 顎骨中での永久歯の移動
  - 2/3の歯根形成時における歯槽頂の貫通
  - 3/4の歯根形成時における歯肉縁の貫通
  - 咬合完成時から歯根完成時までの期間

- 臨床医は、発生学や組織学、歯の形態発生、萌出、乳歯の脱落に関する基礎知識と、臨床診査やエックス線写真によってこうした変化を知っておくと、骨障壁、線維性組織、過剰歯、歯牙腫、乳歯の残根、アンキローシス、嚢胞形成やその他の病変などの萌出障害の原因を特定することができる。

- 萌出遅延は、単純な遅延から完全な萌出障害までを含む問題であり、アンキローシス、PFE（原発性萌出不全）、永久歯の萌出不全もここに含まれる。単にスペース喪失のために萌出できない場合や萌出障害でも、萌出遅延となる。形態や病因によって、さまざまな萌出遅延や萌出障害が発症する。PFEは最も近心から遠心に至るすべての歯に影響を与えるが、機械的な萌出不全は関連のある歯のみが影響を受ける。最近の研究では、PFEは、無症候性の常染色体優性遺伝であることが示されている。

- 発育遅延は萌出遅延とは異なり、第二小臼歯でよく観察される。この異常は、歯胚の発育遅延と関連する。またエックス線写真を用いた診査では、小臼歯の先天性欠如と類似するため誤診することがある。

- 萌出順序の異常は、咬合発育に直接的な影響を及ぼす。上下顎臼歯部の乳歯脱落と、その後の永久歯萌出とリーウェイスペースが使われる過程は臼歯部の咬合に重要な役割を果たす。同じく小臼歯に対する上下顎犬歯の正常な萌出は、前歯部の咬合にとって役割を果たす。萌出順序は個々で若干の時間差があるが、通常、歯列弓の左右側間で同じである。歯列弓の左右側間で萌出に6ヵ月以上の差を認めると、重要な異常所見となる。

- **異所萌出**とは正常な位置から外れた萌出であり、埋伏や骨の喪失、含歯性囊胞の形成、隣接歯の吸収などさまざまな合併症を招く可能性がある。混合歯列前期の第一大臼歯で好発する。第一大臼歯の近心傾斜により萌出が中断し、変則的な第二乳臼歯の吸収を引き起こす。

- **移転歯**とは、2つの隣接した歯の位置が入れ替わることである。最も多く生じるのは上顎で犬歯、小臼歯、側切歯であり、下顎では側切歯である。成長の初期段階に早期発見と病因の把握、適切な萌出誘導を行うことで、移転歯の萌出路を是正することができる。

- 埋伏歯はよくみられる異常であり、下顎第三大臼歯、次いで上顎犬歯でよく生じる。口蓋側における犬歯の埋伏と、頬側における犬歯の埋伏は、病因論、形態発生、マネジメントにが異なる。犬歯の埋伏の病因はスペース不足、外傷、乳犬歯の晩期残存、乳犬歯の早期喪失、歯胚の位置異常、囊胞や歯牙腫などの局所的な障害、過剰歯、萌出順序の異常、側切歯の欠如、犬歯のアンキローシスを含む。この病因を早期発見することと介入が必要である。

- アンキローシスは、歯槽骨と一部のセメント質の癒着によって起こる歯の萌出障害と発育異常である。乳歯のアンキローシスは萌出前・中・後に起こる進行性の異常であり、後継永久歯、歯槽骨の成長、咬合に重大な影響を及ぼす。

- 混合歯列期に、慎重な臨床診査とエックス線写真を用いた診査とモニタリングを行えば、問題が初期に発見され適切な介入が可能となる。

- 萌出障害の可能性が考えられる重要な所見は以下のとおりである。
  - 乳歯の晩期残存
  - 乳歯の早期喪失
  - 歯列弓の左右非対称性の永久歯萌出時期
  - 非対称性の歯根発育
  - 萌出順序の異常
  - 萌出障害や萌出遅延
  - 低位咬合
  - 萌出した永久歯の転位(側切歯の傾斜)
  - 触診で未萌出歯冠の膨隆が触知不能

10 萌出障害の早期発見と治療

参考文献

1. Massler M, Schour I, Poncher HG. Developmental pattern of the child as reflected in the calcification pattern of the teeth. Am J Dis Child 1941;62:33–67.
2. Bosshardt DD, Schroeder HE. Cementogenesis reviewed: A comparison between human premolars and rodent molars. Anat Rec 1996;245:267–292.
3. Shumaker DB. A comparison of chronologic age and physiologic age as predictors of tooth eruption. Am J Orthod 1974;66:50–57.
4. Marks SC Jr, Cahill DR. Experimental study in the dog of the non-active role of the tooth in the eruptive process. Arch Oral Biol 1984;29:311–322.
5. Berkovitz BK, Thomas NR. Unimpeded eruption in the root-resected lower incisor of the rat with a preliminary note on root transection. Arch Oral Biol 1969;14:771–780.
6. Carl W, Wood R. Effects of radiation on the developing dentition and supporting bone. J Am Dent Assoc 1980;101:646–648.
7. Van Hassel HJ, McMinn RG. Pressure differential favouring tooth eruption in the dog. Arch Oral Biol 1972;17:183–190.
8. Chiba M, Ohshima S. Effects of colchicine and hydrocortisone on unimpeded eruption rates of root-resected mandibular incisors of rats. Arch Oral Biol 1985;30:147–153.
9. Marks SC Jr. The basic and applied biology of tooth eruption. Connect Tissue Res 1995;32(1–4):149–157.
10. Wise GE, Yao S, Henk WG. Bone formation as a potential motive force of tooth eruption in the rat molar. Clin Anat 2007;20:632–639.
11. Cahill DR, Marks SC Jr. Tooth eruption: Evidence for the central role of the dental follicle. J Oral Pathol 1980;9:189–200.
12. Ten Cate AR. Oral Histology: Development, Structure, and Function, ed 8. St Louis: Mosby-Year Book, 2012.
13. Ten Cate AR, Deporter DA, Freeman E. The role of fibroblasts in the remodeling of periodontal ligament during physiological tooth movement. Am J Orthod 1976;69:155–168.
14. Berkovitz BK. How teeth erupt. Dent Update 1990;17:206–210.
15. Brash JC. The growth of the alveolar bone and its relation to the movements of the teeth, including eruption. 1. Int J Orthod Oral Surg Radiogr 1928;14:196–223.
16. Brash JC. The growth of the alveolar bone and its relation to the movements of the teeth, including eruption. 2. Int J Orthod Oral Surg Radiogr 1928;14:283–293.
17. Brash JC. The growth of the alveolar bone and its relation to the movements of the teeth, including eruption. 3. Int J Orthod Oral Surg Radiogr 1928;14:398–405.
18. Brash JC. The growth of the alveolar bone and its relation to the movements of the teeth, including eruption. 4. Int J Orthod Oral Surg Radiogr 1928;14:487–504.
19. Larson EK, Cahill DR, Gorski JP, Marks SC Jr. The effect of removing the true dental follicle on premolar eruption in the dog. Arch Oral Biol 1994;39:271–275.
20. Wise GE. Cellular and molecular basis of tooth eruption. Orthod Craniofac Res 2009;12:67–73.
21. Philbrick WM, Dreyer BE, Nakchbandi IA, Karaplis AC. Parathyroid hormone-related protein is required for tooth eruption. Proc Natl Acad Sci U S A 1998;95(20):11846–11851.
22. Suri L, Gagari E, Vastardis H. Delayed tooth eruption: Pathogenesis, diagnosis, and treatment. A literature review. Am J Orthod Dentofacial Orthop 2004;126:432–445.
23. Wise GE, King GJ. Mechanisms of tooth eruption and orthodontic tooth movement. J Dent Res 2008;87:414–434.
24. Baume LJ, Becks H. The effect of thyroid hormone on dental and paradental structures. Parodontopathies 1952;6:89–109.
25. Tse Mdo C, Boaventura MC, Fernandes GD, Merzel J. The effects of cerebral hemidecortication on the eruption rate and uptake of [3H]-glycine by the periodontal ligament of the rat incisor. Arch Oral Biol 1988;33:605–611.
26. Kosowicz J, Rzymski K. Abnormalities of tooth development in pituitary dwarfism. Oral Surg Oral Med Oral Pathol 1977;44:853–863.
27. Barbería Leache E, Marañes Pallardo JP, Mourelle Martínez MR, Moreno González JP. Tooth eruption in children with growth deficit. J Int Assoc Dent Child 1988;19(2):29–35.
28. Stellzig-Eisenhauer A, Decker E, Meyer-Marcotty P, et al. Primary failure of eruption (PFE) — Clinical and molecular genetics analysis. J Orofac Orthop 2010;71:6–16.
29. Frazier-Bowers SA, Simmons D, Koehler K, Zhou J. Genetic analysis of familial non-syndromic primary failure of eruption. Orthod Craniofac Res 2009;12:74–81.
30. Gron AM. Prediction of tooth emergence. J Dent Res 1962;41:573–585.
31. Posen AL. The effect of premature loss of deciduous molars on premolar eruption. Angle Orthod 1965;35:249–252.
32. Hartsfield JK Jr. Premature exfoliation of teeth in childhood and adolescence. Adv Pediatr 1994;41:453–470.
33. Dean JA, Avery DR, McDonald RE. Dentistry for the Child and Adolescent, ed 9. St Louis: Mosby, 2010:111.
34. Proffit WR, Vig KW. Primary failure of eruption: A possible cause of posterior open-bite. Am J Orthod 1981;80:173–190.
35. Rasmussen P, Kotsaki A. Inherited primary failure of eruption in the primary dentition: Report of five cases. ASDC J Dent Child 1997;64:43–47.
36. Frazier-Bowers SA, Puranik CP, Mahaney MC. The etiology of eruption disorders — Further evidence of a 'genetic paradigm'. Semin Orthod 2010;16:180–185.
37. Ahmad S, Bister D, Cobourne MT. The clinical features and etiological basis of primary eruption failure. Eur J Orthod 2006;28:535–540.
38. Proffit WR, Frazier-Bowers SA. Mechanism and control of tooth eruption: Overview and clinical implications. Orthod Craniofac Res 2009;12:59–66.
39. Mc Cafferty J, Al Awadi E, O'Connell AC. Case report: Management of severe posterior open bite due to primary failure of eruption. Eur Arch Paediatr Dent 2010;11:155–158.
40. Lygidakis NA, Bafis S, Vidaki E. Case report: Surgical luxation and elevation as treatment approach for secondary eruption failure of permanent molars. Eur Arch Paediatr Dent 2009;10(suppl 1):46–48.
41. Taguchi Y, Yano Y, Kobayashi H, Noda T. Retarded eruption of maxillary second premolars associated with late development of the germs. J Clin Pediatr Dent 2003;27:321–326.
42. Peterka M, Tvrdek M, Müllerová Z. Tooth eruption in patients with cleft lip and palate. Acta Chir Plast 1993;35:154–158.
43. Peterka M, Peterková R, Likovský Z. Timing of exchange of the maxillary deciduous and permanent teeth in boys with three types of orofacial clefts. Cleft Palate Craniofac J 1996;33:318–323.
44. Moorrees CF, Gron AM, Lebret LM, Yen PK, Fröhlich FJ. Growth studies of the dentition: A review. Am J Orthod 1969;55:600–616.
45. Lo R, Moyers RE. Studies in the etiology and prevention of malocclusion. 1. The sequence of eruption of the permanent dentition. Am J Orthod 1953;39:460–467.
46. Garn SM, Smith BH. Developmental communalities in tooth emergence timing. J Dent Res 1980;59:1178.
47. Sampson WJ, Richards LC. Prediction of mandibular incisor and canine crowding changes in the mixed dentition. Am J Orthod 1985;88:47–63.
48. Weinberger SJ. Correction of bilateral ectopic eruption of first permanent molars using a fixed appliance. Pediatr Dent 1992;14:382–383.
49. Bjerklin K. Ectopic eruption of the maxillary first permanent molar. An epidemiological, familial, etiological and longitudinal clinical study. Swed Dent J Suppl 1994;100:1–66.
50. Harris CA. A Dictionary of Dental Science: Biography, Bibliography and Medical Terminology. Philadelphia: Lindsay & Blakiston, 1849.
51. Shapira Y, Kuftinec MM. Tooth transpositions — A review of the literature and treatment considerations. Angle Orthod 1989;59:271–276.
52. Huber KL, Suri L, Taneja P. Eruption disturbances of the maxillary incisors: A literature review. J Clin Pediatr Dent 2008;32:221–230.
53. Ely NJ, Sherriff M, Cobourne MT. Dental transposition as a disorder of genetic origin. Eur J Orthod 2006;28:145–151.

54. Shapira Y, Kuftinec MM. Maxillary tooth transpositions: Characteristic features and accompanying dental anomalies. Am J Orthod Dentofacial Orthop 2001;119:127–134.
55. Shapira J, Chaushu S, Becker A. Prevalence of tooth transposition, third molar agenesis, and maxillary canine impaction in individuals with Down syndrome. Angle Orthod 2000;70:290–296.
56. Papadopoulos MA, Chatzoudi M, Kaklamanos EG. Prevalence of tooth transposition. A meta-analysis. Angle Orthod 2010;80:275–285.
57. Allen WA. Bilateral transposition of teeth in two brothers. Br Dent J 1967;123:439–440.
58. Payne GS. Bilateral transposition of maxillary canine and premolars. Report of two cases. Am J Orthod 1969;56:45–52.
59. Broadbent BH. Ontogenic development of occlusion. Angle Orthod 1941;11:223–241.
60. Bishara SE. Impacted maxillary canines: A review. Am J Orthod Dentofacial Orthop 1992;101:159–171.
61. Peck S, Peck L, Kataja M. The palatally displaced canine as a dental anomaly of genetic origin. Angle Orthod 1994;64:249–256.
62. Al-Nimri K, Gharaibeh T. Space conditions and dental and occlusal features in patients with palatally impacted maxillary canines: An etiological study. Eur J Orthod 2005;27:461–465.
63. Jacoby H. The etiology of maxillary canine impactions. Am J Orthod 1983;84:125–132.
64. Fournier A, Turcotte JY, Bernard C. Orthodontic considerations in the treatment of maxillary impacted canines. Am J Orthod 1982;81:236–239.
65. Warford JH Jr, Grandhi RK, Tira DE. Prediction of maxillary canine impaction using sectors and angular measurement. Am J Orthod Dentofacial Orthop 2003;124:651–655.
66. Mossey PA, Campbell HM, Luffingham JK. The palatal canine and the adjacent lateral incisor: A study of a west of Scotland population. Br J Orthod 1994;21:169–174.
67. Becker A. In defense of the guidance theory of palatal canine displacement. Angle Orthod 1995;65:95–98.
68. Zilberman Y, Cohen B, Becker A. Familial trends in palatal canines, anomalous lateral incisors, and related phenomena. Eur J Orthod 1990;12:135–139.
69. Baccetti T. A controlled study of associated dental anomalies. Angle Orthod 1998;66:267–274.
70. Peck S, Peck L, Kataja M. Concomitant occurrence of canine malposition and tooth agenesis: Evidence of orofacial genetic fields. Am J Orthod Dentofacial Orthop 2002;122:657–660.
71. Pirinen S, Arte S, Apajalahti S. Palatal displacement of canine is genetic and related to congenital absence of teeth. J Dent Res 1996;75:1742–1746.
72. Ericson S, Kurol J. Resorption of maxillary lateral incisors caused by ectopic eruption of the canines. A clinical and radiographic analysis of predisposing factors. Am J Orthod Dentofacial Orthop 1988;94:503–513.
73. Walker L, Enciso R, Mah J. Three-dimensional localization of maxillary canines with cone-beam computed tomography. Am J Orthod Dentofacial Orthop 2005;128:418–423.
74. Williams BH. Diagnosis and prevention of maxillary cuspid tooth impaction. Angle Orthod 1981;51:30–40.
75. Alqerban A, Jacobs R, Fieuws S, Willems G. Comparison of two cone beam computed tomographic systems versus panoramic imaging for localization of impacted maxillary canines and detection of root resorption. Eur J Orthod 2011;33:93–102.
76. Ericson S, Kurol J. Early treatment of palatally erupting maxillary canines by extraction of the primary canines. Eur J Orthod 1988;10:283–295.
77. Power SM, Short MB. An investigation into the response of palatally displaced canines to the removal of deciduous canines and an assessment of factors contributing to favourable eruption. Br J Orthod 1993;20:215–223.
78. Dewel BF. The upper cuspid: Its development and impaction. Angle Orthod 1949;19:79–90.
79. Newcomb MR. Recognition and interception of aberrant canine eruption. Angle Orthod 1959;21:161–168.
80. Shapira Y, Kuftinec MM. Early diagnosis and interception of potential maxillary canine impaction. J Am Dent Assoc 1998;129:1450–1454.
81. Olive RJ. Factors influencing the non-surgical eruption of palatally impacted canines. Aust Orthod J 2005;21:95–101.
82. Jacobs SG. The impacted maxillary canine. Further observations on aetiology, radiographic localization, prevention/interception of impaction, and when to suspect impaction. Aust Dent J 1996;41:310–316.
83. Frank CA, Long M. Periodontal concerns associated with the orthodontic treatment of impacted teeth. Am J Orthod Dentofacial Orthop 2002;121:639–649.
84. Kokich VG. Surgical and orthodontic management of impacted maxillary canines. Am J Orthod Dentofacial Orthop 1980;126:278–283.
85. Grover PS, Lorton L. The incidence of unerupted permanent teeth and related clinical cases. Oral Surg Oral Med Oral Pathol 1985;59:420–425.
86. Röhrer A. Displaced and impacted canines: A radiographic research. Int J Orthod Oral Surg Radiogr 1929;15:1003–1020.
87. Da Silva Assunção LR, Ferelle A, Iwakura ML, Cunha RF. Effects on permanent teeth after luxation injuries to the primary predecessors: A study in children assisted at an emergency service. Dent Traumatol 2009;25:165–170.
88. Anthonappa RP, Ongtengco KL, King NM. A report of an impacted primary maxillary central incisor tooth [epub ahead of print 10 January 2013]. Dent Traumatol doi: 10.1111/edt.12031.
89. Pavoni C, Mucedero M, Laganà G, Paoloni V, Cozza P. Impacted maxillary incisors: Diagnosis and predictive measurements. Ann Stomatol (Roma) 2012;3:100–105.
90. Biagi R, Butti AC, Salvato A. Premature loss of maxillary primary incisor and delayed eruption of its successor: Report of a case. Eur J Paediatr Dent 2011;12:194–197.
91. Chaushu S, Zilberman Y, Becker A. Maxillary incisor impaction and its relationship to canine displacement. Am J Orthod Dentofacial Orthop 2003;124:144–510.
92. Kurol J. Infra-occlusion of primary molars: An epidemiologic and familial study. Community Dent Oral Epidemiol 1981;9:94–102.
93. Biederman W. The problem of the ankylosed tooth. Dent Clin North Am 1968;Jul:409–424.
94. Krakowiak FJ. Ankylosed primary molars. ASDC J Dent Child 1978;45:288–292.
95. Via WF Jr. Submerged deciduous molars: Familial tendencies. J Am Dent Assoc 1964;69:128–129.
96. Brearley LJ, McKibben DH Jr. Ankylosis of primary molar teeth. 1. Prevalence and characteristics. ASDC J Dent Child 1973;40:54–63.
97. Garib DG, Peck S, Gomes SC. Increased occurrence of dental anomalies, associated with second premolar agenesis. Angle Orthod 2009;79:436–441.
98. Kurol J, Thilander B. Infraocclusion of primary molars with aplasia of the permanent successor: A longitudinal study. Angle Orthod 1984;54:283–294.
99. Biederman W. Etiology and treatment of tooth ankylosis. Am J Orthod 1962;48:670–684.
100. Mancini G, Francini E, Vichi M, Tollaro I, Romagnoli P. Primary tooth ankylosis. Report of a case with histological analysis. J Dent Child 1965;62:215–219.
101. Haselden K, Hobkirk JA, Goodman JR, Jones SP, Hemmings KW. Root resorption in retained deciduous canine and molar teeth without permanent successors in patients with severe hypodontia. Int J Paediatr Dent 2001;11:171–178.
102. Messer LB, Cline JT. Ankylosed primary molars: Results and treatment recommendations from an eight-year longitudinal study. Pediatr Dent 1980;2:37–47.
103. Kurol J, Olson L. Ankylosis of primary molars — A future periodontal threat to first permanent molars? Eur J Orthod 1991;13:404–409.

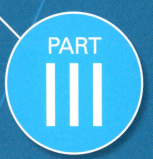

歯性骨格性の問題に対する早期治療

EARLY-AGE ORTHODONTIC TREATMENT OF DENTOSKELETAL PROBLEMS

11 前後的な問題のマネジメント
[Ⅱ級およびⅢ級不正咬合]

　乳歯列期や混合歯列期に行う早期治療で大事なことは、正常な成長と咬合発育へと導くことである。最近の研究では、胎生期の頭蓋顔面の形態発生には遺伝が環境よりも大きく影響を与え、一方で出生直後の咬合の発育には環境が影響すると示唆している[1]。上下顎第一乳臼歯が咬合し始めると、咬合高径が決まる。さらに第二乳臼歯が咬合すると咬合の前後関係が決定される。その遠心面(ターミナルプレーン)は、咬合の要として重要な役割を果たす。咬合は遺伝や環境の影響を受けながら確立され、基底骨とその他の頭蓋顔面の構造体の相互作用による成長や発育によっても変化する。さらに基底骨や頭蓋顔面もまた常に神経筋、軟組織、ファンクショナルマトリックスにより影響を受けて変化する。咬合の発育に影響を与える要因に異常、不調和、機能障害が起きたりすれば、不正咬合が生じる。

　環境の影響を受ける乳歯列期や混合歯列期の不正咬合は、早期に発見・介入すれば不正咬合は改善されるか、重篤な問題に発展しない。特に乳歯列期や混合歯列期の早い時期に介入すべき問題、つまりⅡ級不正咬合、切歯の交叉咬合、本章で述べる歯槽性や骨格性のⅢ級不正咬合、臼歯部交叉咬合、特に下顎骨の偏位をともなう交叉咬合(12章参照)、重度の口腔習癖や機能障害をともなう開咬(13章参照)、スペースマネージメント(4章参照)、重度な切歯部の叢生(5章参照)、口唇裂・口蓋裂やヘミフェイシャルマイクロソミアなどの頭蓋顔面の異常(7章参照)のある幼い患者もいる。

　早期発見や早期介入の意義を理解し、さらに歯列の発育について理解する必要がある(1、2章参照)。早期介入の主な目的は、咬合を崩壊させたり、成長や咬合の発育を阻害する病因を軽減または消失させることである。すなわち交換期に顎骨が正常に成長し、歯が萌出し、生え替わる環境を整えることである。

　早期に適切な介入があれば、異常は改善され、将来重症化するはずの問題が軽減するか消失する。治療時の咬合や歯齢、骨年齢によってはⅡ期治療あるいはⅢ期治療が必要になるが、早期治療が施されていれば最終段階の治療は容易かつ短期間で済むことが多く、早期治療のみで終了することもある。

　早期治療の開始時期は論議的になっており、乳歯列期から開始すべきとする臨床医もいれば、混合歯列期から開始すべきとする矯正歯科医もいる。混合歯列期における治療開始についても前期、中期、後期によって意見が分かれる。アメリカ矯正歯科医会(AAO：American Association Orthodontics)は、矯正歯科の検診は7歳からと推奨している[2]。

11 前後的な問題のマネジメント ［Ⅱ級およびⅢ級不正咬合］

検査を行っても必ず治療に進むわけではない。精査することで早い段階で進行する問題を発見・予知でき、早期介入の見通しが立つ。特に乳歯列期や混合歯列前期には咬合の診査だけでなく、成長中の顔面や骨格の問題についても診査しておく必要がある。上気道の障害(口呼吸)、顎関節の異常、筋肉の異常が歯性骨格性の構造体に悪影響を及ぼす。問題が早く見つかり予防策を講じれば、顔面や歯の問題は軽減・消失することが多い。

GuginoとDus[3]は、人間の顔は解剖学的にも機能的にも人体の中で極めて複雑な領域であると述べた。最良の顎整形治療や矯正歯科治療の成果を患者に提供したいと願うなら、臨床医は顎口腔系の生理学を十分に学ぶべきである。したがって、基本となる咬合の発育プロセスを理解し、いつも慎重に検知するように意識し、おのおののケースに応じて介入時期を決定しなければならない。

早期治療の目的は、主に次の2つにまとめられる。
1. 病因を排除し環境を整え、正常な成長と咬合発育へと誘導する。
2. 萌出誘導と成長パターンを正常化させ歯性骨格性の不正を改善あるいは軽減させる。

本章では、下記の前後方向の不正について述べる。
- Ⅱ級不正咬合（Ⅱ級1類やⅡ級2類）
- 前歯部交叉咬合
- 歯性、骨格性Ⅲ級不正咬合

これらの問題は、乳歯列あるいは混合歯列前期に発現・進展し、自然治癒することなく、今後さらに悪化することさえある。

Ⅱ級不正咬合

6～11歳までの子どもと、12～17歳までの思春期の子どもを対象とする大がかりな調査が、米国公衆衛生局の保険統計部で実施された。それによると、米国における不正咬合者のうち約1/3が歯性と骨格性の要因によるⅡ級不正咬合であった[4]。Ⅱ級不正咬合を呈すれば前後関係のずれやそれにともなう軟組織の変化により、大なり小なり審美的あるいは機能的な問題が発現する[5]。

乳歯列期から永久歯列期にわたる研究では、Ⅱ級不正咬合は自然治癒することはなく、年を追うごとに悪化する場合もあると報告されている[6,7]。Ⅱ級不正咬合の全般にあてはまることではないが、大臼歯関係がⅡ級であれば多くの場合それは歯性と骨格性のⅡ級不正咬合である。

かつての文献を見てみると、Ⅱ級の不調和は常に前後的な問題であるとされていた。これらのⅡ級の不調和は、前後的な評価を基に以下の4つに分類されている。
1. 上顎骨の位置
2. 上顎歯槽部の位置
3. 下顎骨の位置
4. 下顎歯槽部の位置

当時、垂直方向や水平方向の問題はⅡ級の不調和に関与していないと考えられていた。しかし後の研究で、垂直や水平方向の問題もⅡ級の不調和に関連すると考えられるようになった。

Schudy[8]は、顔面高の相違がⅡ級不正咬合患者の顔貌を良くも悪くもすると示唆している。下顎骨の垂直的な高さが増大すると、必ず下顎骨は後下方に回転し、オトガイの後退感や側貌の前突が目立つようになる。治療がうまくいかなければ、これらの状況はさらに悪化する。下顎骨の垂直的な高さが減少すれば、下顎骨は前上方に回転し、オトガイが前方に位置するようになる。

水平方向の問題も、Ⅱ級不正咬合の評価時には見逃してはならない。Ⅱ級不正咬合患者の上顎歯列は狭窄し、中心咬合位では頬側で適切に咬んでいるように見える。Tollaroら[9]は、上顎歯列の臼歯間の幅径と下顎歯列の幅径との差で求められる臼歯部歯列弓幅径のディスクレパンシー(PTID：posterior transverse interarch discrepancy)を発案し、このPTIDの有無でⅡ級1類を2つに分類した。PTIDを認めるⅡ級不正咬合は下顎骨の大きさは正常ながら後退している(機能的な下顎骨の後退を認める)。一方PTIDが認められないⅡ級不正咬合は、小顎症が原因で下顎骨が後退している(解剖学的な下顎骨の後退を認める)。

幅径のディスクレパンシーが3～5mmほどであれば、患者の下顎を大臼歯関係がⅠ級になるまで前方へ誘導すると、上顎が狭窄していることがわかる。

水平方向の問題に早期に着手し上顎歯列を拡大すれば、下顎骨の前方への成長を促すことができる。Ⅱ級不正咬合は前後的な問題としてとらえられがちだが、垂直方向や水平方向の問題も考慮し、治療計画を立てる必要がある。

表11-1　Ⅱ級不正咬合患者における顎骨の形態的特徴

- 上顎基底骨の前突
- 上顎骨の歯槽性の前突
- 上顎骨の反時計方向の回転
- 下顎骨に対して上顎骨前後径の過成長
- 上顎骨の垂直的な過成長
- 下顎基底骨の後退
- 下顎骨の歯槽性の後退
- 上顎骨に対して下顎骨体の発育不全
- 下顎体に対して下顎枝の過成長
- 下顎体に対して下顎枝の発育不全

表11-2　Ⅱ級不正咬合患者におけるその他骨の構造体の形態的特徴

- 前頭蓋底の過大とそれにともなう上顎骨の前方位
- 後頭蓋底の過大とそれにともなう下顎骨の後方位
- Saddle angle（N-S-Ar）の増加とそれにともなう下顎頭の後方位
- Articular angle（S-Ar-Go）の増加とそれにともなう下顎骨の後方位

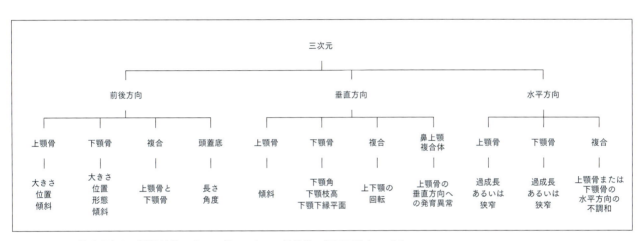

図11-1　骨の構成要素と形態的特徴に分けて考えられる、骨格性Ⅱ級不正咬合のバリエーション。

形態的特徴

大臼歯関係や犬歯関係はⅡ級不正咬合のほんの1症状に過ぎず、これだけで治療計画を立案できるわけではない。Ⅱ級不正咬合の形態的特徴は多種多様であり、基底骨の関係、歯列の関係、歯槽性あるいは歯性骨格性の関係が異常であったり、またそれらの複合であったりする（**表11-1**）。さらに前頭蓋底や後頭蓋底の成長や角度の違いといったその他の骨の構造体における異常から、顎骨の調和や咬合に大きな影響を与える（**表11-2**）。骨の構成要素と形態的特徴によって考えられる、骨格性Ⅱ級不正咬合のバリエーションを**図11-1**に示す。

診断

Ⅱ級不正咬合の病因には多くの遺伝因子や環境因子が絡んでおり、咬合の発育時に形態と機能に異常をきたす。したがって丹念な診断を行い、病因や変化した解剖学的な構造体を突き止め、正確な治療計画を立案することが不可欠である。

咬合や歯列弓はそれ自体単独で存在する物ではなく、歯、基底骨、その他顔面頭蓋を形成する骨からなる大規模なシステムの一部分であり、神経筋機構や軟組織の影響により変化する。歯性骨格性の不正咬合にはⅡ級も含め、必ず以下の6つの歯性骨格性の構成要素が単独あるいは複数絡んでくる。

1. 頭蓋や頭蓋底
2. 上顎の骨（上顎歯と歯槽突起を除いた骨）
3. 鼻上顎複合体
4. 上顎の歯と歯槽突起
5. 下顎の骨（下顎歯と歯槽突起を除いた骨）
6. 下顎の歯と歯槽突起

これらの構造体の機能は独立しているが、三次元的に相互作用することで、Ⅱ級はもちろんさまざまな歯性骨格性の不正咬合の様相を呈する。

11 前後的な問題のマネジメント［Ⅱ級およびⅢ級不正咬合］

セファロ分析

　治療計画を立てる際は、歯や咬合がこうした歯性骨格性の構成要素といかにかかわっているかを的確に分析する必要がある。1931年にBroadbent[10]がセファロ分析法を取り入れてから、さまざまな分析方法が考案された。

　セファロ分析の目的のひとつは、構成要素の前後方向や垂直方向の位置づけを行うことであり、それにより不正咬合を分類できることである。Ⅱ級不正咬合患者の顎関係に関する研究では、上顎基底が前突したケースが大部分であるとの報告[11]や、下顎基底が後退したケースが大部分であるとの報告[12]もあり、見解が異なる。またさまざまな歯槽性のタイプも報告されている。Ⅱ級不正咬合は前後的な問題だととらわれがちだが、垂直方向や水平方向の問題も考慮すべきである。

　セファロ分析についての詳細に関して本書では記載しないが、分析項目には多くの価値ある情報が詰まっている。Ⅱ級を含む不正咬合の診断には重要な診断ツールであり、特に早期治療を行う際には成長誘導のために不可欠である。

　評価はひとつの分析項目だけで決まるわけでない。セファロ分析や構成要素の異常を評価するにあたり、ある特定の分析項目（長さや角度）にこだわらず、他の項目も評価すべきである。たとえばSN平面の長さや傾きには患者によってばらつきがあり、SNAとSNBは前後の評価をするうえでいつも正しいとは限らない。

　Ⅱ級の歯性骨格性不正咬合について矢状方向で考える場合、上顎骨の計測値に関してSNAやSNBの他にLandes angle（Maxillary depth、NA平面とFH平面のなす角）の信用度は高い。Wits分析（A点、B点から咬合平面に垂線を伸ばした交点間の距離）も、上顎骨と下顎骨の前後関係を計る良い指標となる。

成長予測

　さらにセファロ分析で重要とされるのは、成長を推測することである。これは成長期の治療計画を立てるうえで必須とされる。成長予測については多くの勢力が注がれ進展してきた。成長予測は早期治療の前に成長の量と方向が予測できて初めてその成果が発揮できる。

　成長期の子どもの顎整形的な介入を行う際は入念なセファロ分析が必要であり、頭蓋や頭蓋基底、上顎の骨や鼻上顎複合体、下顎の骨、上顎歯や上顎歯槽突起、下顎歯や下顎歯槽突起、特に子どもの顎骨の成長方向など、すべての歯性骨格性の構成要素の評価が先行されなければならない。コンバージェントフェイシャルパターンかダイバージェントフェイシャルパターン※訳注、FMA、下顎角、Y-axis、前顔面高や後顔面高、後頭蓋底や前頭蓋底の長さや傾斜などで、成長方向や成長量を予測することができる。

早期治療のメリット

　Ⅱ級不正咬合における早期治療の利点は、以下のとおりである。

- 骨格性の成長が最大限利用できる
- 骨格性の異常を三次元的（前後、垂直、水平方向）に制御できる
- 歯列の交換期に萌出誘導が促進できる
- 側切歯部萌出時に咬合させないようにすると、正常な咬頭嵌合へと改善する
- リーウェイスペースを温存できる
- 抜歯を軽減できる
- 骨格性の調和が得られる
- 術後の安定性が向上する
- 審美性が改善されると、子どもの精神発達に大きな影響力がある
- 前突した切歯の破折や外傷の軽減
- 年齢が低いと協力度が得られやすい

　早期治療の主な目的は、環境を改善し、良好な咬合発育へ導き、歯や骨に及ぼす悪影響や筋肉の不均衡を軽減・改善することである。

Ⅱ級不正咬合の治療方法

　ひと口にⅡ級不正咬合といっても、さまざまな解剖学的、形態的、機能的特徴が見受けられ、骨年齢によって

コンバージェントフェイシャルパターン convergent facial pattern　顔面の成長パターンが水平方向。
ダイバージェントフェイシャルパターン divergent facial pattern　顔面の成長パターンが垂直方向。
ともに垂直的な顔面パターンを示す場合に用いられる。一方、前後的な顔面パターンを示す用語がコンベックスタイプやコンケイブタイプである。

も治療方針が分かれる。成長の誘導を利用する治療法は、成長が終了した患者のものとは大きく異なる。不正咬合の種類や年齢によって、4つの治療方法が考えられる。

1．カムフラージュ治療
2．外科的矯正治療
3．成長誘導と咬合誘導
4．上記治療法の併用

カムフラージュ治療

永久歯列期、つまり成長スパートの終了後に行う、各個人の生理的な許容範囲内で歯を動かすことで、顎骨関係の不正は残るものの良好な咬合関係に仕上げる治療である。連続抜歯もこの中に含まれる。青少年や成人が、軽度から中度の骨格の不調和を有する場合に適応される。

外科的矯正治療

外科手術と併用する矯正歯科治療により、歯性と骨格性の不正咬合を改善する。この手の治療は歯性骨格性関係が著しく悪く、遺伝、骨格性の不調和や先天的な骨の奇形に起因するケースが適応となる。

成長誘導と咬合誘導 growth modification and occlusal guidance

抑制矯正治療であり、乳歯列期や混合歯列期の成長途上の子どもに適応され、歯槽性あるいは骨格性の不調和を改善もしくは軽減し、正常な成長と咬合発育へと導く。こうした介入の主な目的は、成長力を高め、咬合が改善するような環境を整えることである。

Ⅱ級不正咬合に対する早期治療に関して、行うべきなのは早期か後期かについて、矯正歯科界では大きな論争になっている。この重大な問題を探るべく、ランダム化比較試験（RCT）が特にⅡ級不正咬合の治療に関して実施されている。Keeling[13]、Tulloch[14]、Ghafari[15]らが中度から重度のⅡ級不正咬合の治療を調査したところ、早期治療に引き続き後期で包括矯正歯科治療を施行した2フェーズ治療と、後期の1フェーズ治療との顎関係や咬合関係に目立った相違は見当たらなかった。

一方で、研究を長年続けており、経験豊富な臨床医でもある GuginoとDus[3]、Ricketts[16-18]、Subtelny[19]、Bench[20]、Graber[21]、McNamara[22]は、第二大臼歯が萌出するまで治療をしないとなると、多くのデメリットがともなうと報告している。さらに Harvold[23]ら、Woodside[24]ら、McNamara[25]などの先駆者が行った多くの動物実験により、顎外力によって活性化した顎骨の組織変化を明らかにした。

歯性骨格性の異常は乳歯列期や混合歯列期に悪化することが多く、Carlson[26]によれば、8〜10歳までに中顔面や下顎骨の成長は50％しか達成していない。そうなると、残りのかなりの成長量がこの歯列交換期に見込めることになり、介入時期としてはふさわしい年齢である。

乳歯列から永久歯列にわたる長年の研究では、Ⅱ級不正咬合は自然治癒することはなく、さらに悪化することもある[6,7]。子どもの成長を利用して、歯性骨格性の異常や軟組織の異常を最小限の装置による治療と努力で完治もしくは軽減できるのであれば、歯科医師がずっと何もしないで見過ごしていいものであろうか。

口呼吸や異常嚥下、その他の口腔習癖などによってファンクショナルマトリックスに害が及ぶと顎骨の成長が阻害され、正常な顎骨の成長パターンから逸脱する。そうなると早期介入が必要であり、状況を改善するか悪化しないよう、矯正歯科医に歯や歯槽の発育の誘導を担ってもらわなければならない。

成長誘導の変遷

下顎骨は、人体の中で唯一自由に動く骨で他のどの骨とも結合しておらず、隣接する構造体と13の筋肉とに付着している。下顎骨の空間的（前後、垂直、水平方向）な位置は、咬合の調和を図るために重要な役割を果たしている。その特異性ゆえに、下顎骨の位置の可変性をめぐっては長年にわたり矯正歯科医の興味を引いてきた。

Kingsley[27]は1880年、下顎の後退を改善するために咬合挙上の概念を紹介した。彼がデザインした装置は前歯部に斜面をもつ硬いゴム製の口蓋板で、下顎を前方に位置させることができる。この考えが機能的な顎整形治療の発展に結びつき、Graber[28]らがさまざまな種類の機能的な装置を考案し、発展した歴史を紹介する書籍が出版されるに至った。Hotzは、オーバーバイトが過大であったり、下顎骨後退、口唇の過緊張によって下顎切歯が後退する症例に対し、Kingsleyの装置を改良したヴォルビスプレートを考案した。またフランスの医師 Pierre Robin は1902年、舌根沈下（舌による気道閉塞）の予防策として、モノブロックというポジショニング装置を紹介した。

11 前後的な問題のマネジメント [Ⅱ級およびⅢ級不正咬合]

こうした Kingsley や Pierre Robin の装置に精通した Viggo Andreson は1908年、自身の娘が有する機能障害を排除する保定装置として、モノブロックを使用した。当初は"成長誘導"のために使用したのではなかったが、前後の関係と側貌が改善されることに気づき、後に筋力を賦活化できるという意味合いから、Anderson は Haul とともにこの装置を**アクチベーター**と命名した。

1927年には、Emil Herbst が固定式の機能的矯正装置（ハーブスト装置）を開発し、後にアクチベーターがさまざまな発案者によって改良され、新しい装置として使用された。1965年に Balters によるバイオネーター、1966年に Fränkel[29] が筋肉を伸展させるための装置としてファンクショナルレギュレーター、1973年に Stockli[30] がファンクショナルヘッドギア（ヘッドギアとバイオネーターの併用）、McNamara[22] がフルバンドによるハーブスト装置、1977年に Clark[31] がツインブロック装置、Darendeliler と Joho[32] が磁石のアクチベーターを考案した。

最近の10年間、ハーブスト装置の類いや大臼歯を遠心移動するペンデュラム装置やペンデックス装置など、Ⅱ級治療のために患者の協力を必要としない装置の人気が出ている。このように治療のアプローチが異なっても、理論的には下顎骨の成長促進や、上顎の歯を遠心に移動する効果が考えられる。2007年、Seifi[33] らがⅡ級過蓋咬合改善のために発案した2ピースから成る機能的矯正装置は、上顎には下顎を前方に位置させるためにパラタルプレートが装着され、下顎だと切歯部はアクリルで覆われるが臼歯部咬合面は覆われないため、アクリル部の調整を必要としないシンプルな設計となっている。

機能的矯正装置

機能的矯正装置とは、一般的に可撤式でデザインされ、口腔顔面領域の神経筋機構を整え、咬合の発育と頭蓋顔面の骨格成長パターンを以下のメカニズムで改善する装置である。

- 筋力を利用して歯性骨格性の変化を得る
- 咬合を離開させ、咬合関係を変える
- 歯の萌出路を変える
- 下顎骨を牽引し前方成長を促進する
- さまざまなパッドを組み込み、口腔周囲筋の均衡を図る

機能的矯正装置を用いた治療の目的は以下の通り。

- 咬合発育にとって良好な環境の整備
- 基底骨や頭蓋顔面の成長促進
- 頭蓋顔面の良好な成長方向
- 不良な成長を阻止し、コントロールする
- 良好な位置への萌出誘導

顎外牽引

Ⅱ級不正咬合を治療する目的で成長誘導として顎外牽引装置を使用したのは1936年、上顎前突に対して Oppenheim[34-36] が手がけたものが最初である。Kloehn[37] は1947年に成長期の子どもにヘッドギア治療を推奨し、歯槽骨の成長と萌出を誘導し、治療期間の短縮や歯と顔のより良い調和を図った。後に複数の発案者らにより、Ⅱ級不正咬合に対する早期治療の効果について検証され、非常に信頼性の高い装置のひとつとなった[16-18, 37, 38]。

Kopecky と Fishman[39] は、成長を利用した早期治療の実施は、ちょうど成長スパートに差し掛かる時期かその直前に行うと最も効果が高いことを立証した。Baccetti ら[40] が、Ⅱ級不正咬合に関する非抜歯の包括矯正歯科治療について、骨の成熟に対する治療タイミングを見計らうために行ったセファログラムの研究では、思春期の成長スパート期かその前に、明らかに良好な骨格性の促進を認めた。同研究は、思春期以前であればヘッドギア使用が上顎骨の前方への成長を抑制し、下顎骨の成長を促すことも示唆している。

ヘッドギア単独、あるいはその他の装置との併用による歯性骨格性の効果も、多くの研究者によって報告されている。大臼歯関係、SNA の変化や口蓋平面の下方への傾斜、咬合の深さ、上顎大臼歯の挺出、圧下、上顎骨の下方もしくは後方への回転さらにそれに起因する下顎骨の回転、前顔面高の増大など、多くの計測項目について調査されている[4, 24, 34-36, 41-43]。

ヘッドギアと、固定式または可撤式の機能的矯正装置との併用療法についても報告されている。セトリン法（サービカルヘッドギア、リップバンパー、プレートタイプの大臼歯遠心移動装置）を適応したⅡ級1類の治療をセファログラムで評価したところ、70％の患者で大臼歯の遠心傾斜が認められ、上顎骨の前方への成長が制限されていた。一方で下顎骨の位置には変化が認められなかった[42]。

リップバンパーも早期治療、特にⅡ級不正咬合治療の装置として使用されることがある。その治療効果については多数報告されており[19,44,45]、水平、前後、垂直方向への咬合に変化を認める。歯列弓長径の増大、下顎第一大臼歯のアップライト、歯体移動をともなう拡大、歯槽骨のリモデリング、口唇圧と機能障害の軽減により下顎切歯が前方に傾斜、それにともなうオーバージェットの減少、スピー湾曲の是正、咬合挙上、リーウェイスペースの温存などが報告されている[19,44,45]。

ホーレー装置は、前歯部に咬合挙上板を組み込んでオーバージェットとオーバージェットの減少を図ったり、ジャックスクリューを付与して緩徐拡大を行ったりするなど、活性化機能の有無に応じて多くの矯正歯科治療において適応されている。

ヘッドギア、リップバンパー、ホーレー装置（HLHテクニック）による早期Ⅱ級治療

本項では、混合歯列期のⅡ級不正咬合に対する早期治療テクニックについて解説する。筆者はこのヘッドギア、リップバンパー、ホーレー装置の併用療法を HLH テクニックと呼んでいる。

HLH テクニックの特徴やメカニズム、筆者が本テクニックに至った経緯を述べる前に、テクニックを構成する3つの装置の適応症や機能について簡単に触れておく。

ヘッドギア

顎外装置として基底骨や歯列にさまざまな方向に力をかけることができ、咬合に与える多様な効能も認められる。ヘッドギアによる治療の成功の鍵は、適切な成長のタイミング、患者の協力度、適切な使用方法の3つである。

適切なタイミング

成長誘導を利用して早期治療を始める適切な時期は成長スパートの時期かその直前であり、複数の研究者が開始時期として推奨している[40]。Kopeckyと Fishman[39]も、Fishman[46]の考案した骨成熟度の評価法（骨成熟指数〔SMI〕が4〜7）に合致することから、最も良い治療効果が得られるとしてこの時期を開始時期に勧めている。

患者の協力度

患者の協力度は矯正歯科治療において重要な因子であり、特にヘッドギアの装着については、治療計画の立案時に十分考慮すべきである。臨床医は患者と両親の理解を得る必要があり、歯・顔面の問題を説明し、治療には顎整形力の必要性とその利点を述べるべきである。

適切な使用方法

ヘッドギアの装着は意外に緻密な調整が必要となる。ヘッドギアはフェイスボウ、固定パッド、牽引用ストラップの3つで構成される。歯や上顎骨を傾斜、歯体移動（上顎骨は傾斜や平行移動）、その複合のうちどの方法で移動するかにより、以下の項目を決定する必要がある。

- 固定源の位置
- インナーボウ
- インナーボウに対してアウターボウの位置（上方、下方、同じ高さ）
- アウターボウの種類（ショート、メディアム、ロング）

ヘッドギアの固定源の位置は、頚部、後頭部、頚部・後頭部の組み合わせの3種である。ロングのアウターボウを装着したサービカルヘッドギア（頚部が固定源）は、歯や上顎骨に遠心方向への弱い力がはたらく。臼歯の遠心移動や挺出、口蓋平面を傾斜（反時計方向の回転）させるようにデザインされている。このサービカルヘッドギアが最も適応するとされるのは、水平方向の成長パターンを有するⅡ級過蓋咬合である。

後頭部が固定源のハイプルヘッドギアは、上顎臼歯や上顎骨の基底部に垂直方向と遠心方向の力が加わるようになっており、圧下や遠心移動を行う。アウターボウのサイズ（ショート／ミディアム）を変えることで、圧下させながら遠心傾斜、圧下と同時に歯体移動を行うなど臼歯や上顎骨へさまざまに作用させることが可能である。

コンビネーションヘッドギアは、サービカルヘッドギアとハイプルヘッドギアとの組み合わせで、挺出や遠心移動を調整することで、臼歯にまっすぐな遠心方向への力を加えることが可能である。

以上の3種類のヘッドギアによって、アウターボウのサイズ（ショート／メディアム／ロング）やインナーボウに対しての位置（上方／下方／インナーボウと同じ高さ）

11 前後的な問題のマネジメント［Ⅱ級およびⅢ級不正咬合］

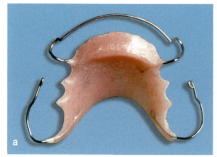
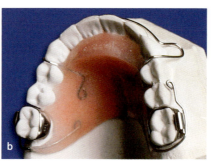

図11-2　a、b：HLHテクニックで使用する改良型ホーレー装置。臼歯部をバンドで合着し、クラスプがバンドチューブの下にはまることで装置の安定性が向上する。

を変え、力の方向を調整することができる。

さらに、インナーボウの挿入位置を変えることで、歯や基底骨に別の効果を与えることが可能である。インナーボウは大臼歯のチューブに差し込んで使うことが多いが、ボウを上顎前歯部に掛けて（Jフックヘッドギア）牽引することで、上顎切歯を圧下しながら後方へ移動することができる。

ヘッドギアと機能的矯正装置を併用すれば、口腔内に装着したアクリルレジンの前歯部、小臼歯部、あるいは臼歯部にインナーボウを挿入し、顎整形力の方向を自由に変えることができる。ヘッドギアの機能は、状況に合わせて以下のように活用する。

- 正常な大臼歯関係の確立
- 上顎骨の前方成長の抑制（A点の前方移動を抑制）
- 上顎骨の垂直方向への成長抑制（ハイプルヘッドギア）
- 大臼歯の遠心移動（傾斜あるいは歯体移動）による少量のスペースクリエーション
- 上顎臼歯を挺出させ、オーバーバイトを減少する
- 上顎大臼歯を圧下させ開咬または開咬傾向を軽減する
- 大臼歯の捻転の改善
- 臼歯部の拡大
- 臼歯部の縮小

ホーレー装置の改良型

HLHテクニックを用いたⅡ級不正咬合の早期治療では、以下の改良型ホーレー装置を用いる（**図11-2**）。

- **Cクラスプ（両側大臼歯に装着）**：0.8mmまたは0.9mmのステンレススチールワイヤーを屈曲したシンプルなクラスプで、アクリルレジン部分に挿入するようにデザインされている。ワイヤーは臼歯遠心面から大臼歯のバッカルチューブを越えて、脱着しやすいよう小臼歯まで延長する。
- **アクリルレジンの斜面板**：上顎切歯部の舌側にある斜面板により、咬合時に下顎が前方に誘導されるようになっている。斜面板の位置はオーバージェットや上下顎関係により変化する
- **スタンダードラビアルボウ**：ラビアルボウは前歯部を保定するツールで、切歯を後方移動することもできる
- **ラビアルボウの代替に2×4装置**：上顎切歯に捻転などの叢生がありラビアルボウで対処できない場合は、ホーレー装置にボウを組み込まない代わりに斜面板と2×4装置でレベリングを行って叢生を改善する
- **臼歯部拡大のためにジャックスクリューを新たに付加**：Ⅱ級不正咬合患者で水平方向に問題がある場合は、スクリューを組み込む
- **臼歯部咬合面にレジンを被覆**：Ⅱ級不正咬合、前歯部開咬または開咬傾向、垂直方向の成長パターンを呈するようなケースで、垂直高径に配慮すべき場合は、レジンで咬合面被覆をする必要がある

改良型ホーレー装置をヘッドギアと併用する際、次のような治療結果が得られる。

- Cクラスプを遠心に設け、片側または両側大臼歯を遠心移動することによって大臼歯関係をⅠ級に改善する
- 上顎骨を一塊として後方へ牽引し、顎整形力により上顎骨の成長を抑制することでANBを改善する
- 下顎骨を顎整形力で前方に牽引しリポジショニングする
- 斜面板を前方部に設定することで過蓋咬合が改善され、臼歯部が離開する。サービカルヘッドギアにより臼歯部が挺出し、適切に咬合する
- 臼歯部をアクリルレジンで被覆し、ハイプルヘッドギアとの併用で、開咬または開咬傾向の症例に対処する
- 上顎歯列の拡大が必要であれば、ジャックスクリューを改良型ホーレー装置に組み込む

リップバンパー

HLHテクニックは、両側大臼歯にダブルバッカル

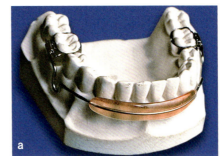
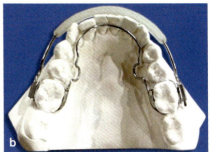

図11-3
a：標準的なリップバンパー。
b：HLHテクニックのためのリップバンパーとホールディングアーチの併用。

チューブ（1.0mmあるいは1.1mmのリップバンパーボウの挿入チューブとアーチワイヤーが入るブラケット）が付いた大臼歯バンドと、下唇の舌側にアクリルレジンあるいはプラスチックパッドからなる。

　側方への拡大が必要な場合にはパッドが前歯部からさらに後方に延長されると口腔周囲筋の影響が排除され、歯列の拡大が促進され、骨のリモデリングが始まる。咬合の発育時に行うこのタイプの拡大には安定性があるという報告が多数されている[19,45]。

　早期治療におけるリップバンパーの適応症はいくつかあるが、特にⅡ級不正咬合に使われる。前述のように、さまざまなリップバンパーの使用と咬合における垂直的または水平的な変化について多く報告されている[17,42,43]。

　リップバンパーは、ヘッドギアと改良型ホーレー装置と併用で以下の症状で使用される。

- スピー湾曲が深く、過蓋咬合をともなうⅡ級1類不正咬合では、よく下顎が後退し下顎切歯に叢生を認める。これは口唇機能の異常や下顎乳犬歯あるいは乳臼歯の早期喪失が原因である。リップバンパーの適応症として最適である
- 乳臼歯の早期喪失によって大臼歯が近心に傾斜し、過蓋咬合を呈するⅡ級1類不正咬合に対しては、リップバンパーを用いることで下顎大臼歯をアップライトする。舌側に傾斜した下顎切歯が唇側方向に戻ることでスピー湾曲が改善し、被蓋が浅くなる
- オーバーバイトは正常か、あるいは開咬傾向が認められるものの下顎切歯の叢生は軽度で、下唇の過緊張あるいは機能障害を呈するⅡ級1類不正咬合の場合、スタンダードなリップバンパーは開咬を引き起こす可能性が高く禁忌となる。筆者はこうした場合、過度な口唇圧に前歯がさらされないようにリップバンパーと下顎のホールディングアーチの併用を推奨する。下顎切歯にリップバンパーは同様の効果を及ぼすが、臼歯はその影響を受けないためアップライトしない（図11-3）

リップバンパーは以下のような作用を果たす。

- 歯列弓長径の増大（大臼歯の遠心移動や前歯部の前方移動）
- 口腔周囲筋と舌との均衡を図り、歯列弓の拡大や歯槽骨の成長を促進する
- 大臼歯のアップライト、切歯の前方移動、後方歯部の萌出を促進することでスピー湾曲を是正する
- 口輪筋の機能障害を正して下顎切歯を前方に移動し、オーバージェットを減少する

HLHテクニックによる治療戦略

　混合歯列期に3種の装置（HLH）を適宜改変して行うHLHテクニックは、簡便かつ効果的な治療法である。症例に応じてヘッドギアの選定、ホーレー装置のデザイン決定（前歯部の斜面板や挙上板、あるいは臼歯部咬合面を被覆する挙上板）、リップバンパーの選択がHLHテクニックを成功させる重要なポイントになる。

　HLHを用いたⅡ級1類不正咬合へのアプローチは、2フェーズあるいは1フェーズ治療となる。一方、Ⅱ級2類不正咬合に対するアプローチでは、その特性から異なる戦略を採る必要がある。

Ⅱ級1類不正咬合の2フェーズ治療戦略

　2フェーズHLHテクニックは、歯性のⅡ級不正咬合や軽度のANBの不調和（若干の骨格性）を呈するⅡ級不正咬合に適応する。この場合、Ⅰ期治療は混合歯列中期から治療を開始し、大臼歯関係をⅠ級に改善、正常被蓋へと導くことになる。HLHテクニックによる抑制矯正治療で大臼歯Ⅰ級関係が確立した後、犬歯や小臼歯が萌出するまでホーレーリテーナーを装着するか、せずに観

察期間に入る。Ⅱ期治療は永久歯列期に開始し、限局的な最終調整を行ったりする。

このようなHLHテクニックによる早期介入のメリットは、犬歯や小臼歯が萌出し、後の治療を必要とすることなく咬頭嵌合が自然に確立されることである（症例11-1、11-2参照）。2フェーズ治療では、Ⅰ期治療（HLHテクニック）は1〜1年半を要することが多く、1年間ほどの観察期間を挟んでからⅡ期治療（排列程度）におよそ1年間要する。ただ永久犬歯、小臼歯が萌出すると正常に咬頭嵌合するためⅡ期治療は必要とされない。Poulton[47]の研究が示唆するとおり、大臼歯関係がⅠ級に達成されればおのずと側方歯群が正しく嵌合するため、Ⅱ期治療が省かれる。上顎大臼歯が遠心に移動すると、その歯根を追うようにして犬歯と小臼歯の歯胚が遠心に動くのである。

Ⅱ級1類不正咬合の1フェーズ治療戦略

HLHテクニックによる1フェーズ治療戦略は、中度から重度のANBの不調和を認める骨格性Ⅱ級不正咬合に対して施行され、多くは混合歯列後期あるいは成長スパート（Fishman[39]による骨成熟指数が4〜7）に開始して永久歯萌出完了（第三大臼歯を除く）まで、観察期間を設けることなく継続して治療が続く。その後マルチブラケット装置で最終的な排列を行う。HLHテクニックによる1フェーズ治療は、通常2〜2年半を費やすことになる。

第一段階として、上顎骨の抑制や下顎骨の成長誘導、あるいは両者を行って顎関係を改善する。第二段階では必要に応じて小臼歯にブラケットをボンディングして牽引を開始する。次に犬歯の排列や牽引を行う。その際、Ⅱ級ゴムを使用する場合もある。最後に切歯の牽引と最終調整を行い保定に入る。ヘッドギアの使用期間はさまざまで、治療終了まで使い続けたり大臼歯関係を維持するための保定として使用したりと、骨格性の不調和の度合いにより変化する。

このテクニックの一番のメリットは、下顎骨が前突か、後退か、あるいはその複合症例であるかにかかわらず、垂直方向や水平方向に関した問題も含め、成長を利用して前後方向の問題をコントロールできることである。

Ⅱ級2類不正咬合の治療戦略

Ⅱ級2類不正咬合の早期治療となると、治療戦略はいくぶん変わってくる。Ⅱ級2類の主な特徴は、Ⅱ級関係の咬合はもちろん、上顎切歯の叢生とさらに中切歯が舌側傾斜をともなう過蓋咬合である。したがって、まずはオーバーバイトのコントロールが肝要であり、前歯部に厚い挙上板を設定して臼歯部を離開させ、その萌出を促し、サービカルヘッドギアで臼歯を牽引する。次に上顎に2×4装置を装着し、前歯を排列して中切歯を前方に傾斜させる。これは、上顎切歯の舌側傾斜と過蓋咬合により咬合がロッキングされたため、歯槽骨の発育を加速させ、下顎骨の成長を促進させる必要があるからである。

最後は咬合を浅くさせた後、下顎切歯が叢生で舌側傾斜しているようであればリップバンパーを使用し、下顎切歯を固定式装置で排列する。

Ⅱ級2類不正咬合の早期治療において大事なのは、成長を利用して子どものオーバーバイトをコントロールすることである。開始時期が遅れると、治療困難となる。

症例

早期治療を、HLHテクニックの1フェーズ治療あるいは2フェーズ治療にて行ったケースである。

Case 11-1 ［2フェーズ抑制矯正治療と観察］

　患者は10歳5ヵ月の女子。混合歯列後期におけるⅡ級1類不正咬合で、オーバージェットは9.2mmで過蓋咬合が認められた。上顎切歯の傾斜は標準で下顎切歯は軽度にアップライトしており、下顎骨の後退による重度のANBの不調和（7.4°）を認めた（図11-4a〜d）。

治療

　治療はHLHテクニック単独で行った。サービカルヘッドギア、前歯部斜面板を付与した改良型ホーレー装置とリップバンパーを使用している。咬合、側貌、大臼歯関係が明らかに改善された（図11-4e〜j）。ANBは7.4°から0.8°に、オーバージェットは9.2mmから2.9mmに改善された。

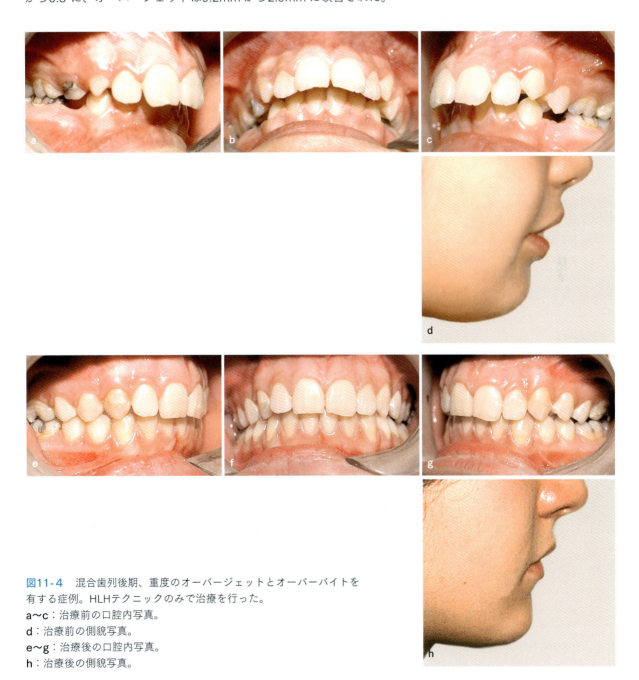

図11-4　混合歯列後期、重度のオーバージェットとオーバーバイトを有する症例。HLHテクニックのみで治療を行った。
a〜c：治療前の口腔内写真。
d：治療前の側貌写真。
e〜g：治療後の口腔内写真。
h：治療後の側貌写真。

11 前後的な問題のマネジメント［Ⅱ級およびⅢ級不正咬合］

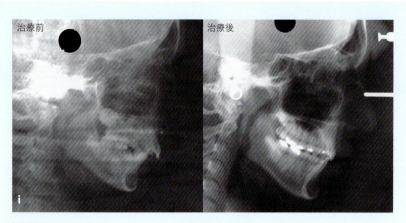

計測項目	標準値	治療前	治療後
Facial angle(FH-NPo)	87.0°	82.9°	88.9°
SNB	78.0°	73.5°	76.6°
SNA	82.0°	80.9°	77.4°
Maxillary depth(FH-NA)	90.0°	88.6°	87.8°
ANB	2.3°	7.4°	0.8°
FMA (MP-FH)	25.5	26.8	21.0
Y-axis(SGn-SN)	59.4	68.3	67.1
Interincisal angle(U1-L1)	135.0	126.3	131.1
U1-FH	116.2°	111.7°	114.6°
IMPA (L1-MP)	95.0°	95.2°	93.4°
Overbite(mm)	2.5°	5.0°	2.4°
Overjet (mm)	2.5	9.2	2.9

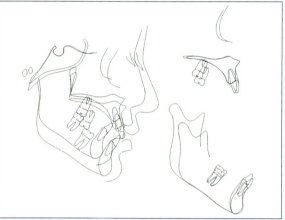

i：治療前後のセファログラムの比較。
j：治療前後のセファロ計測項目、治療前（黒）と治療後（緑）のセファロトレースの重ね合わせ。

Case 11-2 ［2フェーズ抑制矯正治療と観察］

　患者は9歳の女子。Ⅱ級1類不正咬合と軽度の過蓋咬合と診断した。オーバージェットは7.9mm、下顎下縁平面が急峻で軽度の開咬傾向が認められた（**図11-5a〜d**）。上顎切歯の前突によって口唇閉鎖が困難となっているが、下顎歯列には叢生は認めず良好であった。

治療

　HLHテクニック（コンビネーションヘッドギア）でⅠ期治療を行った後、観察に入った。下顎にはリップバンパーの代わりにリーウェイスペースの維持と大臼歯の近心への萌出を防止する目的でホールディングアーチを装着した。上顎には切歯牽引のためのホーレー装置と、上顎骨牽引の目的でヘッドギアも使用した。**図11-5e〜j** に治療後の資料を示す。

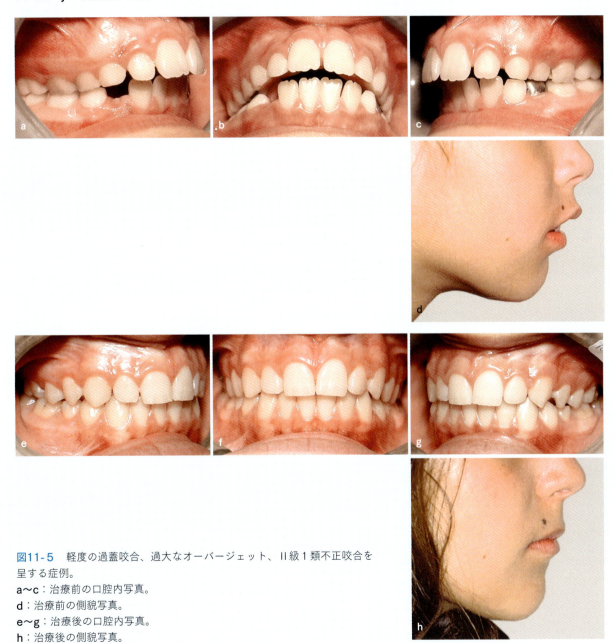

図11-5　軽度の過蓋咬合、過大なオーバージェット、Ⅱ級1類不正咬合を呈する症例。
a〜c：治療前の口腔内写真。
d：治療前の側貌写真。
e〜g：治療後の口腔内写真。
h：治療後の側貌写真。

11 前後的な問題のマネジメント［Ⅱ級およびⅢ級不正咬合］

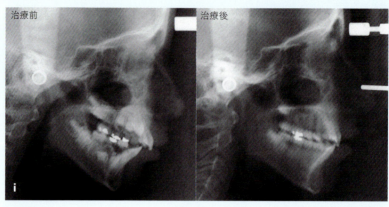

計測項目	標準値	治療前	治療後
Facial angle(FH-NPo)	87.0°	83.9°	85.7°
SNB	78.0°	70.7°	73.0°
SNA	82.0°	75.0°	75.5°
Maxillary depth(FH-NA)	90.0°	84.0°	85.5°
ANB	2.3°	4.3°	2.5°
FMA (MP-FH)	25.5	27.8	26.9
Y-axis(SGn-SN)	59.4	69.2	70.7
Interincisal angle(U1-L1)	135.0	119.2	125.0
U1-FH	116.2°	121.1°	114.6°
IMPA (L1-MP)	95.0°	95.6°	96.4°
Overbite(mm)	2.5°	3.6°	2.0°
Overjet (mm)	2.5	7.9	2.5

i：治療前後のセファログラムの比較。
j：治療前後のセファロ計測項目。

Case 11-3 ［2フェーズ抑制矯正治療と観察］

患者は9歳の女子。Ⅱ級1類不正咬合と診断した。オーバージェットは8.6mm、ANBは7.1°、突き上げ型過蓋咬合であり、時計方向への回転による下顎骨後退を認めた（図11-6a～c）。

治療

HLHテクニックによる2フェーズ治療を行った。コンビネーションヘッドギアを用いて、上顎第一大臼歯が挺出しないよう配慮しながら後方へ牽引し、リップバンパーとホールディングアーチ（図11-3b参照）で口唇圧を排除する一方で、下顎大臼歯をアップライトした。大臼歯関係がⅠ級になったところで、犬歯や小臼歯が萌出するまでの観察期間にホーレーリテーナーを装着した（最初は24時間、その後12時間装着、図11-6d～f）。図11-6g～hは治療前後のセファログラム、計測値、トレースの重ね合わせである。

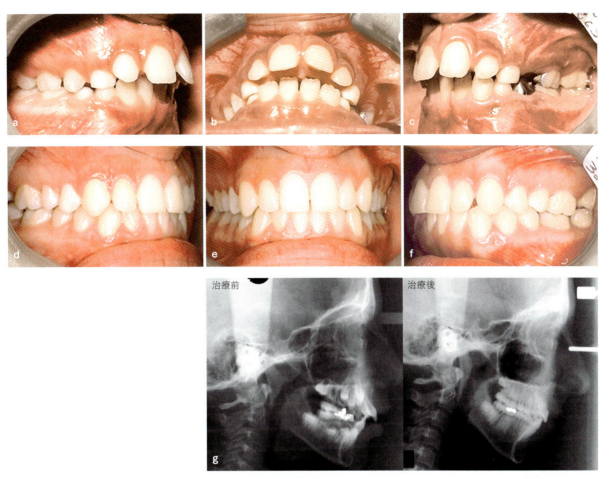

計測項目	標準値	治療前	治療後
Facial angle(FH-NPo)	87.0°	86.6°	80.1°
SNB	78.0°	71.9°	71.5°
SNA	82.0°	79.1°	73.3°
Maxillary depth(FH-NA)	90.0°	90.2°	81.9°
ANB	2.3	7.1	1.8
FMA (MP-FH)	25.9	31.6	36.1
Y-axis(SGn-SN)	59.4	72.0	75.2
Interincisal angle(U1-L1)	135.0°	121.9°	121.5°
U1-FH	116.2°	119.1°	112.4°
IMPA (L1-MP)	95.0°	87.4°	90.0°
Overbite(mm)	2.5	2.2	−0.1
Overjet (mm)	2.5	8.6	2.1

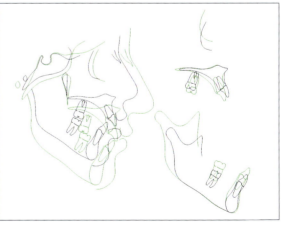

図11-6 重度の過蓋咬合、過大なオーバージェット、下顎骨の後退を認める。
a〜c：治療前の口腔内写真。
d〜f：治療後の口腔内写真。
g：治療前後のセファログラムの比較。
h：治療前後のセファロ計測項目、治療前(黒)と治療後(緑)のセファロトレースの重ね合わせ。

11 前後的な問題のマネジメント［Ⅱ級およびⅢ級不正咬合］

Case 11-4 ［HLHテクニックによる2フェーズ治療および包括矯正歯科治療］

患者は9歳7ヵ月の女子。混合歯列中期におけるⅡ級1類不正咬合で、オーバージェットは11.6mm、重度の過蓋咬合のため下顎歯列は狭窄し、後退した下顎骨（オトガイの後退）が認められた。口唇は開いたままで、口唇機能障害が状況をますます悪化させていた（図11-7a〜d）。

治療

HLMテクニックによる2フェーズ治療を計画した。Ⅰ期治療でサービカルヘッドギアにより上顎臼歯を牽引しオーバーバイトを軽減した。斜面板付きのホーレー装置で狭窄した下顎骨をアンロッキングすることで、前方方向の成長へと誘導する。リップバンパーは、口唇機能障害をコントロールする目的で使用した。下顎切歯に作用する口唇圧を排除することで切歯の舌側傾斜が改善され、下顎大臼歯がアップライトし、スピー湾曲が是正された。図11-7eの上顎歯列を見ると、サービカルヘッドギアの作用によって側方歯群が遠心移動しており、患者の協力度が良好だったことがわかる。Ⅱ期治療の開始は犬歯と小臼歯が萌出してからとし、ヘッドギアを中止してNanceのホールディングアーチを固定源に使用した。11-7f〜kに治療後の資料を示す。Ⅱ級の不正咬合が改善しており、過大なオーバージェット（11.6mmから1.9mm）とオーバーバイト（4.6mmから0.8mm）が改善し、ANBは6.2°から2.7°へ減少、顔面角 facial angle は82.5°から86.7°へと増加し、後退したオトガイが前方へ移動した。

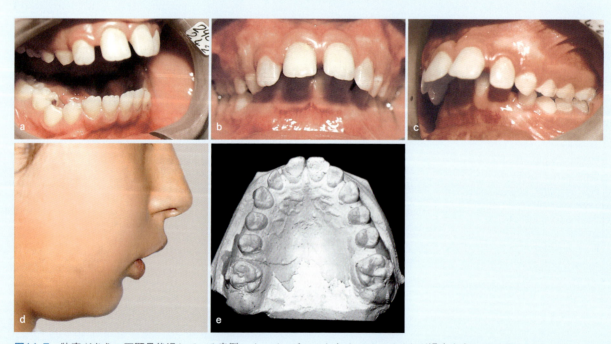

図11-7 狭窄があり、下顎骨後退している症例。オーバージェットとオーバーバイトが過大となっている。
a〜c：治療前の口腔内写真。
d：治療前の側貌写真。
e：Ⅰ期治療をHLHテクニックで行った。写真はNanceのホールディングアーチを使用するⅡ期治療開始前の上顎歯列模型。

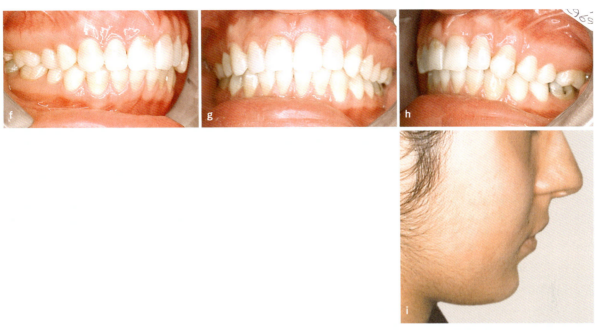

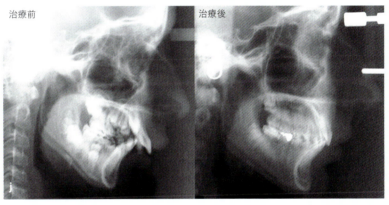

計測項目	標準値	治療前	治療後
Facial angle(FH-NPo)	87.0°	82.5°	86.7°
SNB	78.0°	73.8°	76.8°
SNA	82.0°	80.0°	79.5°
Maxillary depth(FH-NA)	90.0°	87.0°	89.4°
ANB	2.3	6.2	2.7
FMA (MP-FH)	25.9	31.3	29.4
Y-axis(SGn-SN)	59.4	70.0	73.3
Interincisal angle(U1-L1)	135.0°	118.3°	128.2°
U1-FH	116.2°	115.2°	104.2°
IMPA (L1-MP)	95.0°	93.4°	94.4°
Overbite(mm)	2.5	4.6	0.8
Overjet (mm)	2.5	11.6	1.9

k

f〜h：治療後の口腔内写真。　　　i：治療後の側貌写真。　　j：治療前後のセファログラムの比較。
k：治療前後のセファロ計測項目、治療前(黒)と治療後(緑)のセファロトレースの重ね合わせ。

11 前後的な問題のマネジメント［Ⅱ級およびⅢ級不正咬合］

Case 11-5 ［1フェーズ顎整形治療］

　患者は10歳7ヵ月の女子。永久歯列初期におけるⅡ級1類不正咬合の症例である。オーバージェットは12.1mm、突き上げ型過蓋咬合でスピー湾曲が非常に深い。口唇圧が弱く口唇閉鎖が困難で、上下顎切歯の前突が見られ、側貌は重度のコンベックスタイプと診断した（**図11-8a～d**）。空隙歯列も認められる。骨の成長は歯齢に比較して遅れている。

[治療]

　患者の骨年齢や空隙歯列、良好な協力度を鑑みて、非抜歯でHLHテクニックによる1フェーズ治療を適応することにした。サービカルヘッドギアと斜面板付きの改良型ホーレー装置を使用する。スピー湾曲を是正するため、下顎歯すべてにブラケットを装着し、リップバンパーは下顎切歯が前突してるため使用せず、下顎骨の成長を励起させ、前方位へと成長誘導した。

　良好な大臼歯Ⅰ級関係が達成された後、上顎歯すべてにブラケットを装着した。ヘッドギアは引き続き固定源として装着した。上顎の側方歯群は牽引され、並行して下顎のスピー湾曲は平坦化されており、オーバーバイトは明らかに浅くなった。最終段階で斜面板付きのホーレー装置が外され、前歯の牽引を開始した。**図11-8e～k**に治療後を示す。

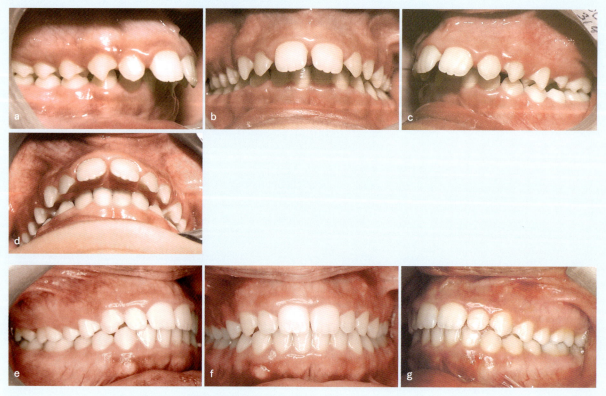

図11-8　オーバージェット過大で、過蓋咬合が認められる症例。スピー湾曲が非常に深く、口唇閉鎖困難、上下顎前歯の前突を認める。
a～d：治療前の口腔内写真。歯齢に比べて骨年齢は遅れている。
e～g：治療後の口腔内写真。

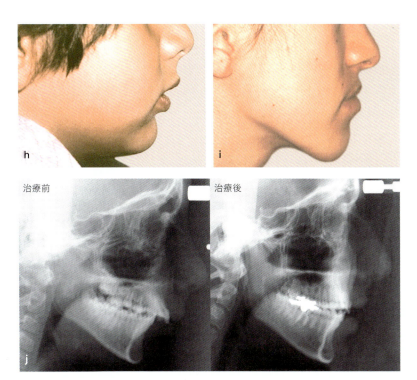

計測項目	標準値	治療前	治療後
Facial angle(FH-NPo)	87.0°	82.4°	86.9°
SNB	78.0°	72.1°	74.5°
SNA	82.0°	79.8°	77.3°
Maxillary depth(FH-NA)	90.0°	88.2°	88.2°
ANB	2.3	7.7	2.8
FMA（MP-FH）	25.9	31.4	31.1
Y-axis(SGn-SN)	59.4	71.3	73.2
Interincisal angle(U1-L1)	135.0°	118.3°	127.2°
U1-FH	116.2°	125.0°	108.8°
IMPA（L1-MP）	95.0°	85.3°	93.0°
Overbite(mm)	2.5	5.1	−0.5
Overjet（mm）	2.5	12.1	2.3

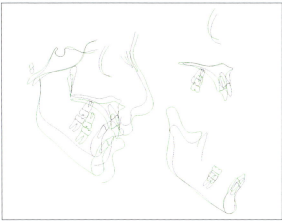

k

h：治療前の側貌写真。
i：治療後の側貌写真。
j：治療前後のセファログラムの比較。
k：治療前後のセファロ計測項目、治療前（黒）と治療後（緑）のセファロトレースの重ね合わせ。

11 前後的な問題のマネジメント [Ⅱ級およびⅢ級不正咬合]

Case 11-6 [1フェーズ顎整形治療]

患者は10歳の男子。混合歯列後期・永久歯列初期における重度のⅡ級1類不正咬合であった。12mmのオーバージェット、突き上げ型過蓋咬合、5.6mmの口唇間隙が認められた（**図11-9a〜e**）。スピー湾曲が深く、上顎切歯の前方傾斜のため口唇閉鎖が困難で、ANBの不調和（7.4°）も確認された。このタイプの咬合は下顎歯列が狭窄し、後には上顎歯列でロッキングされてしまい、それが年齢とともに悪化する傾向にある。

治療

1フェーズ顎整形治療を行い、前歯部の咬合挙上板とサービカルヘッドギアを装着した。下顎には2×4装置で切歯のアップライトと圧下を行い、スピー湾曲を是正した。大臼歯Ⅰ級関係が確立後、上顎切歯にブラケットを装着し、歯冠空隙の閉鎖と圧下をともなう後方移動でオーバージェットとオーバーバイトを減少させ、口唇の機能障害を改善した。

次に残りの乳臼歯を順次抜歯、犬歯と小臼歯の萌出誘導を行った。ヘッドギアを中止し、Nanceのホールディングアーチを挿入、Ⅱ級ゴムを用いた治療で下顎の空隙閉鎖を終えた。

図11-9f〜lに治療後の口腔内写真、治療前後の歯・骨格、軟組織の変化を示す。

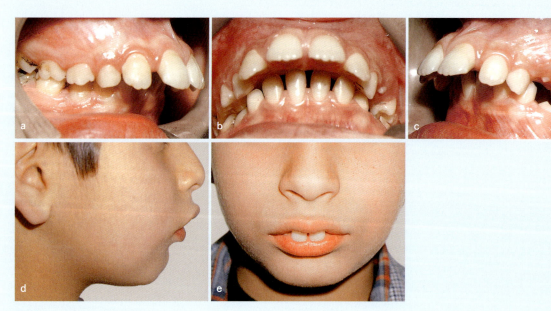

図11-9
a〜c：治療前の口腔内写真。
d：治療前の側貌写真。
e：治療前の口唇閉鎖。

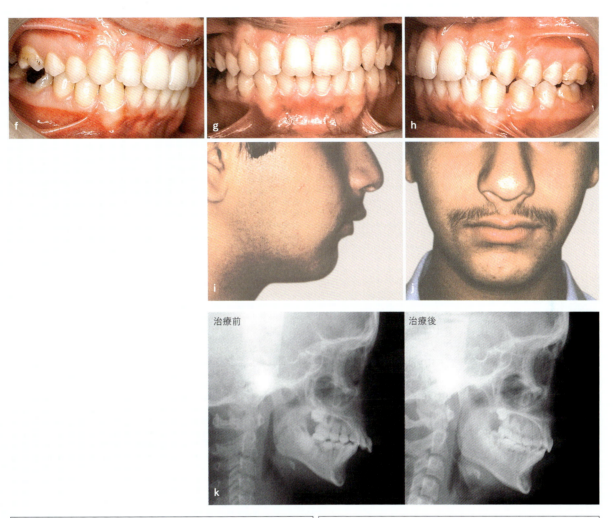

計測項目	標準値	治療前	治療後
Facial angle (FH-NPo)	87.0°	82.4°	83.6°
SNB	78.0°	73.0°	73.1°
SNA	82.0°	80.4°	77.8°
Maxillary depth (FH-NA)	90.0°	88.6°	87.6°
ANB	2.3	7.4	4.7
FMA (MP-FH)	25.9	24.5	25.9
Y-axis (SGn-SN)	59.4	72.0	74.0
Interincisal angle (U1-L1)	135.0°	109.7°	129.5°
U1-FH	116.2°	121.6°	101.4°
IMPA (L1-MP)	95.0°	104.2°	103.2°
Overbite (mm)	2.5	3.4	1.7
Overjet (mm)	2.5	12.0	2.7

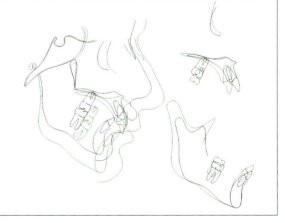

f〜h：治療後の口腔内写真。　　i：治療後の側貌写真。
j：治療後の口唇閉鎖。　　k：治療前後のセファログラムの比較。
l：治療前後のセファロ計測項目、治療前（黒）と治療後（緑）のセファロトレースの重ね合わせ。

11 前後的な問題のマネジメント［Ⅱ級およびⅢ級不正咬合］

Case 11-7 ［1フェーズ顎整形治療］

患者は12歳の女子。Ⅱ級1類不正咬合と診断した。13.8mmのオーバージェットと突き上げ型過蓋咬合、口唇機能障害が認められた（**図11-10a～e**）。口唇閉鎖が困難で、9.1mmの口唇間隙も確認された。また過度の口唇の緊張をともなっていた（**図11-10f～h**）。

治療

サービカルヘッドギアと咬合挙上板付きのホーレー装置、下唇機能を制御するためのリップバンパーを使用した。大臼歯の良好な関係が改善された後、マルチブラケット装置を装着し、前歯の排列と下顎のスピー湾曲の改善を実施した。改善後、バイトプレートとリップバンパーの使用を中止した一方、ヘッドギアの使用は前歯部牽引の固定源として続行した。**図11-10i～o**に治療後の資料を示す。オーバージェットとオーバーバイトは正常になり、明らかな側貌、口唇、咬合の改善が見られ、それが患者の自信につながった。

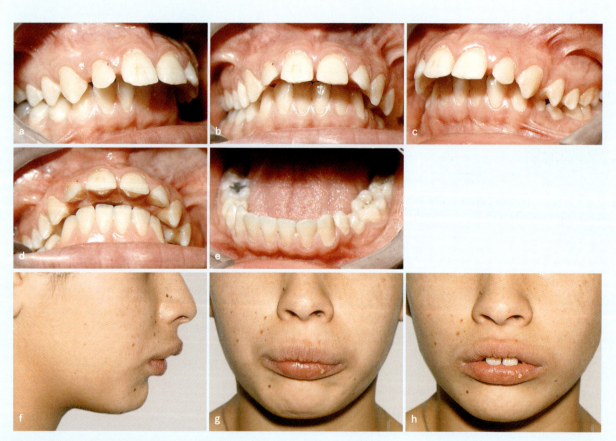

図11-10 オーバージェットが過大で、過蓋咬合と深いスピー湾曲、口唇機能障害、Ⅱ級1類不正咬合が認められる症例。
a～c：治療前の口腔内写真。
f：治療前の側貌写真。
g、h：治療前の口唇閉鎖。

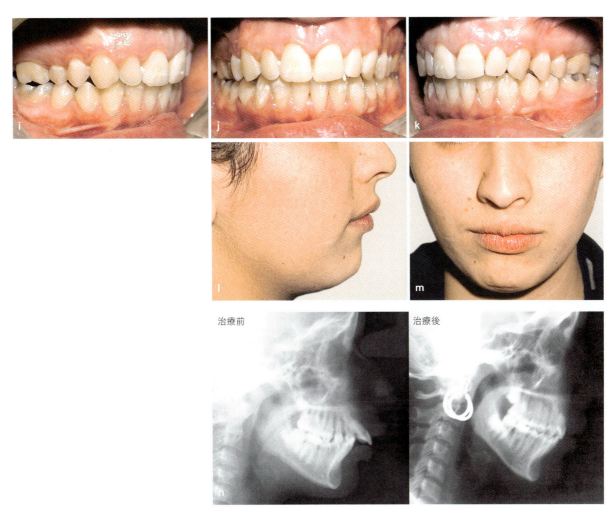

計測項目	標準値	治療前	治療後
Facial angle(FH-NPo)	87.0°	85.7°	88.8°
SNB	78.0°	76.3°	79.4°
SNA	82.0°	85.0°	83.7°
Maxillary depth(FH-NA)	90.0°	93.8°	86.8°
ANB	2.3	8.7	4.3
FMA (MP-FH)	25.9	36.8	38.0
Y-axis(SGn-SN)	59.4	69.5	72.3
Interincisal angle(U1-L1)	135.0°	102.7°	122.6°
U1-FH	116.2°	132.1°	110.7°
IMPA (L1-MP)	95.0°	90.5°	93.8°
Overbite(mm)	2.5	1.1	1.0
Overjet (mm)	2.5	13.8	3.0

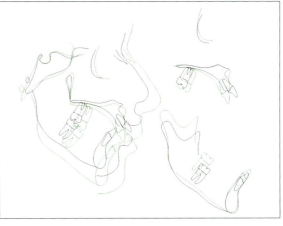

i〜k：治療後の口腔内写真。　　l：治療後の側貌写真。
m：治療後の口唇閉鎖。　　n：治療前後のセファログラムの比較。
o：治療前後のセファロ計測項目、治療前(黒)と治療後(緑)のセファロトレースの重ね合わせ。

11 前後的な問題のマネジメント［Ⅱ級およびⅢ級不正咬合］

前歯部の歯性交叉咬合とⅢ級不正咬合

　前歯部の歯性交叉咬合は乳歯列や混合歯列期でよく遭遇する問題であり、将来の咬合が悪化しないためにも早期介入にメリットがある。治療が効果的で、適応すべき症例では審美的、機能的な問題が改善され、構造体へのダメージや、歯や基底骨の成長への悪影響を未然に防ぐ。

　前歯部交叉咬合（反対咬合）にはさまざまな症状や病因、治療法が存在し、一般的に下記の3つのタイプが挙げられる。

1. 歯性交叉咬合 simple dental crossbite
2. 仮性Ⅲ級不正咬合 pseudo-Class III malocclusion（機能性交叉咬合 functional crossbite）
3. 骨格性Ⅲ級不正咬合 skeletal Class III malocclusion と潜在性Ⅲ級不正咬合 potential Class III malocclusion

　静的、機能的な状態でそれぞれ入念な臨床診査やエックス線写真診査（中心位や中心咬合位でのセファログラム）を行い、どの種類の交叉咬合かを診断する。

鑑別診断

　歯性か骨格性か、どの種類の交叉咬合かの鑑別診断は、治療のアプローチやタイミングを決定するうえで、重要不可欠である。診断にあたっては顔面のパターン、対称性、両側犬歯と大臼歯関係、中心位と中心咬合位、顔面正中線と歯列正中線といった、口腔内外のあらゆる診査が必要となる。中心位と中心咬合位における前歯部の咬合関係を丹念に評価し、下顎がどう偏位するかで交叉咬合の分類、治療オプションの考案、選別や予測を行う。

　適切な治療計画や良好な治療結果は、形態や病因、症例ごとの特徴を注意深く診査することで得られるものである。似通ったⅢ級不正咬合症例でも、異なる特徴が見られると治療計画も変わるため、まず第一に前歯部交叉咬合の鑑別診断が必要であり、第二に患者各々に特徴的な症状を抽出することである。

臨床診査

　以下に、重要となる臨床診査項目を列挙する。

- 中心位と中心咬合位における前歯部と臼歯部の咬合関係
- 中心位と中心咬合位における患者の軟組織側貌
- 下顎を最後方位に誘導したときの下顎骨の偏位と切歯の位置
- 同様の兆候が患者の両親や兄弟にないか遺伝要因を探る

セファロ評価

　1931年にセファログラムが紹介されてから現在に至るまで、診断や治療計画のためにいくつもの分析方法や計測項目が提案されてきた。本書では、早期治療における特別な良いセファロ分析法といったことを討論するのではなく、診断や治療計画はもちろん、患者の成長を予測する点でもセファロ分析が重要であることに重きを置き、再確認していきたい。

歯性交叉咬合

　歯性交叉咬合は歯性の不正咬合で、対咬する下顎前歯に対し上顎前歯が舌側に位置していることをその定義としている。つまり1歯あるいは数歯が傾斜しているだけで、基底骨には変化がない状況である。さらに言い換えると、顎関係には問題がなく、上下顎の切歯が1歯あるいは数歯にわたり唇舌側に異常傾斜している状態を指す。通常は、安静位から咬合位にかけて下顎骨が偏位することなくまっすぐ閉じ、Ⅰ級関係を維持する。数歯以上の交叉咬合があれば、偏位が現れる可能性がある。

　乳歯列期や混合歯列前期では、歯性交叉咬合が前歯部交叉咬合で最も出現頻度が高く、3～12％との報告がある。この数字には民族によってばらつきがあり、日本人では10％、米国人では3％との結果が出ている[48]。

　こうした前歯部交叉咬合は、上顎切歯が下顎切歯よりも1歯あるいは数歯以上が舌側に入って咬んでしまうと、治療介入なしには改善しない。Tausche[48]らは、前歯部交叉咬合は永久歯列期まで進行すると報告している。

特徴的な兆候

　前述のように、歯性交叉咬合はANBにも側貌にも問題がない。上顎切歯が舌側傾斜あるいは下顎切歯が唇側傾斜しているが、中心位、中心咬合位いずれも大臼歯関係はⅠ級である。

　歯性交叉咬合には以下の2つのタイプがある。

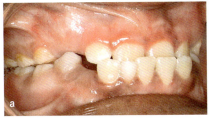
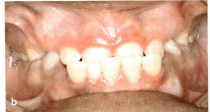
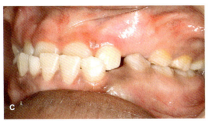
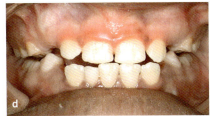
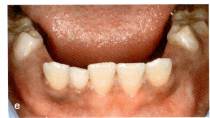

図11-11　a〜e：乳切歯の晩期残存により下顎の歯列弓周長が増加し、その結果として前歯部に交叉咬合が生じた。

1. 1歯あるいは数歯が舌側に傾斜するが、叢生や下顎骨の偏位は認めない。
2. 1歯あるいは数歯以上が舌側に傾き固定した前歯部交叉咬合では、何本かの下顎歯が唇側に傾斜し叢生を呈する。偏位はないが上下顎切歯が互いにがっちりと咬み込んでしまうため、外傷を起こすことが多い。

病因

歯性交叉咬合の多くは、局所的な歯の問題で発生する。報告されている病因を以下に列挙する。

- 先天的な萌出路の異常（上顎切歯の舌側萌出）
- 乳歯の外傷による永久歯歯胚の位置異常
- 外傷による脱臼が原因の位置異常
- 上顎乳切歯の晩期残存から切歯が舌側に萌出する、または自然脱落しない下顎の乳切歯が下顎切歯を前方へ押してしまう
- 過剰歯あるいは歯牙腫が唇側に位置する
- 乳歯の早期喪失による骨や線維組織の硬化
- 上唇を咬み込む習癖（まれ）
- 歯髄や歯根の壊死によって残存した乳歯
- 切歯部の叢生（Boltonディスクレパンシー）
- アーチレングスディスクレパンシー
- 口唇口蓋裂手術

図11-11に混合歯列中期の前歯部交叉咬合を示す。下顎乳切歯の晩期残存により下顎の歯列弓周長が増加したため、切歯部が切端咬合と交叉咬合を呈した。

図11-12は、乳切歯の晩期残存が中切歯同士を引き離し、中切歯が萌出遅延となった結果、正中離開を呈して前歯部交叉咬合となった症例である。

図11-13、14の症例では、乳切歯の残存によって前歯が舌側に萌出し、交叉咬合になった。

図11-15aは、上顎両側犬歯欠損のため切歯が交叉咬合になり、正中離開と上顎右側中切歯と側切歯が舌側転位を呈した症例である（図11-15b、cは治療後）。

図11-16は、紹介される3年前に乳切歯が外傷を受けた結果、上顎切歯の1歯が交叉咬合になった症例である。

早期治療の利点

前述したように、前歯部交叉咬合は問題が深刻になって治療が遅れないよう、ただちに着手する必要がある。早い歯列期に始めた方が簡単で、歯、歯周組織、顎の成長に後遺症を残さないですむ。

上顎切歯は、萌出前には乳歯歯根の後方に位置する。上顎側切歯は中切歯の遠心でやや舌側寄りにあるため、萌出中に何らかの位置異常があると隣在歯に影響を及ぼす。したがって交叉咬合が1本でもただちにその改善を勧める。エックス線写真を見て隣在歯が舌側に萌出しそうなら、指様弾線を組み込んだ装置で萌出誘導できる。

前歯部交叉咬合を早期に改善するメリットについては、多くの研究で報告されている[49-52]。早期治療の結果として前歯部の歯列弓周長が増加する。そこから叢生の改善、切歯や犬歯の萌出が促進され、下記のさらなる利点を得ることができる。

11 前後的な問題のマネジメント [Ⅱ級およびⅢ級不正咬合]

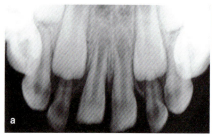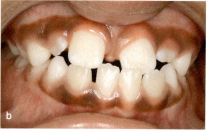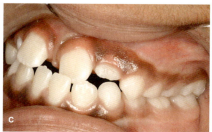

図11-12
a：乳切歯晩期残存のため、切歯部に萌出遅延が見られる。
b、c：乳切歯を見過ごし脱落が遅れたため、前歯部交叉咬合と重度の正中離開が生じた。

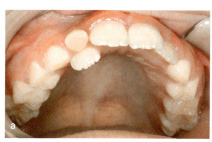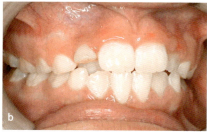

図11-13
a、b：乳側切歯の晩期残存が原因で切歯が舌側に萌出し、交叉咬合を認めた。

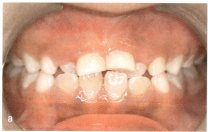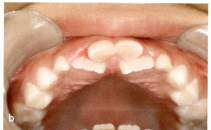

図11-14
a、b：中切歯の晩期残存により切歯の交叉咬合を認めた。

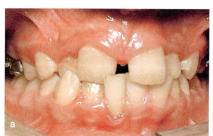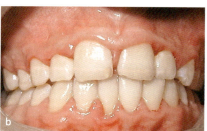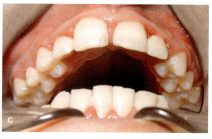

図11-15
a：歯性交叉咬合と両側犬歯の先天性欠如のため、正中離開と上顎右側中切歯の転位が起きた。
b、c：治療後の口腔内写真。

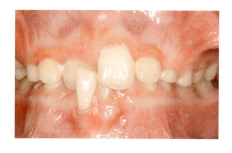

図11-16　紹介で来院する3年前に乳中切歯が外傷を受け、上顎中切歯が交叉咬合となった。

- 歯の審美性の改善
- 咬耗、歯周病、歯根吸収など組織のダメージを防ぐ
- 歯性の補償を未然に防ぎ、顎骨の成長方向を正す
- 上顎骨の成長を阻害しない
- 歯槽性関係の改善
- 前歯部歯列弓周長の増大

治療が遅れると

治療が遅れれば問題はさらに大きくなる。乳歯列の前歯部交叉咬合は永久歯列にも伝搬することが多く、永久歯列期での治療は期間が長引き、治療も複雑になる[48]。

この種の不正咬合の治療が遅れると、エナメル質の異常な摩耗や前歯の動揺や破折、唇側の歯槽骨吸収や歯肉退縮、歯周病、歯列弓周長の短小化による犬歯埋伏、顎関節症など、さまざまな問題を引き起こすとの研究が多く示されている[49,53-56]。加えて、歯性や骨格性Ⅲ級不正咬合がさらに悪化したり、上顎骨が発育不全を起こす。機能的な偏位が左右非対称の筋緊張を生み、下顎頭の位置異常により、ついには下顎骨の成長が非対称になる。

早期治療の戦略

早期治療のゴールと歯のアンロッキングのためには、成長と咬合発育の調和を図ることである。また叢生や捻転がないため、治療は容易で保定も要らず、十分効果的である。

治療に用いる装置はさまざまで、舌圧子や接着されたレジン斜面板、指様弾線付きの可撤式装置、2×4装置などがある。装置は大きく分けて固定式か可撤式の2種類で、症状や口腔衛生状態、協力度により使い分ける。前歯部に指様弾線がついており咬合面を被覆するホーレー装置は、協力度が高い子どもの患者には適した可撤式装置である。協力が得られなければレジンを前歯部に接着し、離開させたところに2×4装置を用いることが最適である。叢生や捻転をともなう前歯部交叉咬合であれば、2×4装置が最も適した治療法になる。

交叉咬合の改善では歯を離開させ、外傷しないように後方に傾斜した上顎切歯を前方にジャンプさせる必要がある。そのために、咬合面を被覆したタイプの可撤式装置か、レジンを臼歯部に接着し咬合を挙上した状態で2×4装置を使用する。

11 前後的な問題のマネジメント［Ⅱ級およびⅢ級不正咬合］

Case 11-8［歯性の前歯部交叉咬合］

　患者は10歳の女子。切歯1歯の交叉咬合症例である。改善するのに十分なスペースが認められた。早期介入が数ヵ月遅れたため、下顎切歯部の歯槽骨が退縮した（図11-17a〜d）。

治療

　隣在歯に叢生や捻転、その他の位置異常が認められず、患者の協力も良好に得られたため、咬合面を被覆し、指様弾線を組み込んだ可撤式ホーレー装置を使用した（図11-17e〜f）。

　治療から10ヵ月後、切歯の位置は良好で、犬歯や小臼歯が萌出中である。下顎切歯の骨吸収は自然治癒し、それ以上の治療は必要とされなかった（図11-17g〜h）。

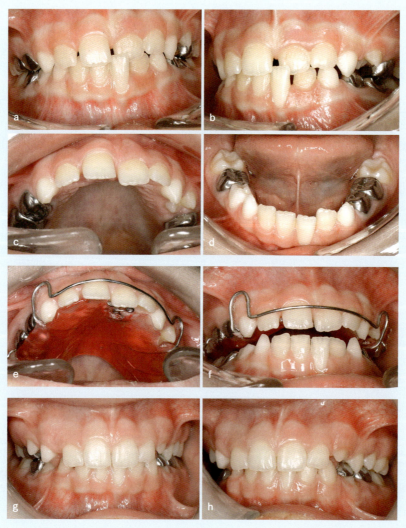

図11-17　交叉咬合となっている切歯には、改善すべき大きな空隙があった。介入が若干遅れたため、下顎切歯の叢生と咬合性外傷と歯肉退縮を呈した。
a〜d：治療前の口腔内写真。
e、f：咬合面を被覆し、指様弾線付きのホーレー装置を用いた。
g、h：治療から10ヵ月後の口腔内写真。それ以降の治療は行わなかった。

Case 11-9 ［歯性の前歯部交叉咬合］

　患者は10歳の女子．混合歯列中期で，下顎歯列のスペースが不足しており右側の大臼歯関係がⅢ級，オーバージェットとオーバーバイトが0〜1 mm，3歯の上顎切歯が交叉咬合であった．治療開始が遅れたため，下顎切歯には重度の叢生と側切歯の異所萌出が認められた（図11-18a〜f）．

治療

　切歯部に重度の叢生や転位があったため，上下顎に2×6装置を用いる計画を立てた．第一段階として上顎に2×4装置を装着し，下顎第一大臼歯咬合面にコンポジットレジンを盛って咬合挙上を行い，前歯部を離開した．上顎は0.016インチのNi-Tiワイヤーを挿入しシンチバックした．第二段階として0.016インチのステンレススチールワイヤーのUループを大臼歯のチューブ近心へ配置（歯列弓長径を延長）することで上顎切歯を前方に傾斜させ，交叉咬合の改善を図った．第三段階として下顎に叢生が顕著なため0.014インチのNi-Tiワイヤーを挿入，さらなるレベリングのために0.016インチのNi-Tiワイヤーを用いた2×4装置を装着した．

　第四段階として，大臼歯のチューブ近心へ0.016インチのステンレススチールワイヤーに組み込んだUループを用いることで，下顎切歯を前方にやや傾斜させて叢生を改善するスペースを得た．

　最後に犬歯の萌出後，上下前歯部を2×6装置で排列し治療を終了した．図11-18g〜kに治療後の資料を示す．

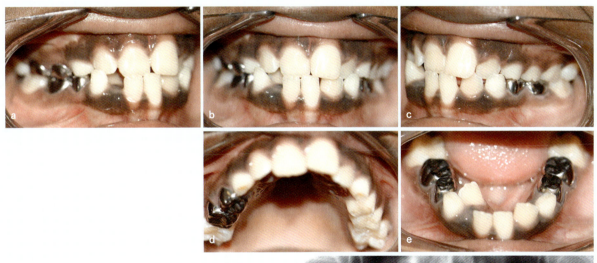

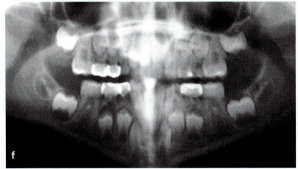

図11-18　下顎右側側切歯の異所萌出をはじめ，下顎切歯の顕著な転位と叢生が見られ，ロッキングされた咬合を呈した．
a〜e：治療前の口腔内写真．
f：治療前のパノラマエックス線写真．

11 前後的な問題のマネジメント [II級およびIII級不正咬合]

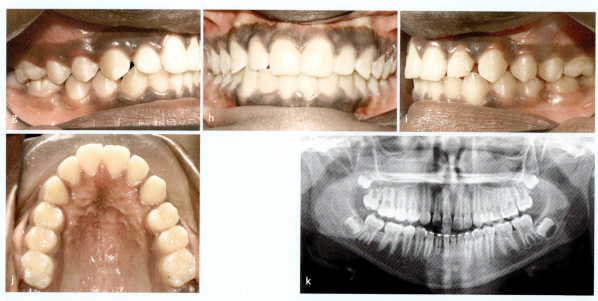

g〜j：治療後の口腔内写真。
k：治療後のパノラマエックス線写真。

Case 11-10 [歯性の前歯部交叉咬合]

患者は10歳6ヵ月の男子。前歯部がロッキングされ、I級不正咬合、外傷性咬合、3切歯の交叉咬合により、上顎切歯に転位や捻転、下顎切歯にも叢生を認めた（図11-19a〜e）。

[治療]

上下顎に2×6装置を装着し、下顎第一大臼歯咬合面にコンポジットレジンを盛って咬合挙上することとした。まず上顎に2×4装置として0.014インチのNi-Tiワイヤーを挿入し排列を開始した。0.016インチのステンレススチールワイヤーをUループに曲げ、切歯を前方に傾斜させることで交叉咬合を改善した（図11-19f、g）。

さらに下顎に2×4装置で0.016インチのNi-Tiワイヤーを使用し、前歯の排列を行った。最後は上下顎犬歯にブラケットを接着し、最終調整へと進んだ（図11-19h〜k）。

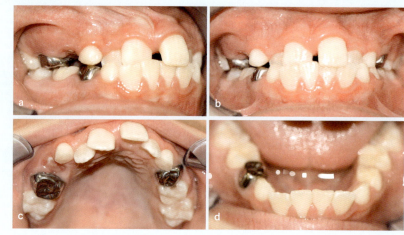

図11-19 切歯部がロッキングされ、外傷性咬合、交叉咬合が認められる症例。
a〜d：治療前の口腔内写真。

仮性Ⅲ級不正咬合（機能性交叉咬合）

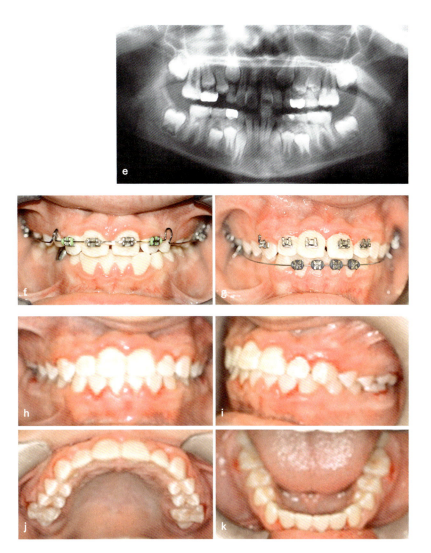

e：治療前のパノラマエックス線写真では、上顎切歯と犬歯の叢生が認められる。
f、g：固定式装置での治療。
h〜k：治療後の口腔内写真。

仮性Ⅲ級不正咬合（機能性交叉咬合）

　仮性Ⅲ級不正咬合（機能性交叉咬合）は、複数の前歯に及ぶ。これは、咬合干渉のため臼歯で咬合できず、中心位にて前歯部の干渉を避けつつ最大嵌合を得ようとした結果下顎が前方に偏位するもので、永久歯列でも乳歯列でも認められる。pseudoprognathism[57, 58]、postural Class Ⅲ[50]、functional Class Ⅲ[49]などが仮性Ⅲ級不正咬合と同じ意味をもつ専門用語として使用されている。この不正咬合は常に骨格性Ⅰ級であるが、早期に治療しないと上顎骨が発育不全を起こし、上顎歯列が狭窄したままになる。こうした患者は、安静位（中心位）での側貌がストレートタイプで、中心咬合位ではややコンケイブタイプを示すのが常である。

　RabieとGu[59]は、中国南部における仮性Ⅲ級不正咬合とⅠ級不正咬合を鑑別するために調査を行った。仮性Ⅲ級不正咬合患者36人とⅠ級不正咬合患者31人を比較したところ、上顎切歯が後退しており、凹んだ上唇や短い中顔面高、顎関係の不調和が増大しているという特徴を示した。

　Ngan[52]らは、仮性Ⅲ級不正咬合と骨格性Ⅲ級不正咬合との鑑別診断について、最も信頼性の高い方法はセファロ分析ではなく、大臼歯関係や犬歯関係がⅢ級であることや、下顎切歯の舌側傾斜、前歯部の切端咬合あるいは交叉咬合の有無などの歯系の特徴であるとした。

11 前後的な問題のマネジメント［Ⅱ級およびⅢ級不正咬合］

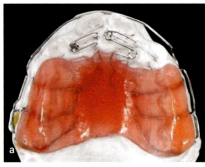
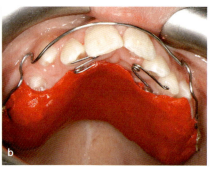

図11-20　a、b：アダムスクラスプに、ロウ着した長いラビアルボウを取り付けた改良型ホーレー装置。側切歯部から伸ばした長いラビアルボウは、前歯部の唇側への移動を許容するために、前歯部から少し離して用いる。

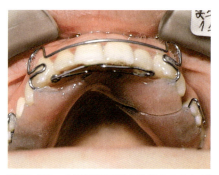

図11-21　4切歯交叉咬合改善のためにデザインされた可撤式装置。保定のために、犬歯部に水平ループが組み込んである。

Gu[60]は、仮性Ⅲ級不正咬合にみられる歯性骨格性の特徴を調べるために、仮性Ⅲ級不正咬合患者36人（平均年齢10.7±2.0歳）と骨格性Ⅲ級不正咬合患者（平均年齢19.7±2.2歳）について、成長スパートが終わるまで調べた。Ⅰ級咬合を対照群とし、3群間で比較した。その結果、仮性Ⅲ級不正咬合者には中顔面高の減少や上顎切歯の後退、下顎骨の位置異常、正常な垂直方向の成長という特徴が明らかになった。

Moyers[61]は、仮性Ⅲ級不正咬合を後天的な神経筋反射により発生した位置的な不正であると考え、閉口時に早期接触で起きた筋反射が、顎の水平的な位置異常を招くとの仮説を立てた。

仮性Ⅲ級不正咬合を評価したその他の研究者[50, 57, 62, 63]も同様に、上顎切歯の後退や干渉による下顎切歯の前方傾斜をその特徴として挙げている。

特徴

仮性Ⅲ級不正咬合の鑑別には、必ず中心位で前歯部と臼歯部の対咬関係を把握する。入念な臨床診査とセファロ分析によって得られる、仮性Ⅲ級不正咬合の特徴を以下に記す。

- 複数の前歯に交叉咬合が見られる
- 安静位におけるANBは標準値を示す
- 切歯が後退している場合もある
- 上顎骨の異常は少ない
- 側貌はストレートタイプからコンケイブタイプ（中心位において正常で、習慣性咬合位ではややコンケイブタイプ）
- 中心位における大臼歯関係、犬歯関係はⅠ級
- 安静位から咬合時に下顎骨が偏位する

早期治療のメリット

仮性Ⅲ級不正咬合で、複数の切歯に交叉咬合と機能的な偏位が認められれば、即座に構造体へのダメージとそれにともなう上顎骨への悪影響を防ぐための介入が必要である。成長スパート前に上顎骨をアンロッキングして、正常な発育へと正し、側貌の改善や構造体への障害を防止する。このタイプの交叉咬合の早期治療は即効性があるが、治療が遅れるほど包括矯正歯科治療が必要となる。

早期に改善すれば下顎骨の偏位が消失し、上顎切歯と切歯骨をアンロッキングすることで上顎骨の成長が促進され、機能が向上し、審美性が増す。また前歯部の歯列弓長径が増加することで、犬歯萌出の十分なスペースが確保できる。GuとRabie[64]が仮性Ⅲ級不正咬合の治療患者21人と未治療患者15人を断続的に調査したところ、治療患者には4.7mmのスペースが獲得されたが、未治療患者には明らかにスペースが足りなかった。

このように仮性Ⅲ級不正咬合への早期介入は問題をさらに悪化させないため、また良好な咬合発育に備えるために必要不可欠であり、それが永久歯列期の包括矯正歯科治療をせずにすむ、あるいは最小限に抑えられる。

治療が遅れると

治療が遅れたり上顎歯列が狭窄すると、ANBの不調和や上顎骨の後退を招き、マルチブラケット装置やフェイスマスクでの治療が必要となる。

治療遅延は、交叉咬合の歯とそれを支持する構造体の損傷、前歯部の叢生、さらには犬歯の埋伏や顎骨の成長に悪影響を招く（症例11-13参照）[51, 65]。

早期治療の戦略

患者の病状や年齢、協力度によって、可撤式装置や機能的矯正装置、固定式装置を使い分ける。上顎骨の牽引が必要であれば、フェイスマスクやチンキャップのような装置を装着する。

歯性の前歯部交叉咬合で紹介した治療法（咬合面を被覆した可撤式のホーレー装置と2×4装置の併用）でも仮性Ⅲ級不正咬合をほぼ改善できるが、それが多数歯にわたって交叉咬合を呈し叢生をともなう場合は、即効性があり、患者の協力を必要とせず、交叉咬合改善後に切歯の排列が必要な場合もあることから、2×4装置が有利である。治療が遅れたために上顎骨の発育不全を認めたり、あるいは遺伝性の要因がある患者には、顎外牽引を行う可能性もある。

可撤式装置を使用する場合、複数の交叉咬合を改善し確実に保定するため、特別な配慮が必要となる。ラビアルボウは、交叉咬合を呈す上顎切歯部の唇側への動きを許容するため、切歯部表面から離す（図11-20、症例11-14参照）。したがって、ラビアルボウは側方歯部から長く伸ばすか、犬歯部分に1977年に開発された特殊な水平ループ[66]を組み込んで使用する（図11-21）。

Case 11-11 ［仮性Ⅲ級不正咬合］

患者は9歳の男子。下顎骨が前方へ偏位し3切歯が交叉咬合のため、上顎切歯の転位や捻転、下顎切歯の叢生が生じた（図11-22a〜e）。

[治療]

金銭的理由や両親の希望で、可撤式装置で治療を行った（図11-22f）。図11-22g〜i は治療後の資料を示す。

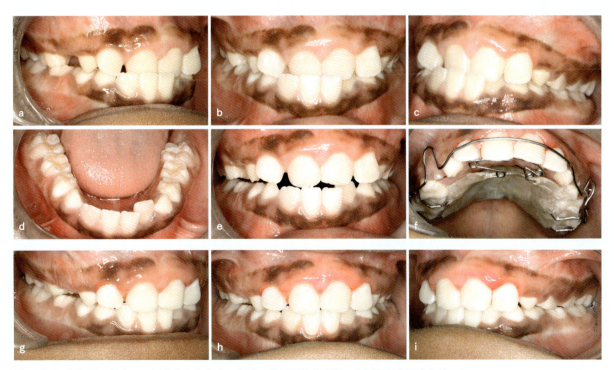

図11-22　下顎骨の前方への偏位をともなう、仮性Ⅲ級不正咬合症例。3切歯が交叉咬合だった。
a〜d：治療前の中心咬合位。　　e：治療前の中心位。
f：使用した可撤式装置。　　　g〜i：治療後の口腔内写真。

11 前後的な問題のマネジメント［Ⅱ級およびⅢ級不正咬合］

Case 11-12 ［仮性Ⅲ級不正咬合］

患者は11歳7ヵ月の男子。混合歯列後期におけるⅠ級不正咬合と仮性Ⅲ級不正咬合が認められ、下顎骨が前方へ過度に偏位していた（図11-23a〜e）。

[治療]

上顎歯列のみの治療とし、2×6装置をボンディングし、臼歯部の咬合面にコンポジットレジンを詰め、咬合挙上を行った。図11-23f〜nに治療後の資料を示す。早期のアンロッキングが構造体への損傷を食い止め、隣在歯への十分な空隙の獲得、さらに正常な顎骨の発育を促し、側貌を改善した。

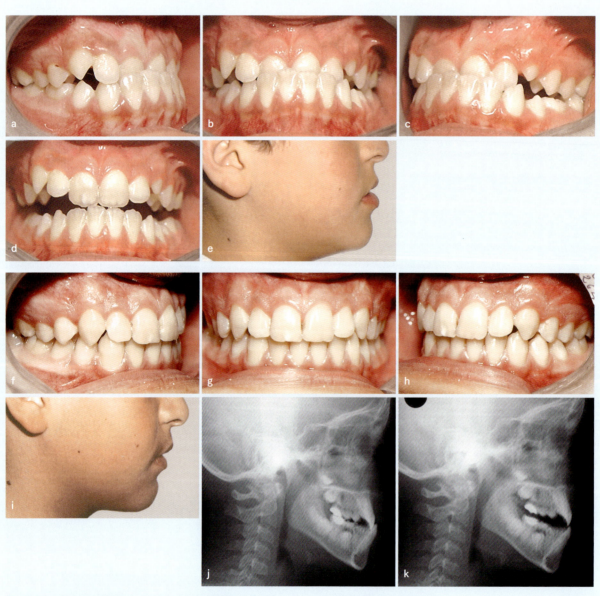

図11-23 混合歯列後期における、下顎骨の前方への偏位をともなう仮性Ⅲ級不正咬合症例。
a〜c：治療前の中心咬合位。　　d：治療前の中心位。　　e：治療前の側貌写真。
f〜h：治療後の口腔内写真。　　i：治療後の側貌写真。　　j：治療前、中心咬合位でのセファログラム。
k：治療前、中心位でのセファログラム。

仮性Ⅲ級不正咬合（機能性交叉咬合）

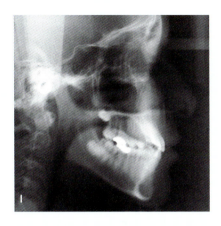

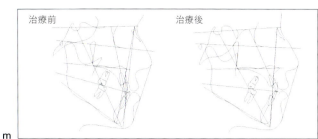

計測項目	標準値	治療前	治療後
Facial angle (FH-NPo)	87.0°	88.7°	88.2°
SNB	78.0°	82.0°	82.1°
SNA	82.0°	77.8°	82.0°
Maxillary depth (FH-NA)	90.0°	85.2°	88.1°
ANB	2.3	−4.2	−0.1
FMA (MP-FH)	25.9	29.5	28.0
Y-axis (SGn-SN)	59.4	65.7	64.2
Interincisal angle (U1-L1)	135.0°	139.1°	127.9°
U1-FH	116.2°	109.0°	117.0°
IMPA (L1-MP)	95.0°	82.4°	87.1°
Overbite (mm)	2.5	4.0	1.5
Overjet (mm)	2.5	4.1	1.8

l：治療後のセファログラム。
m：治療前後のセファログラムトレース。
n：セファロ計測項目の変化。

Case 11-13 ［仮性Ⅲ級不正咬合］

　患者は17歳の女子。犬歯や臼歯は I 級関係で、前歯部交叉咬合と下顎骨の偏位を認めた。主訴は顎関節の機能障害で疼痛や開口障害、さらには顕著な上下顎切歯の破折や歯肉退縮を訴えた（**図11-24a～d**）。明らかに治療開始が遅れた前歯部交叉咬合症例である。

治療

　スケーリングと歯周管理を行った後、上下顎に２×６装置を装着し、前歯部を離開させるために臼歯部咬合面にコンポジットレジンを詰めた。その結果交叉咬合が改善し、正中線も一致した。ただ、早期に治療を開始しなかったために下顎骨の過成長を認め、余ったスペースにリンガルルートトルクを付与しながら下顎切歯の牽引を行った。上顎切歯には矮小歯が認められ、歯間空隙が存在したため、上顎前歯６本にはポーセレンクラウンで補綴処置を施した（**図11-24e～g**）。

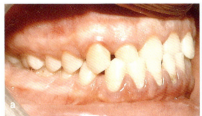
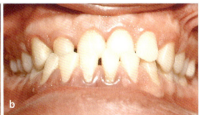
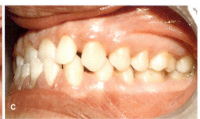
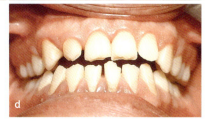

図11-24　下顎骨の偏位をともなう前歯部交叉咬合症例。早期治療を行わなかったために、開口制限や顎関節の疼痛、切歯や歯周組織の崩壊が認められた。
a～d：治療前の口腔内写真。

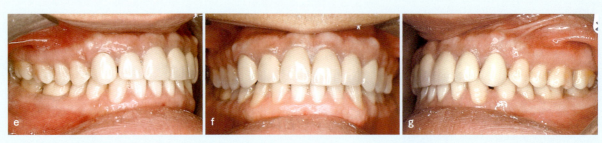

e〜g：2×6装置による矯正歯科治療を施し、前歯部6本を補綴処置した後の口腔内写真。

Case 11-14 ［仮性Ⅲ級不正咬合］

患者は11歳7ヵ月の女子。下顎骨の偏位をともなう、前歯部における仮性Ⅲ級不正咬合で、上顎切歯に軽度の咬耗、上顎歯列に軽度の叢生を認めた（図11-25a〜c）。

治療

可撤式でアダムスクラスプを組み込んだホーレー装置を使用した。側方歯部の保定を担う長いラビアルボウは、切歯の唇側への移動を許容するために前歯の舌側表面から離すように設計し、アダムスクラスプにロウ着している（図11-20参照）。**図11-25d、e** は治療後の口腔内写真である。

治療がかなり遅れた症例11-13と比較すると、治療は早く開始すれば複雑になることなく、歯や歯周組織へのダメージがいかに少ないかが理解できる。

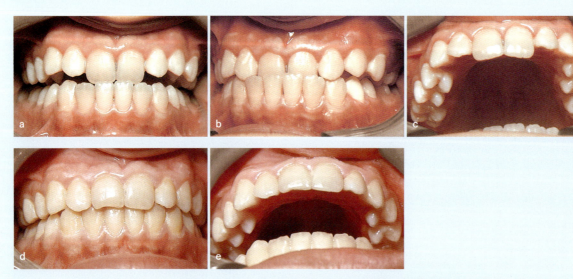

図11-25 下顎骨の偏位をともなう仮性－Ⅲ級不正咬合症例。治療は切歯の損傷が軽度で済んだ。
a：治療前の中心位。　　　　　　　b：治療前の中心咬合位。
c：上顎切歯が後方傾斜している。　d、e：治療後の口腔内写真。

骨格性Ⅲ級と潜在性Ⅲ級不正咬合

骨格性Ⅲ級不正咬合もしくは近心咬合 mesial occlusion とは、歯槽性か骨格性の前後的異常で、上顎歯列より下顎歯列が前方位にあることが特徴である[67]。この異常は下顎の基底骨や歯槽骨の近心位、上顎の基底骨や歯槽骨の遠心位、基底骨長の不調和（上顎骨の短小あるいは下顎骨の過大）、あるいはそれらの複合によるものである。

また骨格性Ⅲ級不正咬合は、上記以外の骨の構造体によっても異常が引き起こされる。前頭蓋底長、後頭蓋底の発育不全、あるいはサドルアングル、Articular angle、Y-axis、下顎角などのの開大や狭小によって、また上記の骨格性の不正がなくても、歯性関係のバリエーションから骨格性Ⅲ級不正咬合が生じることがある。

Ngan ら[68]は、骨格性Ⅲ級不正咬合の特徴として、コンケイブタイプの側貌や後退した鼻上顎部、顔面の1/3を占める前突した下顎骨を挙げた。ほとんどの場合、上唇よりも下唇が突出し、上顎歯列は下顎歯列よりも狭窄する。またオーバージェットやオーバーバイトは減少するか負の値を示す。数多くある異常のうち、Ⅲ級の咬合関係はほんの1症候を示すに過ぎないため、あらゆる臨床診査とセファロ分析を行ったうえで、治療計画を立案することとなる。

骨格性Ⅲ級不正咬合では、何らかの下顎骨の偏位や交叉咬合を呈することがあるため、確定診断と治療計画を行う際、前歯部交叉咬合の中から骨格性Ⅲ級不正咬合を正確に見分けることが最初のステップとなる。

成長期に悪化するⅢ級不正咬合は、臨床医に立ちはだかる難題のひとつである。正常な歯槽性、あるいは骨格性の成長を促すために、早期における矯正学的な介入が推奨される。Ⅲ級不正咬合は発育にかかわる問題であり、介入が遅れると成長が終了するまで異常がさらに悪化する。Angle[69]が調査した白人1,000人のうち、3.4％にⅢ級不正咬合が見られた。

仮性Ⅲ級不正咬合の治療が遅延すると、将来的に骨格性の異常に移行する恐れがある。このような咬合を、筆者は「潜在性Ⅲ級不正咬合」と呼ぶことにしている。

仮性Ⅲ級不正咬合の患者すべてに当てはまるわけではないが、筆者の臨床経験では、未治療の重度な骨格性Ⅲ級不正咬合の患者やその親族を診てきた一方で、仮性Ⅲ級不正咬合を認める彼らの子どもや兄弟では、簡単な治療ですんでしまうことがある。このような例から、仮性Ⅲ級不正咬合の中には潜在性Ⅲ級不正咬合が潜んでいることがわかる。

治療法は歯齢や骨年齢、形態的特徴により異なる。早期のアプローチとしては成長誘導を行ったりカムフラージュ治療を行ったりするが、成長が完了してしまうと、外科的矯正治療が最後のとりでとなる。骨格性の不調和がどれだけ存在するかによって、手術法は下顎骨の後方移動術、上顎骨の前方移動術あるいは両者の併用となる。

なお、このタイプの不正咬合は遺伝、環境あるいは両方の要因によって引き起こされる。

また、Ⅲ級不正咬合は乳歯列期や混合歯列前期に発症・進展するため低年齢で発見することができる。

Ⅲ級不正咬合が歯性か骨格性であるかは、以下を参考に慎重に鑑別すべきである。

- 骨格性Ⅲ級不正咬合の中には、切歯の咬合干渉や下顎切歯の前方傾斜、上顎切歯の後方傾斜を認め、顎位が前方へ変位するために仮性Ⅲ級不正咬合と誤診することがあるが、慎重な臨床診査とセファロ分析により、骨格性の不調和を有する骨格性Ⅲ級不正咬合と診断される症例もある
- 骨格性Ⅲ級不正咬合の中でも、下顎が前突し前方への変位を認めず、下顎切歯が上顎切歯より中に入るか切端咬合である場合は、特に深刻な不正咬合と判断する。これには顎矯正手術が必要になる
- 犬歯関係、大臼歯関係がⅢ級で、下顎切歯が後方傾斜、下顎骨が前方変位しない切歯の切端咬合、あるいは交叉咬合は、骨格性Ⅲ級不正咬合と判断できる。これに対しては、包括矯正歯科治療か外科的矯正治療でのアプローチとなる

本来、Ⅲ級不正咬合は下顎骨の過成長（骨格性下顎前突）と考えられてきた。40人中の33名が下顎前突であったというハプスブルグ家の家系は、この不正咬合の典型例である。現在では、上顎骨の劣成長が原因の症例が60％にも及ぶとの報告[57]が多くなされている。

特に上顎骨の発育不全症例では、早期治療としてフェイスマスクによる顎整形力と上顎縫合の離開によって反対咬合が改善し、上顎骨の成長が促進され、成長が終わるまで下顎骨の発育に適応・同調する。思春期を過ぎるとこの適合がうまくいかず、治療が奏効しない。

11 前後的な問題のマネジメント [Ⅱ級およびⅢ級不正咬合]

思春期の成長時期に始める治療は複雑さを増し、改善する見込みも少なく、後戻りも頻繁に起こりうる。Proffit[57]は、Ⅲ級不正咬合の早期治療は、問題点が下顎骨の前突か上顎骨の劣成長かに依拠すると述べている。早い段階で下顎骨の成長を抑制しても成功することは少なく、のちの下顎骨の成長によって早期治療の効果が相殺されてしまう。一方、フェイスマスクを用いて発育不全の上顎骨に対し成長の促進をはかり、早期に治療を完結させた場合のみ、治療が成功すると述べている。

筆者は下顎前突症（下顎前突をともなうⅢ級不正咬合）では乳歯列期に早期介入し、正常被蓋が得られた場合に良好な結果を得ている。乳歯列期の被蓋改善により上顎骨の成長促進が持続し下顎骨と同調する。その証拠として、安定した結果が得られた（症例11-19～11-23参照）。

下顎前突をともなう骨格性Ⅲ級不正咬合の治療は永久歯列前期や混合歯列後期に着手しても奏功しない場合が多い。その場合は包括矯正歯科治療や外科的矯正治療へと進むこととなる。

重度の垂直方向の問題をともなう骨格性Ⅲ級不正咬合ケースになると、上下顎に対して外科手術を行う可能性が高くなるため、成長が終了した15～16歳以降に手術することが推奨される。

術前診査のためのガイドライン

適切なアプローチ法や治療開始時期を決定するには、正確な鑑別診断や注意深い術前診査が必需となる。効率的な改善と長期安定性の獲得のために、治療計画には**表11-3**に挙げたガイドラインを勘案するとよい。

Ⅲ級不正咬合の発現率

発現率には大きな民族差があり、調査の分類法によってもばらつきがある。Nakasimaら[63,70]は、白人では1％、日本人では10％、Haynes[71]は11～22歳までの英国人女性で1.6％、Endo[72]は日本人の11歳女子で7.81％、Susamiら[73]は3～19歳の日本人女性で4.24％であったとした。

高い発現率は日本人に限ったことではなく、アジア諸国でも高くなっている。Chan[74]は中国人で9.4％、Baik[75]らは韓国人で19％であったと報告している。

表11-4に歯性と骨格性の交叉咬合の特徴について違いを示す。

早期治療の戦略

早期治療においては、第一にひとりひとりの患者の正確な形態と特徴をとらえ、評価することが重要である。

Ⅲ級不正咬合を早期に阻止することは、長年にわたり推奨されている。Angle[69]の見解は、Ⅲ級不正咬合は第一大臼歯が萌出するころかそれ以前から出現し、常に口蓋扁桃の腫脹と関連があり、不正は時間とともに急速に悪化する。彼は、異常が進むと矯正歯科治療と顎矯正手術が唯一の解決手段であると述べた初めての人物である。

Salzmann[76]は、診断後には早急な治療開始が必要であると述べ、Graber[50]らは、治療が非常に困難な不正咬合で、場合により手術が必要であることから、チンキャップや何らかの器具を用いた早期治療は、悪化させないための有効な手段であると述べた。

Tweed[77]は、Ⅲ級不正咬合を2つのカテゴリーに分類した。ひとつは仮性Ⅲ級不正咬合で下顎骨は正常で上顎骨は劣成長、もうひとつは骨格性Ⅲ級不正咬合で大きな下顎骨が特徴となる。混合歯列期（7～9歳）に治療を開始すべきであり、乳歯列で発症すれば4歳からでも治療を始めることがある。さらに彼は、低年齢から開始しないと舌側にロッキングした上顎切歯が上顎骨の成長を阻み、下顎骨の成長を加速させると述べた。

Proffit[57]は、骨格性のⅢ級不正咬合にはある程度の上顎骨の発育不全があり（30～40％）、装置を改良していけば上顎骨をさらに前下方に再配置できるであろうと述べている。

またBjörk[78]は、子どもが幼い時期の上顎骨周囲の縫合部での成長は活発であり、上顎骨の前方方向への成長が促進されていると述べている。

これらを考慮すると、上顎劣成長や前歯部交叉咬合をともなう潜在性のⅢ級不正咬合の治療戦略は主に次の4つとなる。

1. 咬合をアンロッキングして下顎骨の偏位を改善する
2. ラビアルルートトルクを付与しつつ、上顎切歯を前方に移動する
3. 必要に応じて上顎骨の前方牽引と拡大を行う
4. 上顎骨の成長を促進する

歯性骨格性の不正や問題点により、上顎歯列の側方拡大、フェイスマスク、スタンダードチンキャップ、スパー

表11-3　Ⅲ級不正咬合の治療で長期安定性にかかわる要因

正の要因
- コンバージェントフェイシャルパターン（顔面の成長パターンが水平方向）
- 下顎の前後方向への機能的な偏位
- 顎関節の成長が対称である
- 成長途上である
- ANBが2°あるいはそれ以下
- 上顎切歯の叢生と後退を認める
- 協力度が良好である
- 良好な顔貌
- 下顎前突症の家族歴がある

負の要因
- ダイバージェントフェイシャルパターン（顔面の成長パターンが垂直方向）
- 下顎の前後方向への機能的な偏位なし
- 顎関節の成長が非対称である
- 成長が完了している
- ANBが負、あるいは負の値が大きい
- 上顎切歯が前突しているが、叢生は認めない
- 協力度が乏しい
- 不良な顔貌
- 家族歴なし

表11-4　歯性と骨格性交叉咬合の特徴の相違

骨格性Ⅲ級不正咬合
- 病因は遺伝要因や環境要因、あるいはその両者である
- ANBが負の値である
- 切歯は切端咬合あるいは負のオーバージェットである
- 犬歯、大臼歯関係はⅢ級あるいはⅢ級傾向である
- 下顎骨の偏位がある場合とない場合が存在する
- 側貌はストレートあるいはコンケイブタイプである

歯性交叉咬合
- 病因は必ず局所的要因である
- ANBは正常である
- 異常傾斜が切歯のみに限局する
- 中心位で犬歯、大臼歯関係Ⅰ級である
- 安静位から咬合位に至るまで習慣性の開閉運動である
- 側貌は正常である

付きチンキャップや機能装置といった装置を、早期介入として使用する。

特殊な装置

スパー付きチンキャップ

スパー付きチンキャップは顎外の顎整形装置であり、下顎骨の成長コントロールと上顎骨を前方へ牽引する目的で用いる（図11-26）。ゴムをフックと上顎のワイヤーにかけ、上顎骨を牽引する（症例11-20参照）。

フェイスマスクとチンキャップの併用（FCC）

フェイスマスクとチンキャップの併用（FCC）は、筆者が1968年にデザイン・作製し、1999年まで改良に至った特殊な顎整形装置である。テヘランで診療していたころ、この装置を多くの骨格性Ⅲ級不正咬合患者に使用し、良好な成果を上げた。上顎骨の劣成長、下顎骨の過大、両者のあらゆる骨格性Ⅲ級不正咬合ケースの早期治療に利用できる。さらに一部改良することで、FCCは水平方向、あるいは垂直方向のⅢ級不正咬合を改善する装置として使用できる。

FCCはデザインによってタイプ1とタイプ2に分かれる。どちらもヘッドパッドが軟らかく、患者の頭のサイズと形に合わせて調節できるようになっており、強固に頭に密着させることができて夜間にずれ落ちない。

FCCのタイプ1は上方への牽引なしのチンキャップ（図11-27a）で、下顎骨は正常で上顎骨の劣成長が認められる患者に使用する。顎を覆ったアクリルレジンが固定源となり、牽引を行う（症例11-19参照）。

FCCのタイプ2は、タイプ1に加えて上方への牽引ゴムがキャップから両サイドに取り付けられている（図11-27b）。遠心方向への力が下顎骨に伝達するので、

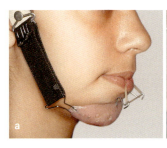
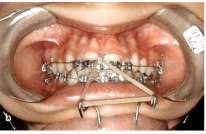

図11-26
a、b：スパー付きバーティカルチンキャップ。上顎歯列とフックにゴムをかけ、上顎骨を前方牽引する。

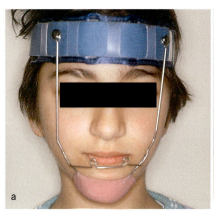
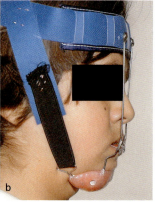

図11-27　フェイスマスクとチンキャップの併用。
a：タイプ1。
b：タイプ2。

両顎を起因とする不正咬合を改善できる（症例11-21、11-23参照）。キャップにはハイプル方向とサービカル方向に力が加わり、下顎骨の成長パターンによって使い分ける。

症例

以降に提示するのはさまざまなタイプの前歯部交叉咬合の症例である。特徴や病因、治療（予防矯正治療、抑制矯正治療、本格矯正治療）、歯齢や骨年齢がそれぞれ異なる。

本書の意図からあらゆる歯性、歯槽性、骨格性の交叉咬合に対して早期介入を推奨するが、介入が遅れたため問題が起きた、あるいはさらに悪化した症例も提示する。そこで、次の3つに症例を分類する。

1. 切歯萌出前（乳歯列期、混合歯列前期）に行う早期治療
2. 切歯萌出後（混合歯列中期か後期）に行う早期治療
3. 永久歯列期に行う治療

切歯萌出前（乳歯列期、混合歯列前期）に行う早期治療

この段階で行うのは、抑制矯正治療か萌出誘導がほとんどであり、主な治療ゴールは前歯部のアンロッキング、ケースによっては乳切歯の若干の前方傾斜とする。臼歯部交叉咬合もこの段階で対処すべき問題点であり、臼歯部交叉咬合のタイプや上顎基底骨の状態によって、緩徐拡大か急速拡大かを選択する。

上顎骨が発育不全であれば、フェイスマスクかスパー付きチンキャップによる顎外装置と、可撤式あるいは接着式の拡大装置による牽引が必要になる。

このタイプの介入の基本戦略は、なるべく早い歯列期において正常な環境に戻し、上下顎の調和のとれた発育と咬合の発育を促すことである。

Case 11-15

　患者は6歳の女子。前歯部と左側臼歯部が交叉咬合となっていた。永久歯は第一大臼歯のみ萌出、下顎骨の偏位があり、側貌はコンケイブタイプであった（図11-28a〜b）。

治療

　ラビアルボウなしの臼歯部に、咬合挙上板付きのホーレー装置のみを用いて治療を行った。装置にはラビアルボウは付与せず、拡大スクリューや指様弾線、臼歯部バイトブロック（ホーレー装置の臼歯部咬合面をアクリルで覆うことができるため、咬合が離開する）、Cクラスプが組み込んである。チューブ付きのバンドが大臼歯に合着されており、長いCクラスプがチューブの下で把持されるため装置の保持が強化されている（図11-28e）。臼歯部、前歯部の治療後の口腔内写真やエックス線写真では臼歯部が咬合し、下顎切歯が萌出中である（図11-28f〜i）。

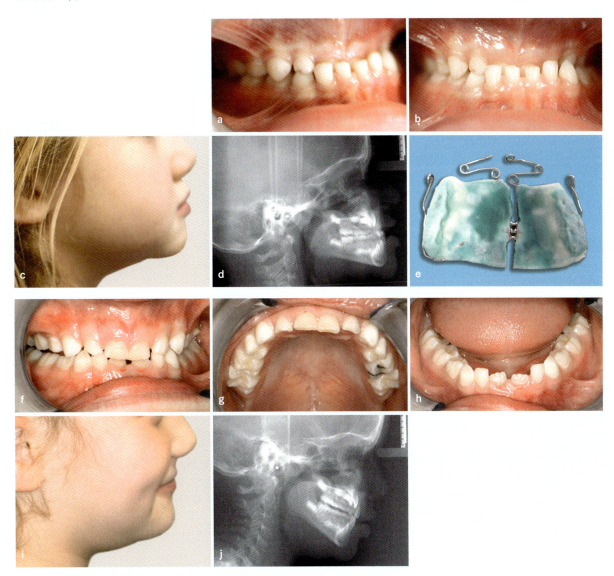

図11-28　前歯部と臼歯部の交叉咬合を早期治療した症例。
a、b：治療前の口腔内写真。c：治療前の側貌写真。d：治療前のセファログラム。e：ラビアルボウなしのホーレー装置。
f〜g：治療後の口腔内写真。i：治療後の側貌写真。j：治療後のセファログラム。

11 前後的な問題のマネジメント［Ⅱ級およびⅢ級不正咬合］

Case 11-16

　患者は3歳5ヵ月の男子、乳歯列期におけるⅢ級不正咬合で、家族歴を有する遺伝要因が考えられた。臼歯関係はメジアルステップタイプ（中心位で軽度のⅢ級関係）で下顎骨の前方偏位が認められた（**図11-29a～e**）。

治療

　乳歯列期では、交叉咬合のアンロッキングだけで機能的な偏位を消失させ、正常な咬合発育へと誘導することができる。本人の協力度が良好だったため、ホーレー装置の使用だけで治療が可能だった。このホーレー装置は、第二乳臼歯にバッカルチューブ付きのバンドを装着することで保定が強化されており、臼歯部バイトブロックや指様弾線が組み込まれている。乳切歯の交叉咬合が改善し、乳臼歯部が咬合した口腔内を**図11-29f**、**g**に示す。**図11-29h～k**は、ホーレー装置の装着を中止してから10ヵ月後の口腔内写真である。

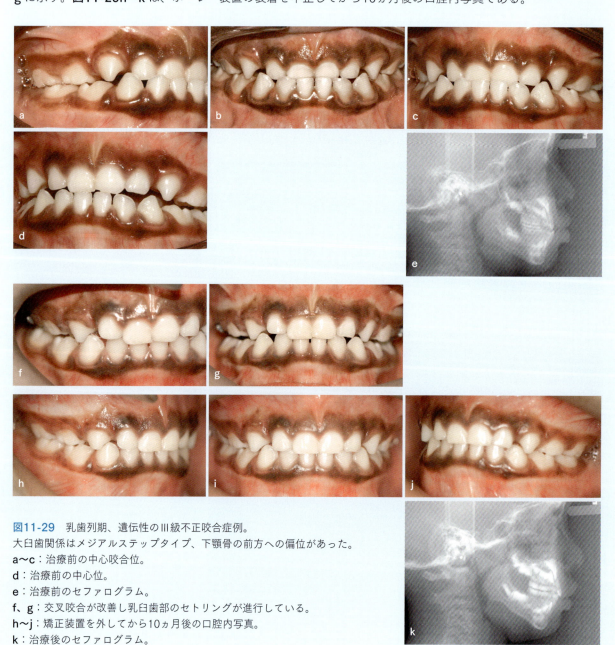

図11-29 乳歯列期、遺伝性のⅢ級不正咬合症例。
大臼歯関係はメジアルステップタイプ、下顎骨の前方への偏位があった。
a～c：治療前の中心咬合位。
d：治療前の中心位。
e：治療前のセファログラム。
f、g：交叉咬合が改善し乳臼歯部のセトリングが進行している。
h～j：矯正装置を外してから10ヵ月後の口腔内写真。
k：治療後のセファログラム。

Case 11-17

　患者は5歳9ヵ月の男子。上顎歯列が狭窄し、過度の過蓋咬合と下顎骨の前方偏位が認められた。中心位においても切端咬合にすることは困難であった（**図11-30a〜g**）。ANBは負の値であり、側貌はコンケイブタイプであった。病因としては遺伝要因が考えられた。

治療

　抑制矯正治療として、歯性骨格性の異常を改善し、上顎歯列の拡大やフェイスマスクによる前方牽引、上顎切歯の前方傾斜を行う。患者の協力度は良好で、親の要望からも可撤式の装置とフェイスマスクで治療を行った。

　図11-30hは改良型ホーレー装置である。これには、左右一対のアダムスクラスプ、咬合を離開させるためのバイトブロック（咬合面はレジンで厚く覆っている）、切歯を前方傾斜させるための指様弾線、拡大用のジャックスクリュー、犬歯部にはフェイスマスクからのゴム牽引や、保定目的（325ページの水平ループ参照）[66]で使用する2つのホリゾンタルループが組み込まれている。**図11-30i**は治療開始から6ヵ月後の資料である。交叉咬合が改善され、臼歯部のバイトブロックを来院ごとに削合し、臼歯部のセトリングを図った。

　治療中に撮影した2枚のパノラマエックス線写真（**図11-30j、k**）と、動的処置から6ヵ月後の口腔内写真（**図11-30l〜o**）からは、いずれの時期においても前歯部に十分な萌出スペースが確保されたことがわかる。

　動的処置から15ヵ月後、上下顎前歯8本の萌出が完了し、定期的な観察期間に入った（**図11-30p〜s**）。

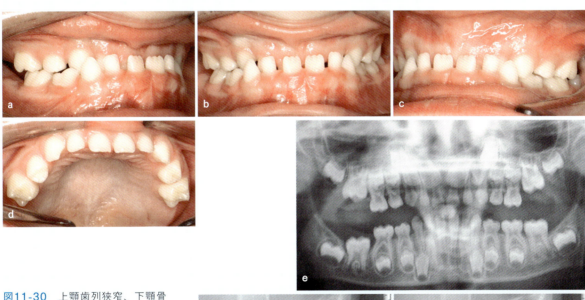

図11-30　上顎歯列狭窄、下顎骨の前方転位をともなう重度の反対咬合および過蓋咬合が認められる、遺伝性のIII級不正咬合症例。
a〜d：治療前の口腔内写真。
e：治療前のパノラマエックス線写真。
f：治療前の中心咬合位でのセファログラム。
g：治療前の中心位でのセファログラム。

11 前後的な問題のマネジメント［Ⅱ級およびⅢ級不正咬合］

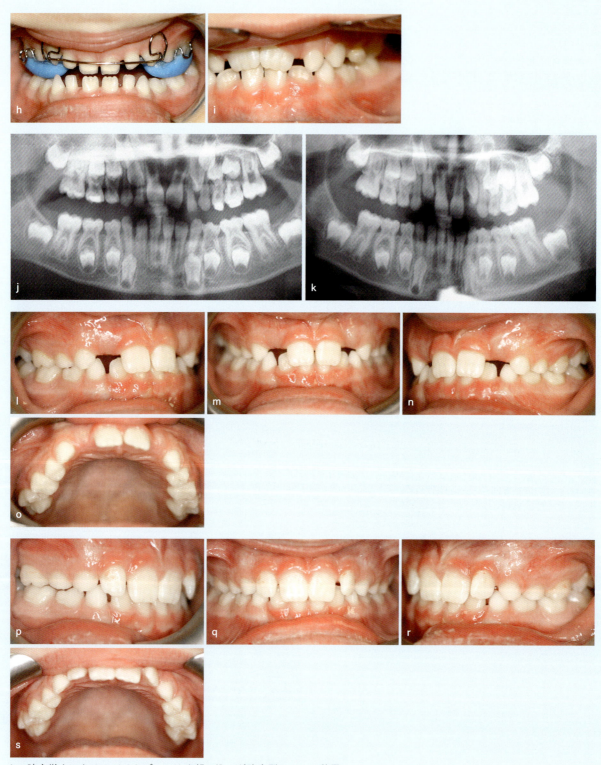

h：咬合挙上のためのバイトブロックを組み込んだ改良型ホーレー装置。
i：治療開始から6ヵ月後、切歯は交叉咬合から解放された。
j、k：治療中のパノラマエックス線写真、スペースが獲得された。
l〜o：動的処置終了後の口腔内写真。
p〜s：動的処置終了後15ヵ月。切歯と第一大臼歯がすべて萌出完了した。

Case 11-18

患者は 6 歳 4 ヵ月の女子。骨格性Ⅲ級不正咬合で、臼歯部と前歯部の交叉咬合、下顎骨の偏位を認めた。上顎両側側切歯が欠損している。

治療

急速拡大とフェイスマスクによる前方牽引が実施された（図11-31g、h）。前歯部交叉咬合が改善された後、中切歯が萌出した。図11-31i は歯列交換期に撮影したパノラマエックス線写真である。図11-31j〜o はⅠ期治療後における犬歯萌出前の咬合、図11-31p〜r は治療後の所見を示す。

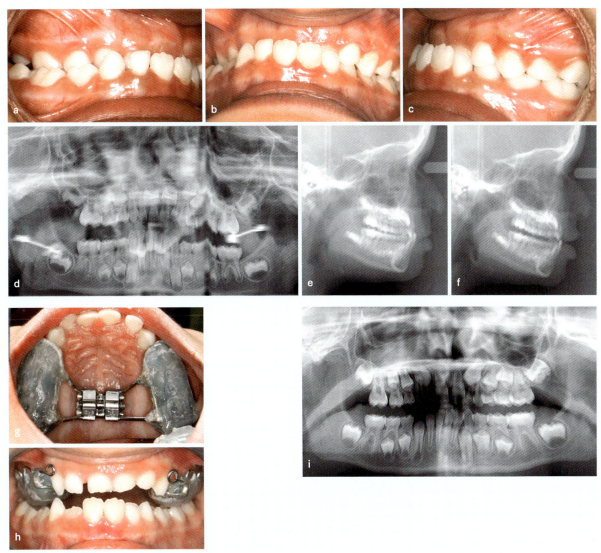

図11-31　骨格性Ⅲ級不正咬合と、臼歯部および前歯部の交叉咬合、下顎骨の偏位を呈する上顎両側側切歯の先天欠如症例。
a〜c：治療前の口腔内写真。　　d：治療前のパノラマエックス線写真。
e：治療前の中心咬合位でのセファログラム。　　f：中心位でのセファログラム。
g、h：牽引用のフックが付いた急速拡大装置の合着。　　i：歯列交換期のパノラマエックス線写真(犬歯萌出前)。

11 前後的な問題のマネジメント [Ⅱ級およびⅢ級不正咬合]

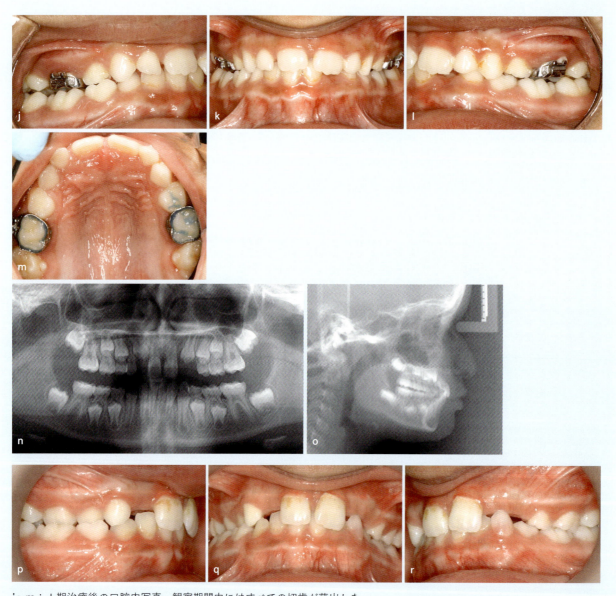

j～m：Ⅰ期治療後の口腔内写真。観察期間中にはすべての切歯が萌出した。
n：Ⅰ期治療後のパノラマエックス線写真。
o：Ⅰ期治療後のセファログラム。
p～r：治療後の口腔内写真。

切歯萌出後（混合歯列中期、後期）に行う早期治療

　前述のように、偏位をともなう前歯部交叉咬合は歯列や歯周組織に損傷を与え、さらに顎骨の成長や前後的な顎関係にも悪影響を及ぼす。したがって、混合歯列期に改善する場合の治療は容易ではなく、家族歴を有すればさらに複雑になる。前後的な不調和（ANBの不調和）は過大で、顎整形治療を併用する矯正歯科治療が必ず必要となる。

Case 11-19

患者は9歳8ヵ月の女子。混合歯列中期における上顎骨の劣成長（SNA76.5°）で、上顎歯列が下顎歯列より狭窄していた（**図11-32a～d**）。ANBが-0.8°で、上顎切歯の叢生と捻転、転位が認められた。下顎骨の偏位はなかった。

治療

上顎歯列の急速拡大とFCCのタイプ1を用いた前方牽引を行う計画を立案した（図11-27参照）。まずバイトブロックとフックが付いた装置で急速拡大を行い、次に上顎切歯にブラケットをボンディングし、Ni-Ti系のワイヤーで排列した後、オープンループ付きのステンレススチールラウンドワイヤーで上顎切歯を前方に移動し、交叉咬合を改善した。最後にFCCのタイプ1で牽引しながら、角ワイヤーによってバッカルルートトルクを切歯に付与した。

図11-32e～hは治療後の資料を示す。セファログラム分析では、治療によってANBが-0.8°から1.5°へと増加、SNAは76.5°から82.5°、オーバージェットは-1.5mmから2.7mmへと増加した（**図11-32i、j**）。

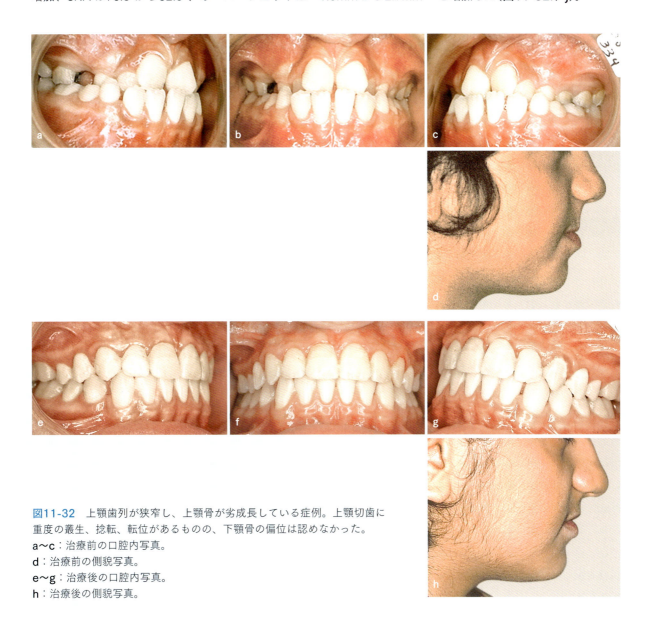

図11-32 上顎歯列が狭窄し、上顎骨が劣成長している症例。上顎切歯に重度の叢生、捻転、転位があるものの、下顎骨の偏位は認めなかった。
a～c：治療前の口腔内写真。
d：治療前の側貌写真。
e～g：治療後の口腔内写真。
h：治療後の側貌写真。

11 前後的な問題のマネジメント [II級およびIII級不正咬合]

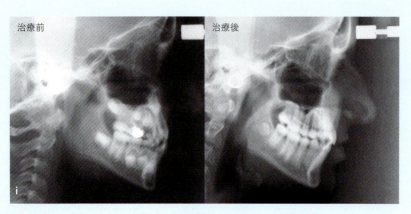

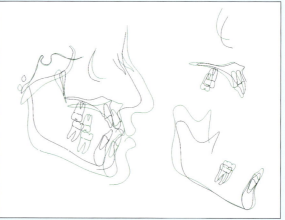

計測項目	標準値	治療前	治療後
Facial angle(FH-NPo)	87.0°	87.8°	84.2°
SNB	78.0°	77.3°	81.0°
SNA	82.0°	76.5°	82.5°
Maxillary depth(FH-NA)	90.0°	86.9°	88.4°
ANB	2.3	−0.8	1.5
FMA（MP-FH）	25.9	24.3	25.3
Y-axis(SGn-SN)	59.4	67.1	64.4
Interincisal angle(U1-L1)	135.0°	134.5°	129.1°
U1-FH	116.2°	106.1°	112.6°
IMPA（L1-MP）	95.0°	93.0°	94.5°
Overbite(mm)	2.5	−1.5	0.8
Overjet (mm)	2.5	−1.5	2.7

g：治療前後のセファログラムの比較。　j：セファロ計測項目の変化、治療前（黒）と治療後（緑）のセファロトレースの重ね合わせ。

Case 11-20

患者は11歳の男子。骨格性III級不正咬合で、上顎骨の劣成長と下顎骨過大、下顎下縁平面が急峻、下顎骨の偏位を認めた（**図11-34a〜c**）。

[治療]

まず急速拡大とバーティカルチンキャップ（図11-26参照）を用いて治療を開始した。最初はチンキャップのスパーと小臼歯のブラケットにゴムをかけて牽引した（**図11-33e〜h**）。拡大し切歯の被蓋が改善した後、前歯部にブラケットをボンディングして正中部のワイヤーのフックから牽引を続行した。**図11-33i〜k**は治療後の口腔内写真である。

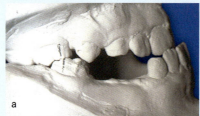
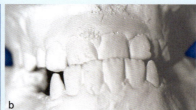
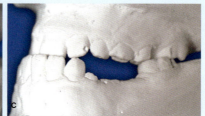

図11-33 上顎骨の劣成長をともなう骨格性III級不正咬合症例。下顎骨の過大、急峻な下顎下縁平面、下顎骨の偏位を呈する。a〜c：治療前の歯列模型。

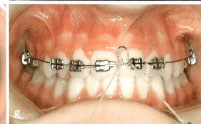
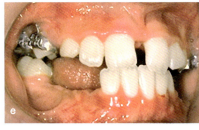
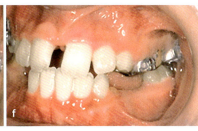
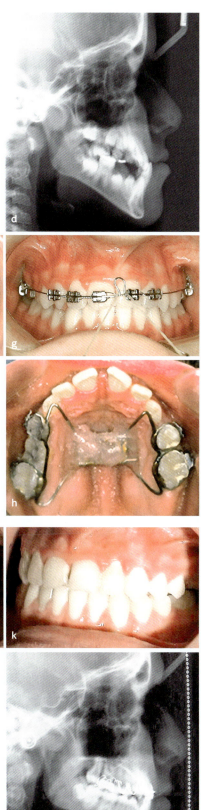
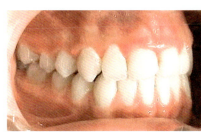
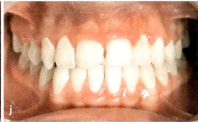
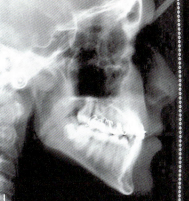

d：治療前のセファログラム。
e～h：急速拡大と上顎骨の前方牽引。
i～k：治療後の口腔内写真。
l：治療後のセファログラム。

11 前後的な問題のマネジメント [Ⅱ級およびⅢ級不正咬合]

Case 11-21

患者は11歳6ヵ月の女子、混合歯列後期である。遺伝性の骨格性Ⅲ級不正咬合で、下顎骨の過大と上顎骨の軽度の劣成長、前歯部開咬、左側臼歯部の交叉咬合、歯性の上下顎前突、-1.9mmのオーバージェットが認められた(図11-34a〜c)。

治療

萌出スペースの不足と前歯の前突、垂直方向の成長パターン、前歯部開咬があるため、顎整形治療と小臼歯4本抜歯による矯正歯科治療を計画した。抜歯部位は下顎骨の過大と下顎切歯の前突をふまえて、下顎第一小臼歯2本と上顎第二小臼歯2本とした。

まず下顎にリンガルアーチを装着し、固定源の強化と下顎大臼歯の挺出防止を図り、次に上顎骨を固定源とし、大臼歯の圧下のために上顎にトランスパラタルアーチを装着した。上下顎第二乳臼歯を抜歯、その後、上顎大臼歯の近心移動のために上顎第二小臼歯、下顎切歯の後方移動のために下顎第一小臼歯の抜歯を行った。こうした手順によって下顎骨が反時計方向に回転し、開咬が改善された。

次に上顎切歯を前方に傾斜させるためブラケットを接着、さらにFCCタイプ2を装着し上顎骨を前方牽引した(図11-27b参照).

図11-34d〜fは治療後の口腔内写真である。SNAは81.0°から87.4°、ANBは-0.3°から4.7°、オーバーバイトは-2.4mmから1.2mm、オーバージェットは-1.9mmから2.9mmへと変化した(図11-34g〜h)。

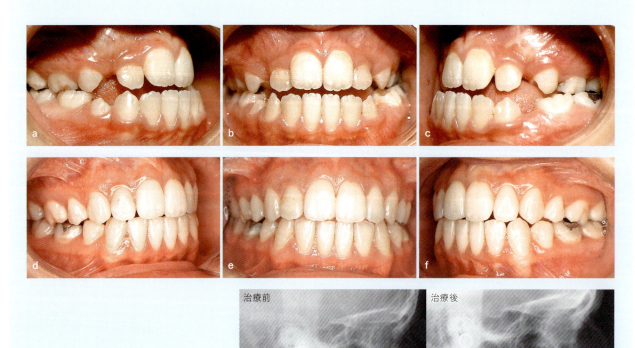

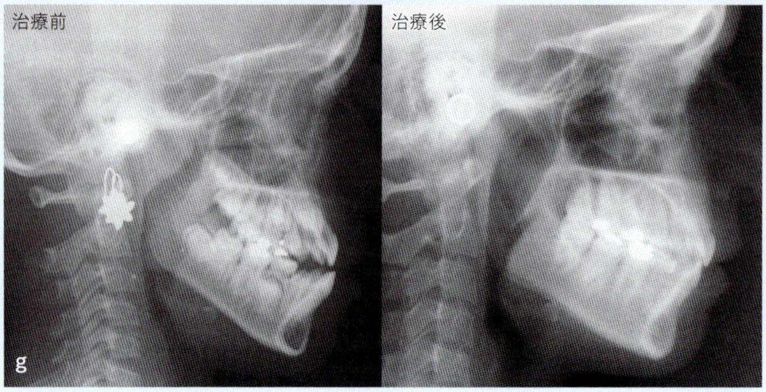

図11-34 骨格性Ⅲ級不正咬合、下顎骨の過大、上顎骨の軽度の劣成長、前歯部開咬、左側臼歯部の交叉咬合、歯性の上下顎前突が認められた症例。
a〜c：治療前の口腔内写真。
d〜f：治療後の口腔内写真。
g：治療前後のセファログラムの比較。

計測項目	標準値	治療前	治療後
Facial angle(FH-NPo)	87.0°	90.4°	91.5°
SNB	78.0°	81.3°	82.7°
SNA	82.0°	81.0°	87.4°
Maxillary depth(FH-NA)	90.0°	91.0°	96.8°
ANB	2.3	−0.3	4.7
FMA (MP-FH)	25.9	27.6	19.9
Y-axis(SGn-SN)	59.4	65.8	64.3
Interincisal angle(U1-L1)	135.0°	125.4°	135.4°
U1-FH	116.2°	118.7°	110.8°
IMPA (L1-MP)	95.0°	88.2°	93.9°
Overbite(mm)	2.5	−2.4	1.2
Overjet (mm)	2.5	−1.9	2.9

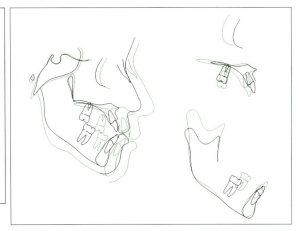

h

h：セファロ計測項目の変化、治療前（黒）と治療後（緑）のセファロトレース重ね合わせ。

Case 11-22

　患者は10歳の女子で、混合歯列後期にさしかかる時期である。骨格性Ⅲ級不正咬合で、上顎骨の劣成長、前歯部および臼歯部交叉咬合（上顎歯列弓の狭窄）、過蓋咬合が認められた（図11-35a〜d）.

治療

　上顎歯列の急速拡大とFCCタイプ1を用いた上顎骨の牽引を行うこととした。拡大装置の咬合面に厚いレジンブロックを付与し、前歯部の離開と顎骨の牽引、切歯の前方移動を促したことで過蓋咬合が改善された（図11-35e）。拡大装置にはフェイスマスクからゴムを掛けるフックが取り付けてある。

　図11-35fでは拡大終了後、フェイスマスクを用いてラビアルルートトルク付与する前に、切歯の前方移動と空隙閉鎖を行っている。治療が効を奏し、Landes angleあるいはMaxillary depth（FH-NA）は83.4°から89.9°、ANBは−5.3°から−0.8°に変化、オーバージェットは−3.3から1.6mmに増加した（図11-35g〜l）。

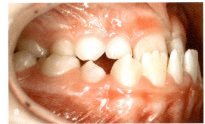
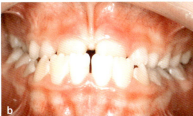
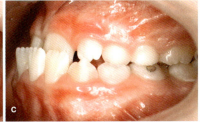
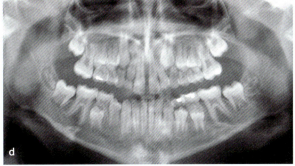

図11-35　骨格性Ⅲ級不正咬合、上顎骨の劣成長、上顎歯列の狭窄、過蓋咬合が見られた症例。
a〜c：治療前の口腔内写真。
d：治療前のパノラマエックス線写真。

11 前後的な問題のマネジメント［Ⅱ級およびⅢ級不正咬合］

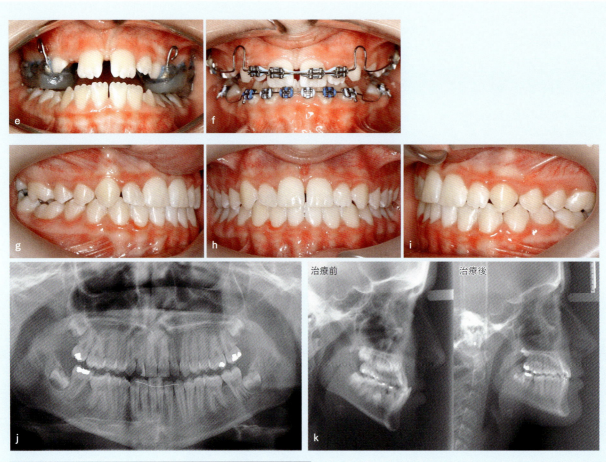

計測項目	標準値	治療前	治療後
Facial angle(FH-NPo)	87.0°	88.6°	92.3°
SNB	78.0°	79.4°	76.4°
SNA	82.0°	74.1°	75.5°
Maxillary depth(FH-NA)	90.0°	83.4°	89.9°
ANB	2.3	−5.3	−0.8
FMA (MP-FH)	25.9	23.3	21.8
Y-axis(SGn-SN)	59.4	67.8	69.9
Interincisal angle(U1-L1)	135.0°	133.5°	140.7°
U1-FH	116.2°	110.8°	116.0°
IMPA (L1-MP)	95.0°	92.4°	81.6°
Overbite(mm)	2.5	2.7	−0.2
Overjet (mm)	2.5	−3.3	1.6

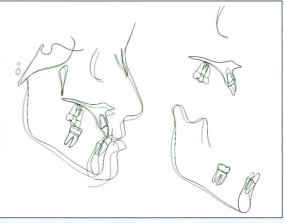

e：咬合面をレジンで被覆したフック付きの急速拡大装置。
f：拡大終了時。切歯を前方に移動し、スペースを閉鎖中である。この後フェイスマスクを使用しつつ、ラビアルルートトルクを付与する予定である。
g～i：治療後の口腔内写真。
j：治療後のパノラマエックス線写真。
k：治療前後のセファログラムの比較。
l：セファロ計測項目の変化、治療前(黒)と治療後(緑)のセファロトレースの重ね合わせ。

Case 11-23

患者は8歳の女子、混合歯列前期である。骨格性Ⅲ級不正咬合で、上顎骨の劣成長、下顎骨の過大が認められた（図11-36a～c）。ANBは-1.1°、前歯部開咬であり、オーバージェットは-5.4mm。下顎骨の偏位はなく、切歯と第一大臼歯は完全に萌出していなかった。

治療

治療戦略は2フェーズ治療とした。Ⅰ期治療では下顎骨の成長をコントロールすることと上顎骨の前方牽引を計画した。まず下顎にホールディングアーチを装着、歯列弓長径の保持と大臼歯のコントロールを行った。上顎にはFCCのタイプ2を用いて顎整形治療を開始した。上顎切歯と大臼歯が萌出後バンドを合着し、さらにブラケットを接着して2×4装置を装着、牽引を続行した。Ⅱ期治療はⅢ級メカニクスを軽度に用いた包括矯正歯科治療を実施した。FCCを短時間併用し垂直方向への牽引を行った。図11-36d～iは治療後の資料である。

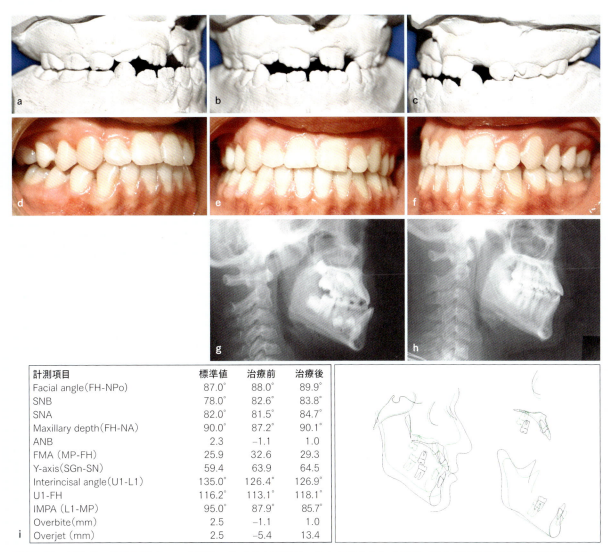

計測項目	標準値	治療前	治療後
Facial angle(FH-NPo)	87.0°	88.0°	89.9°
SNB	78.0°	82.6°	83.8°
SNA	82.0°	81.5°	84.7°
Maxillary depth(FH-NA)	90.0°	87.2°	90.1°
ANB	2.3	-1.1	1.0
FMA (MP-FH)	25.9	32.6	29.3
Y-axis(SGn-SN)	59.4	63.9	64.5
Interincisal angle(U1-L1)	135.0°	126.4°	126.9°
U1-FH	116.2°	113.1°	118.1°
IMPA (L1-MP)	95.0°	87.9°	85.7°
Overbite(mm)	2.5	-1.1	1.0
Overjet (mm)	2.5	-5.4	13.4

図11-36　骨格性Ⅲ級不正咬合で、上顎骨の劣成長や下顎骨の過大が認められる症例。混合歯列前期で前歯部開咬があり、オーバージェットは-5.4mmであった。
a～c：治療前の歯列模型。d～f：治療後の口腔内写真。g：治療前のセファログラム。
h：治療後のセファログラム。i：セファロ計測項目の変化、治療前（黒）と治療後（緑）のセファロトレースの重ね合わせ。

11 前後的な問題のマネジメント［Ⅱ級およびⅢ級不正咬合］

永久歯列期の非外科的矯正治療

次に、交叉咬合に対する治療開始が遅れた3症例を供覧する。永久歯列期になると、重度の骨格性Ⅲ級不正咬合の治療オプションは、抜歯、非抜歯によるカムフラージュ治療あるいは外科的矯正治療となる。

Case 11-24

患者は16歳5ヵ月の女子。重度の歯槽性前歯部交叉咬合と過蓋咬合、二態咬合、下顎骨の前方偏位、上顎切歯の咬耗や破折が見られる（図11-37a〜e）。

治療

上顎切歯を前方に傾斜させて交叉咬合を改善する、非抜歯での治療計画を立てた。過蓋咬合が重度で、咬合面にレジンを築盛するだけでは改善が困難であったため、咬合面を覆う臼歯部の咬合挙上板を使用した。

上下顎にマルチブラケット装置を装着し、Ni-Ti系のワイヤーで排列した後、ステンレススチールワイヤーに組み込んだオープンループで切歯を前方傾斜させ、二態咬合を改善した。臼歯部咬合面のレジンは徐々に削合していき、最終的に外した。

前述のとおり、思春期を過ぎると歯槽性の交叉咬合に対してはカムフラージュ治療になり、さらに骨格性の不調和が著しければ外科的矯正治療を採らざるを得ない。この患者の場合、前後的にも頬舌的にも良好な咬合関係を得ることができた（図11-37f〜h）。上下顎歯列と顔面の正中線は完全に一致し、下顎骨の偏位は改善された。しかし治療時には成長が見られなかったため、骨格性の変化は認めなかった。治療結果のように変化したのは、主に下顎骨の偏位による前後的・上下的な咬合の変化と上顎切歯の若干の前方傾斜によるものであった。こうした歯性の変化が軟組織側貌や上唇の改善にプラスにはたらき、奏効した（図11-37i〜l）。

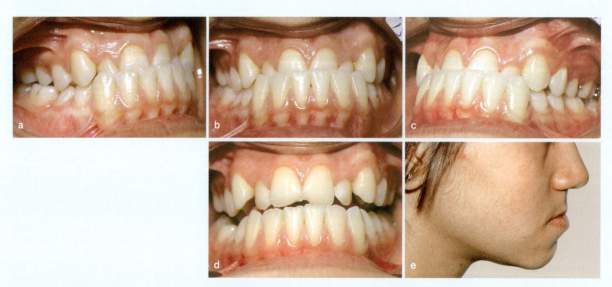

図11-37　重度の歯槽性骨格性Ⅲ級不正咬合と過蓋咬合症例。二態咬合、上顎前歯部叢生、下顎骨の前方偏位が認められた。
a〜c：治療前の中心咬合位。上顎切歯の咬耗や破折を認める。
d：治療前の中心位。
e：治療前の側貌写真。

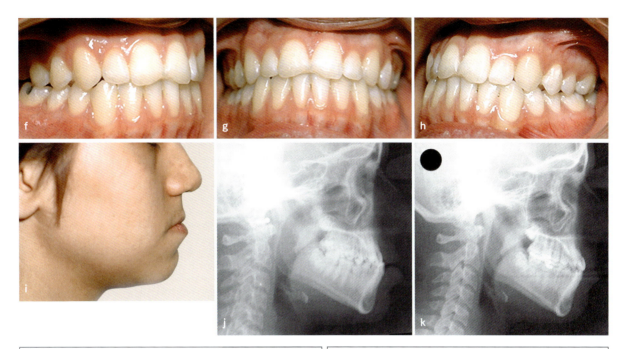

計測項目	標準値	治療前	治療後
Facial angle(FH-NPo)	87.0°	95.1°	91.5°
SNB	78.0°	89.2°	90.1°
SNA	82.0°	85.2°	90.2°
Maxillary depth(FH-NA)	90.0°	92.2°	91.0°
ANB	2.3	−4.0	0.1
FMA (MP-FH)	25.9	21.9	26.8
Y-axis(SGn-SN)	59.4	61.5	61.4
Interincisal angle(U1-L1)	135.0°	126.8°	128.1°
U1-FH	116.2°	118.4°	123.5°
IMPA (L1-MP)	95.0°	92.9°	81.6°
Overbite(mm)	2.5	−1.7	−9.6
Overjet (mm)	2.5	−5.4	13.4

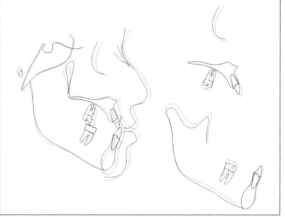

l

f〜h：治療後の口腔内写真。
i：治療後の側貌写真。
j：治療前のセファログラム。
k：治療後のセファログラム。
l：セファロ計測項目の変化、治療前（黒）と治療後（緑）セファロトレースの重ね合わせ。

Case 11-25

患者は12歳5ヵ月の男子。重度の歯槽性前歯部交叉咬合で、上顎前歯部は一部で舌側傾斜し犬歯が歯列から外れる、重度の叢生を呈していた。下顎骨は前方偏位しているものの、下顎歯列に問題はなかった(**図11-38a～d**)。

治療

上顎切歯の後退と下顎骨の偏位、良好な下顎歯列から、治療計画は上顎歯列のみの非抜歯によるカムフラージュ治療とした。臼歯部にバイトブロックを装着し、前歯部の咬合を離開させた。上顎にマルチブラケット装置を装着し排列を行い、切歯を前方に傾斜させて交叉咬合を改善した。

症例11-24とは違い、改善に有効な歯性骨格性の変化が得られた(**図11-38e～j**)。Maxillary depth が88.4°から91.3°に増加し、SNAは79.9°から84.8°に、ANBは－2.5°から－0.5°に、オーバージェットは－3.3mmから3.0mmに改善した。患者に12歳にして顎骨の成長があったからこそ、こうした有効な結果が得られたと考えられる。

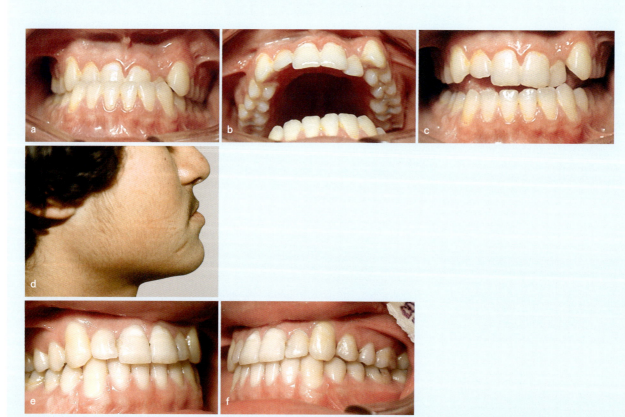

図11-38 重度の歯槽性前歯部交叉咬合と前歯部叢生を呈する症例である。上顎切歯は一部で舌側傾斜、犬歯は歯列から外れ転位を認めた。下顎骨は前方へ偏位し、下顎歯列に問題は認めなかった。
a～c：治療前の口腔内写真。
d：治療前の側貌写真。
e、f：治療後の口腔内写真。

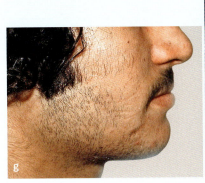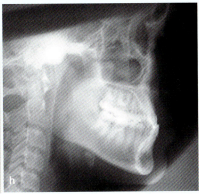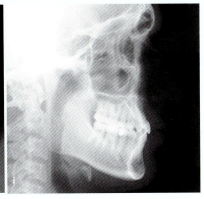

計測項目	標準値	治療前	治療後
Facial angle(FH-NPo)	87.0°	92.0°	94.3°
SNB	78.0°	82.4°	85.3°
SNA	82.0°	79.9°	84.8°
Maxillary depth(FH-NA)	90.0°	88.4°	91.3°
ANB	2.3	−2.5	−0.5
FMA (MP-FH)	25.9	20.6	15.4
Y-axis (SGn-SN)	59.4	62.9	63.6
Interincisal angle(U1-L1)	135.0°	145.2°	133.5°
U1-FH	116.2°	109.7°	123.7°
IMPA (L1-MP)	95.0°	87.0°	88.9°
Overbite(mm)	2.5	3.4	0.4
Overjet (mm)	2.5	−3.3	3.0

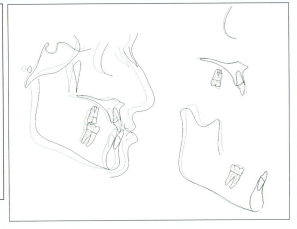

j

g：治療後の側貌写真。
h：治療前のセファログラム。
i：治療後のセファログラム。
j：セファロ計測項目の変化、治療前(黒)と治療後(緑)のセファロトレースの重ね合わせ。

Case 11-26

患者は14歳の女子。重度の歯槽性前歯部交叉咬合で、上下顎歯列の叢生と下顎切歯の軽度の唇側傾斜、下顎骨の前方偏位を認めた(図11-39a～d)。

治療

上下顎歯列に叢生と下顎歯列の唇側傾斜が認められ、切端咬合まで下顎を後方に移動できないことから、4本の小臼歯抜歯によるカムフラージュ治療を計画した。

患者の年齢から有益な顎骨の成長は期待できなかったことから、歯性の変化によるカムフラージュ治療、すなわち良好な咬合関係を築くまでの治療となった(図11-39e～h)。下顎切歯を後退させる治療の結果、大きく変化が認められたのは切歯の被蓋関係や口唇の形態の改善であった。その他にもANBが−3.2°から−1.3°に、オーバージェットも−2.8mmから2.0mmに改善した(図11-39i、j)。

11 前後的な問題のマネジメント [Ⅱ級およびⅢ級不正咬合]

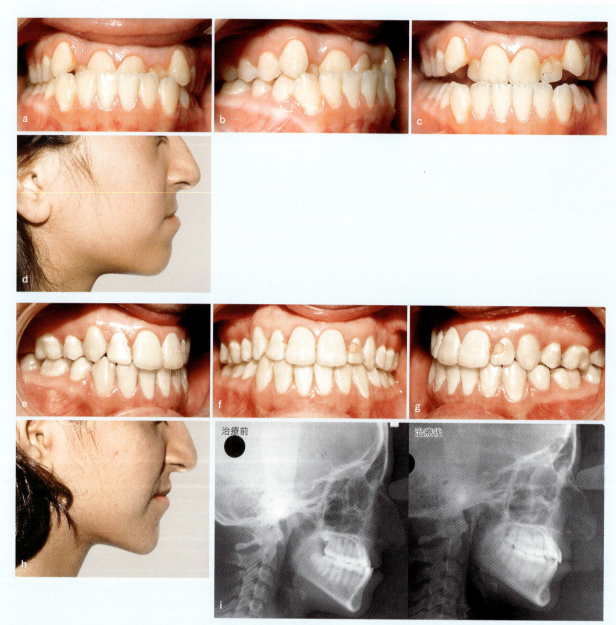

計測項目	標準値	治療前	治療後
Facial angle(FH-NPo)	87.0°	86.0°	84.8°
SNB	78.0°	75.1°	74.1°
SNA	82.0°	71.9°	72.7°
Maxillary depth(FH-NA)	90.0°	82.9°	82.0°
ANB	2.3	−3.2	−1.3
FMA (MP-FH)	25.9	29.5	33.2
Y-axis(SGn-SN)	59.4	72.0	71.4
Interincisal angle(U1-L1)	135.0°	130.9°	135.9°
U1-FH	116.2°	112.5°	114.4°
IMPA (L1-MP)	95.0°	87.1°	76.6°
Overbite(mm)	2.5	2.1	−0.5
Overjet (mm)	2.5	−2.8	2.0

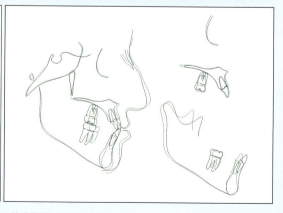

図11-39 歯槽性前歯部交叉咬合症例。上下顎歯列に叢生、下顎骨の前方偏位が認められる。
a、b：治療前の中心咬合位。　c：治療前の中心位。　d：治療前の側貌写真。　e～g：治療後の口腔内写真。　h：治療後の側貌写真。
i：治療前後のセファログラムの比較。　j：セファロ計測項目の変化、治療前(黒)と治療後(緑)のセファロトレースの重ね合わせ。

まとめ

- Ⅱ級不正咬合は、米国人口の約1/3に認められる。
- 乳歯列から永久歯列にわたる長年の研究では、Ⅱ級不正咬合は自然治癒することはなく、さらに悪化することもある。
- Ⅱ級不正咬合は主に前後的な問題であると認識されがちであり、かつて垂直方向や水平方向の問題は関連するとは考えられていなかった。
- とはいえ、顔面高の相違がⅡ級不正咬合患者の顔貌を良くも悪くもする。下顎骨の垂直的な高さが増大すると必ず下顎骨は後下方に回転し、オトガイの後退感や側貌の前突が目立つようになる。治療が奏効しなければこれらの状況はさらに悪化する。下顎骨の垂直的な高さが減少すれば下顎骨は前上方に回転し、オトガイが前方に位置するようになる。
- 同様に、水平方向の問題もⅡ級不正咬合の評価時に見逃してはならない。Ⅱ級不正咬合患者の上顎歯列は狭窄し、中心咬合位では頬側でしっかり嵌合しているように見える。早期に水平方向の問題への対応に着手し上顎歯列を拡大すれば、下顎骨の前方への成長を促すことができる。
- Ⅱ級不正咬合症例のすべてにあてはまることではないが、大臼歯関係がⅡ級なら、ほとんどが歯性あるいは骨格性のⅡ級不正咬合である。
- Ⅱ級不正咬合は多種多様であり、病因も異なれば形態的な特徴も異なるため治療アプローチも異なる。
- Ⅱ級不正咬合の治療計画を立案する際には、まず病因や構造体の解剖学的な変化を突き止めるための入念な診断が必要となる。
- 治療戦略は、患者の解剖学的な特徴や骨年齢により異なる。成長誘導を利用する治療法は、成長が終了した患者に対する治療とは大きく異なる。Ⅱ級不正咬合のタイプや年齢に応じて、成長誘導と咬合誘導、カムフラージュ治療、外科的矯正治療、これらの併用療法という4つの治療方法が挙げられる。
- 成長誘導と咬合誘導は抑制矯正治療である。乳歯列期や混合歯列期の成長途上の子どもに適応され、歯槽性や骨格性の不調和を改善あるいは軽減し、正常な成長と咬合発育へと導くことである。
- 口呼吸や異常嚥下、その他の口腔習癖などのファンクショナルマトリックスに害が及ぶと顎骨の成長が阻害され、正常な顎骨の成長パターンから逸脱する。このような状況下では早期介入により、問題を解決あるいは軽減して正常な歯槽性の発育へと誘導する必要がある。
- この数十年間、機能的矯正装置や顎外装置、ハーブストを基本要素とする装置、ペンデュラムあるいはペンデックス遠心移動装置など、多くの装置がⅡ級不正咬合改善のために使用されている。
- ヘッドギアと、固定式または可撤式の機能的矯正装置との併用についても数多くの報告がされている。顎外装置であるヘッドギアは、基底骨や歯に対してあらゆる方向へと力を伝播させ、さまざまな咬合変化をもたらす。
- 本章ではⅡ級不正咬合の早期介入方法として、ヘッドギアや改良型ホーレー装置、リップバンパーの併用療法を(HLHテクニック)を紹介した。
- リップバンパーには多くの作用効果がある。筋肉の均衡を制御することで前後的、水平方向への正常な咬合発育を促す。
- ヘッドギアや改良型ホーレー装置、リップバンパーを併用・応用することは、上顎骨の後方牽引や上顎大臼歯の遠心移動、下顎骨成長の賦活化、オーバーバイトの減少などの咬合改善に重要な役割を果たす。
- 歯性の前歯部交叉咬合は、乳歯列期や混合歯列期でよく遭遇する問題であり、将来的に咬合を悪化させないためにも早期介入のメリットがある。

11 前後的な問題のマネジメント ［Ⅱ級およびⅢ級不正咬合］

- 前歯部交叉咬合の早期治療は、審美的、機能的な問題を改善し、構造体の損傷や歯や歯槽骨の成長への悪影響を未然に防ぐ。

- 一般的に、以下の3つのタイプの前歯部交叉咬合が挙げられる。
  ①歯性交叉咬合
  ②仮性Ⅲ級不正咬合（機能性交叉咬合）
  ③骨格性Ⅲ級不正咬合と潜在性Ⅲ級不正咬合
  これらの交叉咬合にはそれぞれに異なる症状、病因、治療法が存在するが、まず各問題に対応した早期介入が必要となる。

- 歯性交叉咬合（①）とは歯性の不正咬合で、対咬する下顎前歯（唇側傾斜するしないにかかわらず）に対して上顎前歯が舌側に位置しているということである。1歯あるいは数歯の歯が傾斜しているだけで、歯槽部には変化がない状況となっている。歯性交叉咬合には、下顎骨が偏位する場合としない場合を含む。

- 仮性Ⅲ級不正咬合（②、機能性交叉咬合）は、複数の前歯に異常が及ぶ。咬合干渉のため臼歯で咬合できなくなり、中心位で前歯部の干渉を避けて最大嵌合を得ようとする結果、下顎骨が偏位する。この不正咬合は通常、骨格性の問題をもたないが、早期に治療しないと狭窄した上顎前歯部によって上顎骨の発育が不全になり、下顎骨が過成長し、ついには前後的な顎関係の異常をきたすことになる。

- 骨格性Ⅲ級不正咬合（③）は骨格性の不調和から引き起こされ、上顎骨の劣成長や下顎骨の過成長、あるいは両者のいずれかに相当する。切歯部交叉咬合をともなう場合もあれば、認めない場合もある。下顎骨の偏位の有無で、骨格性Ⅲ級不正咬合であるかの判断はできない。

- 歯性や機能性の交叉咬合は、可撤式装置や固定式装置を用いて切歯部の被蓋改善をするだけで、いたって簡単に改善できる。一方、骨格性Ⅲ級不正咬合は上顎の急速拡大装置やフェイスマスクのような上顎前方牽引装置使用の有無にかかわらず、包括矯正歯科治療がますます必要となる。

- 前歯部交叉咬合の改善時には切歯部を離開させる必要があるため、臼歯部の咬合面をコンポジットレジンで築盛したり、臼歯部の咬合面をアクリルレジンで被覆した可撤式装置による咬合挙上が必要になる。

参考文献

1. Harris EF, Johnson MG. Heritability of craniometric and occlusal variables: A longitudinal sib analysis. Am J Orthod Dentofacial Orthop 1991;99:258–268.
2. American Association of Orthodontists. Seven common questions parents have. https://www.aaomembers.org/Press/Seven-Common-Questions-Parents-Have.cfm. Accessed 10 December 2012.
3. Gugino CF, Dus I. Unlocking orthodontic malocclusions: Interplay between form and function. Semin Orthod 1998;4:246–255.
4. Proffit WR, Fields HW Jr. Contemporary Orthodontics, ed 5. St Louis: Mosby, 2012.
5. De Baets J, Schatz JP, Joho JP. Skeletal changes associated with plate-headgear therapy in the early mixed dentition. J Clin Orthod 1995;29:700–705.
6. Bishara SE. Mandibular changes in persons with untreated and treated Class II division 1 malocclusion. Am J Orthod Dentofacial Orthop 1998;113:661–673.
7. Baccetti T, Franchi L, McNamara JA Jr, Tollaro I. Early dentofacial features of Class II malocclusion: A longitudinal study from the deciduous through the mixed dentition. Am J Orthod Dentofacial Orthop 1997;111:502–509.
8. Schudy F. Vertical growth versus anteroposterior growth as related to function and treatment. Angle Orthod 1964;34:75–93.
9. Tollaro I, Baccetti T, Franchi L, Tanasescu CD. Role of posterior transverse interarch discrepancy in Class II, division 1 malocclusion during the mixed dentition phase. Am J Orthod Dentofacial Orthop 1996;110:417–422.
10. Broadbent BH Sr, Broadbent BH Jr, Golden WH. Bolton Standards of Dentofacial Developmental Growth. St Louis: Mosby, 1975.
11. You ZH, Fishman LS, Rosenblum RE, Subtelny JD. Dentoalveolar changes related to mandibular forward growth in untreated Class II persons. Am J Orthod Dentofacial Orthop 2001;120:598–607.
12. McNamara JA Jr, Hinton RJ, Hoffman DL. Histologic analysis of temporomandibular joint adaptation to protrusive function in young adult rhesus monkeys (Macaca mulatta). Am J Orthod 1982;82:288–298.
13. Keeling SD, Wheeler TT, King GJ, et al. Anteroposterior skeletal and dental changes after early Class II treatment with Bionators and headgear. Am J Orthod Dentofacial Orthop 1998;113:40–50.
14. Tulloch JF, Phillips C, Proffit WR. Benefit of early Class II treatment: Progress report of a two-phase randomized clinical trial. Am J Orthod Dentofacial Orthop 1998;113:62–72.
15. Ghafari J, Shofer FS, Jacobsson-Hunt U, Markowitz DL, Laster LL. Headgear versus function regulator in the early treatment of Class II, division 1 malocclusion: A randomized clinical trial. Am J Orthod Dentofacial Orthop 1998;113:51–61.
16. Ricketts RM. Early treatment. 1. J Clin Orthod 1979;13:23–38.
17. Ricketts RM. Early treatment. 2. J Clin Orthod 1979;13:115–127.
18. Ricketts RM. Early treatment. 3. J Clin Orthod 1979;13:181–199.
19. Subtelny JD. Early Orthodontic Treatment. Chicago: Quintessence, 2000.
20. Bench RW, Gugino CF, Hilgers JJ. Bioprogressive therapy. 11. J Clin Orthod 1978;12:505–521.
21. Graber TM. Extraoral force — Facts and fallacies. Am J Orthod 1955;41:490–505.
22. McNamara JA Jr. Fabrication of the acrylic splint Herbst appliance. Am J Orthod Dentofacial Orthop 1988;94:10–18.
23. Harvold EP, Tomer BS, Vargervik K, Chierici G. Primate experiments on oral respiration. Am J Orthod 1981;79:359–572.
24. Woodside DG, Linder-Aronson S, Lundstrom A, McWilliam J. Mandibular and maxillary growth after changed mode of breathing. Am J Orthod Dentofacial Orthop 1991;100:1–18.
25. McNamara JA Jr. Components of Class II malocclusion in children 8–10 years of age. Angle Orthod 1981;51:177–202.
26. Carlson DS. Biological rationale for early treatment of dentofacial deformities. Am J Orthod Dentofacial Orthop 2002;121:554–558.
27. Kingsley NW. Treatise on Oral Deformities as a Branch of Mechanical Surgery. New York: Appleton & Lange, 1880.
28. Graber TM, Rakosi T, Petrovic AG. Dentofacial Orthopedics with Functional Appliances, ed 2. St Louis: Mosby, 1997.
29. Fränkel R. A functional approach to orofacial orthopaedics. Br J Orthod 1980;7:41–51.
30. Stockli PW. Jaw orthopedics — A biological problem [in German]. SSO Schweiz Monatsschr Zahnheilkd 1973;83:727–749.
31. Clark WJ. New horizons in orthodontics and dentofacial orthopedics: Fixed Twin Blocks and TransForce lingual appliances. Int J Orthod Milwaukee 2011;22:35–40.
32. Darendeliler MA, Joho JP. Magnetic activator device II (MAD II) for correction of Class II, division 1 malocclusions. Am J Orthod Dentofacial Orthop 1993;103:223–239.
33. Seifi M, Bargrizan M, Memar-Kermani N, Vahid-Dastjerdi D. The skeletal and alveolodental effects of an innovated functional appliance (Seifi functional-phase 1). Iran J Orthod 2007;1:6–12.
34. Oppenheim A. Biologic orthodontic therapy and reality. 3. Angle Orthod 1936;6:5–38.
35. Oppenheim A. Biologic orthodontic therapy and reality. 4. Angle Orthod 1936;6:69–116.
36. Oppenheim A. Biologic orthodontic therapy and reality. 5. Angle Orthod 1936;6:153–183.
37. Kloehn SJ. Guiding alveolar growth and eruption of teeth to reduce treatment time and produce a more balanced denture and face. Angle Orthod 1947;17:10–33.
38. Kloehn SJ. Evaluation of cervical anchorage force in treatment. Angle Orthod 1961;31:91–104.
39. Kopecky GR, Fishman LS. Timing of cervical headgear treatment based on skeletal maturation. Am J Orthod Dentofacial Orthop 1993;104:162–169.
40. Baccetti T, Franchi L, Kim LH. Effect of timing on the outcomes of 1-phase nonextraction therapy of Class II malocclusion. Am J Orthod Dentofacial Orthop 2009;136:501–509.
41. De Oliveira JN Jr, Rodrigues de Almeida R, Rodrigues de Almeida M, de Oliveira JN. Dentoskeletal changes induced by the Jasper jumper and cervical headgear appliances followed by fixed orthodontic treatment. Am J Orthod Dentofacial Orthop 2007;132:54–62.
42. Ferro F, Monsurró A, Perillo L. Sagittal and vertical changes after treatment of Class II division 1 malocclusion according to the Cetlin method. Am J Orthod Dentofacial Orthop 2000;118:150–158.
43. O'Reilly MT, Nanda SK, Close J. Cervical and oblique headgear: A comparison of treatment affects. Am J Orthod Dentofacial Orthop 1993;103:504–520.

44. Gianelly AA. A strategy for nonextraction Class II treatment. Semin Orthod 1998;4:26–32.
45. Moin K, Bishara SE. Evaluation of the effect of buccal shield modification of the lip bumper on dental arch. Angle Orthod 2007;77:57–63.
46. Fishman LS. Radiographic evaluation of skeletal maturation. Angle Orthod 1982;52:88–112.
47. Poulton DR. Changes in Class II malocclusion with and without occipital headgear therapy. Angle Orthod 1959;29:234–249.
48. Tausche E, Luck O, Harzer W. Prevalence of malocclusions in the early mixed dentition and orthodontic treatment need. Eur J Orthod 2004;26:237–244.
49. Estreia F, Almerich J, Gascon F. Interceptive correction of anterior crossbite. J Clin Pediatr Dent 1991;15:157–159.
50. Graber TM, Vanarsdall RL. Orthodontics: Principles and Practice, ed 3. Philadelphia: Saunders, 2000:544–550.
51. Lee BD. Correction of crossbite. Dent Clin North Am 1978;22:647–668.
52. Ngan P, Hu AM, Fields HW Jr. Treatment of Class III problems begins with differential diagnosis of anterior crossbites. Pediatr Dent 1997;19:386–395.
53. Hannuksela A, Laurin A, Lehmus V, Kauri R. Treatment of cross-bite in the early mixed dentition. Proc Finn Dent Soc 1988;84:175–182.
54. Jacobs SG. Teeth in crossbite: The role of removable appliances. Aust Dent J 1989;34:20–28.
55. Tobias MT, Album MM. Anterior crossbite correction on a cerebral palsy child: Report of a case. ASDC J Dent Child 1977;44:460–462.
56. Valentine F, Howitt JW. Implications of early anterior crossbite correction. ASDC J Dent Child 1970;37:420–427.
57. Proffit WR. The timing of early treatment: An overview. Am J Orthod Dentofacial Orthop 2006;129(4 suppl):47–49.
58. Jirgensone I, Liepa A, Abeltins A. Anterior crossbite correction in primary and mixed dentition with removable inclined plane (Bruckl appliance). Stomatologija 2008;10:140–144.
59. Rabie AB, Gu Y. Diagnostic criteria for pseudo–Class III malocclusion. Am J Orthod Dentofacial Orthop 2000;117:1–9.
60. Gu Y. The characteristics of pseudo Class III malocclusion in mixed dentition. Zhonghua Kou Qiang Yi Xue Za Zhi 2002;37:377–380.
61. Moyers RE. Handbook of Orthodontics, ed 4. Chicago: Year Book Medical, 1988.
62. Tulley WJ, Campbell AC. A Manual of Practical Orthodontics, ed 3. Bristol, England: John Wright and Sons, 1970:232–239.
63. Nakasima A, Ichinose M, Takahama Y. Hereditary factors in the craniofacial morphology of Angle's Class II and Class III malocclusions. Am J Orthod 1982;82:150–156.
64. Gu Y, Rabie AB. Dental changes and space gained as a result of early treatment of pseudo–Class III malocclusion. Aust Orthod J 2000;16:40–52.
65. Sharma PS, Brown RV. Pseudo mesiocclusion: Diagnosis and treatment. ASDC J Dent Child 1968;35:385–392.
66. Bahreman AA. Modified Hawley appliance for better retention of cuspids. J Clin Orthod 1977;11:689.
67. Arvystas MG. The rationale for early orthodontic treatment. Am J Orthod Dentofacial Orthop 1998;113:15–18.
68. Ngan P, Hägg U, Yiu C, Merwin D, Wei SHY. Soft tissue and dentoskeletal profile changes associated with maxillary expansion and protraction headgear treatment. Am J Orthod Dentofacial Orthop 1996;109:38–49 [erratum 1996;109:459].
69. Angle EH. Treatment of Malocclusion of the Teeth, ed 7. Philadelphia: S.S. White, 1907.
70. Nakasima A, Ichinose M, Nakata S. Genetic and environmental factors in the development of so-called pseudo– and true mesiocclusions. Am J Orthod Dentofacial Orthop 1986;90:106–116.
71. Haynes S. The prevalence of malocclusion in English children aged 11-12 years. Rep Congr Eur Orthod Soc 1970:89–98.
72. Endo T. An epidemiological study of reversed occlusion. 1. Incidence of reversed occlusion in children 6 to 14 years old [in Japanese]. J Jpn Orthod Soc 1971;30:73–77.
73. Susami R, Asai Y, Hirose K, Hosoi T, Hayashi I. The prevalence of malocclusion in Japanese school children [in Japanese]. J Jpn Orthod Soc 1972;31:319–324.
74. Chan GK. Class III malocclusion in Chinese (Cantonese): Etiology and treatment. J Orthod 1974;65:152–156.
75. Baik HS, Han HK, Kim DJ, Proffit WR. Cephalometric characteristic of Korean Class III surgical patients and their relationship to plans for surgical treatment. Int J Adult Orthodont Orthognath Surg 2000;15:119–128.
76. Salzmann JA. Practice of Orthodontics, vol 1. Philadelphia: Lippincott, 1966.
77. Tweed CH. Treatment planning and therapy in mixed dentition. Am J Orthod 1963;49:881–906.
78. Björk A. Variations in the growth pattern of the human mandible; Longitudinal radiographic study by the implant method. J Dent Res 1963;42:400–411.

12 水平的な問題のマネジメント［臼歯部交叉咬合］

Moyers[1]は臼歯部交叉咬合を頬舌的（唇舌的）な咬合異常と定義している。言い換えれば、臼歯部における側方への位置異常で、1歯から数歯、片側性あるいは両側性にわたり出現する異常である。歯性、骨格性あるいはその両者を合併し、上顎歯列弓と下顎歯列弓との間でさまざまな不正関係を引き起こす。

臼歯部交叉咬合は自然治癒することなく（乳歯列期の早期接触を認める交叉咬合は除く）、それどころか経過とともに悪化する場合もある。したがって早期に発見・介入するべきである。本章では臼歯部交叉咬合、特に下顎骨の偏位を有する異常について、その特徴と治療について述べる。

形態的特徴

臼歯部交叉咬合は、乳歯列期や混合歯列期でよくみられる不正咬合のひとつであり、出現率は7〜23％と報告されている[2]。通常、安静位からの閉口時に下顎骨の偏位をともない、咬頭干渉に誘導されて正中線の不一致を呈することから、**強いられた咬合** forced occlusion とも呼ばれる。下顎の片側性の機能的偏位が典型で、乳歯列期や混合歯列期には、上顎歯列の狭窄が軽度で機能的偏位があるため、片側性に見える[3]。KutinとHawes[4]によれば、機能性交叉咬合の発現率は、乳歯列期で8.4％だが混合歯列期には7.2％に落ち込む。これは、早期接触が咬耗により自然消失することが原因と考えられる。

これまでの報告が示すように、自然治癒することはほぼない。治療が遅れて顔面口腔の筋肉が非対称にはたらくと、顎関節や咀嚼器官に障害を与え、骨格の成長を変えてしまう[5,6]。パノラマエックス線写真を用いた研究[5,7]では、片側性交叉咬合をもつ子どもの顎関節窩内における関節頭の位置的な非対称が、早期治療により改善されたと報告している。

こうした子どもは、上顎歯列の狭窄や歯列幅径も十分にないことが通常であるため、前歯部の叢生や、ときには犬歯の埋伏を引き起こす。正常に咬合が発育するために、早期治療が推奨される[1,4,8,9]。

12 水平的な問題のマネジメント [臼歯部交叉咬合]

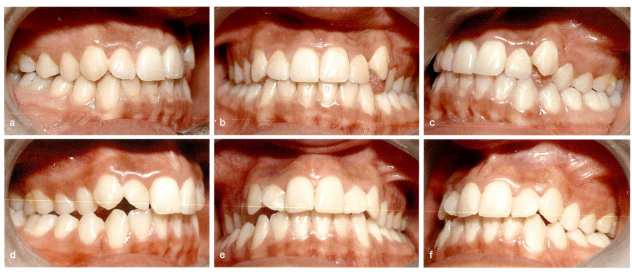

図12-1 一卵性双生児の咬合。
a〜c：双生児の1人に認められた左側の臼歯部交叉咬合。　　d〜f：双生児のもう1人に認められた右側の臼歯部交叉咬合。

病因

病因には諸説があり、遺伝性あるいは先天性要因、たとえば先天性の発育不全（口蓋裂や上顎骨・下顎骨の非対称性の成長）や関節炎、アクロメガリー（尖端巨大症）、筋ジストロフィー、関節頭の発育不全あるいは過形成、骨軟骨腫などの疾病も病因として考えられる[9-11]。さらには、乳歯の早期喪失や脱落遅延、叢生、萌出順序の異常などの局所要因も病因となる。

病因は、文献レビュー[12-15]に基づき以下のようにまとめることができる。

- 吸指癖やおしゃぶりの使用習慣
- 鼻呼吸障害
- 異常嚥下
- 低位舌
- 上記の要因が複合する

通常、臼歯部交叉咬合では、その原因となる遺伝要因や先天性要因、環境要因、機能要因、習慣性要因が骨格や筋肉、歯などの構造体に影響を及ぼす。

Allen[16]は骨格への影響を調べ、下顎歯列幅径に対する上顎歯列幅径の比が減少し、下顎面高は増大すると報告した。上下顎歯列幅径比の減少には、遺伝要因や環境要因が関連しているようである。

図12-1は遺伝要因を示す一卵性双生児の症例で、上段は左側、下段は右側の片側性臼歯部交叉咬合を呈する。

遺伝要因や先天性要因による臼歯部交叉咬合はまれで、環境や機能、習慣性要因が多数を占めており、特に乳歯列期や混合歯列前期に発現する。したがってわれわれは十分に精査を行い、この咬合発育にとって決定的な時期に、病因を早期に発見しなければならない。

非栄養的吸引癖が臼歯部交叉咬合の原因になっていることは、多くの報告により示唆されている。WarrenとBishara[17]は、出生から4〜5歳までの372人を対象に疫学調査を行い、48ヵ月を過ぎたころから歯性または骨格性の変化が現れ、うち29％に臼歯部交叉咬合が発現したと報告した。またおしゃぶりの使用が24ヵ月を越えると、臼歯部交叉咬合の明らかな増加が認められた。

子どもの頭、顎、舌の姿勢位や咬合に対する口呼吸の影響についても、多くの研究者が報告している。Soukiら[18]の耳鼻咽喉科医は、2〜12歳までの401人の子どもについて、口呼吸は臼歯部や前歯部交叉咬合、開咬、II級不正咬合と深い関係があることを示唆している。

鼻閉塞と口呼吸は、乳歯列期や混合歯列前期にアデノイドや口蓋扁桃の肥大やアレルギー性鼻炎がもとで発症するが、上顎歯列の狭窄や臼歯部交叉咬合の主要な原因となる。したがって、臼歯部交叉咬合の子どもを診る際には、鼻呼吸の評価も必須となる。

Oulis[19]らは、アデノイド(咽頭扁桃肥大)をもつ子ども120人(口蓋扁桃肥大の有無、アデノイド切除術実施の有無は問わない)における上顎臼歯部交叉咬合の発現率を調べている。この研究ではセファロ分析で上気道閉塞の進行度と交叉咬合との関連性を追った。その結果、被験者の47％で臼歯部交叉咬合を呈していた。

Øgaard[20]らが行った大規模な調査では、3歳の北欧人の子どもを対象とし、吸指癖やおしゃぶりの使用習慣と交叉咬合との関係を調べた。その結果、おしゃぶりの使用習慣は、下顎犬歯間幅径の増加、上顎犬歯間幅径の減少、交叉咬合発症の増加との関連があるとした。2～5歳の子どもについて研究したAdair[21]らも、おしゃぶりの使用習慣があると高頻度で交叉咬合が出現し、さらにはおしゃぶりの使用習慣や吸指癖が4歳を越え継続すると、交叉咬合が悪化する可能性が強まるとした。またInfante[22]は、米国人の2～6歳における吸指癖について疫学調査を行い、吸指癖は臼歯部交叉咬合と密接な関係があるとした。

発現率

これまでの研究によると、乳歯列期や混合歯列期での発現率には開きがあり、概して片側性の交叉咬合は、他のタイプの交叉咬合と比べると下顎骨の側方偏位をともなう場合が多いと報告されている。ThilanderとLennartsson[9]の報告では4歳のスウェーデン人898人において9.6％、KutinとHawes[4]の報告では238の保育園、2年生の子ども277人を調べたところ、3～5歳で8％、7～9歳で7.2％の発現率であった。男女比の相違はなかった。Hanson[23]らの研究では、3～5歳の子ども227人を調査したところ、発現率は23％を越えた。

治療が遅れると

これまで多くの報告が示すとおり、臼歯部交叉咬合の治療が遅れたり拒否されたりすると、深刻な障害になりうる。下顎骨の偏位から起こる異常な顎運動は、口腔顔面の組織にひずみを生じさせ、顎関節や咀嚼器官に弊害をもたらし、下顎骨の非対称な成長を引き起こす。

Pinto[6]らは、片側性・機能性の臼歯部交叉咬合を認める若い患者らに対し、初診時と保定から6ヵ月後の関節隙をソノグラム(超音波画像)で、また形態や対称性を軸位セファログラムで評価した。その結果、片側性の臼歯部交叉咬合は、子どもの下顎骨の非対称や偏位を招き、そうした問題は早期に拡大する治療でほぼ改善できることが示唆された。

臼歯部交叉咬合は一般的に上顎骨の狭窄をともない、歯列弓幅径の減少や前歯部スペースの不足が生じる。あるいは、犬歯の埋伏または異所萌出や隣接歯に障害を及ぼす可能性がある(**図12-2**)。

Primožič[24]らは臼歯部交叉咬合の30人の子どもの顔面と歯列模型を術前と術後6ヵ月時にレーザーでスキャンし、三次元的に評価した。交叉咬合を有しない28人を対照群とした結果、交叉咬合群で有意に顔面の下方部(特に下顎骨に相当する部位)で非対称や口蓋容積の減少を認めた。また乳歯列期で改善すれば、後に非対称を生じさせないですむとした。

KennedyとOsepchook[2]による片側性交叉咬合の文献レビューでは、自然治癒しないために歯や骨に悪影響を及ぼす片側性臼歯部交叉咬合は、筋肉が異常に順応しようとするため、顎関節症になる可能性がある。またKennedyとOsepchookは、成人では外科的矯正治療以外に改善の道はないと、早期介入を推奨した。

早期治療のメリット

第一乳臼歯が嵌合するころ、咬合の基礎が築かれ始める。歯性骨格性の不調和の多くは、乳歯列期や混合歯列期に発生・進展し、識別することができる。治療が遅れると歯や骨、歯列弓長、下顎骨の対称的な成長に障害を与えるため、ほとんどの研究者は早期介入を推奨する。永久歯列期から開始するとなると治療は困難になり、症例によっては外科的矯正治療になる可能性も出てくる。

最適な治療開始時期は、乳歯列後期や混合歯列前期である。技術的にも拡大は容易で即効性があり、術後安定性も得られる。下顎骨が側方に偏位しており、あたかも片側性の交叉咬合に見受けられるが、この原因は上顎歯

12 水平的な問題のマネジメント［臼歯部交叉咬合］

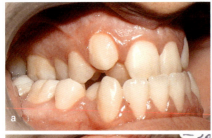
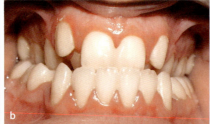
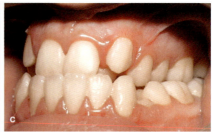
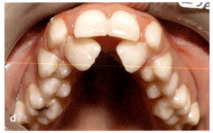
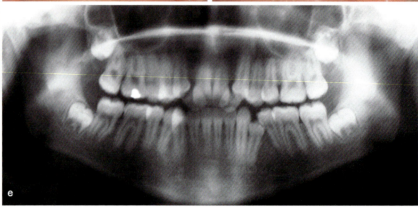

図12-2
a〜e：治療拒否された臼歯部交叉咬合症例。叢生や犬歯の異所萌出、側切歯に歯根吸収が認められた。

列の対称的な狭窄であるため、この時期の交叉咬合はほぼ両側性である。したがって治療は対称的な拡大ですむ。

臼歯部交叉咬合の早期改善は容易かつ効果的で、安定性があり、以下のような利点がある。

- 成長への弊害や下顎骨の非対称を防ぐ
- 咬合発育への環境を整える
- 拡大により咬合が改善し、機能性が向上する
- 拡大により前歯部に歯の萌出スペースが確保され、特に犬歯の埋伏を予防する
- 急速拡大は、臼歯部交叉咬合の改善だけでなく、鼻気道を広げて鼻呼吸にかかわる問題に奏効する
- 治療が鼻上顎複合体の成長における不利益を防ぐ

臼歯部交叉咬合のバリエーション

臼歯部交叉咬合にはさまざまな病因が絡み、形態的特徴も多様であるため、治療計画立案のためには鑑別診断が必要である。臼歯部交叉咬合は歯性、歯槽性、骨格性、機能性に分類され、さらにそれぞれ片側性と両側性が存在する（図12-3）。また、上顎歯列弓と下顎歯列弓間における幅径の不調和、上顎骨あるいは下顎骨の狭窄、過大またはそれらの複合によっても発生する。こうした側方の交叉咬合は、咬頭嵌合の有無によって、ノンバイト nonbite、頬側咬合に分類される。また歯数によっても、ピストンバイト piston bite、ブローディ症候群 Brodie syndrome、シザーズバイトと呼ばれる。

機能性交叉咬合

咬合干渉により下顎骨が側方に動かされ、最大接触面積で咬合する臼歯部交叉咬合のひとつであり、乳歯列期や混合歯列期で比較的頻繁にみられる（図12-4）。

この時期の機能的偏位と交叉咬合の最大の原因は上顎骨の狭窄で、慎重な診査と模型分析によってこのタイプであることや上顎歯列弓が対称であることが判明する。治療では、早期介入と側方拡大により機能的偏位と片側性の交叉咬合を防ぐ（図12-5、Case12-2参照）

頬側交叉咬合 buccal crossbite

頬側交叉咬合は、上顎臼歯部の1歯あるいは2歯以上が対合歯に対して頬側に転位する咬合である。交叉が片側すべての歯、あるいは両側の臼歯部に及ぶと、下顎歯列が狭窄していることになる。「ピストンバイト」「シザーズバイト」「ブローディ症候群」ともいう（図12-6）。

臼歯部交叉咬合のバリエーション

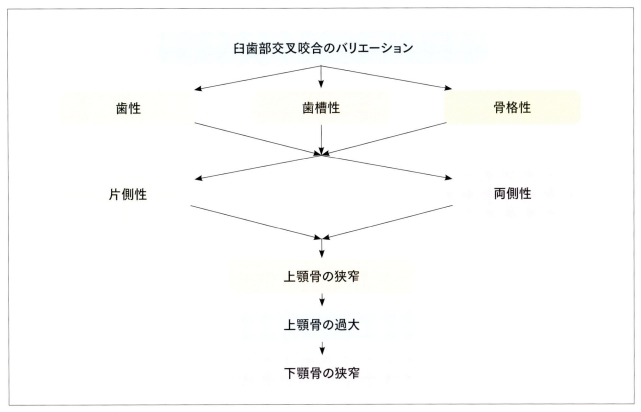

図12-3　臼歯部交叉咬合のバリエーション。

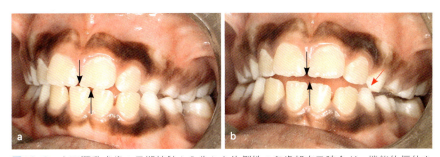

図12-4　上下顎乳犬歯の早期接触から生じた片側性の臼歯部交叉咬合が、機能的偏位を起こしている。
a：中心咬合位。矢印は正中のずれを示す。
b：中心位。正中は一致(黒矢印)。咬合における最大接触のために、下顎の移動が必要であることを示している。赤矢印は機能的偏位の原因となる早期接触を示す。

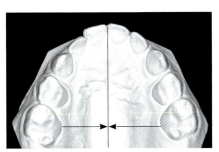

図12-5　左右対称的な上顎歯列の狭窄。垂直・水平の線で確認できる。

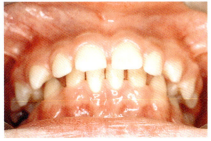

図12-6　バッカルクロスバイト様のブローディ症候群。

12 水平的な問題のマネジメント [臼歯部交叉咬合]

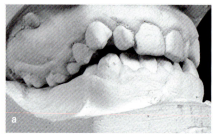
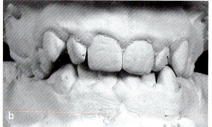
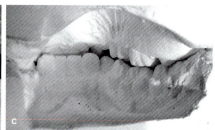
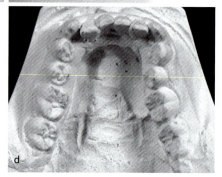

図12-7 a~d：下顎右側臼歯部における片側性の舌側交叉咬合。

舌側交叉咬合 lingual crossbite

下顎臼歯部の1歯、あるいは2歯以上が対合歯に対して舌側に転位する咬合である。片側すべての歯、あるいは両側の臼歯部に及ぶと、下顎骨の完全狭窄となる。「ピストンバイト」「ブローディ症候群」ともいう（図12-7）。

口蓋側交叉咬合 palatal crossbite

上顎歯列がさらに狭窄すると、1歯あるいは多数歯が下顎の対合歯より口蓋側に転位する。片側すべての歯、あるいは両側の臼歯部まで及ぶと、上顎骨の完全狭窄あるいは完全なシザーズバイトとなる（図12-2b）。

シザーズバイト

1歯、あるいは2歯以上が対合歯に対して完全に頬側か舌側に位置し、垂直的に交叉する場合を指す。

ブローディ症候群

「ブローディバイト」「シザーズバイト」「ノンバイト」ともいわれるブローディ症候群は、水平方向の問題において非常に複雑で難解な不正咬合である。この症状における臼歯部咬合面での嵌合は皆無で、白歯に与える影響は、ときに乳臼歯と犬歯部に及ぶこともある。発現率は1.0～1.5％[25]。また治療法は抜歯、上下歯列弓間でのカムフラージュ治療や外科的矯正治療が用いられてきた。

過去20年の間に、骨格性の問題を改善する治療法として仮骨延長法が導入されてきたが、これは下顎歯列が上顎歯列に入り込んでロッキングする水平方向の問題を有するブローディ症候群にも適応されている。実際には、下顎骨の拡大は下顎正中結合部骨切り術 midsymphyseal osteotomy の後に特殊な拡大スクリューで緩徐拡大を行う。

Guerreroら[25]は、片側性のシザーズバイトには患側の下顎周辺結合部骨切り術 parasymphyseal osteotomy を推奨した。またLegan[26]は拡大の促進や抑制の調節を交叉ゴムで行い、カスタムメイドの延長器具で仮骨延長する手法を提唱した。

非外科的手法はCase12-8に示す。

なお片側性の臼歯部交叉咬合は、非対称な下顎骨の成長によっても発症する。

鑑別診断

臼歯部交叉咬合の発見は容易で、簡単な診査で問題を抽出することができる。ただその形態的特徴が多種にわたるため、治療計画立案時には慎重な鑑別が必要となる。どんなタイプかを見極めるために、以下を問うべきである。

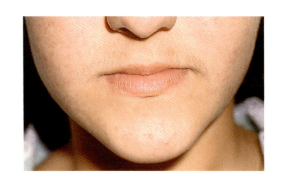

図12-8　右側関節頭の過形成に起因する顔面の非対称。

- 閉口時に機能的偏位を認めるか
- 交叉咬合は片側性か、両側性か
- 歯性か、骨格性か、あるいは両方か
- 問題があるのは上顎か、下顎か、両顎か
- 下顎骨に非対称性を認めるか

　十分な臨床診査や診断資料を採取することで、どのタイプの交叉咬合かの判定が可能である。

臨床診査

　子どもへの矯正歯科治療で臨床検査を行う際、どのような歯性骨格性の不正咬合であっても、必ず口腔顔面の安静時、機能時両方の状態を把握する必要があり、中心位と中心咬合位にずれを生じる症例では、特に下顎骨偏位の診査が重要な項目になる（3章参照）。

　真性で片側性の狭窄は、中心位・中心咬合位いずれにおいても、側方偏位をともなわない片側性臼歯部交叉咬合として発現する。最適な治療法は、片側の臼歯部の拡大である。

　子どもの臼歯部交叉咬合に対する臨床診査や鑑別診断では、特に以下の項目に注意を払うようにする。

- フェイシャルパターン、顔面のバランスや対称性
- 咬合の三次元評価
- 中心位、中心咬合位における上顎骨正中線と下顎骨正中線の関係
- 顔面正中線と上顎歯列正中線の関係
- ウィルソン湾曲
- 中心位、中心咬合位におけるオトガイと顔面の対称性

　顔面正中線からオトガイのずれは下顎骨が非対称である可能性があり、下顎骨の偏位や顎関節の過形成、発育不全が原因として考えられる。これも早期発見が重要となる。

　またウィルソン湾曲を診査することで、下顎骨の対称性や左右下顎枝高の差をとらえることができる。

　関節頭が過形成しているか発育不全しているかの識別は、それぞれ特徴的な所見が存在し、診断時や治療計画立案時には欠かすことができない。

関節頭の過形成

　片側性の関節頭過形成は、以下の特徴をもつ（図12-8）。

- オトガイが健側へ偏位
- 患側の咬合面が低位（下顎枝高が過大であるため）
- 患側の大臼歯咬合関係がⅢ級傾向

関節頭の発育不全

　片側性の関節頭発育不全は、以下の特徴をもつ。

- オトガイが患側へ偏位
- 患側の咬合面が高位（下顎枝高が短小であるため）
- 患側の大臼歯咬合関係がⅡ級傾向（患側が発育不全であるため）

臨床関連領域の診査

　こうした異常には臨床診査に加えて、歯列模型やセファログラム（側面、正面、軸位）診査も必要となる。正面セファログラムの比較によって検出される中心位と中心咬合位のずれは、下顎骨偏位の診断において重要なサインである。また正面・側面セファログラムによる診査は、頬側咬合や顔面の非対称、骨格性の問題、骨の非対称性を含む上下顎歯列弓間の水平方向の問題を明らかにする。キャリパスやシンメトログラフ（3章参照）を使って精密に歯列模型を分析すれば、以下の情報を得ること

12 水平的な問題のマネジメント [臼歯部交叉咬合]

ができる。

- 咬合の種類
- 上顎、下顎の歯列弓形態（アーチフォーム）
- 上顎、下顎の歯列弓幅径
- 歯列弓の非対称性

詳細については、3章の模型分析についての項を参照されたい。

早期治療の戦略

臼歯部交叉咬合は、特に下顎骨偏位がある場合は、早期改善を推奨する研究者が大多数である。治療開始時期は乳歯列後期や混合歯列前期が最適であり、その方法は以下の状況により異なる。

- 片側性か両側性か
- 歯性か骨格性か
- 問題が上顎歯列、下顎歯列あるいは両者に関係するか
- 歯列弓が過剰に拡大しているのか、狭窄しているのか
- 拡大治療は緩徐で行うか、急速で行うか

問題が十分に整理・分類されると、治療にどんなデザインやタイプの装置を使用すべきかが見えてくる。急速拡大装置や緩徐拡大装置、固定式や可撤式と、さまざまな機能をもつ装置が活用できる。

また臼歯部の側方拡大を行うと、臼歯部が挺出したり、咬合が浅くなったり、下顎骨が時計方向に回転することがよくあるため、改善前に押さえておくべき重要事項として、顎骨の垂直方向（成長パターンが垂直方向か水平方向か）の評価が挙げられる。この問題に対しては、装置には臼歯部が挺出しないよう咬合面をレジンで覆うようなデザインが必要となる。過蓋咬合または水平方向の成長パターンをもつ患者の場合、口蓋の側方拡大は、臼歯部交叉咬合の改善だけでなく、オーバーバイトを減じることができる。逆に開咬あるいはその傾向がある患者では、垂直方向のコントロールなく臼歯部拡大を行うと垂直方向の問題を助長することになる。

装置の選択

問題点、年齢、患者の協力度により、固定式、可撤式、急速拡大、緩徐拡大などの装置を選択する。

固定式拡大装置

Wアーチ、クワドヘリックス、ハース、ハイラックスなどの拡大装置があり、急速拡大、緩徐拡大どちらにも用いられる。

Wアーチ　Wアーチ（別名：ポーター装置）は固定式で、臼歯部交叉咬合や両側の拡大にすぐれる。両側第一大臼歯または第二大臼歯（あるいは乳臼歯）に装着したバンドに、0.9mmまたは1.0mmのステンレススチールワイヤーをロウ着する。ワイヤーは口蓋粘膜を傷つけないよう、粘膜から浮かすように走行させる（図12-9、12-10）。

パラタルボウの中央を曲げて活性化することで大臼歯間を拡げ、Uループを活性化することで近心部の拡大を行う。症例にあわせて片側と両側いずれの交叉咬合にも使用できる。拡大量は4〜5週間ごとに約3〜4mmで、改善後は活性化せず4〜6週間を保定期間として装着を続ける。患者の協力をほぼ必要としないため、受け入れられやすい。乳歯列期から使用すれば、正常な口蓋縫合の拡大が加速されるため、拡大効果が十分に得られる。

またWアーチは拇指吸引癖をともなう臼歯部交叉咬合をもつ3〜5歳の子どもには、口腔習癖をコントロールする装置としても役立つ。ハースなどの固定式装置は、この年齢の子どもや親にとって使用が難しい。

クワドヘリックス　固定式で、大臼歯のバンドに0.9mmのステンレススチールワイヤーがロウ着されている。らせん状のループが4つアーチに組み込まれており、Wアーチよりもしなやかで、弾力性があり柔軟性の高い装置である（図12-11）。ワイヤーは交叉咬合の歯に接触させ、口蓋粘膜からわずかに離し、軟組織を傷つけないようにする。前方のヘリックス（らせん部分）を活性化すると臼歯部が、バンドから2〜3mm遠心のヘリックスを活性化すると側方歯群が拡大される。

装着後の再活性化は、ある程度までは口腔内でバードビークプライヤーを使って行えるが、正確を期すためには6〜8週間ごとに口腔外で調整することが推奨される。

この装置は乳歯列期の上顎の両側性狭窄を治療するために使用されるが、改良したり一方のエクステンションアームを外すことで片側性狭窄にも対応できる。重度の片側性交叉咬合になると下顎歯列にも問題があるため、患側の対合歯から交叉ゴムをかけて治療を行う。

早期治療の戦略

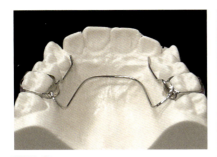

図12-9　Wアーチ。
(Great Lake Orthodonticsの好意による)

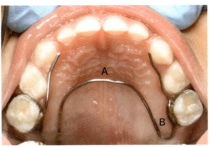

図12-10　装着されたWアーチ。
A：パラタルボウの中央で曲げて活性化することで、臼歯部を拡大する。
B：Uループで活性化することで、臼歯部から近心部を拡大する。

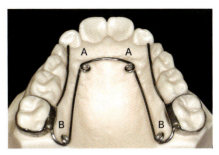

図12-11　クワドヘリックス。
A：前方のヘリックス(らせん部分)を活性化すると、臼歯部が拡大される。
B：後方のヘリックスを活性化すると、側方歯群が拡大される。

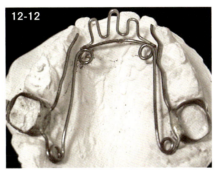

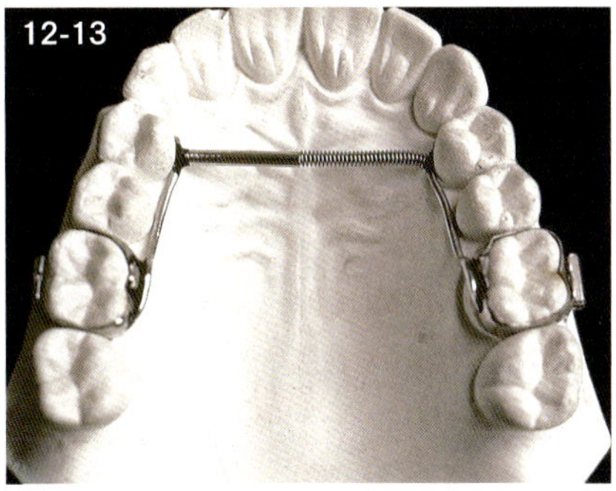

図12-12　タングガードを組み込んだクワドヘリックス。

図12-13　アーノルド拡大装置。

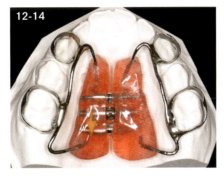

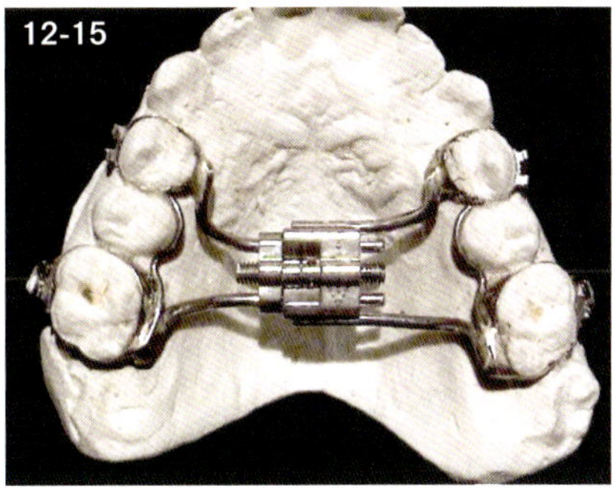

図12-14　ハース急速口蓋拡大装置。

図12-15　ハイラックス急速口蓋拡大装置。

　またエクステンションアームは、犬歯、側切歯、中切歯まで延長し、前歯部交叉咬合を治すこともできる。
　吸指癖をともなう臼歯部交叉咬合症例には、この装置の本領が発揮される。指が口に入るたびに前方のヘリックスに触れるため、習癖を止められる。
　さらに舌をコントロールするためには、タングクリブをアンテリアルボウに組み込んだりもする(図12-12)。
アーノルド拡大装置　固定式で、大臼歯のバンドにロウ着された1.0mmのステンレススチールワイヤーが第一小臼歯または第一乳臼歯の舌側面に接触している。1.0mm、1.1mmのチューブが片側にロウ着され、オープンコイルで反対側を拡大する(図12-13)。前方部の拡大に適している。

ハース拡大装置　固定式で、側方歯群が固定源となり、アクリルレジンに埋め込んだスクリューで拡大する装置である。毎日スクリューを1〜2回回して拡大する(図12-14)。急速拡大には骨ごと口蓋の幅径を増大する装置を用い、骨格性交叉咬合や上顎骨の狭窄、上顎骨の前方牽引、上顎骨の発育不全など歯性や骨格性の拡大に奏効する。この装置は乳歯列期や混合歯列前期での使用に適している。

ハイラックス拡大装置　固定式だが、スクリューがア

12 水平的な問題のマネジメント [臼歯部交叉咬合]

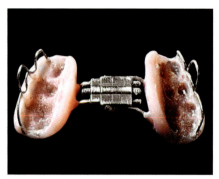

図12-16 咬合面被覆型の急速拡大装置。

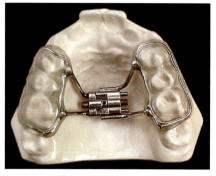

図12-17 接着型拡大装置。

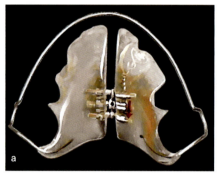

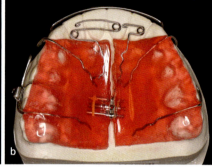

図12-18 ジャックスクリューを組み込んだ可撤式ホーレー緩徐拡大装置。
a：咬合面非被覆型。
b：咬合面被覆型。

クリルに埋没されず口蓋粘膜から離れているため、ハース拡大装置よりは衛生的である（図12-15）。

咬合面被覆型の急速拡大装置 臼歯部を拡大すると前歯部の被蓋が浅くなるため、開咬傾向あるいは垂直方向に問題がある症例では慎重に拡大しなければならない。オーバーバイトを浅くしないためには、臼歯部咬合面をレジンで被覆する方法がある。

図12-16は、かつて筆者が使用した、ハース拡大装置とアクリルレジンのバイトブロックを組み合わせて製作した拡大装置である。

接着型拡大装置 McNamara[15]によって提案された、ハイラックス拡大装置と両側の側方歯を覆うアクリルレジンとを組み合わせた固定式の拡大装置である（図12-17）。

可撤式拡大装置

口蓋や下顎骨の拡大にも用いるが、歯性、歯槽性の緩徐拡大をすることが一般的であり、その場合、口蓋骨の拡大には使用されない。スクリューは緩徐拡大では3～5日おき、急速拡大では1～2日おきに回す（図12-18）。

乳歯列期や混合歯列期における、下顎骨の偏位をともなう臼歯部交叉咬合は、ほとんどが両側性の上顎歯列の狭窄が原因であるため、可撤式拡大装置のスクリューは中央に位置させる。真性の片側性の狭窄であれば、ジャックスクリューの配置や装置の配置は非対称となる。これには非対称にしきられたアクリルにより多数歯が少数歯を押す効果により、非対称に拡大できる。

こうした装置では、装置の緻密性、良好なデザイン、患者の協力度の良さが成功の鍵となる。

症例

前述のとおり、臼歯部交叉咬合の形態や病因、治療戦略は多種多様である。この種の不正咬合は、乳歯列期や混合歯列期に発症・悪化するため、早期介入すれば治療は簡単で術後安定性があり、また治療が遅れた場合に起こりうる多くの問題（歯、歯周組織へのダメージ、顎関節の機能異常、顎骨の発育に悪影響を及ぼす）を食い止めることができる。

以下に示す早期介入の症例では、さまざまな歯列期や治療戦略、臼歯部交叉咬合のタイプがあることがわかる。

Case 12-1

患者は7歳の男子。左側の交叉咬合と下顎骨の偏位を呈した。上顎乳犬歯と下顎乳犬歯の早期接触が主な病因として診断された。

治療

上顎左側乳犬歯の舌側と下顎左側乳犬歯の頬側を削合して咬合調整を行ったところ、下顎骨の偏位や正中線の不一致が即座に改善された(**図12-19c、d**)。

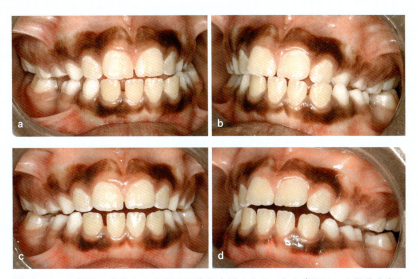

図12-19 下顎骨の偏位と臼歯部交叉咬合症例である。主な病因は、上顎乳犬歯と下顎乳犬歯の早期接触であった。
a、b：治療前の口腔内写真。
c、d：咬合調整によって早期に改善した。

> **メモ：**
> 早期接触が原因で片側性の臼歯部交叉咬合や下顎骨の偏位が起こったとしても、早期に改善されなければ習慣性の偏位へと移行し習癖にまで発展する。そのような状況では咬合調整に加え、咬合面をコンポジットレジンで覆い、咬合挙上した後に徐々にレジンを削合して偏位の改善を図る。それでも改善しない場合は拡大が第一選択肢となる。

12 水平的な問題のマネジメント［臼歯部交叉咬合］

Case 12-2

患者は5歳の男子。乳歯列期で、右側臼歯部すべてにわたる交叉咬合と下顎骨の偏位を認める。中心咬合位において、下顎骨正中線が右側に偏位している。大臼歯咬合関係は左側がⅠ級、右側がⅡ級であった（**図12-20a～c**）。

歯列模型では上下顎の歯列弓は対称で、中心位での臨床診査では上顎歯列に若干の狭窄を認めた。

治療

第二乳臼歯と乳犬歯4本にバンドを合着した、ハース急速口蓋拡大装置を用いて治療を開始した。毎日母親がスクリューを回し、2週間で拡大を終えた。**図12-20d～f**は拡大装置と拡大中の口腔内を示す。交叉咬合が改善され、今までなかった歯間空隙が前歯部に生じた。

交叉咬合改善後も、保定のため拡大装置を3ヵ月間装着し続けた。治療によって咬合が改善され、偏位も消失して正中線が一致し、永久歯への交換が促進され、歯間空隙も前歯部に残った（**図12-20g、h**）。

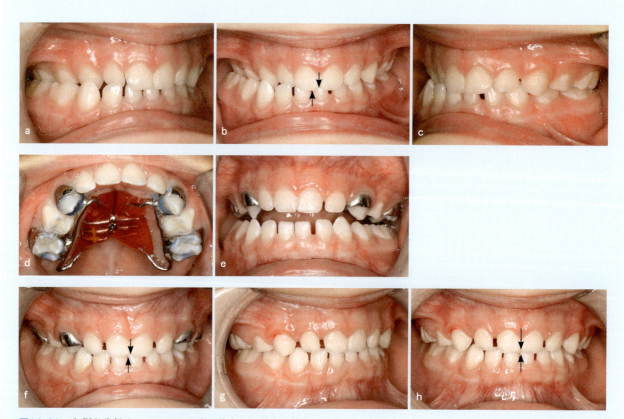

図12-20 右側臼歯部すべてにわたる交叉咬合と下顎骨の偏位がみられる症例。
a～c：矢印は正中線の偏位を示す。
d、e：ハース急速口蓋拡大装置の使用中。
f：拡大終了から2週間後、正中線はほぼ一致した（矢印）。前歯部に歯間空隙が生じてきた。
g、h：治療終了時から3ヵ月後。正中線の一致は維持されている（矢印）。

Case 12-3

患者は10歳の女子。混合歯列中期で、前歯部から左側臼歯部すべてにわたる交叉咬合と、著しい下顎骨の偏位を認めた。下顎歯列に叢生はなく良好であるが、外傷性咬合のため中切歯に歯肉退縮があった。一方、上顎前歯は若干の叢生と舌側傾斜を呈した（**図12-21a～c**）。歯列模型と中心位による臨床診査の結果、上顎両側中切歯と左側側切歯の舌側傾斜が、重度の偏位と交叉咬合を引き起こしていたことが判明した。中心位で見るかぎり、上顎歯列弓の狭窄はなかった（**図12-21d～g**）。

治療

上顎切歯の舌側傾斜と軽度の叢生を改善するため、前歯の前方傾斜と前歯部交叉咬合の治療に限定した。

上顎に2×4装置を装着、下顎大臼歯の咬合面にコンポジットレジンを盛り、咬合挙上した（**図12-21h～j**）。

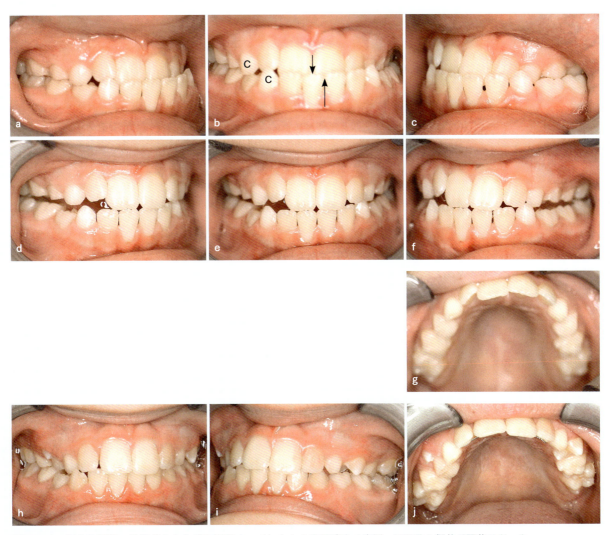

図12-21 混合歯列期、前歯部から左側臼歯部すべてにわたる交叉咬合の症例。下顎骨の偏位が顕著であった。
a～c：治療前の中心咬合位での口腔内写真。Cは乳犬歯、矢印は正中線の偏位を示す。
d～f：中心位。
g：両側上顎中切歯と左側側切歯の舌側傾斜が見られる。
h～j：上顎切歯を前方傾斜させた治療後の口腔内写真。

12 水平的な問題のマネジメント [臼歯部交叉咬合]

Case 12-4

患者は5歳6ヵ月の女児。乳歯列期で、左側臼歯部交叉咬合と下顎骨の偏位を認める。中心咬合位における正中線は一致しなかった（図12-22a、b）。

治療

咬合面被覆型ジャックスクリュー緩徐拡大装置を使用した（図12-22c）。拡大装置を装着しアクリルレジンで咬合すると、中心咬合位での正中線の偏位は消失した（図12-22d、e）。

治療開始から6週間後（3日おきに拡大）、患者が装置を紛失したが、交叉咬合と下顎骨の偏位はすべて解決した。装置なしのまま4週間経過観察した。図12-22f、gは装置撤去から6ヵ月後の口腔内。図12-22h、iはさらに1年後である。すべての第一大臼歯と上顎中切歯、下顎切歯が萌出した。図12-22j〜lは治療終了から3年後である。

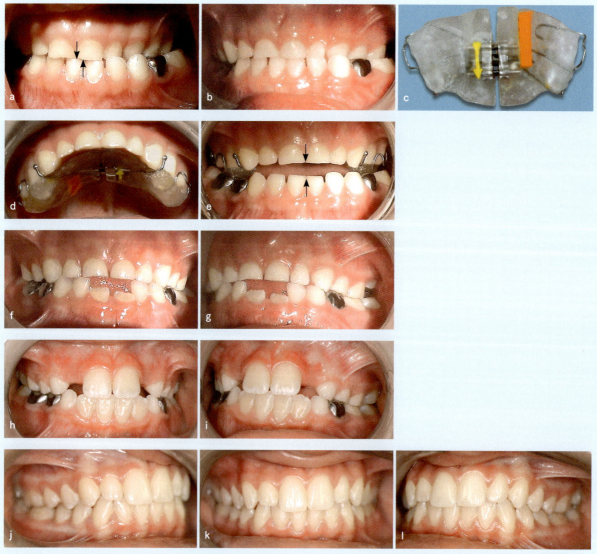

図12-22 下顎骨の偏位をともなう左側臼歯部交叉咬合症例。
a、b：治療前の口腔内写真。矢印は中心咬合位での正中線のずれを示す。
c：ジャックスクリューを組み込んだ咬合面被覆型の緩徐拡大装置。
d、e：拡大装置装着時の中心咬合位。正中線の偏位は認めない（矢印）。
f、g：装置を外してから6ヵ月後。　　h、i：さらに1年後。　　j〜l：治療終了から3年後。

Case 12-5

　患者は 7 歳 4 ヵ月の男子。左側臼歯部交叉咬合と下顎骨の偏位、上顎前歯部のスペース不足が認められた（**図12-23a〜d**）。

治療

　1 日 1 回スクリューを回すハース急速口蓋拡大装置を用いた。拡大装置は第一大臼歯部にバンドを 2 つ用い、アクリルレジンに埋め込んだジャックスクリューと、2 本の0.8mmステンレススチールバーを、コンポレットレジンで乳臼歯と乳犬歯の口蓋側に固定するというデザインであった。

　12-23e〜g は拡大が完了した 3 ヵ月後、拡大装置除去時の口腔内写真である。治療の結果、交叉咬合の改善や正中線の一致、下顎骨偏位の消失、および上顎前歯部のスペースが確保され、その後すべての切歯が萌出した。

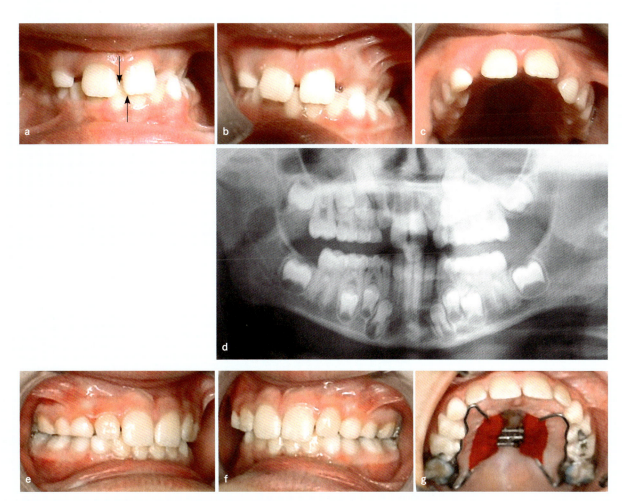

図12-23　左側臼歯部交叉咬合や下顎骨の偏位、前歯部のスペース不足に対する治療を行った。
a、b：治療前の口腔内写真（正面観）。矢印は中心咬合位での正中線のずれを示す。
c：治療前の口腔内写真（咬合面観）。上顎前歯部におけるスペース不足が認められる。
d：治療前のパノラマエックス線写真。
e〜g：拡大時の口腔内写真。3 ヵ月後に拡大装置は撤去された。

12 水平的な問題のマネジメント [臼歯部交叉咬合]

Case 12-6

患者は5歳8ヵ月の男子。乳歯列期で、左側臼歯部交叉咬合と下顎骨の偏位が認められ、下顎骨正中線は左側に4mm偏位していた（図12-24a〜c）。歯間空隙はBaumeの分類Ⅰ[27]であった。

治療

患者の現病歴（注意欠陥多動性障害、喘息、口腔衛生不良）を考慮して、Wアーチを治療に使用することとした。WアーチはW型に屈曲した0.8mmのステンレススチールワイヤーをバンドにロウ着し、第二乳臼歯にセメント合着した。また、左側がより活性化されるようにWアーチを調整した（図12-24d〜e）。

図12-24f〜h は拡大終了後の口腔内写真で、乳歯冠で修復してから3ヵ月が経つ。

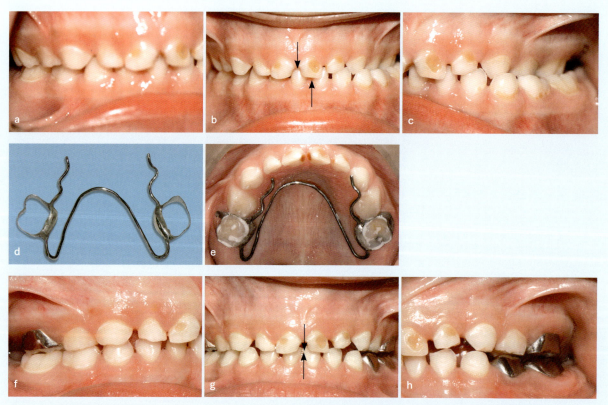

図12-24　下顎骨の偏位（4mmの正中線偏位）をともなう左側臼歯部交叉咬合症例。Baumeの分類Ⅰであった。
a〜c：治療前の中心咬合位。矢印は正中線の偏位を示す。
d：Wアーチ。
e：Wアーチ装着時。
f〜h：治療後の口腔内写真。装置の撤去、歯冠修復後3ヵ月時。矢印は正中線を示す。

Case 12-7

患者は4歳9ヵ月の女子。左側臼歯部交叉咬合と下顎骨の偏位を認めた（図12-25a～c）。

治療

0.8mmのステンレススチールワイヤーが屈曲された、Wアーチを使用した（図12-25d）。Wアーチ挿入から4週間で8mm拡大した。

若干オーバーコレクションした状態で拡大し、2ヵ月間保定を行った。図12-25e～fは保定終了から3ヵ月後。

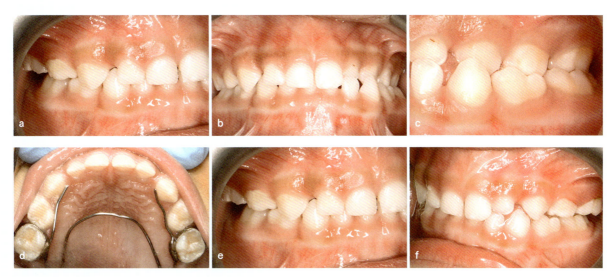

図12-25　下顎骨の偏位にともなう左側臼歯部交叉咬合の症例。
a～c：治療前の口腔内写真。　d：Wアーチ装着時。　e、f：保定終了から3ヵ月後の口腔内写真。

Case 12-8

患者は14歳6ヵ月の男子。両側の完全な頬側咬合（ブローディ症候群）が認められた。家庭には経済的なゆとりがなく、親の望みは子どもが適切に咬めるようになることであった。水平方向の問題に加え、前後方向の問題としてⅡ級1類不正咬合（オーバージェットが過大、オーバーバイトが90％）、上下顎左側第一大臼歯の欠損、矮小歯による歯冠空隙がいっそう問題を複雑にし、咬頭嵌合や咀嚼が十分に果たされていない（図12-26a～f）。

これらの異常により、咬合や歯は機能していないばかりか歯や顔面の審美性も損なわれている。この原因は狭窄した下顎骨と上顎の歯列空隙に集約される。

治療

経済的な制約から、外科的矯正治療、補綴治療、インプラント治療は選択肢から除外されたため、矯正歯科治療で解決することにした。次の8つのステップで行うこととした。

1. 上顎に前歯部の咬合挙上板を使用し、ロッキングされた下顎歯列弓の咬合挙上を行う
2. 下顎に半可撤式の強力なリンガルアーチを装着し、段階的な下顎臼歯部の拡大を行う
3. サービカルヘッドギアで、上顎臼歯部の狭窄とⅡ級改善のための遠心移動を行う
4. 臼歯部が咬合した直後、マルチブラケット装置を全顎に装着する

12 水平的な問題のマネジメント [臼歯部交叉咬合]

5. ヘッドギアは固定源として引き続き装着し、上顎側方歯部を遠心移動させる
6. 大臼歯や小臼歯を遠心移動させ、臼歯部を一体化させる
7. 上顎大臼歯と小臼歯を遠心移動後、強力なⅡ級ゴムを用いて上顎犬歯の遠心移動と下顎臼歯の近心移動を行う
8. 上顎切歯の牽引と圧下を行い、過蓋咬合と過度なオーバージェットを改善する

　図12-26h〜jは歯冠空隙が閉鎖された治療終了時。下顎歯列を徐々に拡大しつつ上顎歯列を狭くすることにすべての労力が費やされた。

　治療で水平方向と前後方向の関係が改善され、上顎第一小臼歯間幅径は35mmから30mm（図12-26k）、上顎臼歯間幅径は40mmから35mm（図12-26l）、下顎第一小臼歯間幅径は30mmから29mm（図12-26m）と変化した。さらに下顎大臼歯の欠損部と歯列の間隙を近心に寄せて閉鎖したにもかかわらず、下顎臼歯間幅径は35mmを維持することができ（図12-26n）、良好な歯性骨格性の改善が得られた（図12-26o〜q）。

- 重度の両側性頬側咬合の改善
- Ⅱ級不正咬合の改善
- 歯の欠損と矮小歯から生じた空隙歯列の閉鎖
- 下顔面高（下顎骨狭窄の改善）が53.7%から60.5%へと有意に変化
- ANBが4.2°から3.6°へと変化
- 上下顎前突の改善（interincisal angleが111.4°から136.0°へ減少）

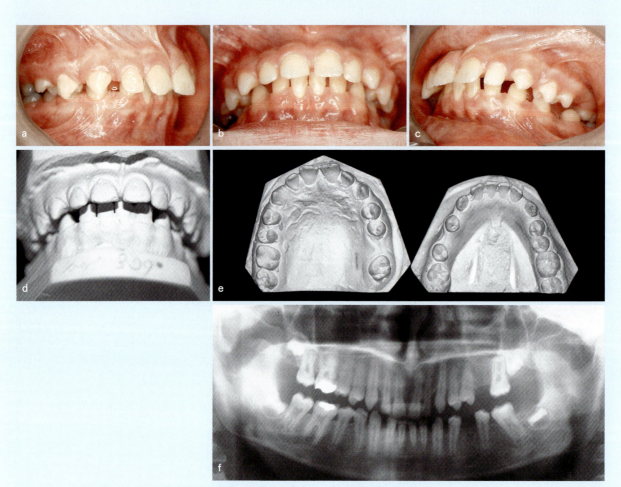

図12-26 Ⅱ級1類不正咬合症例。両側に完全な頬側咬合（ブローディ症候群）が認められる。
a〜c：治療前の口腔内写真。　　d、e：治療前の歯列模型。　　f：治療前のパノラマエックス線写真。

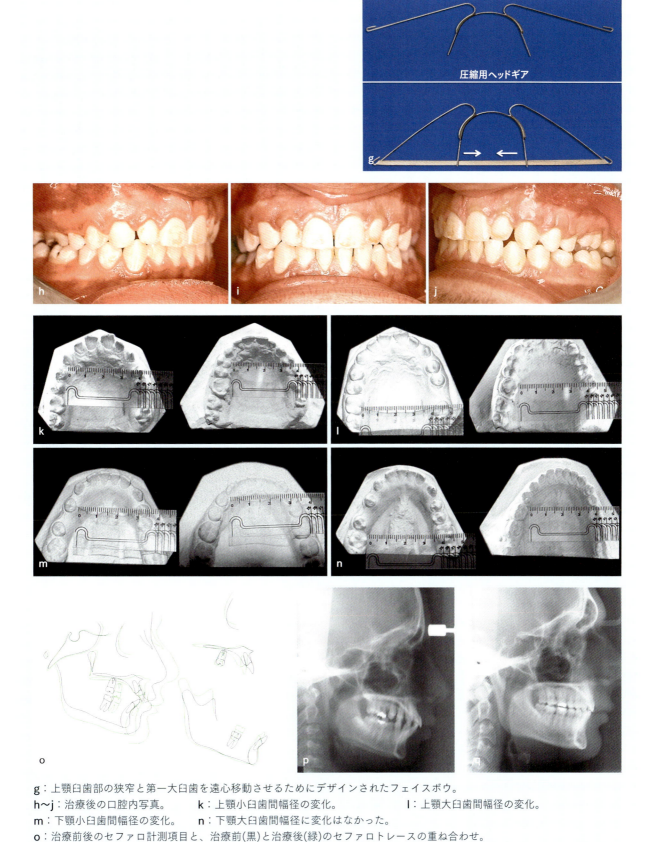

g：上顎臼歯部の狭窄と第一大臼歯を遠心移動させるためにデザインされたフェイスボウ。
h~j：治療後の口腔内写真。　　k：上顎小臼歯間幅径の変化。　　　　　　l：上顎大臼歯間幅径の変化。
m：下顎小臼歯間幅径の変化。　　n：下顎大臼歯間幅径に変化はなかった。
o：治療前後のセファロ計測項目と、治療前(黒)と治療後(緑)のセファロトレースの重ね合わせ。
p：治療前のセファログラム。　　q：治療後のセファログラム。

12 水平的な問題のマネジメント [臼歯部交叉咬合]

Case 12-9

患者は13歳の男子。II級1類不正咬合で、片側性の左側頬側咬合、過度なオーバージェット（16.5mm）、突き上げ型過蓋咬合が認められた。模型分析では、上下顎左側臼歯部の非対称が原因で上顎左側臼歯部の頬側転位と左側下顎臼歯部の舌側転位が生じ、それによって、片側性の頬側咬合が生じた（図12-27a〜d）.

治療

まず上顎に前歯部の咬合挙上板を装着し、左側臼歯部におけるロッキングされた咬合の改善を図った。次にリンガルアーチで下顎左側歯列を拡大、ヘッドギアで上顎臼歯部を遠心移動し、左側歯列を狭窄させた。治療はCase12-8と同じ順序で実施され、前後関係の改善は臼歯と小臼歯、犬歯を遠心移動し、I級関係を確立後に前歯の牽引へと進んだ。水平方向の問題が片側性だったため、上顎左側歯列の狭窄と下顎左側歯列拡大を目的に、矯正装置にはあらゆる配慮を費した。

治療の結果、明らかな改善（片側性の頬側咬合、II級不正咬合が改善され、オーバージェットは16.5mmから3.5mmと減少した。過蓋咬合も改善（ANBが12.3°から4.5°へと変化、上顎突出度とAB平面角が有意に変化した）が見られた（図12-27e〜j）。

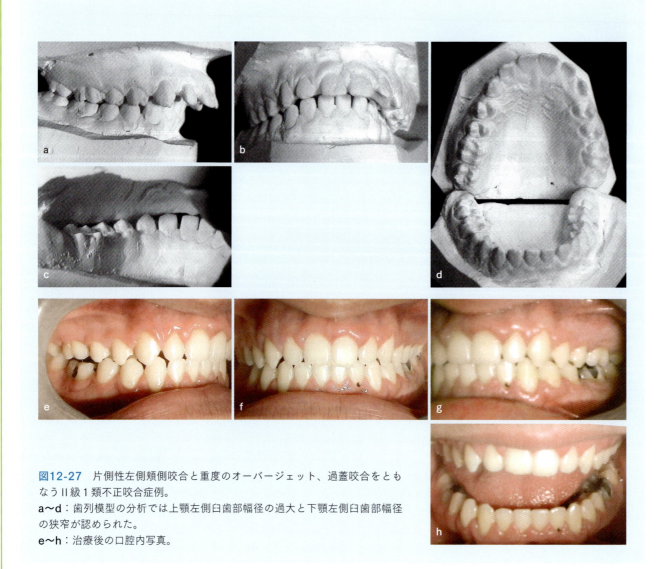

図12-27　片側性左側頬側咬合と重度のオーバージェット、過蓋咬合をともなうII級1類不正咬合症例。
a〜d：歯列模型の分析では上顎左側臼歯部幅径の過大と下顎左側臼歯部幅径の狭窄が認められた。
e〜h：治療後の口腔内写真。

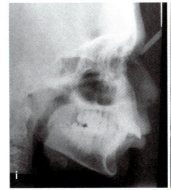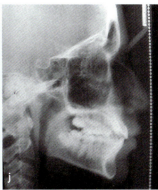

i：治療前のセファログラム。
j：治療後のセファログラム。

まとめ

- 臼歯部交叉咬合は乳歯列期や混合歯列期でよく遭遇する不正咬合であり、その典型例が交叉する側への片側性、機能性交叉咬合である。
- 自然治癒することはほぼない。治療が遅れると口腔顔面の筋肉が非対称に作用し、顎関節や咀嚼器官に障害を及ぼし、骨格性の成長を変えてしまう。
- 一般的に上顎歯列の狭窄や歯列幅径も十分にないため、前歯部の叢生や、ときに犬歯の埋伏を引き起こす。
- 咬合が正常に発育するために、臼歯部交叉咬合の早期治療が推奨される。
- 主な病因としては吸指癖やおしゃぶりの使用習慣、鼻呼吸障害、異常嚥下、低位舌が考えられる。したがって臨床医は乳歯列期や混合歯列期に精査し、咬合発育が進むこの決定的な時期に病因を早期発見する義務がある。
- 臼歯部交叉咬合の調査に携わるほぼすべての研究者が、早期介入を推奨する。永久歯列期から開始すると治療は困難になり、症例によっては外科手術が必要になる可能性もある。
- 最適な治療開始時期は乳歯列後期や混合歯列前期である。また拡大治療は容易で即効性があり、術後安定性も得られる。
- 病因にはさまざまな因子が絡み、形態も多様である。治療計画立案のためには鑑別診断が必要とされる。
- 臼歯部交叉咬合は歯性、歯槽性、骨格性、機能性に分類され、さらにそれぞれ片側性と両側性が存在する。また頰側咬合（ブローディ症候群、シザーズバイト）や口蓋側咬合のように、上顎歯列弓と下顎歯列弓間における幅径の不調和からも交叉咬合が発症する。
- 臼歯部交叉咬合の評価では、歯列模型と正面セファログラムを用いた簡単な診査で問題を抽出できる。
- 治療方法は交叉咬合の種類により、拡大を急速あるいは緩徐で行うか、装置は固定式か可撤式か多岐にわたる。

12 水平的な問題のマネジメント [臼歯部交叉咬合]

参考文献

1. Moyers RE. Handbook of Orthodontics, ed 4. Chicago:Year Book Medical, 1988.
2. Kennedy DB, Osepchook M. Unilateral posterior crossbite with mandibular shift: a review. J Can Dent Assoc 2005;71(8):569-573.
3. Harper DL. A case report of a Brodie bite. Am J Orthod Dentofacial Orthop 1995;108(2):201-206.
4. Kutin G, Hawes RR. Posterior cross-bites in the deciduous and mixed dentitions. Am J Orthod 1969;56(5):491-504.
5. Hesse KL, Artun J, Joondeph DR, Kennedy DB. Changes in condylar postition and occlusion associated with maxillary expansion for correction of functional unilateral posterior crossbite. Am J Orthod Dentofacial Orthop 1997;111(4):410-418.
6. Pinto AS, Buschang PH, Throckmorton GS, Chen P. Morphological and positional asymmetries of young children with functional unilateral posterior crossbite. Am J Orthod Dentofacial Orthop 2001;120(5):513-520.
7. Myers DR, Barenie JT, Bell RA, Williamson EH. Condylar position in children with functional posterior crossbites: before and after crossbite correction. Pediatr Dent 1980;2(3):190-194.
8. Egermark-Eriksson I, Carlsson GE, Magnusson T, Thilander B. A longitudinal study on malocclusion in relation to signs and symptoms of cranio-mandibular disorders in children and adolescents. Eur J Orthod 1990;12(4):399-407.
9. Thilander B, Lennartsson B. A study of children with unilateral posterior crossbite, treated and untreated, in the deciduous dentition–occlusal and skeletal characteristics of significance in predicting the long-term outcome. J Orofac Orthop 2002;63(5):371-383.
10. Schröder U, Schröder I. Early treatment of unilateral posterior crossbite in children with bilaterally contracted maxillae. Eur J Orthod 1984;6(1):65-69.
11. Proffit WR, Fields HW Jr. Contemporary Orthodontics, ed 5. St Louis: Mosby, 2012.
12. Subtelny JD. Oral respiration: facial maldevelopment and corrective dentofacial orthopedics. Angle Orthod 1980;50(3):147-164.
13. Kurol J, Berglund L. Longitudinal study and cost-benefit analysis of the effect of early treatment of posterior cross-bites in the primary dentition. Eur J Orthod 1992;14(3):173-179.
14. Linder-Aronson S. Adenoids. Their effect on mode of breathing and nasal airflow and their relationship to characteristics of the facial skeleton and the denition. A biometric, rhino-manometric and cephalometro-radiographic study on children with and without adenoids. Acta Otolaryngol Suppl 1970;265:1-132.
15. McNamara JA Jr. Early intervention in the transverse dimension: is it worth the effort? Am J Orthod Dentofacial Orthop 2002;121(6):572-574.
16. Allen D, Rebellato J, Sheats R, Ceron AM. Skeletal and dental contributions to posterior crossbites. Angle Orthod 2003;73(5):515-524.
17. Warren JJ, Bishara SE. Duration of nutritive and nonnutritive sucking behaviors and their effects on the dental arches in the primary dentition. Am J Orthod Dentofacial Orthop 2002;121(4):347-356.
18. Souki BQ, Pimenta GB, Souki MQ, Franco LP, Becker HM, Pinto JA. Prevalence of malocclusion among mouth breathing children: do expectations meet reality? Int J Pediatr Otorhinolaryngol 2009;73(5):767-773.
19. Oulis CJ, Vadiakas GP, Ekonomides J, Dratsa J. The effect of hypertrophic adenoids and tonsils on the development of posterior crossbite and oral habits. J Clin Pediatr Dent 1994;18(3):197-201.
20. Øgaard B, Larsson E, Lindsten R. The effect of sucking habits, cohort, sex, intercanine arch widths, and breast or bottle feeding on posterior crossbite in Norwegian and Swedish 3-year-old children. Am J Orthod Dentofacial Orthop 1994;106(2):161-166.
21. Adair SM, Milano M, Lorenzo I, Russell C. Effects of current and former pacifier use on the dentition of 24- to 59-month-old children. Pediatr Dent 1995;17(7):437-44.
22. Infante PF. An epidemiologic study of finger habits in preschool children, as related to malocclusion, socioeconomic status, race, sex, and size of community. ASDC J Dent Child 1976;43(1):33-38.
23. Hanson ML, Barnard LW, Case JL. Tongue-thrust in preschool children. II. Dental occlusal patterns. Am J Orthod 1970;57(1):15-22.
24. Primožič J, Richmond S, Kau CH, Zhurov A, Ovsenik M. Three-dimensional evaluation of early crossbite correction: a longitudinal study. Eur J Orthod 2013;35(1):7-13.
25. Guerrero CA, Bell WH, Contasti GI, Rodriguez AM. Mandibular widening by intraoral distraction osteogenesis. Br J Oral Maxillofac Surg 1997;35(6):383-392.
26. Legan HL. Orthodontic planning and biomechanics for transverse distraction osteogenesis. Semin Orthod 2001;7:160–168.
27. Baume LJ. Physiological tooth migration and its significance for the development of occlusion. I. The biogenetic course of the deciduous dentition. J Dent Res.1950;29(2):123-132.

垂直的な問題のマネジメント ［開咬と過蓋咬合］

13

本章では、乳歯列期や混合歯列前期に発症・進展する垂直方向の問題について、よく遭遇する以下2つの不正咬合について説明する。こうした異常は自然治癒せず悪化することもあるため、早期発見と早期介入が必要となる。

1. 口腔習癖やその他の機能障害にかかわる開咬
2. 過蓋咬合（歯性過蓋咬合、骨格性過蓋咬合）

開咬とは

　骨格性開咬、あるいはハイパーダイバージェントタイプ hyperdivergent（前顔面高が過大）の不正咬合、前歯部開咬症例の治療は、矯正歯科医が頭を抱える問題のひとつである。永久歯列期になると開咬の治療は困難となり、極めて深刻なものとなる。

　本書の目的は、乳歯列期から混合歯列期にかけて発症・悪化する開咬を含む、あらゆる不正咬合への早期介入である。開咬は多因子が絡むことから、この異常の診断と治療に対しては、病因学的診断が重要な役割を果たす。また診断は、歯性、骨格性いずれの開咬かの診断が求められるため、臨床診査とセファロ分析にて行われる。

　遺伝要因は骨の成長の方向、形態、成長速度に関係し、異常な成長パターンや顎骨の位置異常、骨格性開咬をもたらすことがある。また乳歯列期や混合歯列期における環境要因も、開咬を惹起しうる。したがって、多様な形態や病因をもつ開咬は、的確な治療計画立案のために正確に分類されなければならない。それには経験と訓練が必要である。

　早期の原因認識と適切な介入は、異常を阻止したり、少なくとも将来的に起こりうる深刻な問題を減じることができる。現時点では、顎顔面に影響する遺伝要因を取り除いたり軽減することはできないものの、臨床医は、的確な診査や咬合に与える効果を前もって熟知しておけば、問題の予防や緩和、深刻度の軽減が可能となる。大部分の環境要因は認識可能であるため、早期介入すれば、発症を抑えたり開咬を正常咬合へと導くことができる。幼少期に発症す

13 垂直的な問題のマネジメント［開咬と過蓋咬合］

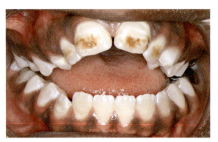

図13-1　吸指癖により生じた歯性骨格性開咬と臼歯部交叉咬合。

る開咬の、おもな局所要因と環境要因は以下のとおり。

- 吸指癖
- 舌の大きさや位置、機能障害
- 神経筋の機能障害
- 口蓋扁桃肥大やアデノイドによる口呼吸や、姿勢位の変化による歯や骨格の異常

　開咬の病因と、その発症メカニズムについては6章で詳細に述べたが、本章では乳歯列期や混合歯列期に行う早期の鑑別診断、治療戦略やテクニックについて述べる。

　幼い子どもの開咬を発見・介入する小児歯科医や一般臨床医は、重大な責任を担う。開咬の鑑別や治療はときとして困難をともなうが、綿密な臨床診査やセファロ分析、既往歴の採取で病因を正確にとらえれば、治療の成功に結びつく。

　的確な発見や介入のために、開咬の問題や原因を以下に簡潔に示す。病因の難易度によって観察、習癖のコントロール、外科的矯正治療と介入方法はさまざまである。

病因

　垂直的な問題は、骨格性と歯性の2つに分類して診断すべきである。通常、骨格性開咬は遺伝的な問題によって生じるが、環境要因の影響も受ける。さらに重篤な歯性骨格性開咬に至る可能性もあり、混合歯列末期までに改善されなければ、外科的矯正治療の実施如何にかかわらず、複雑な矯正歯科治療や外科手術が必要になる。

　第一に、問題を抽出・把握するためにさまざまなタイプの開咬を知ること、それらの違いを理解することである。ひとつの要因のみによって開咬に至るのではない。拇指などの吸指癖、舌の問題（機能障害、大きさ、位置、姿勢位）、扁桃肥大や気道閉塞による口呼吸、口唇の機能障害がよくある局所要因として挙げられる。

吸指癖

　吸指のタイプや口に入れる指の位置により、さまざまなメカニズムで吸指癖は咬合に影響を与える。指の力が直接前歯や切歯骨に作用し、歯性、歯槽性の前突や開咬、前歯の自然萌出の抑制、歯槽堤の発育不全、さらには臼歯部交叉咬合をきたすこともある。この習癖が長きにわたり、臼歯部が対咬しないでいると臼歯が過萌出することもあり、下顎骨が時計方向に回転する（図13-1）。

舌圧の異常

　舌による開咬は、舌の大きさや位置、姿勢位、機能障害によって、異なるメカニズムで生まれる。また巨舌症は、舌の大きさしだいでは歯間空隙、III級不正咬合、開咬などの異常に甚大な影響を及ぼしうる。大きさが重篤になると、さらに会話や食事、嚥下、睡眠に機能障害を及ぼす。この巨舌症は、先天性甲状腺機能低下症、ダウン症、アクロメガリー（先端巨大症）などの遺伝性あるいは先天性の疾患をもつ患者にみられる。

　また歯性骨格性の異常を起こす原因として、舌位の異常が考えられる。舌の大きさではなく、鼻閉、口蓋扁桃肥大やアデノイドが原因で口呼吸となり、舌が無意識のうちに前方突出するためである（図13-2）。

口呼吸

　原因がどうであれ、口呼吸しているときは口が開き、下顎骨が後退し、舌が前歯の間から飛び出して口腔底に乗る。口呼吸による舌位の変化は、拇指吸引癖と同様な歯性骨格性の変化を引き起こす。

　さらに口呼吸は、臼歯の過萌出や上顎骨の狭窄、頭位の変化、顔面高を増大させ、その結果、前歯部の歯性骨格性開咬を生じさせる。

遺伝要因

　遺伝要因、あるいは局所要因が加わって相互作用する開咬は、それぞれ異なるメカニズムにより正常な成長パターンから逸脱し、骨格性構造体の大きさ、形や比率などを変化させる。さまざまな骨格性不正咬合が発生し、開咬を含め、ほとんどの症例で顎矯正手術が必要になってくる[1]。

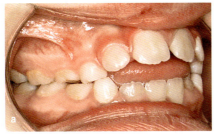
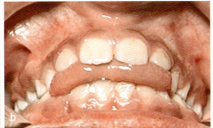
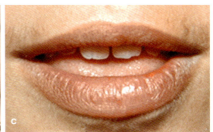

図13-2　a〜c：舌の大きさ、位置、機能障害から生じた歯性骨格性開咬。

舌突出は拇指吸引癖により副次的に発生する異常な舌機能であり、拇指吸引癖が消失しても開咬を維持あるいは進行させる。開咬の是正や多様な治療方法によって改善を試みる間も、舌突出は制御すべきである。

形態的特徴

簡易に鑑別診断するために、開咬は歯性開咬と骨格性開咬の2つに分類される。

歯性開咬

歯性開咬は骨格性の異常を認めず、以下の特徴がある。

- 正常な頭蓋顔面パターン
- 正常な顎関係
- 吸指癖の既往
- 切歯の前突
- 舌の前方突出
- 前歯の低位萌出
- 臼歯の高径が正常か、やや大きい
- 臼歯の傾斜が正常
- 急峻な咬合平面
- ガミースマイルを認めない
- 上顎骨の垂直的過大や上顎骨の後方傾斜を認めない

早期治療が遅れ、臼歯の過萌出や下顎骨の時計方向の回転などの環境要因が長く作用し続けると、結果的に骨格性の異常へと至ってしまう。

骨格性開咬

真性の骨格性開咬は、ほとんどが遺伝要因や環境要因の長期化、あるいは両者が原因となって発症する。不良な成長パターンや骨格性の不調和をともなうため、治療計画の立案前に入念な臨床診査とセファロ分析を行い、鑑別することが重要となる。

臨床診査や臨床関連領域の診査から把握できる骨格性開咬、または垂直方向の成長パターンの構造的な特徴は次のとおり。

- 急峻な下顎下縁平面
- 下顎骨の後退
- 下顎角の開大
- 下顎枝、前頭蓋底、後頭蓋底の短小
- Y-axisの開大
- Saddle angle（N-S-Ar）の開大
- Articular angle（S-Ar-Go）の開大
- 咬合平面角（下顎下縁平面に対する）の開大
- 下顎下縁平面角（口蓋平面に対する）の開大
- 口蓋が反時計方向に回転
- 下顔面高の過大
- 上顔面高の短小
- 後顔面高の短小
- 急峻な前頭蓋底

鑑別診断

歯性開咬は一般的に、乳歯列期や混合歯列期に口腔習癖や栄養の種類、リンパ組織の腫脹などによって発症する。放置すると歯性から骨格性の損傷に及んでしまい、後の治療が困難になる。前歯部開咬により上顎や下顎、あるいは両顎の臼歯が過萌出し、ひどくなると下顎骨が時計方向に、上顎骨は反時計方向に回転することで、骨格性の異常へと変化する。

前歯部開咬の早期介入の際は、器械的療法の開始前に、まず開咬を分類し特徴を把握することが重要である。したがって開咬の診断の際は、通法どおり臨床診査と臨床関連領域の診査とともに、セファログラムで垂直方向の問題をとらえることが特に重要である。開咬の分類と、開咬が前歯の低位萌出によるものか、臼歯の過萌出によるものかを確かめるために、下顎下縁平面に対する咬

13 垂直的な問題のマネジメント [開咬と過蓋咬合]

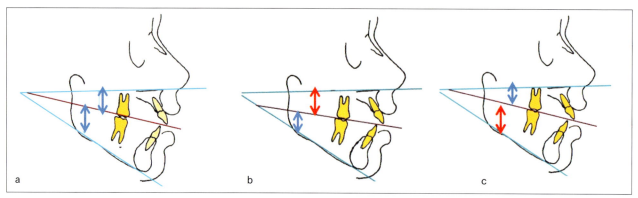

図13-3 開咬の診査に用いる、セファロ分析における下顎下縁平面－口蓋平面角。正常咬合では約30°で、咬合平面がそれを約二等分する。　a：臼歯の位置は正常であるが、切歯は低位萌出の状態。b：上顎臼歯の過萌出。c：下顎臼歯の過萌出。

合平面の簡易なセファロ分析を筆者は推奨している。正常咬合では下顎下縁平面－口蓋平面角は約30°で、咬合平面はその角度を約二等分する。開咬の形状のバリエーションは、各患者がもつ原因を示唆する(**図13-3**)。

永久歯列期の治療戦略

前述のように、開咬が発症しつつある早期(乳歯列期か永久歯列期)に発見し着手すれば、改善は容易で術後安定性は増すが、ここで青年や成人まで何もしなかったと仮定して考えてみよう。

混合歯列後期や永久歯列期まで開咬が続くと、自然治癒はせず、矯正歯科治療で対応しきれないほど問題が悪化する。治療方法は患者の年齢や問題の重症度で変わる。

習癖のコントロールと口唇閉鎖

永久歯列期であっても、口腔習癖のコントロールや口唇閉鎖、嚥下訓練は、カムフラージュ治療において効果がある。舌の力に抗するタングガードなどを用いるこうした方法は、矯正的な歯の移動を容易にする。

垂直方向への成長のコントロール

カムフラージュ治療では、垂直的な歯の萌出や、臼歯部の歯性骨格性の発育をコントロールすることが特に重要となる。これには、上顎にトランスパラタルアーチ、下顎にホールディングアーチが使用される。

カムフラージュ治療

開咬の形態的・解剖学的な状況に応じ、特殊な手段を用いて矯正歯科治療単独で解決する処置である。これらのアプローチは、臼歯の圧下や前歯の挺出、あるいは双方によって行う。状況によって便宜抜歯も必要になる。

永久歯列期における前歯部開咬の改善は、バイトブロック、挺出アーチまたは圧下アーチ、マルチループエッジワイズアーチワイヤー[2]、機能的矯正装置[3]、ハイプルヘッドギアやバーティカルチンキャップなどの顎外装置(永久歯列前期ならある程度の効果がある)、チタン製スクリューアンカレッジ[4]、両側頬骨弓周辺で固定したチタン製ミニプレート[5]、磁性アクティブバーティカルコレクターデバイス[6]などの多様な装置によって試みられる。

顎矯正手術

真性の骨格性開咬は矯正歯科治療と外科手術の併用が必要であり、カムフラージュ治療のみでは改善することはできない[1]。具体的な手術法としては上顎臼歯部のインパクションがもっとも効果的な治療方法と考えられる。

開咬の早期治療戦略

Enlow[7]によれば、生後直後や歯列交換期に顎顔面構造体が形成される過程では、前後と水平方向への成長が先行し、垂直方向は最後に成長する。またCarlson[8]によると、中顔面の成長は8～10歳までに50%しか達成されないことから、この時期に早期治療を行い、垂直方向への成長をコントロールすることが効率的である。

HarrisとJohnson[9]は兄弟を調べた縦断的研究で、ほとんどの場合、遺伝要因ではなく後天的要因によってさまざまな咬合が生じると述べている。

前述のように、前歯部開咬の局所要因は、ほとんど拇指などの吸指癖、口蓋扁桃肥大やアデノイド、その他の気道閉塞障害による口呼吸、口唇の機能障害、そして舌の異常（機能、大きさ、位置、姿勢位）によって起こる。局所要因による開咬は、下顎骨の下方回転や臼歯の挺出、前歯の低位萌出を呈する。以下のような早期介入における処置をとることによって、罹患箇所を治療するだけなく、原因の排除や抑制によってこうした異常を矯正したり、改善へと導く必要がある。

- 前歯の萌出や歯槽骨の成長を抑制する病因を排除し、コントロールする（吸指癖や舌突出癖、口唇の機能障害など）
- 上下顎臼歯の過萌出を阻止または改善する
- 下顎骨の時計方向の回転を予防またはコントロールする
- 上下顎前歯の開咬箇所は、上顎前歯と下顎前歯の後退によって跳ね橋を降ろすように正常被蓋にする（跳ね橋効果）。
- 後顔面高／前顔面高比の増大

吸指癖や舌突出癖の力を抑制したりコントロールする目的で、多様な固定式・可撤式装置が使われている（6章参照）。本章では前歯部の開咬に効果的な、早期の器械的療法や処置の分類について述べる。

拇指吸引癖などの吸指癖は、もっとも頻発する子どもの非栄養的口腔習癖である。吸指癖は、その重症度や種類によって、開咬（歯性開咬から重度の骨格性開咬）をともなう重度の歯性骨格性の異常や臼歯部交叉咬合、臼歯の過萌出、下顎骨の回転を引き起こす恐れがある。したがって、より早い年齢での治療開始が効果的である。

かつては、舌突出癖が開咬の原因と考えられていた。Subtelny[10]は、舌突出癖はかつての吸指癖が転じた習癖だとした。Proffit[11]は、嚥下時に舌尖を前方に位置させる人は、後方に位置させる人よりも歯に対する舌圧が弱いとしており、実際その可能性はある。

嚥下は習得して獲得するものではない。嚥下時に舌を前方に出して前歯部の間隙を封鎖するのは、生理的で無意識下の動作である。口唇が閉鎖し、前歯部の開きを舌で閉じることで、食物や液体が口から漏れ出さないようにしている。こうした舌の動きが継続的になると、開咬の改善はさらに難しくなる。したがって、幼い年齢時であれば、問題をより容易に改善できる。舌の突出が持続すれば、永久歯列期での開咬治療が困難となる。

開咬の早期治療は、病因や問題の程度により観察、習癖のコントロールのみ、外科手術に至るまで幅が広い。

開咬の分類

乳歯列期あるいは混合歯列期の前歯部開咬について、治療計画を立てやすくするため、筆者はタイプⅠ～Ⅲの3つに開咬を分類した。

タイプⅠ：歯性開咬　simple dental open bite

歯性開咬は、環境要因が前歯の萌出および／あるいは歯槽突起の垂直成長に影響を与えた結果、前歯部に間隙が生じる。間隙の大きさは要因の程度により変わる。開咬があると、嚥下時に無意識下で舌が間隙を閉じようとし、その舌圧によって間隙が維持あるいはさらに大きくなる。タイプⅠの開咬には骨格性の不正や臼歯の過萌出は認めず、切歯や歯槽突起の発育不全に限局される。

タイプⅡ：複合型歯性開咬　combined dental open bite

このタイプの開咬は、初期に軽度の骨格性の不調和、あるいは臼歯の過萌出が環境要因に合併して起こる。この状況下で、局所要因や遺伝要因がさらに歯列や基底骨の異常を進展させ、軽度の下顎骨の後方回転などの症状を呈す。そのため垂直方向の問題も出現する。

タイプⅢ：歯性骨格性開咬　dentoskeletal open bite

この種の開咬症例の構造体はダイバージェントフェイシャルパターンで、セファロ分析からもこの特徴が明らかである。早期発見と介入で問題を改善、あるいは重症化を軽減できる。永久歯列期からの治療では問題がさらに複雑になり、外科的矯正治療が必要になることもある。

治療の検討事項

歯列期や開咬タイプの違いで介入方法も異なる。早期治療における戦略は乳歯列期、混合歯列期、永久歯列期に分けて考える。永久歯列期の戦術は先述のとおりで、以下、乳歯列期と混合歯列期について解説する。

乳歯列期の治療

一般に、この時期の積極的な矯正歯科治療は推奨できない。この時期での開咬はおしゃぶりや吸指癖、口呼吸などの局所要因が絡むことがほとんどで、原因を除去すれば自然治癒する可能性があるからである。ただ、歯科医師による定期的な観察や親の認識は有用かもしれない。

こうした口腔習癖が持続し、たとえば前歯部歯槽骨の発育を阻害したり下顎骨の回転を起こすような、正常な顎骨の発育に影響を与える重症度であれば、患者やその親に簡単な固定式のタングガードで問題が解決できるとアドバイスする必要は出てくる。

混合歯列期の治療

入念な臨床診査と臨床関連領域の診査によって問題点を評価した後に治療計画を立てる。1フェーズ治療や2フェーズ治療、顎矯正手術のいずれの治療を行うかの選択に際しては、以下の術前アセスメントを慎重に行うべきである。

- 開咬のタイプ（骨格性、歯性、歯性骨格性）
- 病因（病因が排除されずに今も影響を与えているか）
- 不正咬合の形態と影響を受けた構造体
- 患者の骨年齢
- 患者と親の協力度

なお、最適な介入時期は混合歯列前期である。

混合歯列期での早期介入戦略

早期介入の主な戦略は、患部を抑制または誘導して、病因を取り除くか軽減させるものである。歯列期や病因、特徴、形態によって次の6つの戦略が考えられる。

1. 習癖のコントロール

開咬への早期介入ではまず、歯を指や舌の異常な力にさらさないことが最重要である。この戦略は前歯の萌出や歯槽骨の成長が促進され、開咬が改善する。この目的のために、さまざまな固定式あるいは可撤式装置を使うことができる。特に開咬タイプⅠの症例に非常に有効で、治療時期が的確ならこれらの装置を使った治療だけで済み、器械的療法は不要である（Case13-1～13-3参照）。

Rakosi[3]とHuangら[12]の報告にあるように、タングクリブは拇指吸引癖や舌圧から歯を守り、開咬治療に効果的であるとして幅広く使用されている。

2. 口唇閉鎖・嚥下の訓練

正常な神経筋機能と術後安定性を図るために、口唇と舌の訓練が推奨されている[3,13]。訓練では、患者に嚥下時に上下口唇を合わせ、前歯から舌尖がはみ出ないようにしてもらう。この訓練は、装置を使った治療前、治療中、保定中にも続けることが可能である。

3. 成長誘導 growth modification

混合歯列期において、垂直方向への成長、臼歯部の過成長、歯性骨格性の発育をコントロールし、開咬を改善する戦略である。実際には臼歯部の挺出と圧下のコントロールによって目的が達成できる。吸指癖が続くと上下顎臼歯部が咬まず、臼歯の挺出を招くことになる。

この方法には簡単なバイトブロック、スプリング付きのバイトブロック、機能的矯正装置、チタン製のスクリューアンカレッジ、磁性アクティブバーティカルコレクター、前歯挺出アーチなど多種の装置が使われる。本項では筆者がデザインした、タングクリブートランスパラタルアーチ（TC-TPA：tongue crib-transpalatal arch）とステップアップ／ステップダウン前歯部アーチの2つの優れた装置を紹介する。

TC-TPA

TC-TPAは、トランスパラタルアーチ（TPA）とタングクリブを改良して組み合わせた装置で、0.9mmのステンレススチールワイヤーで製作する（図13-4）。トランスパラタルバーは口蓋粘膜から少なくとも1mm離し、嚥下時に臼歯に圧下力がかかるよう、オメガループを遠心向きに曲げ込んでいる。タングクリブやタングガードは、アーチの前方部でバーティカルループを曲げるか（図13-4a）、柵状に作製してロウ着する（図13-4b）。

前歯部開咬の治療計画で上顎臼歯を圧下することになると、同時に下顎臼歯の挺出を抑えなければならない。したがって上顎臼歯の圧下だけでは不十分で、同時に下顎にリンガルアーチを装着するのが最良の術となる。

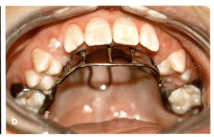

図13-4 a、b：TC-TPA。舌圧をコントロールし、臼歯の挺出を抑えて圧下させる。

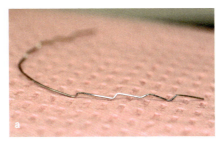
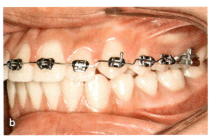

図13-5 a、b：ステップダウン前歯部アーチ。臼歯部を圧下、前歯部を挺出している。

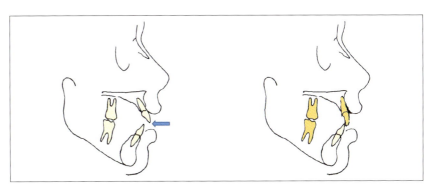

図13-6 跳ね橋効果。間隙を閉鎖し、前歯を後退させる。

ステップタイプ前歯部アーチ

永久歯列期で垂直方向の成長パターンを有する患者には、筆者がデザインした特別なアーチワイヤー、ステップアップ／ステップダウン前歯部アーチを使った早期介入が効を奏するであろう。図13-5は、上顎にステップダウン前歯部アーチを装着した図である（Case13-9参照）。

上下顎や歯列に及ぶ重度の開咬になると、上顎歯列にはステップダウン前歯部アーチ、下顎歯列にはステップアップ前歯部アーチが同時に適応できる。骨格性開咬が前歯部歯槽骨の発育不全をともなう場合は、上下顎のアーチワイヤーの前方部にバーティカルループを組み込み、垂直ゴムを追加使用する。

この前歯部アーチを上下逆にすると、過蓋咬合の治療にも使うことができる（397ページ、過蓋咬合の項で後述）。

4. 跳ね橋の閉鎖（跳ね橋効果）closing the drawbridge

さらに開咬を閉鎖する戦略として、前突した切歯を後退させる方法がある（図13-6）。前歯部の間隙や小臼歯抜歯後のスペースを閉鎖することで開咬を改善するもので、SubtelnyとSakuda[14]は「跳ね橋の閉橋」と呼んでいる。

5. 後顔面高／前顔面高比の増大

骨格性開咬改善のために、後顔面高／前顔面高比を増大させる方法がある。バイトブロックと前歯部の垂直ゴム、バイトブロックとバーティカルチンキャップやハイプルヘッドギアとが多くの研究者に併用されている[15,16]。

6. 便宜抜歯をともなう器械的療法

異常の形態によっては、便宜抜歯をともなう器械的療法を採る。跳ね橋効果を考慮して小臼歯を抜歯するほか、下顎骨の反時計方向の回転を目的に大臼歯を抜歯し、開咬を閉じる方法もある（Case13-10参照）。

13 垂直的な問題のマネジメント [開咬と過蓋咬合]

症例

タイプⅠ：歯性開咬(Case13-1〜13-3)
タイプⅡ：複合型歯性開咬(Case13-4)
タイプⅢ：歯性骨格性開咬(Case13-5〜13-10)。

症例は、開咬のタイプ別に提示する。

Case 13-1 [開咬タイプⅠ]

　患者は14歳の男子。前歯部開咬症例。拇指吸引癖の既往があり、9歳で消失したものの重度の舌突出癖が残った(**図13-7a〜d**)。

　臨床診査、模型診査、セファロ分析の結果、骨格性の不調和と臼歯の過萌出は認められず、舌突出癖による歯槽性開咬と診断された。

[治療]

　治療計画は、固定式のタングガードと舌の訓練のみとした(**図13-7e**)。この治療は大変効果的で、9ヵ月で治療は終了し、ホーレーリテーナーを装着した。**図13-7f〜h** に治療後の口腔内を示す。

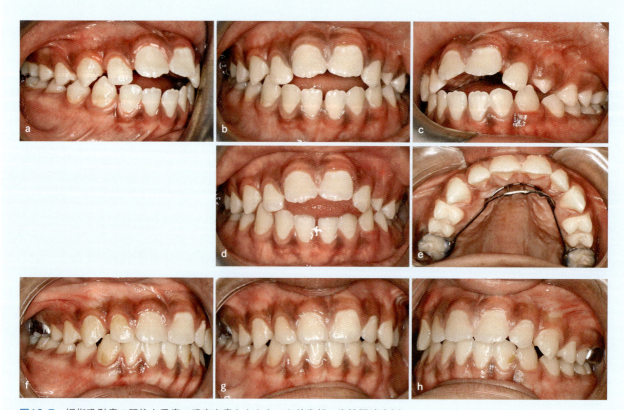

図13-7　拇指吸引癖の既往と重度の舌突出癖をともなった前歯部の歯性開咬症例。
a〜c：治療前の口腔内写真。
d：嚥下時の舌位。
e：治療には固定式タングガードのみを使用した。
f〜h：治療後の口腔内写真。

Case 13-2 ［開咬タイプⅠ］

　患者は12歳4ヵ月の女子。混合歯列後期で、開口部（開口距離3〜5mm）が両側第二乳臼歯まで及ぶ重度の前歯部の歯性開咬であった（**図13-8a、b**）。大臼歯関係はⅠ級で、骨格性の異常は認められなかった。両親によると、吸指癖はなかったがおしゃぶりの使用が長引いたとのことだった。

治療

　前歯部の歯槽性開咬と診断、治療計画は舌圧の抑制と舌の訓練のみとした。患者の協力度が良好であったため、タングガードは可撤式を使用した（**図13-8c、d**）。**図13-8e〜g**に治療後の口腔内を示す。

　歯性骨格性の明らかな変化が認められ、前歯が完全に萌出・後退し、オーバーバイトが－3.5mmから1.9mmに改善、オーバージェットは4.0mmから2.3mmに、ANBは4.5°から2.6°に減少した（**図13-8h〜j**）。

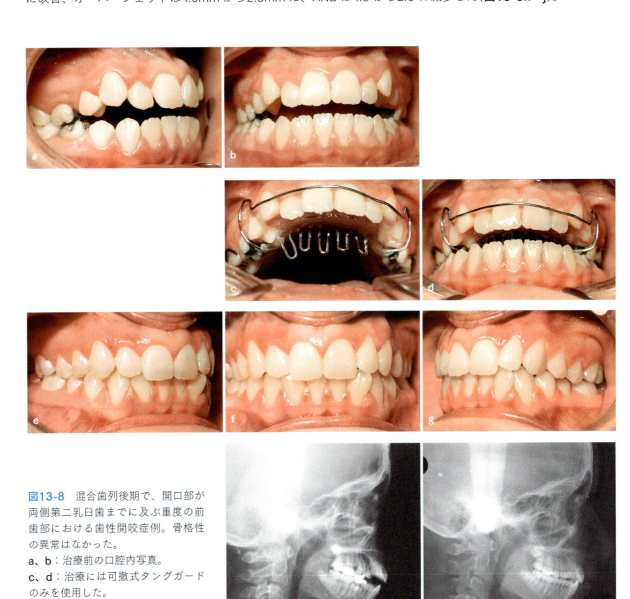

図13-8　混合歯列後期で、開口部が両側第二乳臼歯までに及ぶ重度の前歯部における歯性開咬症例。骨格性の異常はなかった。
a、b：治療前の口腔内写真。
c、d：治療には可撤式タングガードのみを使用した。
e〜g：治療後の口腔内写真。
h：治療前のセファログラム。
i：治療後のセファログラム。

13 垂直的な問題のマネジメント [開咬と過蓋咬合]

計測項目	標準値	治療前	治療後
Facial angle(FH-NPo)	87.0°	86.9°	90.0°
Maxillary depth(FH-NA)	90.0°	90.6°	90.9°
ANB	2.3°	4.5°	2.6°
FMA (MP-FH)	25.9°	30.6°	24.2°
Y-axis(SGn-SN)	59.4°	70.9°	66.9°
Interlabial gap(mm)	0.0	5.5	1.5
Upper face height(N-AGS、mm)	50.0	51.6	49.8
Lower face height(ANS-Gn、mm)	65.0	69.6	69.7
Mx base-occ plane(PP-OP)	10.0°	7.4°	3.4°
Interincisal angle(U1-L1)	135.0°	129.6°	138.9°
IMPA (L1-MP)	95.0°	88.8°	87.2°
Overbite(mm)	2.5	−3.5	1.9
Overjet(mm)	2.5	4.0	2.3

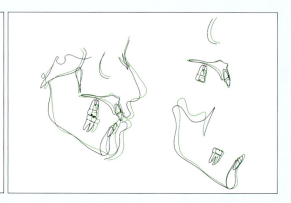

j：治療前後のセファロ計測項目と、治療前（黒）と治療後（緑）のセファロトレースの重ね合わせ。

Case 13-3 [開咬タイプⅠ]

　患者は9歳の男子。拇指吸引癖と舌突出癖を認める前歯部の歯性開咬で、上顎骨の軽度の狭窄、下顎骨の偏位を呈する（**図13-9a～d**）。臨床診査と臨床関連領域の診査から、開咬タイプⅠの歯性開咬と診断した。拇指吸引癖とその後の舌突出がもともとの原因であった。

治療

　右側上顎骨の狭窄から下顎骨が偏位していたため、舌をコントロールしつつ側方拡大を行った。片側に拡大するクワドヘリックスの前方部に、タングガードをロウ着した装置を用いた（**図13-9e**）。Ⅰ期治療が終了すると、前歯部開咬と臼歯部交叉咬合が改善された（**図13-9d～h**）。

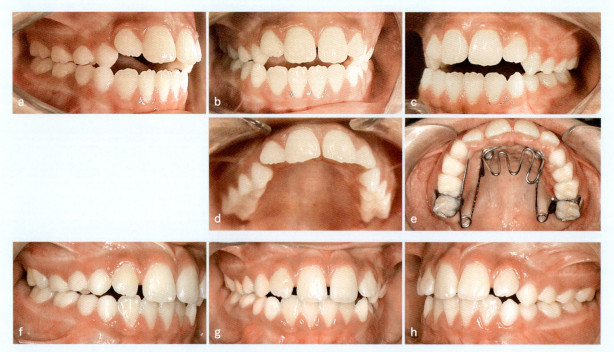

図13-9 拇指吸引癖と舌突出癖、上顎骨の軽度の狭窄、下顎骨の偏位をともなう前歯部の歯性開咬症例。
a～d：治療前の口腔内写真。　e：タングガードを組み込んだ片側性クワドヘリックス。
f～h：Ⅰ期治療を終え、前歯部開咬と臼歯部交叉咬合が改善された。

Case 13-4 ［開咬タイプⅡ］

患者は9歳10ヵ月の女子。大臼歯関係はⅠ級、前歯部の歯槽性開咬（開咬タイプⅡ：複合型歯性開咬）であった。歯性の上下顎前突（**図13-10a〜c**）で舌突出癖を認め、拇指吸引癖の既往があった。セファロ分析では、垂直方向の成長パターンを示した（FMAは30.6°、Y-axisが73.4°、下顔面高は68.7mm）。

|治療|

形態的特徴に基づき、舌圧を抑えて垂直方向の成長を抑制する処置が採られた。開咬を改善し、かつ上顎大臼歯の圧下と下顎大臼歯の挺出を防止することで下顎骨の反時計方向の回転を促す。患者にはTC-TPAを装着し、舌圧をコントロールしつつ持続的な上顎臼歯の圧下を行った。下顎には臼歯挺出防止のために、ホールディングアーチを装着した。治療結果を**図13-10d〜h**に示す。

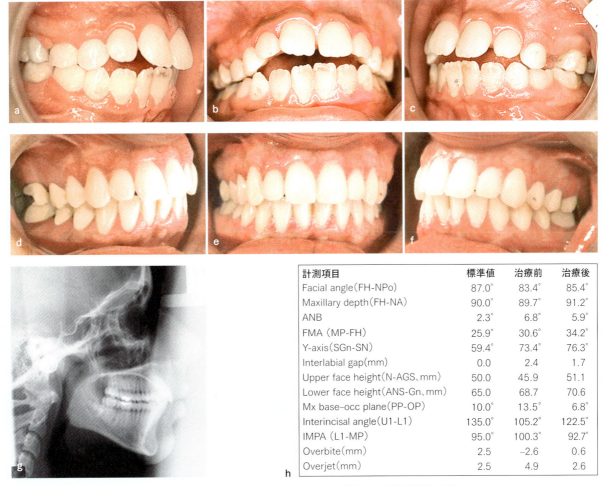

計測項目	標準値	治療前	治療後
Facial angle (FH-NPo)	87.0°	83.4°	85.4°
Maxillary depth (FH-NA)	90.0°	89.7°	91.2°
ANB	2.3°	6.8°	5.9°
FMA (MP-FH)	25.9°	30.6°	34.2°
Y-axis (SGn-SN)	59.4°	73.4°	76.3°
Interlabial gap (mm)	0.0	2.4	1.7
Upper face height (N-AGS、mm)	50.0	45.9	51.1
Lower face height (ANS-Gn、mm)	65.0	68.7	70.6
Mx base-occ plane (PP-OP)	10.0°	13.5°	6.8°
Interincisal angle (U1-L1)	135.0°	105.2°	122.5°
IMPA (L1-MP)	95.0°	100.3°	92.7°
Overbite (mm)	2.5	−2.6	0.6
Overjet (mm)	2.5	4.9	2.6

図13-10 大臼歯関係はⅠ級、歯性の上下顎前突、舌突出をともなう前歯部の歯槽性開咬症例。
a〜c：治療前の口腔内写真。
d〜f：治療後の口腔内写真。
g：治療後のセファログラム。
h：セファロ計測項目の変化。

13 垂直的な問題のマネジメント［開咬と過蓋咬合］

Case 13-5 ［開咬タイプⅢ］

患者は11歳の女子。大臼歯関係はⅠ級で、3.5mmの前歯部開咬と舌突出を認め、成長パターンは垂直方向であった（図13-11a〜c）。吸指癖の既往はなかった。

治療

2フェーズ治療を実施した。Ⅰ期治療は抑制矯正治療として、舌圧のコントロールと垂直方向の成長を抑制した。器械的療法として、上顎臼歯圧下と舌圧のコントロール、下顎大臼歯挺出防止のためにTC-TPAとホールディングアーチのみの装着とした（図13-11d、e）。抑制矯正治療から8ヵ月後、明らかな大臼歯の圧下（上下大臼歯は咬合していない）と開咬の改善が認められた（図13-11f、g）。またセファログラムでも、明らかな歯性骨格性の変化がこのⅠ期治療で認められた（図13-11h、j）。変化をまとめると、上顎大臼歯が圧下し、下顎大臼歯の挺出が抑制されたために下顎骨が反時計方向に回転し、下顔面高の増大が抑制され、前歯部の歯性骨格性開咬が改善された。Ⅱ期治療は永久歯列完成後に実施予定である（第三大臼歯は除く）。

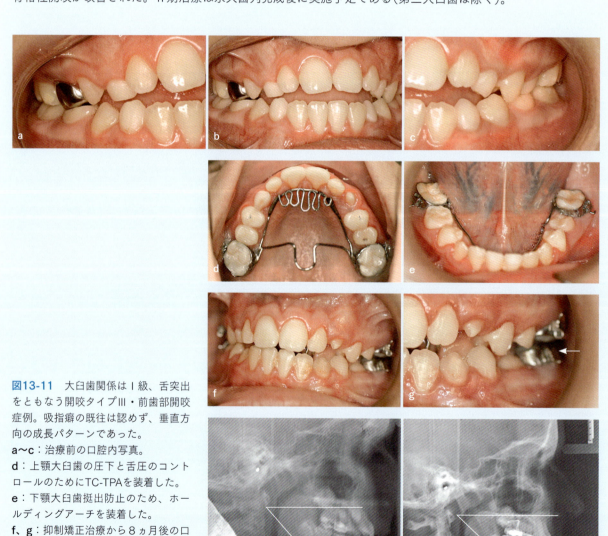

図13-11　大臼歯関係はⅠ級、舌突出をともなう開咬タイプⅢ・前歯部開咬症例。吸指癖の既往は認めず、垂直方向の成長パターンであった。
a〜c：治療前の口腔内写真。
d：上顎大臼歯の圧下と舌圧のコントロールのためにTC-TPAを装着した。
e：下顎大臼歯挺出防止のため、ホールディングアーチを装着した。
f、g：抑制矯正治療から8ヵ月後の口腔内。圧下により上下顎大臼歯が離開した（矢印）。
h：治療前のセファログラム。
i：治療後のセファログラム。

計測項目	標準値	治療前	治療後
Facial angle(FH-NPo)	87.0°	82.2°	84.6°
Maxillary depth(FH-NA)	90.0°	81.9°	84.7°
ANB	2.3°	1.3°	1.4°
FMA (MP-FH)	25.9°	36.9°	32.1°
Y-axis(SGn-SN)	59.4°	68.6°	67.1°
Interlabial gap(mm)	0.0	1.0	1.5
Upper face height (N-AGS, mm)	50.0	34.8	42.2
Lower face height (ANS-Gn, mm)	65.0	55.3	53.5
Mx base–occ plane(PP-OP)	10.0°	16.7°	12.8°
Interincisal angle(U1-L1)	135.0°	116.9°	122.0°
IMPA (L1-MP)	95.0°	84.0°	94.7°
Overbite(mm)	2.5	-4.8	-0.7
Overjet(mm)	2.5	4.3	2.4

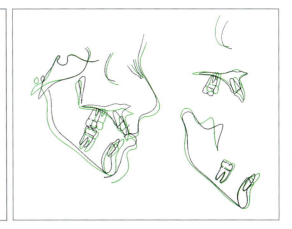

j：治療前後のセファロ計測項目と、治療前（黒）と治療後（緑）のセファロトレースの重ね合わせ。

Case 13-6 ［開咬タイプⅢ］

　患者は9歳10ヵ月の男子。Ⅱ級1類不正咬合で、前歯部における重度の歯性骨格性開咬である。著しい垂直方向への成長パターンによる上下の顎骨と重度の吸指癖（指2本）が併存した結果、深刻な舌突出癖に至ったことが開咬の原因であった。臨床診査や臨床関連領域の診査によって判明した問題点は、歯性骨格性開咬、下顎下縁平面が急峻である、ダイバージェントフェイシャルパターン（ロングフェイス症候群）、前歯の低位萌出と臼歯の過萌出によって下顎骨が回転している、スペース不足、であった（図13-12a～f）。

治療

　2フェーズ治療が計画された。Ⅰ期治療では、TC-TPAにて吸指癖と舌圧のコントロール、上顎大臼歯の圧下を図った。また下顎には、臼歯部の挺出を抑えて圧下するためにバイトブロックを装着、さらにⅠ級関係の確立のため、上顎大臼歯の圧下と遠心移動を目的としてハイプルヘッドギアを使用した（図13-12g、h）。

　Ⅱ期治療では上顎にマルチブラケット装置を装着し、レベリングや捻転の改善を図り、その後ステップダウンアーチで開咬の治療を行った。図13-12i～mに治療結果を示す。

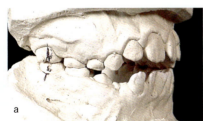
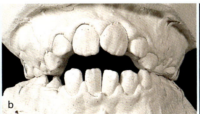
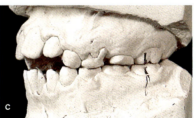
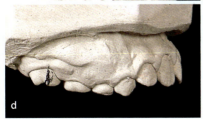

図13-12　Ⅱ級1類不正咬合、重度の前歯部の歯性骨格性開咬症例。開咬の原因として、著しい垂直方向への成長パターンと上下顎が互いに垂直方向へ離開していること、重度の吸指癖と舌突出癖が考えられた。
a～d：治療前の歯列模型。

13 垂直的な問題のマネジメント [開咬と過蓋咬合]

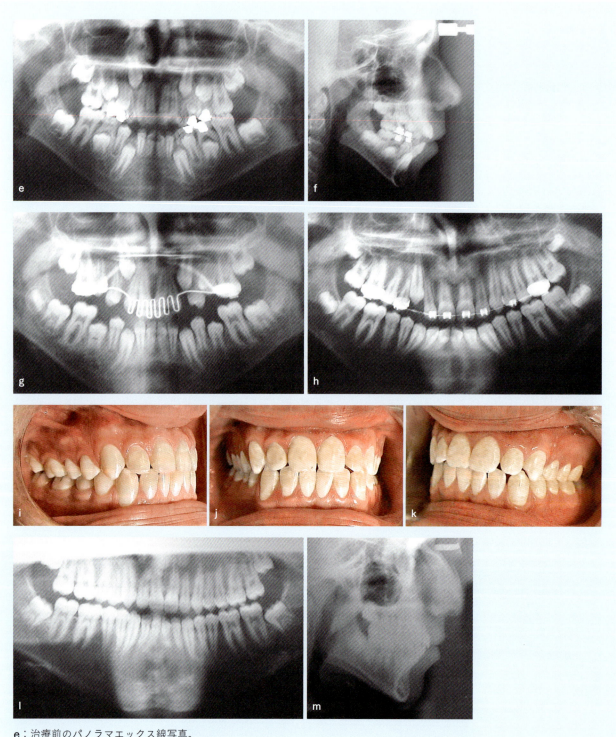

e：治療前のパノラマエックス線写真。
f：治療前のセファログラム。
g、h：治療中のパノラマエックス線写真。
i〜k：治療後の口腔内写真。
l：治療後のパノラマエックス線写真。
m：治療後のセファログラム。

Case 13-7 ［開咬タイプⅢ］

患者は7歳6ヵ月の女子。混合歯列中期でⅡ級1類不正咬合であった。過大なオーバージェット（10.7mm）と開咬（4mm）、舌突出をともなう重度の拇指吸引癖が見られた（図13-13a、b）。セファロ分析では下顎下縁平面が急峻で、過大なY-axisや下顔面高、ANBの増大が認められた。

治療

TC-TPAとハイプルヘッドギアを装着し、治療を開始した。習癖の抑制と異常な舌圧を排除し、上顎大臼歯の遠心移動と圧下を行い、大臼歯関係と開咬を改善した。下顎に強固なホールディングアーチでEスペースの保存と臼歯の挺出を防止した。**図13-13c～e**に治療結果を示す。

治療前後のセファロ分析では、Ⅱ級不正咬合が改善し、オーバージェットは10.7mmから2.6mm、オーバーバイトは－4.0mmから1.1mmへと改善、ANBは8.4°から3.2°へと減少した（**図13-13g**）。

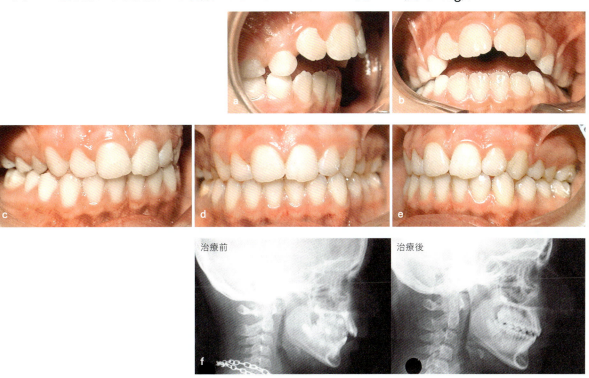

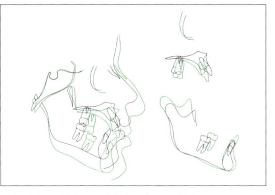

計測項目	標準値	治療前	治療後
Facial angle(FH-NPo)	87.0°	85.8°	85.2°
Maxillary depth(FH-NA)	90.0°	92.3°	87.0°
ANB	2.3°	8.4°	3.2°
FMA (MP-FH)	25.9°	25.9°	28.7°
Y-axis(SGn-SN)	59.4°	66.7°	68.9°
Interlabial gap(mm)	0.0	4.8	1.5
Upper face height(N-AGS、mm)	50.0	44.6	49.8
Lower face height(ANS-Gn、mm)	65.0	66.8	74.2
Mx base-occ plane(PP-OP)	10.0°	11.9°	11.9°
Interincisal angle(U1-L1)	135.0°	121.7°	127.9°
IMPA (L1-MP)	95.0°	92.3°	97.6°
Overbite(mm)	2.5	－4.0	1.1
Overjet(mm)	2.5	10.7	2.6

図13-13 Ⅱ級1類不正咬合で、過大なオーバージェットと重度の開咬、拇指吸引癖、舌突出癖を有する症例。
a、b：治療前の口腔内写真。　c～e：治療後の口腔内写真。　f：治療前後のセファログラム。
g：治療前後のセファロ計測項目と、治療前（黒）と治療後（緑）のセファロトレースの重ね合わせ。

13 垂直的な問題のマネジメント［開咬と過蓋咬合］

Case 13-8 ［開咬タイプⅢ］

患者は9歳8ヵ月の男子。重度の骨格性開咬を認めた。下顎骨が時計方向に回転したため乳臼歯が早期喪失した。また臼歯が近心へ傾斜した結果、歯列は上下顎大臼歯の遠心咬頭のみでの対咬になった（図13-14a～d）。上下顎の歯列でスペース不足を認め、セファロ分析では開咬は5.4mm、オーバージェットは0.9mmであった。

治療

被蓋の改善、下顎の反時計方向の回転、歯が萌出するスペースクリエーション、上下顎前歯部を後退させる目的で、上顎両側第一小臼歯と下顎両側第一大臼歯を抜歯する治療計画を立てた。

治療ではまず、Ⅰ期治療として舌圧のコントロールや大臼歯の過萌出防止と圧下を図るために、固定源としてTC-TPAを装着した。続いて上顎犬歯萌出後、Ⅱ期治療として上顎にマルチブラケット装置を装着し、レベリングと犬歯の牽引を行った。さらに下顎も第二大臼歯の萌出完了後、マルチブラケット装置でレベリングを行い前歯を後退させた。最後に上顎前歯を後退させ、上下顎歯列のコーディネーションを行って治療を終了した。

オーバーバイトは-5.4mmから1.2mm、オーバージェットは0.9mmから2.0mmへと変化し、開咬が改善された（図13-14e～j）。前歯の後退により口唇の突出感が改善されたため、側貌が良好となった。

上下顎の歯列関係と咬頭嵌合が改善されたにもかかわらず、垂直方向の成長パターンが強固に持続していたことを考慮すると、早期治療を施行していなければ歯性骨格性の異常はさらに進行したであろうと思われる。

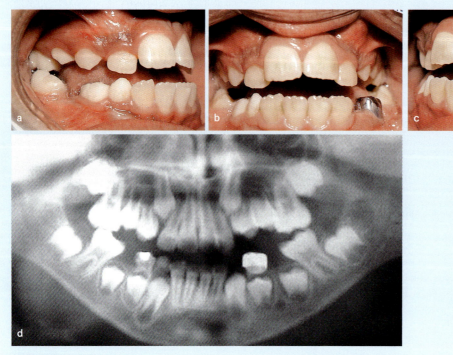

図13-14 重度の骨格性開咬症例。下顎骨が大きく時計方向に回転している。
a～c：治療前の口腔内写真。
d：治療前のパノラマエックス線写真。

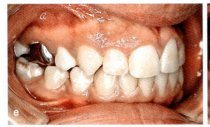
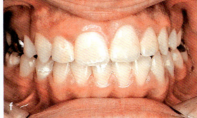
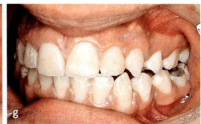

e〜g：治療後の口腔内写真。
h：治療後のパノラマエックス線写真。

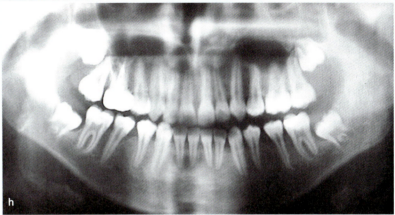

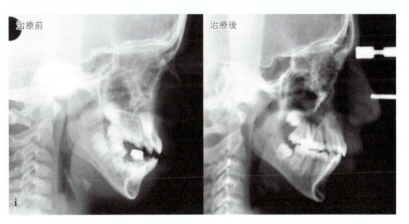

計測項目	標準値	治療前	治療後
Facial angle（FH-NPo）	87.0°	84.7°	76.7°
Maxillary depth（FH-NA）	90.0°	85.4°	80.1°
ANB	2.3°	0.2°	3.7°
FMA（MP-FH）	25.9°	31.1°	40.6°
Y-axis（SGn-SN）	59.4°	69.6°	73.1°
Interlabial gap（mm）	0.0	1.8	3.5
Upper face height（N-AGS、mm）	50.0	48.3	53.6
Lower face height（ANS-Gn、mm）	65.0	69.2	73.0
Mx base-occ plane（PP-OP）	10.0°	6.4°	7.6°
Interincisal angle（U1-L1）	135.0°	110.7°	128.0°
IMPA（L1-MP）	95.0°	93.7°	87.7°
Overbite（mm）	2.5	-5.4	1.2
Overjet（mm）	2.5	0.9	2.0

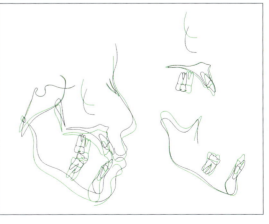

i：治療前後のセファログラム。
j：治療前後のセファロ計測項目と、治療前（黒）と治療後（緑）のセファロトレースの重ね合わせ。

13 垂直的な問題のマネジメント［開咬と過蓋咬合］

Case 13-9 ［開咬タイプⅢ］

患者は9歳6ヵ月の女子。大臼歯関係はⅠ級であった。上顎大臼歯の過萌出や重度の舌突出、垂直方向の成長パターンを原因とする前歯部開咬（図13-15a〜c）で、吸指癖の既往はなかった。

治療

抑制矯正治療として、舌圧をコントロールし、垂直方向の成長パターンを緩和する処置を採った。まずTC-TPAを装着後（図13-4b 参照）、舌の訓練を行って機能障害を改善し、上顎大臼歯を圧下させ、下顎骨の反時計方向の回転を促進した（図13-15d〜f）。続いて上顎にマルチブラケット装置を装着し、ステップダウンアーチ（図13-5a）によって、大臼歯の圧下と上顎前歯部の段階的な挺出を行った（図13-15g〜i）。図13-15j〜l は治療後の資料である。

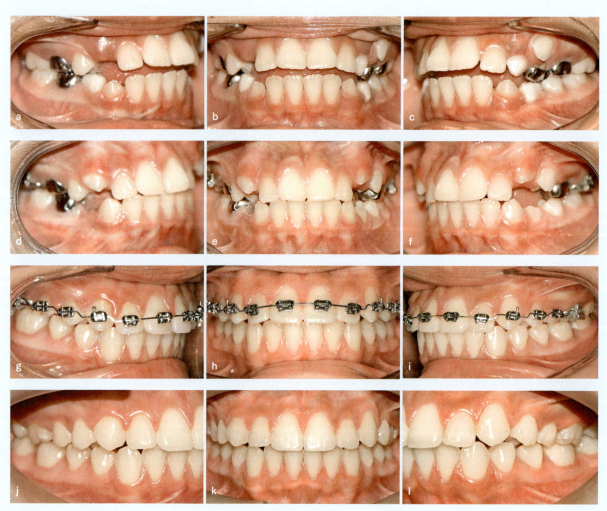

図13-15　大臼歯関係はⅠ級、開咬タイプⅢの症例。上顎大臼歯の過萌出、重度の舌突出、垂直方向の成長パターンを病因とする前歯部開咬であった。
a〜c：治療前の口腔内写真。
d〜f：TC-TPAの使用と舌の訓練を開始してから7ヵ月後の口腔内写真。
g〜i：上顎にマルチブラケットを装着し、ステップダウンアーチワイヤーで最終調整を行った。
j〜l：治療後の口腔内写真。

Case 13-10 [開咬タイプIII]

患者は11歳6ヵ月の女子。歯性骨格性のIII級不正咬合、ロングフェイスで、前歯部切端咬合だった（**図13-16a～c**）。治療前のパノラマエックス線写真から、下顎歯列が上顎歯列に対してかなり前方位にあり、特に大臼歯部でその傾向が顕著であることがわかる（**図13-16d**）。

臨床診査とセファロ分析によると、下顎骨体が長く下顔面が下方に位置し、下顔面高は過大（67.6mm）であった。またFMA35.6°、Y-axis70.1°、ANB‐2.7°、中切歯歯軸傾斜角とinterincisal angleは標準であった。

治療

治療方法としては、下顎骨を反時計方向に回転、下顎切歯をやや後退させ、被蓋関係の改善を行って垂直方向の問題を軽減することとした。これらの目的を達成するため、以下の手順で治療を進めた。

- 下顎第一大臼歯の抜歯
- 上顎大臼歯を圧下し、上顎犬歯萌出まで固定源として活用できるよう、TC-TPA法で用いるトランスパラタルアーチと類似したパラタルアーチを上顎に装着する
- 下顎にマルチブラケット装置、下顎第二大臼歯にはバンドを合着する
- 下顎臼歯部を圧下し、下顎骨の反時計方向への回転を促すため、また小臼歯後方移動時の固定源として下顎にバイトブロックを使用する
- 上顎犬歯萌出後、上顎にマルチブラケット装置を装着し、レベリングした後にステップダウンアーチでオーバーバイトを増大させる
- 上顎第一大臼歯と下顎第二大臼歯との対咬で大臼歯関係をI級に仕上げた後、下顎のバイトブロックを撤去し、下顎大臼歯の挺出防止のためにホールディングアーチを装着する
- 下顎前歯部を牽引、上下顎歯列のコーディネーションを行う

図13-16e～jは治療後の資料である。

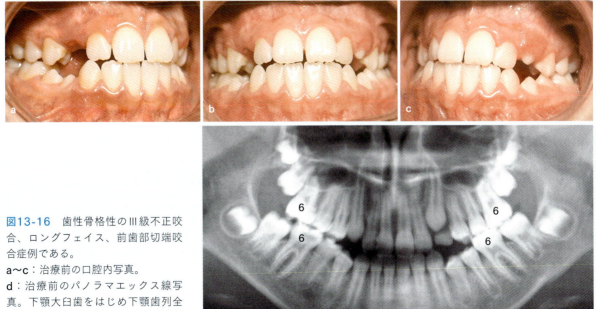

図13-16 歯性骨格性のIII級不正咬合、ロングフェイス、前歯部切端咬合症例である。
a～c：治療前の口腔内写真。
d：治療前のパノラマエックス線写真。下顎大臼歯をはじめ下顎歯列全体がかなり前方に位置していた。
（「6」は第一大臼歯）

13 垂直的な問題のマネジメント [開咬と過蓋咬合]

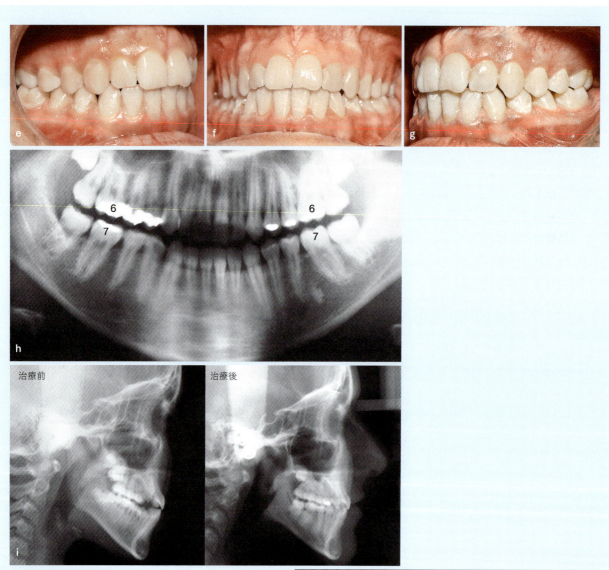

計測項目	標準値	治療前	治療後
Facial angle(FH-NPo)	87.0°	84.6°	85.9°
Maxillary depth(FH-NA)	90.0°	82.1°	86.5°
ANB	2.3°	−2.7°	1.8°
FMA (MP-FH)	25.9°	35.6°	33.2°
Y-axis(SGn-SN)	59.4°	70.1°	69.9°
Interlabial gap(mm)	0.0	5.2	1.8
Upper face height(N-AGS、mm)	50.0	49.7	49.7
Lower face height(ANS-Gn、mm)	65.0	67.6	73.1
Mx base–occ plane(PP-OP)	10.0°	12.6°	10.1°
Interincisal angle(U1-L1)	135.0°	129.6°	139.0°
IMPA (L1-MP)	95.0°	84.5°	77.9°
Overbite(mm)	2.5	−0.8	0.2
Overjet(mm)	2.5	0.0	2.0

e〜g：治療後の口腔内写真。
h：治療後のパノラマエックス線写真。（「6」は第一大臼歯、「7」は第二大臼歯）
i：治療前後のセファログラム。
j：治療前後のセファロ計測項目。

過蓋咬合とは

　前歯の被蓋が深い過蓋咬合はよく遭遇する不正咬合であり、後戻りの傾向が強く長期安定性に乏しいため、矯正歯科医にとって治療の難しい深刻な問題である。

　Strang[17]はオーバーバイトを「上顎前歯と下顎前歯の垂直的な被蓋」と定義した。過蓋咬合はⅠ級不正咬合やⅡ級2類または1類不正咬合に、反対咬合はⅢ級不正咬合に随伴するものであり、一様ではない。したがって各タイプごとに異なる骨形態や病因、治療戦略が存在する。

　正常咬合は被蓋関係が2〜3 mmの範囲と定義されているが、人によって上下顎切歯の歯冠長が異なるため、被蓋を割合で表現する方がより的確になる。したがって垂直的被蓋が5〜30％であれば正常咬合として認められる。Nanda[18]は、被蓋が25〜40％の範囲内なら、顎関節には何ら機能的な支障がなく正常といえると報告している。Neff[19]は、オーバーバイトを下顎前歯の何％が上顎前歯と重なるかで表し、20％が理想的であるとした。

病因

　過大な切歯の被蓋は、過度なオーバーバイトをもつ患者の問題すべてではなく、不正咬合全体の一部に過ぎない。過蓋咬合の病状は単一ではなく、歯性、歯槽性、骨格性、さらにそれらの複合とさまざまである。発症の病因も異なれば、形態的特徴や治療方法も異なる。

　Strang[17]は、前歯部のオーバーバイトが進展するのは、切歯の過萌出、臼歯部の低位萌出、またその双方によるものであるとし、Diamond[20]は、下顎枝の垂直的な劣成長が原因であると報告した。しかし、Wylie[21]はセファロ分析から、下顎枝の成長との因果関係はないとした。

発症

　Baume[22]は、永久切歯萌出前後に採取された模型52組について調査し、そこから混合歯列期のオーバーバイトは、次の3つの要因によって推移することを発見した。
1. 乳歯列期のオーバーバイト
2. 上顎骨に対する下顎骨の前方成長
3. 上顎切歯切縁に対する下顎切歯切縁の位置
　これらの要因が与える影響は以下のとおりである。

オーバーバイト　乳歯列期のオーバーバイトが永久歯列期のオーバーバイトの程度を決定する。乳歯列期のわずかな増大が、永久歯列期のオーバーバイトの増大につながる。したがって、乳歯列期で過蓋咬合であれば、永久歯列期での予後は不良である。

下顎骨の前方成長量　オーバーバイトは、下顎骨の前方成長量によって変化する。下顎骨と上顎骨の成長が同様に進めば切歯の被蓋は正常に保たれるが、下顎骨の成長が上顎骨より遅れればオーバーバイトは増大し、逆に下顎骨の成長が速く進めば減少する。

　Baume[22]は、こうした成長変化が3つの異なる時期に起こるとした。
1. 乳犬歯萌出期：乳切歯のオーバーバイトが決まる
2. 永久前歯萌出期：永久切歯のオーバーバイトが決まる
3. 永久犬歯・小臼歯萌出期：永久歯のオーバーバイトが決まる

下顎切歯の相対的位置　Baume[22]は、下顎切歯切端の位置が上顎切歯の萌出を左右し、上顎切歯が下顎切歯から唇側へ離れるほど、さらに被蓋が深くなると示唆した。

　Flemming[23]によると、垂直的なオーバーバイトは年齢により変化し、5〜6歳では36.5〜39.2％、通常9〜12歳では増大するが、12歳から成人期にかけて減少する。したがってどのような前後・水平方向の咬合関係にあっても、切歯の垂直的被蓋は正常にも異常にもなる。

　一般に、過度なオーバーバイトの原因は遺伝要因や環境要因、あるいはその両者であり、複雑である。過蓋咬合の形態的特徴もケースによってさまざまである。種々の過蓋咬合を区別し、病因、特徴、治療方法をとらえるためには、以下の2つに分類する必要がある。
1. 歯性過蓋咬合
2. 骨格性過蓋咬合（オーバークロージャー overclosure またはクローズドバイト）

歯性過蓋咬合

　歯性過蓋咬合は、切歯の高位咬合（過萌出）や臼歯の低位咬合（低位萌出）、あるいは両方が組み合わさって発現する。

　当初は環境要因によって発現するため、後天性の不正咬合ととらえられる。なお、以下のような環境要因や局所要因が、歯性過蓋咬合発現の可能性となりうる。

13 垂直的な問題のマネジメント [開咬と過蓋咬合]

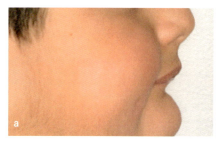
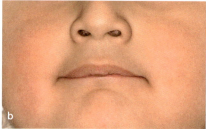
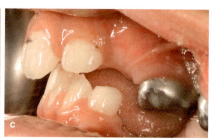

図13-17　a〜c：下唇に関係するオトガイ筋や口輪筋の過緊張によって生じた下顎切歯の舌側傾斜。オーバーバイトやオーバージェットの増大を招く。

- 臼歯の喪失や近心傾斜による臼歯部咬合高径の減少
- 乳臼歯の早期喪失や臼歯の舌側傾斜によるシザーバイト（頰側交叉咬合）や下顎歯列の狭窄
- 乳犬歯の早期喪失や下顎切歯の舌側への倒れ込み、過萌出
- 臼歯や臼歯咬頭の摩耗
- アンキローシスによる両側性の低位萌出
- 歯周病による大臼歯の近心移動による、さらなる過蓋咬合の悪化
- 上下顎歯列のいずれかに先天性欠如や矮小歯が存在
- 頰側交叉咬合や下顎骨の狭窄
- 口腔周囲の神経筋の不均衡
- 後方垂直方向に走行する口腔顔面筋群の不均衡
- 舌の側方突出、ブラキシズム、クレンチング、口唇の機能障害などの口腔習癖

　頰筋やオトガイ筋、口輪筋、舌など歯列周囲にある神経筋の均衡が、正常咬合の発育に重要な役割を果たしていることは周知のことである。

　顔面の後方垂直方向に走行する筋群（咬筋、内側翼突筋、側頭筋）も、咬合高径を司る重要な要因である。これらの筋群は強靭で下顎骨に付着し、機能時はほぼ垂直的にまっすぐ伸展するため、咬筋の力が直接咬合圧として作用する。筋力が強力に付着している限り、大きな圧下力が歯列に伝わり、下顎骨や歯槽突起の垂直方向への成長と大臼歯の萌出が抑制されるため、前歯での咬合負担が大きくなる。ところがこの筋群の付着部位がわずかに後方に移動し、作用方向も後方になれば、下顎骨が後下方方向に回転することになり、開咬傾向を呈する。

　口腔習癖も咬合高径に影響することがある。たとえば舌の側方突出が側方歯の萌出を阻害した結果、前歯での咬合を助長する。ブラキシズムやクレンチングは臼歯の咬合面を摩耗させ、その高さを変える恐れがある。

　切歯部の被蓋をさらに増大させる口腔習癖として、口唇の機能障害がある。下唇に関係するオトガイ筋や口輪筋の過緊張、またはオーバージェットの増大にともなって下唇が上顎切歯の舌側に入り込むことで、下唇が果たすべき機能が正常でなくなる（図13-17）。

　嚥下時は、オーバージェットの増大だけでなく、下顎切歯の舌側傾斜や過萌出、ついには二段咬合※訳注をきたし、過蓋咬合となる。

骨格性過蓋咬合（クローズドバイト closed bite）

　骨格性過蓋咬合あるいは複合性の過蓋咬合は、歯性骨格性構造体における垂直方向の異常である。つまり、深い前歯被蓋に加えて基底骨の垂直方向の異常、上下歯槽骨関係の異常、および／あるいは歯槽骨の土台をなす上下顎関係の異常をともなう不正咬合である。さらに、上・下歯槽骨単独あるいは双方の過成長か発育不全によっても発症しうる。この過蓋咬合はⅡ級2類不正咬合でよくみられ、Ⅲ級不正咬合でも遭遇することがある。

　骨格性過蓋咬合の歯性や骨格性の構造体、軟組織側貌の特徴は遺伝の影響を受けることが多い。そのためコントロールは複雑で困難となり、早期治療を逃すと後戻りの可能性が大きい。

形態的特徴

歯性過蓋咬合

　歯性過蓋咬合は、歯や歯槽突起に限局して現れるため、問題は主に歯列内にある。そのため、切歯の過萌出

二段咬合 two-step occlusion　切歯と犬歯からなる咬合平面が、小臼歯と臼歯からなる咬合平面より高位の状態。スピー湾曲は咬合平面が連続的であるのに対し、二段咬合は完全に両者の咬合平面が非連続的で段差が存在する。

や臼歯の低位萌出、あるいは両方が組み合わさって発現する。過度な切歯の被蓋は、Ⅱ級１類不正咬合のような切歯が挺出し正常な傾斜をもつ場合か、Ⅱ級２類不正咬合のような切歯が挺出しかつ後方傾斜した場合に見受けられる。基底骨の垂直関係や側貌、上下の口唇の関係、Eラインや口唇との関係は良好で、下顔面高は正常である。その他、以下のような被蓋を左右する要因がある。

- 切歯歯冠長
- 切歯歯軸（後退するとさらに被蓋が深くなる）
- 上顎歯列弓幅径（広くなると前歯部のオーバーバイトが増大する）

骨格性過蓋咬合

歯性骨格性の特徴　骨格性の特徴が強く反映される骨格性過蓋咬合の患者は、以下の歯性骨格性の特徴をもつ。

- 下顔面高の短小
- 過度な安静空隙
- 下顎枝の幅と高さの増大
- 筋突起の肥大
- 二段咬合
- 側頭筋と咬筋の肥大
- 下顎角の狭小
- 下顎枝高と後頭蓋底の増大による下顎骨の前方回転
- 短小で幅が広い下顎結合部
- 前頭隆起が発達しているため、相対的にナジオンの位置が前後的に深い
- 頭蓋底角が狭小
- コンバージェントフェイシャルパターン（４つの顔面平面が水平傾向である）
- 側貌がストレートあるいはコンケイブタイプ

軟組織と側貌の特徴　骨格性過蓋咬合を呈する患者は軟組織と側貌に以下の特徴をもつ。

- 口唇閉鎖が容易
- 鼻下点と口唇の距離が長く、口唇の厚さが比較的薄い
- 側貌の口唇部の湾曲が顕著
- 深いオトガイ唇溝

後戻り

　思春期や成人における過度なオーバーバイトは治療が困難で、後戻りの傾向も強くなる。CanutとArias[24]は、Ⅱ級２類不正咬合患者30人の治療後と保定から３年後の歯列模型を調査したところ、大臼歯関係は安定していたものの、オーバーコレクションしたオーバーバイトは後戻り（保定後患者の10％で上顎に、30％で下顎に歯列不正が発生）を認め、下顎の歯列弓長径と歯列幅径が減少した。

　Wasilewsky[25]によると、保定開始から10年以上経過した過蓋咬合症例を調査し、22.5％に変化はなかったが、44.9％で後戻りを認めた。以下の要因が強く関係する。

- 上顎大臼歯の挺出
- 治療による大臼歯の近心移動
- 下顎臼歯部の歯槽骨の垂直高径が短い
- ダイバージェントフェイシャルパターン

　また下顎下縁平面が平坦な患者に大きな後戻りが、下顎下縁平面に比較的傾斜のある患者は後戻りは少なかった。また下顎骨を前方へ再配置でき、垂直方向への成長も見込まれる患者は長期安定性を示した[25]。

鑑別診断

　２つの過蓋咬合には、共通点と相違点がある。

- 双方ともにオーバーバイトの程度はさまざまである
- 歯性過蓋咬合は基底骨の垂直関係が正常であるが、骨格性過蓋咬合は下顔面高が短小なコンバージェントフェイシャルパターンである
- 双方とも顔面形態は短頭型であるが、骨格性過蓋咬合はその傾向が顕著である
- 双方とも軟組織側貌は平坦だが、骨格性過蓋咬合ではオトガイが突出しており側貌はコンケイブタイプの傾向が強い
- 口唇閉鎖は容易で、口唇は薄く、鼻下点と口唇との距離が長く、下唇が上唇に巻き込まれる。骨格性過蓋咬合では巻き込みの度合いがさらに大きくなる
- 骨格性過蓋咬合ではオトガイ唇溝がより深くなる
- 骨格性過蓋咬合では安静空隙がより大きい
- 歯性過蓋咬合はスピー湾曲が深く、骨格性過蓋咬合はほとんどが二段咬合を呈す

　過蓋咬合の原因が切歯の過萌出であるのか、臼歯の低位萌出であるのかをセファロ分析で鑑別するためには、咬合平面が明確な指標となる。筆者は過蓋咬合と開咬の原因を探るために、この方法を何年も用いてきた。正常咬合では咬合平面が下顎下縁平面と口蓋平面とのなす角をちょうど二等分するが、口蓋平面と咬合平面とのなす角が、咬合平面と下顎下縁平面とのなす角より若干小さい（図13-3）。過蓋咬合において、口蓋平面と咬合平面

とのなす角が下顎下縁平面と咬合平面とのなす角より大きければ、その原因は上顎切歯の過萌出か、上顎臼歯の低位萌出かのいずれかである。

口蓋平面と咬合平面角とのなす角が小さくなれば、下顎切歯の過萌出、あるいは下顎臼歯の低位萌出が過蓋咬合の原因である。上下顎どちらの臼歯を挺出させ、どちらの切歯を圧下するのか、それとも上下顎切歯の両方を圧下するのかを決定する際に、こうした比較は有効である。

オーバーバイトの量を左右する他の要因

その他の要因として最重要視すべき因子は、咬頭の高さ、下顎枝高、interincisal angle である。

咬頭の高さ

Popovich[26]は正常咬合を調査し、咬頭の高さと垂直的被蓋には強い正の相関関係があることを示した。

下顎枝高

Diamond[20]は、下顎枝高が歯の垂直的高径の発育に影響する主な要因になると論じた。下顎枝高の成長が弱まると臼歯の萌出も抑制されるが、切歯の萌出には何の影響がないことが、過度なオーバーバイトを発生させる原因となる。

Interincisal angle

オーバーバイトの程度は切歯の傾斜によって変化し、interincisal angle が減少するとオーバーバイトも減少する。Popovich[26]は、interincisal angle と垂直的被蓋の間に、正の相関関係を確証した。

過蓋咬合の治療

治療が遅れたら

特に永久歯列期に過蓋咬合の問題を解決し損なうと、咀嚼器官にさまざまな悪影響を与える。よくみられるのは、修復処置が困難となる例である。咬合高径が過度に喪失した重度過蓋咬合の患者を、一般歯科医が紹介して来ることもある。

過蓋咬合を放置すれば、下顎の閉口パターンに問題が発生し、歯周病、顎関節の機能障害や上顎切歯の唇側移動を引き起こす恐れがある。

下顎の閉口パターンに与える障害

過蓋咬合の患者は、閉口パターンに障害が見受けられることがある。Alexander[27]は、過蓋咬合が咀嚼機能に与える影響と、矯正歯科治療による改善後の変化を調べた。被験者は典型的な咀嚼パターンをもつ5人の過蓋咬合患者で、実験の結果は過蓋咬合は咀嚼に大きな障害を生じないというものだった。ただ、治療前は5人中3人に、限界路で咬合接触を避けるような垂直方向の咀嚼運動が認められたが、治療後は、全員の咀嚼閉口路や側方限界運動が一致するという多少の変化が認められた。

歯周病

歯周病と歯性の不正咬合の関連を示す研究は多数存在し、特に過蓋咬合は口腔衛生不良と関連することが多い。Wragg[28]らは、オーバーバイトが過大な外傷性咬合と歯周病変に深い関連性があることを報告している。症状には特異的なエックス線透過像が認められ、ときには歯槽骨頂から根尖部までその病変が及びうることを示した。
Bollen[29]は、不正咬合の歯周組織への影響を調べるシステマティックレビューを実施し、不正咬合をもつ被験者では、正常咬合をもつ被験者よりも歯周状態への悪影響があることを示した。
NasryとBarclay[30]は過蓋咬合、特に外傷性の深いオーバーバイトをもつ患者と口腔衛生不良との関連を調べた。彼らはエックス線写真で、歯槽頂から離れた箇所、ときに根尖近くにおいて限局した透過像や骨吸収の形で認められる特異的な歯周病変に注目した。骨吸収は唇側に波及し、隣接歯の歯根表面までトンネルを形成したと報告している。

顎関節の機能障害

関節痛や耳鳴り、クリッキング、めまい、ときに難聴をともなう顎関節症候群は、重度の過蓋咬合の患者で報告されている。SonnesenとSvensson[31]は、過蓋咬合を有する成人30人と過蓋咬合を有しない30人を対象に、それぞれ顎関節の機能障害を調べ、咬合力や側面セファロ

グラム、咬合印記などの資料を採取した。その結果、過蓋咬合を有する群で夜間や日中のクレンチング、咬合時の違和感、顎関節強直、耳鳴りが多く発現した。また頭痛や筋肉痛、円板転位、その他の顎関節異常が明らかに頻発した。

上顎切歯の唇側移動

過蓋咬合や咬合高径の減少から、下顎切歯が口蓋粘膜を咬み込んでしまったり、上顎切歯部周囲の歯周病や切歯部の骨吸収が起こり、上顎切歯が唇側に移動する。

早期治療のメリット

早期治療には、以下の利点が挙げられる。

- 歯槽性の成長や後顔面高の増大を達成するには、最適な方法である
- 長期安定性を確保できる
- 治療が容易である
- 成長力により顎関係が改善される
- 歯性骨格性の関係と環境の変化によって、筋肉がより順応しやすくなる
- 大きな歯の移動や包括矯正歯科治療の必要性が減る

治療の検討事項

過蓋咬合の治療は、混合歯列期と永久歯列期（思春期と成人）の二段階に分けて扱うべきである。つまり過蓋咬合は、早期治療には予防矯正治療または抑制矯正治療で、永久歯列後期には包括矯正歯科治療で対処する。

正しく過蓋咬合の治療を行うには、その他の不正咬合と同様に徹底的に診査や評価を行い、問題の種類や病因、形態を把握する必要がある。治療計画立案前にそれぞれの患者に対し、以下の重要ポイントを押さえておく。

- 患者の年齢、特に骨の成熟度
- 問題が遺伝要因、環境要因または双方によるものか
- 問題の構造が歯性、歯槽性、骨格性、その複合のいずれによるものか
- 安静空隙が正常か、大きいか、小さいか（大きいほど経過は良くなる）
- 患者の側貌（コンベックスタイプあるいはコンケイブタイプ、口唇の状態、Eライン）
- 顔面の垂直的なバランス
- 切歯の傾斜および口唇や側貌との関係
- スマイル時の切歯の露出量

永久歯列期での治療戦略

顎骨の成長が終了する前に過蓋咬合の改善を行えば、治療は簡単に済み、安定した結果が得られることが広く知られている。成人の過蓋咬合の治療に関する論議は本書の目的ではないが、比較のために一般的な治療戦略と治療方法について簡単に触れる。永久歯がすべて萌出完了するまでに顔面の成長は終了しているため、この時期の矯正歯科治療は歯槽骨内での歯の移動に限られ、後戻りの傾向も強くなる。Bellら[32]の報告によれば、下顎骨に起因する前顔面高の短小をともなうⅡ級過蓋咬合を従来の矯正歯科治療で行うとなると、技法的に困難をともない、十分に奏功せず、多くの場合治療が不可能である。対象が成人でも青年でも、矯正歯科治療単独では下顎の前顔面高の増大は望めないだけでなく、咬合の長期安定性も欠くことになる。こうした不正咬合に対し、良好で安定した治療結果を得たいのであれば、いくつかの外科手術と矯正歯科治療を組み合わせることになる。

成人や思春期の子どもにおけるすべての過蓋咬合の治療技法は、一般的に以下の4つの戦略に基づいている。

1. 上顎あるいは下顎切歯の圧下、または上下顎切歯の圧下
2. 上顎あるいは下顎臼歯の挺出、または上下顎臼歯の挺出
3. 前歯部の圧下と臼歯部の挺出の併用
4. 骨格性過蓋咬合（骨格性のオーバークロージャー）の場合は外科手術と矯正歯科治療との併用にて介入する

切歯の圧下

成人や思春期の子どもにおける過蓋咬合に対する一般的な戦略は、上顎あるいは下顎切歯の圧下である。上下顎どちらを圧下するのか、それとも両者なのかの診断は、臨床診査や歯列模型、エックス線写真診査にて行う。

ただし、その他にも重要なポイントがある。

- 口唇間隙 interlabial gap（2〜4mmが正常値）
- ハイスマイルライン（ガミースマイルを呈する）
- 歯槽の問題
- 成長パターン（垂直方向か水平方向か）
- 安静空隙が十分あるか、咬合面間のクリアランスが十分あるか

上顎骨の垂直方向への過成長、口唇間隙が過大、ハイスマイルラインを呈する場合には、一般的に上顎切歯の圧下が適応症となる。

矯正装置の第一目標は、「真の圧下」の達成である。イントルージョンアーチ、ユーティリティーアーチ、3ピースイントルージョンアーチ、セグメンタルアーチメカニクスや歯科矯正用アンカースクリューなどを用いる。

臼歯の挺出

成人の過蓋咬合の治療には、大臼歯を挺出させる方法もある。しかし口唇間隙を増大させたり、機能性や安定性に欠いたりすると、審美性を損なうなど状況をさらに悪化させるため、あまりお勧めしない。

したがってこうした処置を行う場合は、リバースカーブのアーチワイヤー、上下顎に垂直ゴム（四角ゴム）、前歯部咬合挙上板の併用、歯科矯正用アンカースクリューなどを用いる。また後戻り傾向が強いことから、前歯部の挙上板付きのホーレー装置を長期間装着することを推奨する。

過蓋咬合の早期治療戦略

成人の過度な過蓋咬合への治療は複雑で難しく、後戻り傾向が高いことから、早期治療が推奨される。

過蓋咬合は乳歯列期で発症することもあるが、治療されることはまれである。水平方向の成長パターンや過蓋咬合は顔面や歯列が特徴的であるため、乳歯列期の段階でも見分けることができる。

咬合の基礎は乳歯列期と混合歯列期に築かれる。またこの時期には、環境要因も咬合の発育に影響を及ぼす。これらの環境要因の多くは発見可能で、発症する異常もコントロールできる。適切な介入は異常を阻止し、正常へと導くうえで重要な役割を果たしうる。

歯性過蓋咬合

前述のように、問題を発生あるいは悪化させる局所要因がいくつか存在する。顕著な過蓋咬合の早期治療における戦略とテクニックについては、わかりやすく「病因」「症状」「治療」の3つの基本的事項を組み合わせて論じる。歯性過蓋咬合を発生、あるいは悪化させる局所要因は以下のとおり。

臼歯の近心移動

乳歯や永久歯を早期喪失した後の臼歯の近心移動は、前歯部過蓋咬合の発生初期に共通した局所要因である。臼歯が近心移動すると被蓋が深くなる。この作用は一目瞭然であり、元の位置に遠心移動し、隣接歯が萌出するまで保定する処置を施せば、臼歯の近心移動を改善あるいは予防することができる。

筆者は、同時に臼歯部を離開させるために前歯部咬合挙上板の使用を推奨する。こうすることで臼歯が移動しやすくなり、オーバーバイトの改善へとつながる。

口腔習癖

舌の側方突出、ブラキシズム、クレンチングのような口腔習癖は、咬合の発育時に臼歯の正常な萌出や歯槽骨の垂直的成長を阻害し、前歯部に過蓋咬合を発症させてしまう。早期発見と習癖のコントロールは、臼歯の萌出や歯槽部の成長、前歯部被蓋をを正常へと導くことができる。

下唇の機能障害

下唇に過緊張があったり、下唇が上顎切歯の舌側と下顎切歯の唇側の間に巻き込まれるようなオーバージェットがある場合、下唇に機能障害が発生する。嚥下時に下唇の異常があると、オーバージェットの増大や下顎切歯の後退、挺出、スピー湾曲の増大を招き、その結果前歯部のオーバーバイトを増大させる。

成人におけるもっとも適切な介入法は、リップバンパーで口唇の機能障害をコントロールすることである。これによって下顎切歯を口唇圧から開放し、臼歯のアップライトと遠心移動を行うことができる（スピー湾曲と過蓋咬合の改善）。その他、この歯列期に過蓋咬合を改善すべくとられる戦術としては、以下が挙げられる。

1. 咬合挙上板付きのホーレー装置で上顎臼歯部を離開し、臼歯部挺出の促進からオーバーバイトの減少を図る
2. 上下顎に2×4装置を装着し、ユーティリティーアーチで前歯の圧下を行う

乳犬歯の早期喪失

乳犬歯の早期喪失は、下顎切歯の後方傾斜や挺出を招き、スピー湾曲や前歯部過蓋咬合を増大させる。治療では、下顎にホールディングアーチを早急に装着し、歯列弓の保持を図る。歯列弓の長さが減少すれば、「下唇の機能障害」の項で示した同様の処置をとる。

骨格性過蓋咬合

水平方向の成長パターンを示す過蓋咬合では、顔面や歯列に特徴的な遺伝要因をもつ。咬合は「被蓋が過度に深い」、顔面は「コンバージェントフェイシャルパターン」「前顔面高の短小、特に前下顔面高の短小（Ⅱ級2類不正咬合で顕著）」という特徴が明らかに認められる。

改善に向けて、混合歯列前期あるいは中期に介入することが最良である。この種の過蓋咬合は、その重症度や過蓋咬合のタイプ、顎骨の前後関係や歯列期によって早期治療の戦略が異なる。一般に成長期の子どもの過蓋咬合治療は、以下の戦略に基づく。

- 上顎または下顎切歯の圧下、上下顎切歯の圧下
- 上顎または下顎大臼歯部の挺出、上下顎大臼歯部の挺出
- 成長誘導
- 上記項目の併用

上下どちらかの切歯、あるいは両方の切歯を圧下するのか、また、顎関係を改善するために成長誘導を行うことは妥当かどうかの判断を、まず最初に臨床審査や臨床関連領域の診査を通して行うことが重要である。不正咬合の種類が判明した後、治療計画立案時に考慮すべき重要なポイントは下記の通り。

- 口唇間隙（2〜4mmが正常値）
- ハイスマイルライン high smile line
- 歯槽の問題
- ファイシャルパターンと顔面形態
- 下顎骨の形態と成長方向
- 安静空隙が十分あるか、咬合面間でのクリアランスが十分あるか
- 口腔内、口腔外の筋肉の均衡
- 患者の年齢

乳歯列期の治療

乳歯列期で過蓋咬合が見られることは珍しくないが、

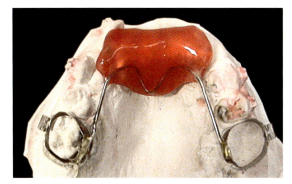

図13-18 前歯部用の固定式咬合挙上板。臼歯部を離開して大臼歯挺出を促進、前歯部のオーバーバイトを減少させる。

この時期に治療することはめったにない。この時期に治療に着手するのは、歯ぎしりが関与する突き上げ型過蓋咬合だけである。オーバーバイトが過度に大きい場合は、骨格性の異常が考えられる。突き上げ型過蓋咬合を認めない場合は、永久切歯が萌出するまで介入を待つことになる。

混合歯列前期の治療

通常オーバーバイトは永久切歯萌出後に若干増大し、臼歯部が萌出後に減少する。臼歯の萌出や歯槽骨の成長を利用するために、被蓋が多少深くても切歯の傾斜が正常で骨格性の不正がなければ、早期介入は犬歯や小臼歯が萌出開始するまで待てばよい。この時期に突き上げ型過蓋咬合を呈するような過度なオーバーバイトで、明らかに臼歯部の低位萌出あるいは水平方向の成長パターンを認める場合、可撤式の咬合挙上板の装着を推奨する。

オーバーバイトの減少に用いる可撤式の咬合挙上板は、臼歯が正常に萌出していない患者や顔面高が短小な患者に適応される。上顎切歯の舌側面には、下顎切歯が咬み込むと大臼歯が1.0〜1.5mmほど離開するようアクリルレジンを盛る。これによって大臼歯が挺出し、歯槽骨の成長が促進される。なお装置は終日装着する。定期的に通院してもらい、大臼歯が咬合したら上顎前歯舌側面のアクリルレジンを追加し、正常な前歯の被蓋が達成されるまで同様の操作を繰り返す。

非協力的な患者には、固定式咬合挙上板を作製する。デザインは、Nanceのホールディングアーチのアクリルレジンでできたボタンを上顎切歯の舌側面に設置する（**図13-18**）。

13 垂直的な問題のマネジメント［開咬と過蓋咬合］

固定式であれ可撤式であれ、咬合挙上板は小臼歯萌出完了まで保定装置として使用する。保定開始時には終日装着し、徐々に半日への装着へと減らしていく。

混合歯列中期の治療

この時期でも、臼歯部が低位萌出あるいは顔面高の短小が要因であれば、混合歯列初期と同じような手順で治療を進めていく。切歯の圧下が必要であれば、2×4装置の装着とユーティリティーアーチを上顎あるいは下顎、または両顎に装着するのが最適な治療方法である。切歯の圧下に加えて臼歯部の挺出が必要であれば、ユーティリティーアーチと前歯部の咬合挙上板を併用する。咬合挙上板による臼歯の離開と、ユーティリティーアーチによる切歯と臼歯の移動が同時進行するため、過蓋咬合の改善が促進される。

混合歯列期に装着するタイプのアーチワイヤーは、切歯と臼歯のみに力がはたらく。ワイヤーは前歯部から下方に曲げられ、側方歯群をまたいで臼歯まで走行し、Vベンドが入った状態でブラケットチューブに挿入される。前歯部には圧下の力が、反作用として臼歯には挺出の力が加わる。さらに切歯の前方・後方移動が可能である。過蓋咬合では、臼歯の挺出が治療計画に組み込まれることが多いが、挺出させたくなければ上顎にトランスパラタルアーチ、下顎にホールディングアーチを装着すると、挺出や捻転を防止できる。

ユーティリティーアーチは、歯肉や頬粘膜に食い込まないように屈曲しなければならない。また側方歯に伸びるワイヤーをエラスティックチューブを使ってカバーすることで、歯肉や頬粘膜への食い込みを軽減できる。

過蓋咬合をともなうII級不正咬合症例なら、顎外牽引（ヘッドギア）か、機能的矯正装置を用いた成長誘導が推奨される。

混合歯列後期の治療

混合歯列後期は、ほぼ包括矯正歯科治療が採られる。不正咬合の種類や骨格系の相違によって、治療は簡単にも複雑にもなる。オーバーバイトの増大と過度のオーバージェット、反対咬合に加えて、上下顎前歯の叢生や歯槽骨の極端な発育不全のいずれかがともなうと、治療は困難になる。

この時期に過蓋咬合を改善する唯一のメリットといえば、成長変化がめまぐるしい成長スパートの時期に差し掛かることである。成長誘導を戦略の一部として利用でき、骨格性過蓋咬合の治療にはうってつけである。

スピー湾曲や二段咬合の改善も、その治療の一部として混合歯列後期や永久歯列初期に済ませてしまう。臼歯の挺出と前歯の圧下を、レベリングの段階で行うことになる。

この時期の治療には、イントルージョンアーチ、3ピースイントルージョンアーチ、セグメントアーチメカニクス、歯科矯正用アンカースクリュー、臼歯部の垂直ゴム（四角ゴム）などの装置が用いられる。

合併する問題の治療

前歯部過蓋咬合は、II級不正咬合、III級不正咬合など前後関係の問題もともなう。これらの問題の改善は、過蓋咬合の改善と合わせて実施することができる。異常がどのタイプかによって、ヘッドギア、フェイスマスク、機能的矯正装置などを使用する(11章参照)。

装置

オーバーバイト減少の目的として、咬合挙上板、ヘッドギア、リップバンパー、四角ゴム、イントルージョンアーチワイヤー、矯正歯科用アンカースクリューやステップタイプアーチなどの装置を使う。

開咬の項で触れたステップアップ／ステップダウン前歯部アーチでも、過蓋咬合の改善が可能である。開咬の治療ではステップアップアーチを下顎に、ステップダウンアーチを上顎に使用するが、過蓋咬合では上下顎にはそれぞれ逆のアーチワイヤーを用いる。

これらの装置はオーバーバイトを減少させるが、不正咬合のタイプを的確に把握し、適切なメカニクスを用いたときに最良な治療結果と治療安定性が実現する。たとえば、スピー湾曲が深い咬合と二段咬合のどちらも過蓋咬合を発現させるが、それぞれに対する治療戦略はまったく異なる。症例によって用いる装置が違いこそすれ、過蓋咬合には早期介入に勝る治療はない。

Case 13-11

患者は10歳の男子。Ⅰ級不正咬合、オーバーバイトは100％（突き上げ型過蓋咬合）。叢生やその他の異常は認められなかった（図13-19a〜e）。

治療

患者の年齢と歯列期から、ちょうど犬歯と小臼歯の交換期であったため、その交換歯の萌出促進と、側方歯群の歯槽骨の垂直方向への成長促進を治療戦略とした。したがって、前歯部に斜面板を組み込んだホーレー装置を用いて、臼歯部を離開（1.0〜1.5mm）させることが治療として最適と考えた。動揺している乳臼歯はすべて抜歯、後継永久歯の萌出促進を図った。4週間おきに通院してもらい、臼歯部が咬合したら前歯部舌側にアクリルレジンを新たに盛り足し、咬合離開させた（図13-19f、g）。治療の末、オーバーバイトが改善された（図13-19h〜k）。犬歯と小臼歯が萌出中で、それ以外の治療は必要としなかった。

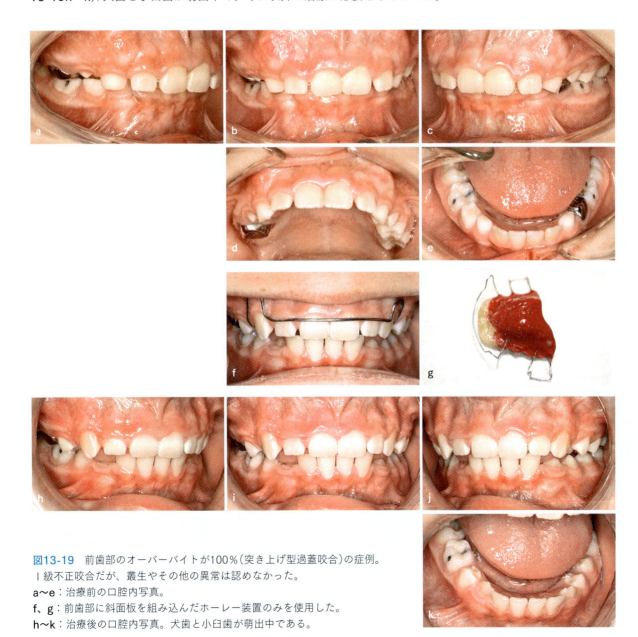

図13-19　前歯部のオーバーバイトが100％（突き上げ型過蓋咬合）の症例。Ⅰ級不正咬合だが、叢生やその他の異常は認めなかった。
a〜e：治療前の口腔内写真。
f、g：前歯部に斜面板を組み込んだホーレー装置のみを使用した。
h〜k：治療後の口腔内写真。犬歯と小臼歯が萌出中である。

13 垂直的な問題のマネジメント［開咬と過蓋咬合］

Case 13-12

　患者は10歳6ヵ月の女子。Ⅰ級不正咬合で、上顎右側側切歯の交叉咬合、下顎切歯の叢生、下顎右側犬歯の舌側転位（図13-20a〜e）が認められた。乳犬歯の早期喪失が原因で正中線の偏位や過蓋咬合、前歯部の叢生、交叉咬合が発現した。もっと早期に交叉咬合の改善や過蓋咬合を阻止していれば、前歯部のロッキングや下顎前歯の叢生までには至らなかったはずである。

治療

　上顎には咬合面を被覆した改良型ホーレー装置を装着、そこからZスプリングで側切歯の交叉咬合を改善した（図13-20f）。その後ホーレー装置の咬合面に盛ったアクリルレジンを削除しZスプリングを除去、代わりにアクリルレジンで前歯部舌側に斜面を築造して臼歯部を離開させ、オーバーバイトの減少を図った。下顎にはホールディングアーチを装着、ワイヤーにロウ着した弾線で切歯の排列を行った。上顎切歯と干渉を起こさないよう、下顎へのブラケット使用は避けた（図13-20g）。図13-20h〜k は治療の最終段階である。下顎のホールディングアーチは、リテーナーとして使用した（図13-20l）。

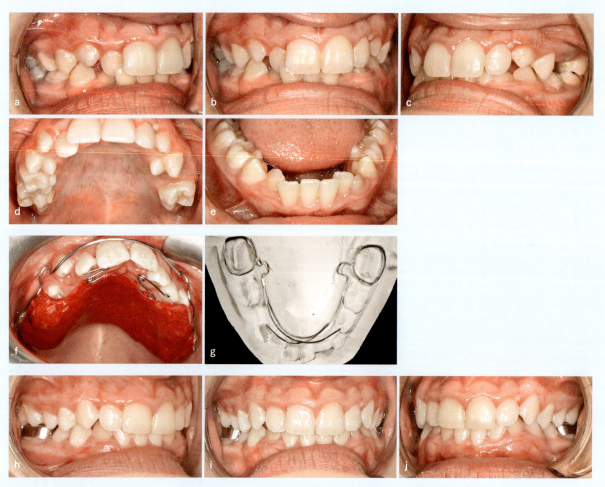

図13-20　右側側切歯の交叉咬合、下顎切歯の叢生、下顎右側犬歯の舌側転位を認める。乳犬歯の早期喪失から問題が発生した。
a〜e：治療前の口腔内写真。
f：咬合面を被覆した改良型ホーレー装置から伸びたスプリングで、側切歯の交叉咬合を改善した。
g：叢生を改善するため作製した、弾線付きのホールディングアーチ。
h〜j：治療の最終段階。

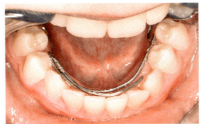
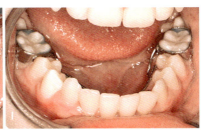

k：下顎のホールディングアーチで叢生を改善している。
l：下顎のホールディングアーチはその後リテーナーとして使用した。

Case 13-13

患者は12歳の男子。II級1類不正咬合で、水平方向の成長パターン、下顔面高の短小、過蓋咬合が認められた。二段咬合、すなわち下顎両側犬歯の咬合平面が臼歯部の咬合平面より高位にあった（図13-21a〜d）。

治療

成長力を利用した治療が可能なため、治療戦略はヘッドギア、リップバンパー、改良型ホーレー装置を使用する抑制矯正治療とした（HLHテクニック、11章参照）。ホーレー装置には前歯部斜面板を組み込んだ。

二段咬合を改善する処置として、下顎の全永久歯にブラケットをボンディングした。前歯部の圧下と臼歯部の挺出のために、まずダブルループを組み込んだアーチワイヤー、次にステップダウン前歯部アーチを使用した。また臼歯部離開のために咬合挙上板を装着した。

次に、上顎の全永久歯にブラケットをボンディングし、サービカルヘッドギアを使用して前歯を後退させた。図13-21e〜gは治療後の口腔内写真である。セファロ分析による治療結果は、オーバーバイトが7.8mmから1.1mm、オーバージェットが11.8mmから2.7mm、ANBは4.8°から2.5°に減少、FMAは17.6°から20.6°、上顔面高は56.8mmから58.8mm、下顔面高は54.2mmから56.8mmに増大した（図13-21h、i）。

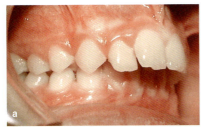
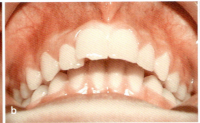
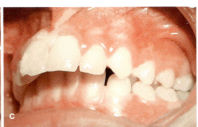
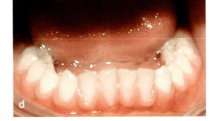

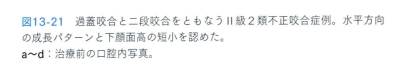

図13-21　過蓋咬合と二段咬合をともなうII級2類不正咬合症例。水平方向の成長パターンと下顔面高の短小を認めた。
a〜d：治療前の口腔内写真。

13 垂直的な問題のマネジメント [開咬と過蓋咬合]

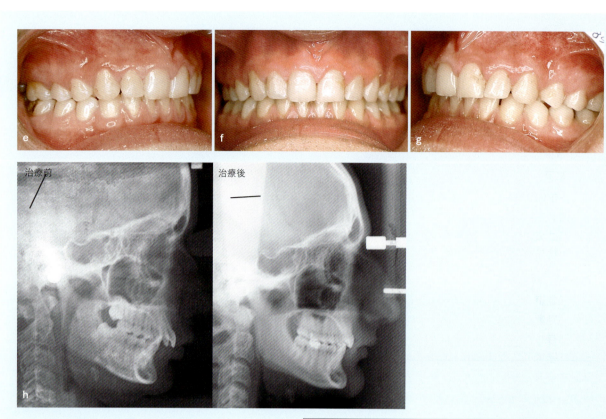

計測項目	標準値	治療前	治療後
Facial angle(FH-NPo)	87.0°	86.8°	85.6°
Maxillary depth(FH-NA)	90.0°	87.2°	88.7°
ANB	2.3°	4.8°	2.5°
FMA(MP-FH)	25.9°	17.6°	20.6°
Y-axis(SGn-SN)	59.4°	62.9°	65.3°
Interlabial gap(mm)	0.0	1.4	1.4
Upper face height(N-AGS、mm)	50.0	56.8	58.8
Lower face height(ANS-Gn、mm)	65.0	54.5	56.8
Mx base–occ plane(PP-OP)	10.0°	7.5°	8.7°
Interincisal angle(U1-L1)	135.0°	125.8°	140.7°
IMPA(L1-MP)	95.0°	101.1°	98.1°
Overbite(mm)	2.5	7.8	1.1
Overjet(mm)	2.5	11.8	2.7

e～g：治療後の口腔内写真。
h：治療前後のセファログラム。
i：治療前後のセファロ計測項目。

Case 13-14

患者は11歳の女子。混合歯列後期でⅠ級不正咬合、過蓋咬合、上下顎に重度のスペース不足を認めた（図13-22a〜f）。

[治療]

連続抜歯による治療計画を立案し、またオーバーバイトが大きくならないような装置を採用することとした。抜歯に至った理由は以下のとおり。

1. 上下顎に重度のスペース不足があった（上顎歯列で10mm、下顎歯列で12mm）
2. パノラマエックス線写真所見では、叢生の種類が先天性である（上顎大臼歯の柵状配列、下顎大臼歯の叢生、第二大臼歯の埋伏が予想される）
3. 支持骨が不十分なため、下顎切歯が挺出している

治療は、以下のステップで実施された。

1. 固定源として、また過蓋咬合をコントロールする目的で上顎に咬合挙上板付きホーレー装置を装着する
2. 固定源として、下顎にホールディングアーチを装着する
3. 残存しているすべての乳臼歯と上顎第一小臼歯を抜歯する
4. 下顎第一小臼歯を抜歯する
5. ホーレー装置を撤去し、マルチブラケット装置で上下顎の最終的な治療を行う

図13-22g〜jに治療結果を示す。

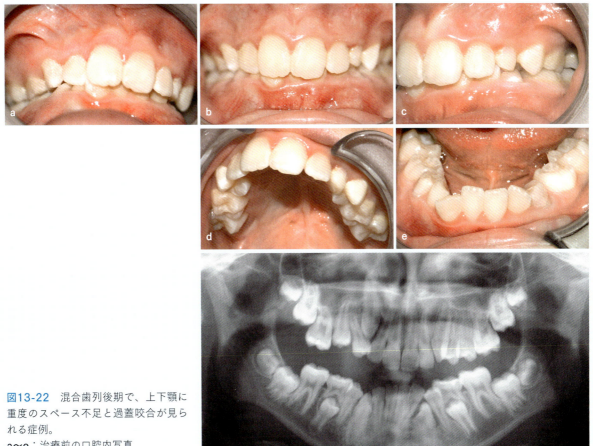

図13-22　混合歯列後期で、上下顎に重度のスペース不足と過蓋咬合が見られる症例。
a〜e：治療前の口腔内写真。
f：治療前のパノラマエックス線写真。

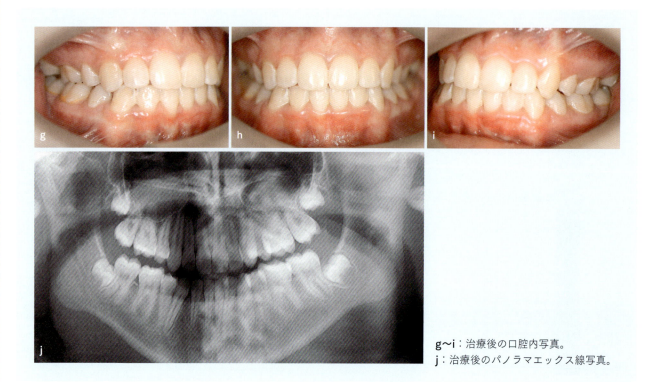

g〜i：治療後の口腔内写真。
j：治療後のパノラマエックス線写真。

Case 13-15

患者は10歳8ヵ月の女子。混合歯列後期で、Ⅱ級2類不正咬合、過蓋咬合が認められた。上顎は中等度のスペース不足、下顎切歯は軽度の舌側傾斜を認めた（**図13-23a〜g**）。

治療

患者の骨年齢から成長を利用した治療が可能と判断し、顎内装置と顎外装置で、成長誘導と歯列内にスペースを設けるⅡ級不正咬合の抑制矯正治療が計画された。まず上顎にヘッドギアと前歯部咬合挙上板付きのホーレー装置を装着して、オーバージェットの減少と上顎大臼歯の後方牽引、上顎骨の成長抑制を行った。

下顎には2×4装置で切歯の前方傾斜を行い、次にユーティリティーアーチで下顎切歯をやや圧下した後、乳歯を順次抜歯して萌出誘導し、オーバーバイトのコントロールを行った。

Ⅰ級関係が確立し、正常なオーバーバイトに改善された後、上顎のホーレー装置を撤去した。引き続き、マルチブラケット装置でレベリングと前歯の牽引を行った（**図13-23h**）。

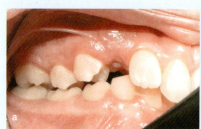 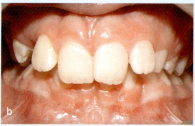 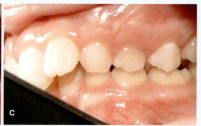

図13-23 過蓋咬合をともなうⅡ級2類不正咬合の症例。上顎は中等度のスペース不足、下顎切歯は軽度の舌側傾斜を認めた。
a〜e：治療前の口腔内写真。

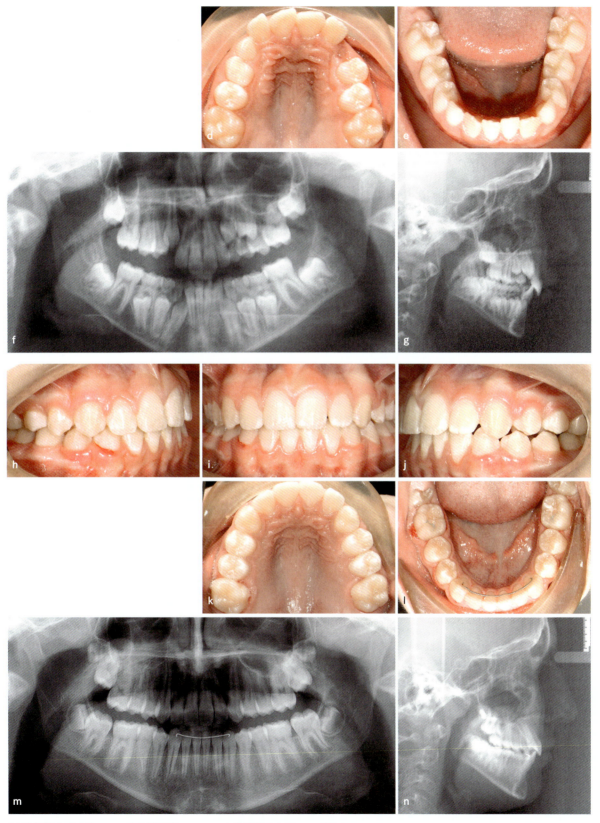

f：治療前のパノラマエックス線写真。　　g：治療前のセファログラム。
h〜l：非抜歯による治療後の口腔内写真。　m：治療後のパノラマエックス線写真。　n：治療後のセファログラム。

13 垂直的な問題のマネジメント [開咬と過蓋咬合]

Case 13-16

患者は14歳の男子。混合歯列後期でⅠ級不正咬合、上下顎切歯がアップライトしており、顕著な過蓋咬合（110％）であった。そのため下顎切歯は重度の叢生となり、下顎側切歯の異所萌出を招いた（**図13-24a〜f**）。

[治療]

顕著な過蓋咬合と上下顎前歯の後退を呈していることから、治療計画ではスペースを獲得するために切歯の後退改善と咬合挙上を図った。

まず上顎臼歯にバンドを合着してラビアルボウ（唇側線）なしの可撤式の咬合挙上板を装着し、臼歯部の離開により臼歯の挺出を行った。次に上顎を２×４装置とNi-Tiアーチワイヤーでレベリングし、後にラウンドステンレススチールワイヤーにオープンループを組み込み、切歯を前方傾斜させた。またユーティリティーアーチで上顎切歯の圧下と上顎臼歯のアップライトを行った。咬合が挙上したら下顎の３切歯と第一乳臼歯にブラケットを接着し、切歯を排列・前方傾斜した後、異所萌出した切歯のためのスペースを獲得した。また永久歯萌出中にマルチブラケット装置を用いて最終的な治療へと移行した。**図13-24g〜i**は治療中の口腔内写真である。

治療によって歯性骨格性の構造体の変化が明らかに認められた（**図13-24j〜q**）。過蓋咬合や切歯の傾斜、重度の叢生が改善された。垂直方向の成長パターンが持続した結果、顔面高が増大した。

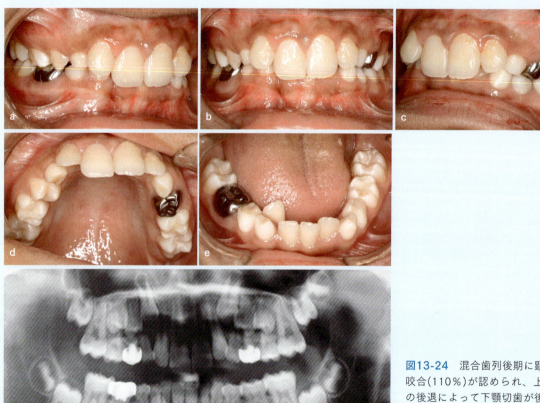

図13-24 混合歯列後期に顕著な過蓋咬合（110％）が認められ、上下顎切歯の後退によって下顎切歯が後方に狭窄した症例。下顎歯列の狭窄により切歯の叢生と下顎右側側切歯が異所萌出している。
a〜e：治療前の口腔内写真。
f：治療前のパノラマエックス線写真。

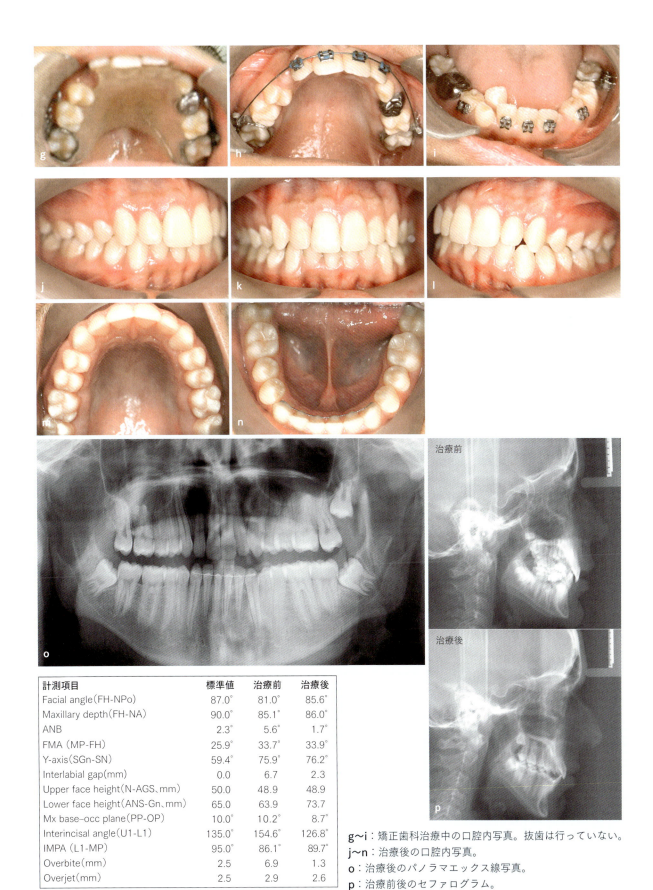

計測項目	標準値	治療前	治療後
Facial angle(FH-NPo)	87.0°	81.0°	85.6°
Maxillary depth(FH-NA)	90.0°	85.1°	86.0°
ANB	2.3°	5.6°	1.7°
FMA (MP-FH)	25.9°	33.7°	33.9°
Y-axis(SGn-SN)	59.4°	75.9°	76.2°
Interlabial gap(mm)	0.0	6.7	2.3
Upper face height(N-AGS、mm)	50.0	48.9	48.9
Lower face height(ANS-Gn、mm)	65.0	63.9	73.7
Mx base-occ plane(PP-OP)	10.0°	10.2°	8.7°
Interincisal angle(U1-L1)	135.0°	154.6°	126.8°
IMPA (L1-MP)	95.0°	86.1°	89.7°
Overbite(mm)	2.5	6.9	1.3
Overjet(mm)	2.5	2.9	2.6

g〜i：矯正歯科治療中の口腔内写真。抜歯は行っていない。
j〜n：治療後の口腔内写真。
o：治療後のパノラマエックス線写真。
p：治療前後のセファログラム。
q：治療前後のセファロ計測項目。

13 垂直的な問題のマネジメント［開咬と過蓋咬合］

まとめ

- 開咬は、乳歯列期や混合歯列前期に発症・進展する。治療にあたっては病因を探ることが重要である。歯性、骨格性いずれの開咬であるかの診断が必要なため、診断は臨床診査とセファロ分析にて行われる。

- 遺伝要因は、骨の成長の方向や形態、速度にかかわるため、異常な成長パターンや顎骨の位置異常、ひいては骨格性開咬を引き起こす可能性がある。

- 乳歯列期や混合歯列期に及ぶ環境要因も、開咬を引き起こす可能性がある。したがって、的確な治療計画立案のためには、形態や病因の相違による開咬の分類を適切に行わなければならない。

- 吸指癖（舌の大きさ、舌の姿勢位や機能障害が原因）、神経筋機能の障害、扁桃肥大による口呼吸や姿勢位の変化（歯性や骨格性の異常を誘発する）などが、幼い時期に発症する開咬の主な局所要因と環境要因である。

- 幼い子どもの開咬を発見・介入する小児歯科医や一般臨床医には、重大な責任がある。

- 舌突出は異常な機能であり、ほとんどが拇指吸引癖から二次的に発症するものであり、口腔習癖の残存・消失にかかわらずそのまま開咬が残るか進行する。開咬をさまざまな方法で改善するとしても、口腔習癖はコントロールしながら治療すべきである。

- 歯性開咬は骨格性の異常を認めず、正常な頭蓋顔面パターン、正常な顎関係、吸指癖の既往、切歯の前突、舌の前方突出、切歯の低位萌出、臼歯の高径は正常あるいはやや高い、臼歯の傾斜は正常、急峻な咬合平面、ガミースマイルを認めない、上顎骨の垂直的過大や上顎骨の後方傾斜を認めないといった特徴が挙げられる。

- 真性の骨格性開咬異常は、ほとんどが遺伝要因や環境要因の長期化、あるいは両者が原因となって発症する。不良な成長パターンや骨格性の不調和をともない、急峻な下顎下縁平面、下顎骨の後退、下顎角の開大、下顎枝高・前頭蓋底・後頭蓋底の短小、Y-axis・Saddle angle・Articular angle・（下顎下縁平面に対する）咬合平面角・（口蓋平面に対する）下顎下縁平面角の開大、口蓋平面の反時計方向の回転、下顔面高の過大、上顔面高・後顔面高の短小、急峻な前頭蓋底などの特徴を示す。

- 乳歯列期における開咬の治療は、観察や習癖のコントロールにとどめるべきである。習癖がおさまらない患者には、顔面の垂直高径をコントロールするために、たとえばホールディングアーチやパラタルアーチを装着するなどして対策を図る。

- 混合歯列期における開咬の治療は、1フェーズ治療あるいは2フェーズ治療で行うことになる。

- 介入に最適な時期は混合歯列前期である。病因や形態異常によって、口腔習癖のコントロール、口唇閉鎖と嚥下訓練、成長誘導、跳ね橋の閉橋効果、後顔面高／前顔面高比の増大といった戦略を採る。

- 前歯の被蓋が深い過蓋咬合はよく見られる不正咬合であり、思春期や成人から治療を始めるとなると、矯正歯科治療単独では治療困難であり、深刻な問題となる。後戻り傾向が大きく、長期安定性に乏しい。

- 過蓋咬合は不正咬合のタイプ（Ⅰ級不正咬合、Ⅱ級2類あるいは1類不正咬合、Ⅲ級不正咬合）に随伴するものであり、一様ではない。したがってそれぞれの過蓋咬合には、異なる骨格性の形態、病因、治療戦略が存在する。また切歯のみの過蓋咬合、歯槽性過蓋咬合、骨格性過蓋咬合（オーバークロージャー）、さらにそれらの複合とさまざまである。

- オーバーバイトが過大な場合、単独の問題ではなく不正咬合の一部を示す症状であることを忘れてはならない。

- 歯性過蓋咬合が発症する原因は、切歯の高位咬合（過萌出）、低位咬合（低位萌出）、あるいはその両者である。おもに歯や歯槽突起に限局して発症するため、環境要因によるものであり、歯列内に問題が発生する。

- 歯性過蓋咬合の患者のほとんどは、基底骨の垂直関係や側貌、上下口唇の関係、Eラインと口唇との関係は良好で、下顔面高も正常である。

まとめ

- 骨格性過蓋咬合、あるいは複合性の過蓋咬合は、歯性骨格性構造体における垂直関係の異常である。つまり、深い切歯被蓋に加え、基底骨の垂直関係の異常、上下歯槽骨関係の異常、そして/あるいは歯槽骨の土台をなす上下顎関係の異常をともなう不正咬合である。また、上下歯槽骨の単独あるいは双方の過成長か発育不全によっても過蓋咬合が発症しうる。基底骨関係の異常は、下顎骨の反時計方向の回転や上顎骨の時計方向の回転によっても生じる。

- 骨格性過蓋咬合の歯や顎骨の形態、軟組織側貌の様相は遺伝傾向が特に強いため、治療は複雑で困難となり、時期を逃すと後戻りが大きくなる。

- 骨格性過蓋咬合の歯性骨格性、軟組織の特徴は、下顔面高の短小、顕著な安静空隙、下顎枝の幅と高さの増大、二段咬合（前歯と犬歯からなる咬合平面と小臼歯と臼歯からなる咬合平面に段差がある咬合）、側頭筋と咬筋の肥大、下顎角の狭小、下顎枝高と後頭蓋底の増大による下顎骨の前方回転、頭蓋底角が狭小、コンバージェントフェイシャルパターン（4つの顔面平面が平行）、ストレートタイプあるいはコンケイブタイプの側貌などである。

- 過蓋咬合は、早期では予防矯正治療か抑制矯正治療で、永久歯列後期では本格矯正治療で対処することになる。

- 治療計画立案時に考慮すべき重要なポイントとは、年齢と特に骨の成熟度、遺伝要因そして/あるいは環境要因による影響であるか、咬合にかかわる構造体（歯、歯槽骨、基底骨）、安静空隙（正常/小さい/大きい）、側貌、顔面の垂直的なバランス、切歯の傾斜、および切歯と口唇や側貌との関係、スマイル時の切歯の露出量である。

- 成人の過蓋咬合に対する一般的な戦略は、上顎または下顎切歯の圧下、あるいはその両方の圧下、上顎または下顎臼歯の挺出、あるいはその両方の挺出、前歯部の圧下と臼歯部の挺出の併用が考えられ、重度のオーバークロージャーの場合は外科手術と矯正歯科治療の併用による介入となる。

- 乳歯列期でも過蓋咬合は発症するが、この時期に治療することはまれである。水平方向の成長パターンを示す過蓋咬合は特徴的な顔面や歯列を示すため、乳歯列期の段階でも見分けることができる。

- 咬合の発育に環境要因が相互作用するのは、乳歯列期や混合歯列期においてがほとんどである。これらの環境要因は発見することができ、発症した異常はほぼコントロールすることができる。問題を悪化させる代表的な環境要因は、臼歯の近心移動、口腔習癖、下唇の機能障害、乳犬歯の早期喪失、水平方向の成長パターンである。

- 混合歯列期や成長期における過蓋咬合に対する早期治療の戦略は、上顎または下顎切歯の圧下、あるいは上下顎切歯の圧下、上顎または下顎大臼歯部の挺出、あるいは上下顎大臼歯部の挺出、成長誘導あるいはこれらの併用とさまざまである。

参考文献

1. Beane RA Jr. Nonsurgical management of the anterior open bite: a review of the options. Semin Orthod 1999;5(4):275-283.
2. Kim YH. Anterior openbite and its treatment with multiloop edgewise archwire. Angle Orthod 1987;57(4):290-321.
3. Rakosi T. The open bite malocclusion. In: Graber TM, Rakosi T, Petrovic AG(eds). Dentofacial Orthopedics with Functional Appliances, ed2. St Louis:Mosby Year Book, 1997:481–508.
4. Kuroda S, Katayama A, Takano-Yamamoto T. Severe anterior open-bite case treated using titanium screw anchorage. Angle Orthod 2004;74(4):558-567.
5. Seres L, Kocsis A. Closure of severe skeletal anterior open bite with zygomatic anchorage. J Craniofac Surg 2009;20(2):478-482.
6. Barbre RE, Sinclair PM. A cephalometric evaluation of anterior openbite correction with the magnetic active vertical corrector. Angle Orthod 1991;61(2):93-102.
7. Enlow DH. Handbook of Facial Growth, ed2. Philadelphia: Saunders, 1982.
8. Carlson DS. Biological rationale for early treatment of dentofacial deformities. Am J Orthod Dentofacial Orthop 2002;121(6):554-558.
9. Harris EF, Johnson MG. Heritability of craniometric and occlusal variables: a longitudinal sib analysis. Am J Orthod Dentofacial Orthop 1991;99(3):258-268.
10. Subtelny JD. Examination of current philosophies associated with swallowing behavior. Am J Orthod 1965;51:161-182.
11. Proffit WR. Lingual pressure patterns in the transition from tongue thrust to adult swallowing. Arch Oral Biol 1972;17(3):555-563.
12. Huang GJ, Justus R, Kennedy DB, Kokich VG. Stability of anterior openbite treated with crib therapy. Angle Orthod 1990;60(1):17-24.
13. Van der Linden FPGM. Vertical dimension. In: McNamara JA, Brudon WL(eds). Orthodontics and Dentofacial Orthopedics. Ann Arbor, MI: Needham Press, 2001:111–148.
14. Subtelny JD, Sakuda M. Open-bite: Diagnosis and treatment. Am J Orthod 1964;50(5):337–358.
15. English JD. Early treatment of skeletal open bite malocclusions. Am J Orthod Dentofacial Orthop 2002;121(6):563-565.
16. Erverdi N1, Keles A, Nanda R. The use of skeletal anchorage in open bite treatment: a cephalometric evaluation. Angle Orthod 2004;74(3):381-390.
17. Strang RHW. A Textbook of Orthodontia, ed3. Philadelphia: Lea & Febiger, 1950.
18. Nanda R. The differential diagnosis and treatment of excessive overbite. Dent Clin North Am 1981;25(1):69-84.
19. Neff C. Tailored occlusion with the anterior coefficient. Am J Orthod 1949;35(4):309-313.
20. Diamond M. The development of the dental height. Am J Orthod 1944;30:589-605.
21. Wylie WL. The assessment of anteroposterior dysplasia. Angle Orthod 1947;17(3):97-109.
22. Baume LJ. Physiological tooth migration and its significance for the development of occlusion; the biogenesis of overbite. J Dent Res 1950;29(4):440-447.
23. Flemming HB. An investigation of the vertical overbite during the eruption of the permanent dentition. Angle Orthod 1961;31:53-62.
24. Canut JA, Arias S. A long-term evaluation of treated Class II division 2 malocclusions: a retrospective study model analysis. Eur J Orthod 1999;21(4):377-386.
25. Wasilewsky H. Three Dimensional Evaluation of Overbite Relapse [thesis]. Rochester, NY: University of Rochester, 1985.
26. Popovich F. Cephalometric evaluation of vertical overbite in young adult. J Can Dent Assoc 1955;21:209-222.
27. Alexander TA, Gibbs CH, Thompson WJ. Investigation of chewing patterns in deep-bite malocclusions before and after orthodontic treatment. Am J Orthod 1984;85(1):21-27.
28. Wragg PF, Jenkins WM, Watson IB, Stirrups DR. The deep overbite: prevention of trauma. Br Dent J 1990;168(9):365-367.
29. Bollen AM. Effects of malocclusions and orthodontics on periodontal health: evidence from a systematic review.J Dent Educ 2008;72(8):912-918.
30. Nasry HA, Barclay SC. Periodontal lesions associated with deep traumatic overbite. Br Dent J 2006;200(10):557-561.
31. Sonnesen L, Svensson P. Assessment of pain sensitivity in patients with deep bite and sex- and age-matched controls. J Orofac Pain 2011;25(1):15-24.
32. Bell WH, Jacobs JD, Legan HL. Treatment of Class II deep bite by orthodontic and surgical means. Am J Orthod 1984;85(1):1-20.

索引

あ

アーチレングスディスクレパンシー	117
アーチレングスディスクレパンシーの算出	118
アーノルド拡大装置	363
アクティブホールディングアーチ	82, 83
アクティブリンガルアーチ	92
アクティベーター	298
アクロメガリー	356
アデノイド	146, 357, 381
アデノイド切除術	147
アデノイド顔貌	146
アトピー	161
アベイラブルスペース	36, 77
アメロゲニン	23
アルカリホスファターゼ	20, 236
アレルギー	44, 147, 161
アレルギー性鼻炎	148
アンカードリゲイナー（遠心移動装置）	88
アンキローシス	31, 37, 141, 164, 271, 280-285
アンテリアレイシオ	54, 78, 127, 169
アンロッキング	6, 319, 324

い

医科的既往歴（病歴）	44
異種遺伝子型	160
異常嚥下	139, 140, 356
異所萌出	119, 120, 122, 164, 242
一次上皮帯	16
移転歯	164, 245-249
遺伝要因	5
遺伝理論	254, 255
イメージシフトの原理	258
医療面接	42
インターディシプリナリー治療	167
咽頭扁桃	146, 150
イントルージョンアーチ	402

う

ウィルソン湾曲	361
ウェッジングテクニック	242
ヴォルビスプレート	297

え

永久歯形成不全	161
永久歯萌出期	229
永久歯列の形成	19
栄養的吸綴	132
エックス線写真診査	58
エナメルマトリックス	20
エナメル芽細胞	18-21
エナメル器	17, 18
エナメル結節	17-20
エナメル質	18-21, 23
エナメル質形成	20
エナメル質形成不全（症）	18, 21, 164
エビデンス	9
エリスリンガルアーチ	82, 83
嚥下	139, 140

索引

遠心階段型のターミナルプレーン	32, 33
円錐歯	164, 184
延長ブリッジ	173

お

黄金比	169
オーバーオールレイシオ	54, 78
オーバークロージャー	397
オーバーバイト	397
オーラルドライブ理論	132
おしゃぶり	357
おしゃぶりの使用習慣	139
オステオプロテゲリン（OPG）	30
オトガイ筋	398
オトガイ唇溝	56, 399
オトガイ唇溝角	56, 57

か

外エナメル上皮	18
開始期	16
外傷	317
外傷性咬合	322
外胚葉	22
外胚葉異形成症	157, 163
外胚葉性間葉細胞	16, 17, 20, 23, 24
外胚葉性間葉組織	16
改良型ホーレー装置	300
過蓋咬合	397
下顎角	26
下顎角前切痕	133
下顎犬歯の埋伏	265
下顎骨	25
下顎切歯の叢生	38, 105
下顎側切歯の萌出	34
下顎大臼歯の近心移動	37
下顎中切歯の萌出	34
下顎頭の成長	26
下顎のホールディングアーチ（LHA）	82, 83, 301, 380
顎外牽引	8, 298
顎関節機能の評価	51
顎関節症	152
顎矯正手術	380
隔世遺伝説	192
過剰形成説	191
過剰歯	189
過剰歯の異所萌出	194
過剰歯の再発	194, 203
過剰歯の発現率	189-191
過剰歯の病因	190
過剰歯の分類	194
過剰歯の臨床症状	195
下垂体機能低下症	230
加生歯	32
仮性Ⅲ級不正咬合	323
家族歴	43
可撤式遠心移動装置	93
可撤式拡大装置	364
可撤式緩徐拡大装置（シュワルツ）	94, 95
可撤式習癖除去装置	136, 137
可撤式保隙装置	85, 86
カプセルマトリックス	5, 6, 131, 146
過萌出	397, 399
ガミースマイル	379
カムフラージュ治療	297, 380
顆粒球減少症	236
環境要因	5
含歯性囊胞	192
患者の主訴	42, 43
患者のメリット	11
緩徐拡大	93
完全型移転	250, 251
顔貌のダイバージェンス	47
顔面写真	55
顔面写真による審美性の評価	55
顔面の正中線	46, 52, 56
顔面の対称性	45, 46, 56, 57
顔面のバランス	46, 56, 57

き

既往歴	43, 44
器械的療法	143
機能性交叉咬合	323, 358
機能的矯正装置	4, 298, 300, 380
機能的偏位	355, 358, 359, 361
球間象牙質	21
臼歯部交叉咬合	358
吸指癖	133, 378, 381
急速拡大	93
臼傍歯	195, 196
頬筋	398
頬側交叉咬合	358
巨舌症	49, 141, 142
筋機能療法	143
近心階段型のターミナルプレーン	32, 33
近心へのドリフト	75, 76

筋突起	26, 399

く

クラークの法則	258
クラウンバー	84
クラウンポンティック	84
グリコサミノグリカン	18
くる病	158
クレチン病	230
クローズドバイト	397, 398
クワドヘリックス	94, 136, 137, 362

け

軽度の叢生	108
外科的矯正治療	297
犬歯間幅径	33
原始口腔（口陥）	16
犬歯と小臼歯の萌出	36
犬歯の異所萌出	245
犬歯の外科的開窓	262
犬歯の自家歯牙移植	264
犬歯の唇側転位	257
原発性萌出不全（PFE）	229, 237

こ

高位咬合	397
口蓋側交叉咬合	360
口蓋側に埋伏した犬歯	254-256, 258, 262-264
口蓋扁桃	146, 150
口蓋扁桃肥大	50, 140, 357, 381
口外法エックス線写真	58
口蓋裂	158
後期治療	8-10
口腔外写真	54
口腔外診査	44, 45
口腔習癖	132
口腔習癖の原因	132
口腔習癖の発現時期	132
口腔内写真	58
口腔内診査	47
咬合挙上	297
咬合法エックス線写真	58
咬合誘導	116, 297
口呼吸	146-148, 378
口呼吸と関連した問題	149
口呼吸の習慣による影響	149
口唇間隙	312-314, 401
口唇線	46, 168
口唇の位置	56
口唇の緊張	55
口唇のバランス	56
口唇閉鎖不全	55, 142, 150
口唇裂	158
硬組織の形成	19
口内法エックス線写真	58
咬耗	151, 152
咬翼法エックス線写真	58
骨格性開咬	379
骨格性過蓋咬合	397
骨格性Ⅲ級不正咬合	329
骨芽細胞	23, 24
骨形成タンパク質（BMPs）	22
骨形成タンパク質−2（BMP-2）	22
骨障壁	233, 273, 274
骨成熟指数（SMI）	299
骨成熟度の評価法（SMA）	59
骨年齢	9
骨のリモデリング	117, 228
固定式拡大装置	362
固定式習癖除去装置	136, 137
固定準備	123
コンケイブタイプ	47, 118
混合歯列期	32
混合歯列のスペース分析	52
根尖部膿瘍	31
コンバージェントフェイシャルパターン	296, 399
コンベックスタイプ	47, 118

さ

細胞セメント質（第二セメント質）	23
柵状配列	117, 125, 409
鎖骨頭蓋骨異形成症（鎖骨頭蓋異骨症）	228, 231
サリドマイド	161
サンデーバイト	51

し

強いられた咬合	355
自家歯牙移植	170, 173
歯牙歯肉境	24
歯牙腫	17, 192, 193, 200, 201, 261, 269, 270
歯間空隙	79
歯間水平線維	207
歯茎音	50

索引

歯根形成	21, 22, 226
歯根象牙質	23, 24
歯根膜	24, 227, 228
シザーズバイト	360
歯擦音	50
歯小嚢	17, 18, 22-24, 30, 227
歯数過剰症	17
歯数不足症	17, 23, 157
姿勢	147-149
歯性開咬	379, 381
歯性過蓋咬合	397
歯性交叉咬合	316
歯性骨格性開咬	381
歯槽骨	24
歯槽堤	27
歯槽突起の成長	25
自尊心	10
質問票	42
歯堤	16, 17, 19
歯導帯	227
歯肉溝上皮	24
歯肉上皮	24
歯肉切除術	264
歯肉弁根尖側移動術	264
歯乳頭	17, 18, 22
歯胚	17-19
歯胚の発育	28
斜位写真	55
社会的・行動学的評価	43
若年性関節リウマチ	26
若年性甲状腺機能低下症	230
斜面板	300, 301, 303, 405
集合性歯牙腫	192
重度の口腔感染	236
重度の叢生	108
習癖除去療法	136
手根骨エックス線写真	59
出生後の歯列の発育	28
術者のメリット	11
上顎犬歯の埋伏	254-261, 263, 264
上顎骨	25
上顎切歯の埋伏	273
上顎側切歯の萌出	35
上顎中切歯の萌出	34
小臼歯部の過剰歯	194-196
鐘状期	18, 19
上唇小帯の発生と構造	206
上唇と下唇の高さの比率	46, 47
常染色体優性遺伝	160
小帯異常の鑑別診断	210
小帯切除術	214, 215, 217
小帯切除のタイミング	212
小帯付着異常	210
小児用暫間ブリッジ	85
上皮カフ	24
正面セファログラム	46, 68
ショートリップ	150, 168
歯列弓周長	106
歯列弓長径	106
歯列弓幅径	93
歯列交換期	32
歯列の評価	48
歯列模型	51, 52
神経堤細胞	15, 16, 22
唇溝堤	16, 17
唇歯音	50
唇側に埋伏した犬歯	254, 263
身体成長の評価	43
診断	41
診断手順	42
診断用データベース	42
シンメトログラフ	52, 53

す

垂直型のターミナルプレーン	32, 33
睡眠障害	148
ステップタイプ / ステップダウン前歯部アーチ	383, 404
ストミオン	46
ストミオン平面	56
ストリッピング	90, 96, 109
ストレートタイプ	46, 47, 118
スパー付きチンキャップ	331
スピー湾曲	54, 79
スペースクリエーション	80, 90-94, 96, 97, 99, 100, 103, 109, 110, 235, 261, 266, 267
スペーススーパービジョン	80, 95, 96, 101, 102
スペース分析と幅径の予測	77
スペース閉鎖	80, 95, 168, 172
スペース閉鎖の発生と性質	74
スペースマネジメントの基本	73
スペースマネジメントの計画	77
スペースメインテナンス	80, 81, 83-85
スペースリゲイナーの種類	87
スペースリゲイニング	80, 86, 87, 89, 90, 98, 103
スライシング	96
スライディングループ付きリンガルアーチ	88
スライディングループリゲイナー	87, 88

せ

星条網	18, 19, 30
精神発達	9
正中歯(正中過剰歯)	194, 199, 202, 278
正中離開	35, 81, 95, 100
正中離開の発現率	206
正中離開の病因	206, 207
成長スパート	8, 9, 11, 43
成長誘導	4, 8, 11, 296-299, 302, 329, 382, 403, 404
成長予測	10, 66, 296
成長力	4, 11, 297, 401
正貌写真	54
正貌写真の評価	56
正貌の評価	45
セクショナルアーチワイヤー	89
舌位	50
石灰化(歯の形成における)	20, 21
石灰化期における発育異常	21
石灰化球	21
舌機能	50
舌強直症のマネジメント	214
舌強直症の徴候	214
舌強直症(舌小帯短縮症)	214, 215
切歯の萌出	33
舌小帯切除術	215
舌側交叉咬合	360
接着型拡大装置	364
舌突出	139, 140
舌突出癖	137, 138, 144, 145
舌の大きさ	49
舌の役割	26
セトリン法	298
セパレーションエラスティック(Oリング)	242, 243
セファログラム	4, 65
セファログラムの利点	66
セファロ分析	296
セメント芽細胞	23, 24
セメント質	23
セメント質形成細胞	23
線維芽細胞増殖因子(FGFs)	23
前エナメル芽細胞	20
前後方向への拡大	90
前後方向への拡大における器械的療法	92
潜在性Ⅲ級不正咬合	329
栓状歯	164, 273
全前脳胞症	207
喘息	161
尖端巨大症	356
先端疼痛症	237
先天性筋ジストロフィー	26
先天性欠如	158, 160
先天性甲状腺機能低下症	230
先天性歯	27, 28
先天性梅毒	162
前方への舌突出	141

そ

早期接触	355, 359
早期治療	4
早期治療, 後期治療のメリット	9
早期治療において重要なセファロ計測項目	67
象牙芽細胞	18-20
象牙芽細胞突起	20
象牙質	18-21
象牙質形成	20
象牙質形成不全(症)	18, 21
象牙質マトリックスタンパク質(DMP)	23
叢生の種類	119
側貌	118
側方位撮影法エックス線写真	59
側方拡大	93, 94
側貌写真	55
側貌写真の評価	55
側貌のバランス	56
側貌の評価	46
側方への舌突出	141
側面セファログラム	46, 58, 68
組織圧	227
組織分化	18, 19

た

ターミナルプレーン	29, 32
胎芽期	15
第三大臼歯	38
体性型嚥下	142
ダイバージェントフェイシャルパターン	296, 389, 399
多因子遺伝	161
タウロドンティズム	160, 165
ダウン症	163, 231
多根歯	22
タングガード	143, 144, 386
タングクリブ	143, 145
タングクリブトランスパラタルアーチ装置(TC-TPA)	136, 137, 382
炭酸ガスレーザー	214
単純型舌突出嚥下	140

索引

単純性歯牙腫	192
短頭型（Enlow の分類）	45

ち

チームアプローチ	167
中間型（Enlow の分類）	45
中間層	18, 19
中心位	316
中心咬合位	316
中切歯の非対称性の萌出	61
中等度の叢生	108
長期的なパノラマエックス線写真によるモニタリング	60
長頭型（Enlow の分類）	45
治療期間の短縮	10
治療計画	41

つ

ツインブロック装置	298
突き上げ型過蓋咬合	206, 208, 209, 222

て

低位咬合	164, 280-284, 399
低位舌	147, 149, 356
低位萌出	397
ディスキング	96
ディスタルジェット装置	89
ディスタルシュー	82
低ホスファターゼ症	236
デジタルエックス写真	60
デスモソーム	18
テトラサイクリンの沈着	21
転位	245
添加（歯の石灰期における）	20
デンタルエックス線写真	58

と

瞳孔線	46
トランスパラタルアーチ（TPA）	82, 83, 121, 241, 380, 404
ドリフト	26

な

内エナメル上皮	18, 19
内分泌異常	161
軟骨無(異)形成症	230
軟組織の評価	49

に

二次空隙	28, 35, 36, 108
二態咬合	51
二段階治療	8
二段咬合	398, 399, 404
乳臼歯の保存	172
乳臼歯抜歯による後継永久歯への影響	74
乳犬歯の抜歯	261
乳歯の歯根吸収	30-32
乳歯の早期喪失	29-31, 235, 236
乳歯の早期喪失の病因	74
乳歯の脱落	30
乳歯の脱落遅延	31
乳歯の晩期残存	233, 274
乳歯列期	28
乳歯列の重要性	29
乳幼児突然死症候群（SIDS）	139, 148

の

嚢胞形成	17
ノンバイト	358

は

ハース拡大装置	94, 95, 363
ハーブスト装置	298
バイオネーター	298
ハイスマイルライン	401
梅毒	158
バイトプレート	152
バイトブロック	348, 382
ハイパーダイバージェントタイプ	377
ハイラックス急速拡大装置	94, 95, 363
破骨細胞	30
破歯細胞	30
発育空隙	28
発音障害	150, 151
発音と不正咬合	150
発音の問題	50
斑状歯	21
ハッチンソン歯	162
跳ね橋効果	383
跳ね橋の閉鎖	383
歯の支持組織の形成	23
歯の発育遅延	239
歯の萌出予測	75
パノラマエックス線写真	60

パラタルバー	136, 137
晩期残存の乳切歯	274
ハンディキャップ	9
バンドオクルーザルバー	84
バンドポンティック	84
バンドループ	82, 83
バンドUループ	87, 88

ひ

非栄養的吸綴	132
ピエール・ロバン症候群	50
鼻甲介	146, 147, 150
鼻呼吸	146, 147, 150
鼻呼吸障害	356
鼻上顎複合体	26
鼻唇角	56, 57
非対称性の萌出	240, 241, 276
鼻閉	146-148
病的な歯の移動	209, 210

ふ

ファンクショナルヘッドギア	298
ファンクショナルマトリックス	5, 26, 27, 131
ファンクショナルレギュレーター	298
風疹	158, 162
フェイシャルタイプ	45
フェイスボウ	373
フェイスマスク	331
不完全型移転	252
不完全萌出	399
不規則型嚥下	142
不均衡性小人症	230
副甲状腺ホルモン関連タンパク質（PTHrP）	230
副甲状腺ホルモン受容体1（PTH1R）遺伝子	230
複合型歯性開咬	381
複合型舌突出嚥下	140
複雑性歯牙腫	192
不正咬合の分類	3
付着上皮	24
不適切な離乳	132
部分床義歯	84
部分性無歯症（歯数不足症）	59, 158
ブラキシズム	151, 152
ブランチテスト	211
ブルーグラス装置	136, 137
フルニエ歯	162
ブローディ症候群	360

分裂説	191

へ

閉鎖誘導法	264, 274
閉塞性睡眠時無呼吸症候群（OSAS）	148
ヘッドギア	93, 299
ヘミデスモソーム	24
ヘミフェイシャルマイクロソミア	163
ヘルトヴィッヒ上皮鞘	21, 22, 171
偏位	46, 48, 51, 52, 293, 316, 317, 324
ペンデックス装置	298
ペンデュラム装置	88, 92, 93, 298

ほ

包括矯正歯科治療	8, 11
放射線療法	237
萌出	28, 225
萌出期	225, 226
萌出後期	225, 226
萌出時期に影響を与える要因	75
萌出順序	37
萌出順序の異常	239, 241
萌出障害	231, 232
萌出前期	225, 226
萌出段階	225
萌出遅延（DTE）	231-233, 235
萌出のメカニズム	226, 228
萌出不全	237, 238, 278
萌出路	227-229
萌出誘導	116
萌出を妨げる要因	229
帽状期	17
ホーレー装置	86, 90, 136, 145, 152, 299
保隙装置	81
保隙装置の種類	81
拇指吸引癖（吸指癖）	133, 134
補綴治療	170
ホメオボックス遺伝子	22, 160
本格矯正治療	4
本能型嚥下	142

ま

埋伏犬歯に行う抑制矯正治療	261
埋伏歯	254
埋伏した犬歯の臨床所見	258
マルチループエッジワイズアーチワイヤー	380

索引

み
三日月状の歯根吸収	119, 120
三日月様顔貌	124
醜いアヒルの子の時期	35, 205, 257, 258

む
無細胞セメント質	23
無歯期	27
無歯症	158

め
メッケル軟骨	25

も
模型診査	51, 52
模型の垂直的な評価	52
模型の水平的な評価	52
模型の前後的な評価	52
模型分析	42
モノブロック	297

や
薬物治療	161

ゆ
ユーティリティーアーチ	114, 402, 404
誘導理論	254

よ
幼児型嚥下	140, 142
幼児型嚥下の残存	140
幼児性発音	50
抑制矯正治療	4
予防矯正治療	4

ら
ライアビリティ（切歯における）	33, 35, 108
蕾状期	17
ラビアルボウ	300
ランダム化比較試験	9, 297

り
リーウェイスペース	36, 37, 80, 109, 239, 241, 275
力動精神医学	135
リップバンパー	92, 299
リマインダー療法	135
リモデリング	26
リワード療法	135
臨床関連領域の診査	51
臨床診査	44
臨床的なエビデンス	9

る
頬側切歯形（類似形）の過剰歯	194, 198

れ
霊長空隙	28, 29, 108
連続抜歯	8, 116
連続抜歯の順序	121
連続抜歯のタイミング	121

ろ
ロッキング	6, 330
ロングフェイス症候群	389
論争	10

わ
矮小歯	164

ABC
Alan Brodie	3
ALPL 遺伝子	236
Angle	3
Articular angle	295
Baume の分類	28, 76
Baume の分類 I	29, 105
Baume の分類 II	29, 106
Björk	106
Bolton ディスクレパンシー	79, 90, 110, 127, 208, 209
Bolton 分析	54, 78
Broadbent	4
C クラスプ	300
Charles Tweed	3
CT 画像	59
De-impactor スプリング	243

Downs 法	66
Enlow の分類	45
FCC	331
Groper の固定式前歯部補綴装置	85
Gurin ロックリゲイナー	87, 88
Halterman 装置	243
HLH テクニック	299
Hotz	297
Interincisal angle	400
J フックヘッドギア	300
Kingsley	297
Kloehn	3, 298
Landes angle	296
Merrifield 分析	78
Moss	5
Moyars の混合歯列分析	78
MSX 遺伝子	160
MSX1 遺伝子	160
MSX2 遺伝子	23
NF-κB 活性化受容体(RANK)	30
NF-κB 活性化受容体リガント(RANKL)	30
Nance のホールディングアーチ	83, 84
Nance タイプの大臼歯遠心移動装置	88
Nance 分析	54, 77
Norman Kingsley	3
Oppenheim	3, 298
PAX9	160
peak height velocity (PHV)	59
Pierre Robin	297
PTH1R 遺伝子	237
PTID	294
Ricketts の Esthetic line(E ライン)	56, 57
RUNX2 遺伝子	231
Saddle angle	295
Scammon	146, 150
Staley と Kerber 分析	78
Tanaka と Johnston 分析	78
W アーチ	94, 362
Warford 分析	260
Weinberger 装置	243
Wiskott-Aldrich 症候群	236
Wits appraisal	107
Wits 分析	296

123

Ⅰ期治療	8
1フェーズ治療	4, 8
1フェーズ早期治療	8
Ⅱ期治療	8
Ⅱ級不正咬合	294
2フェーズ早期治療	8
2フェーズ治療	4
2×4装置	89, 300, 404
2×6装置	113
Ⅲ級不正咬合	316
5分割のルール	46, 56, 57

クインテッセンス出版の書籍・雑誌は、歯学書専用
通販サイト『歯学書.COM』にてご購入いただけます。

PCからのアクセスは…

歯学書　検索

携帯電話からのアクセスは…
QRコードからモバイルサイトへ

QUINTESSENCE PUBLISHING
日本

早期治療　成長発育のエビデンスと治療戦略

2017年10月10日　第1版第1刷発行

著　者　Aliakbar Bahreman
　　　　（アリアクバル　バフレマーン）

訳　者　嶋　浩人（しま　ひろと） / 石谷徳人（いしたに　のりひと）

発行人　北峯康充

発行所　クインテッセンス出版株式会社
　　　　東京都文京区本郷3丁目2番6号　〒113-0033
　　　　クイントハウスビル　電話(03)5842-2270(代表)
　　　　　　　　　　　　　　　　　(03)5842-2272(営業部)
　　　　　　　　　　　　　　　　　(03)5842-2276(編集部)
　　　　web page address　http://www.quint-j.co.jp/

印刷・製本　サン美術印刷株式会社

©2017　クインテッセンス出版株式会社　　　禁無断転載・複写
Printed in Japan　　　　　　　　　　　　　落丁本・乱丁本はお取り替えします
ISBN978-4-7812-0578-6 C3047　　　　　　定価はカバーに表示してあります